J. Steffens ∎ P.-H. Langen ∎ (Hrsg.) ∎ **Komplikationen in der Urologie**

J. STEFFENS P.-H. LANGEN (Hrsg.)

Komplikationen in der Urologie

Unter Mitarbeit von
R. HOHENFELLNER und H. SCHULZE

Geleitwort von W. MAASSEN

Mit 153 Abbildungen in 190 Einzeldarstellungen

Springer-Verlag Berlin Heidelberg GmbH

Prof. Dr. med. J. STEFFENS
Chefarzt der Klinik für Urologie und Kinderurologie
St. Antonius-Hospital
Dechant-Deckers-Str. 8, 52249 Eschweiler

Dr. med. P.-H. LANGEN
Oberarzt der Klinik für Urologie und Kinderurologie
St. Antonius-Hospital
Dechant-Deckers-Str. 8, 52249 Eschweiler

Prof. Dr. med. R. HOHENFELLNER
em. Direktor der Urologischen Klinik und Poliklinik
Klinikum der Johannes-Gutenberg-Universität
Langenbeckstraße 1, 55131 Mainz

Prof. Dr. med. H. SCHULZE
Direktor der Urologischen Klinik, Städtische Kliniken
Westfalendamm 403, 44143 Dortmund

ISBN 978-3-642-63280-8   ISBN 978-3-642-57514-3 (eBook)
DOI 10.1007/978-3-642-57514-3

Die Deutsche Bibliothek – CIP-Einheitsaufnahme
Ein Titeldatensatz für diese Publikation ist bei
Der Deutschen Bibliothek erhältlich

Dieses Werk ist urheberrechtlich geschützt. Die dadurch begründeten Rechte, insbesondere die der Übersetzung, des Nachdrucks, des Vortrags, der Entnahme von Abbildungen und Tabellen, der Funksendung, der Mikroverfilmung oder der Vervielfältigung auf anderen Wegen und der Speicherung in Datenverarbeitungsanlagen, bleiben, auch bei nur auszugsweiser Verwertung, vorbehalten. Eine Vervielfältigung dieses Werkes oder von Teilen dieses Werkes ist auch im Einzelfall nur in den Grenzen der gesetzlichen Bestimmungen des Urheberrechtsgesetzes der Bundesrepublik Deutschland vom 9. September 1965 in der jeweils geltenden Fassung zulässig. Sie ist grundsätzlich vergütungspflichtig. Zuwiderhandlungen unterliegen den Strafbestimmungen des Urheberrechtsgesetzes.

http://www.steinkopff.springer.de

© Springer-Verlag Berlin Heidelberg 2002
Ursprünglich erschienen bei Steinkopff Verlag, Darmstadt 2002
Softcover reprint of the hardcover 1st edition 2002

Die Wiedergabe von Gebrauchsnamen, Handelsnamen, Warenbezeichnungen usw. in diesem Werk berechtigt auch ohne besondere Kennzeichnung nicht zu der Annahme, dass solche Namen im Sinne der Warenzeichen- und Markenschutz-Gesetzgebung als frei zu betrachten wären und daher von jedermann benutzt werden dürften.

Produkthaftung: Für Angaben über Dosierungsanweisungen und Applikationsformen kann vom Verlag keine Gewähr übernommen werden. Derartige Angaben müssen vom jeweiligen Anwender im Einzelfall anhand anderer Literaturstellen auf ihre Richtigkeit überprüft werden.

Herstellung: K. Schwind
Umschlaggestaltung: Erich Kirchner, Heidelberg
Satz: K+V Fotosatz GmbH, Beerfelden

SPIN 10939857   105/7231-5 4 3 2 1 – Gedruckt auf säurefreiem Papier

Geleitwort

Es ist eine dankenswerte Aufgabe, Komplikationsmöglichkeiten bei urologischen Eingriffen zu erarbeiten und zusammenzustellen. Es wird bewusst gemacht, welche Gefahren drohen, welche Gefahren sich verwirklicht haben, nach Möglichkeit mit welchen Maßnahmen ihnen begegnet werden kann.

Angesichts des rasanten Fortschritts in der Medizin tritt die Natur in den Hintergrund, denkbares ärztliches Fehlverhalten in den Vordergrund.

An der Schnittstelle von Medizin und Recht herrscht noch ein weitgehendes wechselseitiges Unverständnis. Die dargestellten Fälle erleichtern dem Mediziner, sich mit neuen Konstellationen auseinander zu setzen, zu lernen, Fehler zu beseitigen oder erst gar nicht zu begehen. Dem Juristen werden Erkenntnisse vermittelt, die ihm zusätzlich helfen, die Frage zu beantworten, ob und inwieweit Fehler begangen wurden, die vermeidbar gewesen wären, mit allen daraus abzuleitenden Rechtsfolgen.

Möglicherweise lässt sich bereits im Vorfeld die Frage nach einem groben Behandlungsfehler leichter beantworten. Der Behandlungsfehler ist definiert als eine Maßnahme, die dem Standard der medizinischen Wissenschaft und Erfahrung nicht entspricht, und die gebotene Sorgfalt vermissen lässt. Nach der höchstrichterlichen Rechtsprechung ist von einem groben Behandlungsfehler zu sprechen, wenn im Rahmen der Gesamtbetrachtung des Behandlungsgeschehens unter Berücksichtigung der konkreten Umstände aus objektiver ärztlicher Sicht das Verhalten nicht mehr verständlich und verantwortbar erscheint und ein Fehler begangen wurde, der schlechterdings nicht unterlaufen darf. Dies ist für den handelnden Mediziner deshalb besonders schwerwiegend, weil insoweit eine Umkehr der Beweislast eintritt, also durch den betroffenen Mediziner bewiesen werden muss, dass der Misserfolg so, wie er eingetreten ist, auch eingetreten wäre, hätte es den groben Behandlungsfehler nicht gegeben. Ein solcher Fehler wird in der Rechtsprechung eher angenommen als allgemein erwartet wird.

In dem Gestrüpp für Mediziner nicht immer einfach zu sehender Rechtspflichten ist Folgendem besondere Aufmerksamkeit zu schenken:

- Zu Beginn einer jeden Behandlung ist die Aufklärungspflicht zu beachten, wobei zwischen Eingriffs- und Sicherheitsaufklärung zu unterscheiden ist. Bei der Sicherheitsaufklärung geht es um den Behandlungserfolg (beispielsweise bei der Medikation). Bei der Eingriffsaufklärung kommt es nicht nur auf die Häufigkeit sich verwirklichender Risiken an, sondern darauf, ob ein Risiko typisch ist. Auch über das typische selten auftretende Risiko ist aufzuklären. Je weniger der Eingriff indiziert ist, um so strengere Anforderungen sind an die Aufklärung zu stellen, wobei häufig übersehen wird: Wer expressis verbis nicht aufgeklärt werden will, braucht nicht aufgeklärt zu werden.

    Das Stichwort lautet „informed consent". Dem Patienten muss nicht medizinisches Fachwissen vermittelt werden, er muss aber wissen, wozu er seine Zustimmung erteilt.

- Sogenannte voll beherrschbare Risiken führen, wenn sie nicht beachtet werden, zu einer Verschuldens- und Fehlervermutung. Hier geht es um Fehler in der Or-

- ganisation und Koordination sowohl horizontal bei der medizinischen Arbeitsteilung als auch vertikal. Es wird vermutet, dass den behandelnden Arzt hinsichtlich des Gehilfen ein Organisations-, Auswahl-, Weisungs-, Kontrollverschulden trifft.
- Eine fehlerhafte Dokumentation spricht dafür, dass erforderliche Maßnahmen, die nicht erwähnt sind, nicht getroffen wurden. Zu dokumentieren sind sowohl diagnostische als auch therapeutische Maßnahmen wie auch Art und Umfang der Aufklärung, wobei Stichworte genügen. Nicht zu dokumentieren sind Selbstverständlichkeiten.

Die Zusammenstellung in diesem Buch illustriert eine Vielzahl von Komplikationen verschiedener Schweregrade. Die Bewertung von Fehlern wird erleichtert. Gutachterkommissionen für ärztliche Behandlungsfehler, die in besonderem Maße geeignet sind, Fragen nach Fehlern zu beantworten und das Arzt-Patienten-Verhältnis zu entkrampfen, gebührt ein besonderer Dank. Ein Trugschluss sollte aus der zunehmenden ‚Verrechtlichung' medizinischer Sachverhalte nicht gezogen werden, nämlich eine defensive Medizin zu propagieren. Dem vorzubeugen hilft dieses Buch. Es ist der richtige Schritt in die richtige Richtung. Mögen ihm noch weitere folgen.

Aachen, August 2002   W. MAASSEN

Vorwort

Γνῶθι σαυτόν

Inschrift auf dem Apollon-Tempel in Delphi

Apollon weist mit seinem ‚ERKENNE DICH SELBST' – nosce te ipsum – den Menschen auf die Begrenztheit seines Handelns hin und fordert, dass der Mensch sich nach Maßgabe dieser sterblichen Begrenztheit verhalte. Diese Mahnung lässt sich auch auf unsere berufliche Tätigkeit übertragen. Unser eigenes Handeln und die Ergebnisse unseres operativen Handwerks müssen kritisch hinterfragt werden. Durch die konsequente Analyse komplizierter Behandlungsfälle kann einerseits eigenes Fehlverhalten erkannt und andererseits die Glaubwürdigkeit von Arzt und Wissenschaft erhöht werden.

Das vorliegende Buch stellt einen Beitrag zur ‚evidence based medicine' dar und führt über die Darstellung eigener Komplikationen zu einer Neuorientierung in Richtung eines lernenden Systems. Durch eine Problemanalyse komplizierter Behandlungsverläufe werden Schlussfolgerungen zur Vermeidung künftiger Fehler erarbeitet, was letztlich späteren Patienten zugute kommen wird.

Es stellt sich die Frage: haben unterschiedliche Komplikationen kleinste gemeinsame Vielfache, die – sofern erkannt – den Wiederholungsfall vermeiden könnten? Der „menschliche Faktor", durch individuelle Vielfalt gekennzeichnet, abhängig auch von äußeren Einflüssen – wobei Belastbarkeit ein dehnbarer Begriff ist – macht dieses Unterfangen schwierig.

Dennoch: eine Analyse von Flugunfällen zeigt, dass in ihrem Schicksal bedrohte Piloten in der „Emergency Situation" verändert reagieren. Am Computer simulierte Operationen zeigten eine Zunahme an technischen Fehlleistungen in Abhängigkeit von Überbeanspruchung im vorgeleisteten Arbeitspensum. Das Gleiche gilt für eine gespannte ‚Cockpitatmosphäre' mit mangelnder Kommunikation zwischen Operateur und dem Rest des Teams. Die Konsequenz, den Eingriff anderen zu überlassen bzw. harmonische Operationsteams zusammenzustellen, liegt bei knappen personellen Ressourcen nicht immer im Bereich des Möglichen. Aber der rechtzeitige Hilferuf nach in chirurgischen Spezialdisziplinen Versierten hält dem Team vor Augen, dass die Abschätzung der eigenen Grenzen nachahmenswert ist.

Retrospektive Fallanalysen, z. T. über Jahre zurückliegend und anhand mehr oder minder vollständig dokumentierter Akten rekonstruiert, sollten die bekannte Forderung nach einer „Datenbank" erneut in den Mittelpunkt rücken. Scheinbar standardisierte Eingriffe wie die radikale Zystoprostatektomie führten in einzelnen urologischen Zentren zu unterschiedlichen 5 Jahres-Überlebenszeiten. Eine Datenbankanalyse nach 2 Jahren hätte die unterschiedliche Radikalität bereits erkennen lassen und zur Weichenstellung geführt. Dies ist in anderen Fächern nicht anders. So konnten Unterschiede in der Rezidivrate beim Rektumkarzinom von über 20% durch eine Datenbankanalyse aufgedeckt und entsprechend reduziert werden.

„Seltene Komplikationen" beruhen häufig auf einem „Verdrängungseffekt" und auch hier könnte dieses Buch eine Hebelwirkung auslösen. Paul Deuticke scheute sich nicht, über die Implantation der mit dem Ureter verwechselten Vena ovarica in die Blase zu berichten und setzte damit ein wichtiges Zeichen. Die anschließende Diskussion zeigt, dass der seltenen Komplikation das durchaus geläufige Problem der Harnleiteridentifikation im vorbestrahlten Gebiet vorausging und dieses anzusprechen man sich bislang scheute.

Komplikationen beginnen mit der Fehlinterpretation von Befunden und setzen sich über die Fehleinschätzung des therapeutisch Notwendigen und Machbaren fort. Die retrospektive Analyse dieser Kettenreaktion war eine Zielsetzung dieses Buches. Den Leser möge der „Balsam des Inhaltes" – auch anderen passierte Ähnliches – dazu verleiten, ebenfalls den Schleier von Vergessenem und Verdrängtem zu lüften.

Im Mittelpunkt unserer Bemühungen stehen die künftig vermeidbaren Komplikationen. Voraussetzung ist die Offenlegung eigener Probleme und eine kritische Fehleranalyse. In diesem Zusammenhang danken wir allen Autoren für ihre Offenheit und Bereitschaft zur Mitarbeit, ohne die dieses Werk, mit dem ein bisher ungewöhnlicher Weg der wissenschaftlichen Auseinandersetzung eingeschlagen wird, nicht möglich gewesen wäre.

Wir danken dem Steinkopff Verlag, insbesondere Frau Dr. G. Volkert, Frau P. Elster und Herrn K. Schwind für die angenehme, effektive Zusammenarbeit und die gute Ausstattung des Buches.

Eschweiler, Dortmund und Mainz
im Sommer 2002

J. STEFFENS   P.-H. LANGEN
H. SCHULZE   R. HOHENFELLNER

Inhaltsverzeichnis

1 Niere

1.1 Nierenarterienstumpfblutung nach Tumornephrektomie 3
A. Pycha
KOMMENTAR: H. Rübben

1.2 Ligatur der falschen Nierenarterie 5
A. Pycha
KOMMENTAR: T. Kälble

1.3 Spontanverschluss einer arteriovenösen Fistel nach Nephrotomie 8
J.M. Garcia-Schürmann, J. Pannek
KOMMENTAR: R.W. Günther

1.4 Selektive Katheterembolisation einer arteriovenösen Fistel
nach Nephrektomie 10
D. Schuster, J. Steffens
KOMMENTAR: R.W. Günther

1.5 Akzidentelle Aortenligatur bei retroperitoneoskopischer Nephrektomie 12
T. Sautter, F. Recker
KOMMENTAR: G. Janetschek

1.6 Urinom nach Heminephroureterektomie 15
A. Heidenreich, R. Hofmann
KOMMENTAR: R.-H. Ringert

1.7 Urinom nach Nierenteilresektion 20
D. Neisius
KOMMENTAR: J. Steffens

1.8 Superselektive Embolisation wegen Nachblutung
nach Nierenteilresektion 24
J. Steffens
KOMMENTAR: R.W. Günther

1.9 Duodenaleröffnung bei Nierenbeckenplastik 26
R. Hohenfellner
KOMMENTAR: V. Schumpelick

1.10　Unzureichende einseitige Therapie
　　　der bilateralen emphysematösen Pyelonephritis   30
　　　G. Pühse, L. Hertle
　　　KOMMENTAR: L. Molling

1.11　Unzureichende Primärdiagnostik und -therapie
　　　bei schwerem Nierentrauma   33
　　　S. Orth, J. Schüller
　　　KOMMENTAR: A. Haferkamp, S.C. Müller
　　　KOMMENTAR: J. Rassweiler

1.12　Pseudoaneurysma eines Nierenarterienastes
　　　nach perkutaner Nephrolitholapaxie   39
　　　U. Treiber, R. Hartung
　　　KOMMENTAR: R.W. Günther

1.13　Läsion der Vena cava inferior
　　　bei sekundärer laparoskopischer Adrenalektomie   43
　　　P. Fornara
　　　KOMMENTAR: D. Fahlenkamp

2　Harnleiter

2.1　Urinom nach Antirefluxplastik (Lich-Gregoir)   49
　　　B. Haben, J. Steffens
　　　KOMMENTAR: R. Hohenfellner

2.2　Harnleiterstenosen nach Antirefluxplastik   52
　　　J. Steffens
　　　KOMMENTAR: G. Konrad

2.3　Harnleiterstenose nach Burch-Kolposuspension   56
　　　A. Heidenreich, R. Hofmann
　　　KOMMENTAR: H. Schwaibold, R. Hartung

2.4　Harnleiterstenose nach Heminephroureterektomie   60
　　　J. Schneider, E. Hertel
　　　KOMMENTAR: D. Kröpfl

2.5　Sekundäre Restureterektomie bei unvollständiger Diagnostik
　　　eines Uretertumors   65
　　　U. Rebmann, G. Mehlhorn
　　　KOMMENTAR: H. Schulze

2.6　Der ‚vergessene' Harnleiter-Urinom nach Zystektomie
　　　und Ileum-Conduit bei Ureter duplex   68
　　　A. Lampel
　　　KOMMENTAR: R. Hohenfellner

2.7	Intraoperative Ureterverletzung bei Einzelniere bei radikaler retropubischer Prostatektomie E.M. Seidl-Schlick, D. Bach Kommentar: J.M. Garcia-Schürmann, T. Senge	72
2.8	Ureternekrosefistel nach retroperitonealer Lymphadenektomie B. Hellmuth, H. Oesterwitz Kommentar: H. Rübben	76
2.9	Harnleiterverätzung nach Nierenzystensklerosierung D. Dimitrijevic, F. Eisenberger Kommentar: H. Rübben	80
2.10	Langstreckige Ureterstriktur nach perkutaner Nephrolitholapaxie – Rekonstruktion mit rekonfiguriertem Kolonsegment B. Ubrig, M. Waldner, S. Roth Kommentar: W. Stackl	84
2.11	Ureternekrose nach ureteroskopischer Steinbehandlung J. Stein, W.F. Thon Kommentar: R. Hofmann	88
2.12	Harnleiterabriss bei Ureteroskopie B. Heider, S.A. Loening Kommentar: R. Hiebl	92
2.13	Proximale Ureterfibrose und distaler Ureterabriss nach ureteroskopischer Steinbehandlung D. Scheer, J. Schüller Kommentar: R. Hofmann	96
2.14	Kompletter Harnleiterausriss bei Ureterorenoskopie B. Schönberger, S.A. Loening Kommentar: F.J. Marx	103
2.15	Autotransplantation der Niere bei Harnleiternekrose nach Ureteroskopie U. Maier Kommentar: B. Schönberger	108
2.16	Lebensbedrohliche Blutung nach ureterointestinaler Endoureterotomie G. Pühse, L. Hertle Kommentar: J. Schüller	111
2.17	Harnleiter- und Darmverletzung bei laparoskopischer pelviner Lymphadenektomie D. Fahlenkamp Kommentar: T. Sulser	116

3 Blase

3.1 Rezidiv-Reflux nach gekreuzt-trigonaler Antirefluxplastik
und Kollageninjektion 121
J. Seibold
KOMMENTAR: R.-H. Ringert

3.2 Akzidentelle Durchtrennung des Ductus deferens
bei der Antirefluxplastik nach Grégoir 124
P. Strohmenger
KOMMENTAR: U. Humke

3.3 Punktion der Vena iliaca communis bei der Zystostomie 127
H. van Randenborgh, J. Breul
KOMMENTAR: R. Vorreuther

3.4 Persistierende postoperative Harninkontinenz 131
H. J. Peters
KOMMENTAR: S. C. Müller

3.5 Komplikationen nach TVT-Plastik 135
W. Merkle
KOMMENTAR: E. Petri

3.6 Vermeidbare Probleme bei der TVT-Plastik 141
H. W. Gottfried
KOMMENTAR: E. Petri

3.7 Präsakraler Abszess mit konsekutiver Spondylodiszitis
und Harnstauungsniere rechts nach Sakrovaginopexie
mit Goretex®-Band 147
M. Lehnhardt, G. Hofmockel
KOMMENTAR: C. Karl

3.8 Lokalrezidiv nach Blasenteilresektion bei Divertikelkarzinom 151
R. Hofmann, A. Heidenreich
KOMMENTAR: S. Roth

3.9 Blasenverletzung bei laparoskopischer pelviner Lymphadenektomie ... 155
D. Fahlenkamp
KOMMENTAR: P. Fornara

4 Harnröhre

4.1 Kompliziertes Harnröhrendivertikel 161
H. Keller
KOMMENTAR: S. Perovic, N. Djakovic

4.2 Urethradivertikel nach Hypospadiekorrektur 164
S. Perovic, N. Djakovic
KOMMENTAR: M. Fisch

4.3 2-zeitige Meshgraft-Plastik nach frustraner Mundschleimhaut-
Rekonstruktion einer Neo-Urethra-Striktur 168
T. POTTEK, M. HARTMANN
KOMMENTAR: H. KELLER

4.4 Harnröhrenkrüppel nach Mundschleimhaut-Tubus-Flap 173
J. SEIBOLD
KOMMENTAR: M. FISCH

4.5 Pseudo-Harnröhrenklappe
nach gekreuzt-trigonaler Cohen-Antirefluxplastik 176
P. SAUVAGE
KOMMENTAR: D. KRÖPFL

4.6 Harnröhrenklappenresektion mit Rektumperforation 180
A. PYCHA
KOMMENTAR: R. HOHENFELLNER

5 Prostata

5.1 Prävesikales Hämatom nach transrektaler Prostatabiopsie 187
P. MAYER, D. BACH
KOMMENTAR: K.G. NABER

5.2 Hämatom/Abszess im kleinen Becken
nach transrektaler Prostatapunktion 191
H. DAUM, H. OESTERWITZ
KOMMENTAR: K.G. NABER

5.3 Verletzung des Harnleiterostiums
bei transurethraler Elektroresektion der Prostata 194
R.M. KUNTZ
KOMMENTAR: H. SCHULZE

5.4 Verletzung des Harnleiterostiums bei transurethraler Holmium-Laser-
Enukleation der Prostata 197
R.M. KUNTZ
KOMMENTAR: H. SCHULZE

5.5 Penisdeviation nach transurethralen Eingriffen 201
P. STROHMENGER
KOMMENTAR: R.F. BASTING

5.6 Urinom des Oberschenkels nach transurethraler Prostataresektion 206
T. SCHNEIDER, M. GOEPEL
KOMMENTAR: F. MAY, R. HARTUNG

5.7 Superselektive Embolisation eines blutenden Pseudoaneurysmas
nach offener Prostatektomie 210
F. FRANCESCA, D. SCHUSTER
KOMMENTAR: R.W. GÜNTHER

5.8 Blutungskomplikation
     nach radikaler perinealer Prostatovesikuloektomie 213
     H. Keller
     KOMMENTAR: W. Stackl

5.9 Rektourethrale Fistel nach radikaler retropubischer Prostatektomie ... 216
     G. Egghart
     KOMMENTAR: U. Engelmann, N. Kreutzer

5.10 Rektourethrale Fistel nach radikaler retropubischer Prostatektomie ... 219
     R. Vorreuther
     KOMMENTAR: U. E. Studer

5.11 Urinextravasation, Urinrückresorption
     und beginnende Niereninsuffizienz nach radikaler Prostatektomie 222
     R. Hofmann, Z. Varga
     KOMMENTAR: G. Pühse, L. Hertle

5.12 Y-V-Plastik nach kompletter Anastomosenstenose und Via falsa
     durch Dauerkatheterkorrektur nach radikaler retropubischer
     Prostatektomie 225
     J. Bernhardt, N. Pfitzenmaier
     KOMMENTAR: W. F. Thon, J. Stein

5.13 Behebung einer Anastomosenruptur nach radikaler Prostatektomie ... 229
     A. Schilling, A. Friesen
     KOMMENTAR: G. Pühse, L. Hertle

5.14 Spätkomplikationen nach radikaler Prostatektomie,
     Nachbestrahlung und Chemotherapie 233
     H. J. Peters
     KOMMENTAR: R. Hofmann

5.15 Unbemerkte Rektumverletzung
     bei der laparoskopischen radikalen Prostatektomie 238
     G. Janetschek
     KOMMENTAR: P. Fornara

5.16 Probleme bei der Identifizierung des Blasenhalses
     im Rahmen der laparoskopischen radikalen Prostatektomie 241
     A. Bachmann, J. Zumbé
     KOMMENTAR: T. Sulser

6 Äußeres Genitale

6.1 Sonografisch diagnostizierter,
     aber klinisch übersehener Hodentumor bei Hydrozelenoperation 249
     H. Oesterwitz, H. Daum
     KOMMENTAR: P. H. Walz

6.2 Komplizierter Therapieverlauf eines Hodentumorpatienten 253
     C. Börgermann, S. Krege
     KOMMENTAR: P. Albers

6.3   Hodenverlust nach Vasektomie 256
      P. Strohmenger
      KOMMENTAR: E. P. Allhoff, M. Böhm

6.4   Hämorrhagische Orchidopathie 259
      D. Pfeiffer, R. Tauber
      KOMMENTAR: P. Albers

6.5   Hodenverlust durch Paravasat nach Sklerotherapie einer Varikozele ... 264
      P. Effert, D. Pfeiffer
      KOMMENTAR: R. Tauber

6.6   Infizierte Hydrozele testis bei abszedierter Appendizitis
      und offenem Prozessus vaginalis testis 268
      U. Rebmann, M. Lenor
      KOMMENTAR: J. Steffens

6.7   Rektumläsion und Sensibilitätsverlust der Neoklitoris
      bei operativer Geschlechtsumwandlung 271
      N. Kreutzer, U. Engelmann
      KOMMENTAR: S. Perovic, N. Djakovic

6.8   Spätpenetration des Reservoirs
      einer dreiteiligen hydraulischen Penisprothese in die Harnblase 274
      G. Drawz, H. Seiter
      KOMMENTAR: J. Pannek, T. Senge

6.9   Penisteilnekrose nach Korporoplastik 277
      J. Knopf, H. Schulze
      KOMMENTAR: J. Zumbé

6.10 Inzisionshernie nach laparoskopischem Eingriff im Kindesalter 280
      D. Fahlenkamp
      KOMMENTAR: G. Janetschek

7 Lymphbahnstörungen

7.1   Lymphozele nach radikaler Prostatektomie 285
      O. Shahin, U. E. Studer
      KOMMENTAR: U. E. Studer

7.2   Lymphozele nach radikaler retropubischer Prostatektomie –
      operative Sanierung durch Omentum-Transposition
      nach frustraner Sklerotherapie 288
      M. Hartmann, T. Pottek
      KOMMENTAR: T. Kälble

7.3   Beinvenenthrombose bei iliakaler Lymphozele
      nach pelviner Lymphadenektomie 292
      K. Paschold, F. J. Marx
      KOMMENTAR: G. Hofmockel

7.4 Chylöser Aszites und chylöse Lymphorrhoe –
seltene Komplikationen nach retroperitonealer Lymphadenektomie ... 296
T. Pottek, M. Hartmann
Kommentar: S. Krege

8 Harnableitung

8.1 Dickdarm-Leck nach radikaler Zystektomie 303
J. Leissner, E. P. Allhoff
A. Lampel
Kommentar: H. G. Lühr

8.2 Großkapazitäre Neoblase nach orthotopem Blasenersatz 306
R. Vorreuther
Kommentar: U. E. Studer

8.3 Neoblasen-Rektum-Fistel nach radikaler Zystektomie
und Ileum-Neoblase 309
G. Egghart
Kommentar: A. Schilling

8.4 Pouchschrumpfung durch Mesenterialvenenthrombose
nach orthotopem Blasenersatz 311
J. Humke, A. Lampel, S. Roth
Kommentar: J. W. Thüroff

8.5 Intraabdomineller Abszess nach Zystektomie und Ileum-Ersatzblase .. 315
C. Doehn, A. Böhle
Kommentar: H. van Poppel

8.6 Leckagen des Ileozökalpouches 320
G. Steiner, S. C. Müller
Kommentar: A. Lampel

8.7 Sigma-Rektum-Pouch wegen Sphinkterläsion
nach ektoper Ureterozelenresektion 324
R. Homberg, A. Kollias
Kommentar: M. Fisch

8.8 Supravesikale Harnableitung wegen Sphinkterläsion
nach kompletter Exstirpation eines ektopen Harnleiters 327
T. Kälble, K. Fischer
Kommentar: M. Westenfelder

8.9 Ureternekrose nach Ileozökalpouch 329
H. van Poppel, R. Oyen
Kommentar: J. W. Thüroff

8.10 Ureterstenose nach Sigma-Rektum-Pouch 333
W. F. Thon, J. Stein
Kommentar: R. Hohenfellner

8.11 Bilaterales Psoas-hitch-Verfahren zur Korrektur
von Harnleiterstenosen nach Sigma-Rektum-Pouch 338
P.-H. Langen, J. Steffens
Kommentar: M. Fisch

9 Seiten- und Organzuordnung

9.1 Nierenfreilegung der falschen Seite 343
R. Hohenfellner
Kommentar: H. Schulze

9.2 Verwechslung eines Organs: Nierenbecken – statt Antirefluxplastik ... 346
M. Westenfelder, P.-H. Langen
Kommentar: W. Maassen

10 Vergessene Hilfsmittel/Fremdkörper

10.1 Die zurückgebliebene Kompresse 351
R. Hohenfellner
Kommentar: H. Rübben

10.2 Zurückgelassenes perirenales Tuch nach Nierenteilresektion 354
H. van Poppel, R. Oyen
Kommentar: F. Eisenberger

10.3 Die vergessene Harnleiterschiene 357
B. Schönberger, S. A. Loening
Kommentar: E. P. Allhoff, M. Böhm

10.4 Komplikationen nach versehentlich belassener Harnleiterschiene 362
M. Maciejewski, H. Schulze
Kommentar: H. Oesterwitz

10.5 Komplikationen der inneren Harnleiterschienung
in der Schwangerschaft 365
J. Knopf, H. Schulze
Kommentar: U. Rebmann

11 Nicht-operationsbedingte Blutungen/Embolie

11.1 Heparin-induzierte Thrombozytopenie mit Todesfolge 373
T. Kälble, K. Fischer
Kommentar: E. Wenzel

11.2 Thromboembolische Komplikationen unter Thromboembolie-
prophylaxe 377
P. Sterr, K. G. Naber
Kommentar: E. Wenzel

12 Postoperative Funktionsstörungen

12.1 Blasenentleerungsstörung nach Vaginosakropexie
und Kolposuspension 383
F. May, H. Schwaibold
KOMMENTAR: P.-H. Langen

12.2 Blasenentleerungsstörung nach Myelomeningozelen-Verschluss 387
C. Sparwasser
KOMMENTAR: M. Goepel

12.3 Denervierte Blase nach Hysterektomie 391
W. Merkle
KOMMENTAR: D. Schultz-Lampel

12.4 Läsionen peripherer Nerven
durch Einsatz selbsthaltender Abdominalsperrer 397
P. Albers, S.C. Müller
KOMMENTAR: J. Noth
KOMMENTAR: H. Keller

12.5 Nervus femoralis-Läsion nach Ureterozystoneostomie
in der Psoas-Hitch-Technik 401
T.M. Fröhlich, W.F. Thon
KOMMENTAR: E.P. Allhoff, M. Böhm

12.6 Durchtrennung des Nervus obturatorius bei pelviner
Lymphadenektomie 405
W. Schöps
KOMMENTAR: G. Egghart

Autorenverzeichnis

ALBERS, P., Priv.-Doz. Dr. med.
Ltd. Oberarzt der Urologischen
Universitätsklinik,
Sigmund-Freud-Str. 25, 53127 Bonn

ALLHOFF, E.P., Prof. Dr. med.
Direktor der Urologischen Universitätsklinik,
Leipziger Str. 44, 39120 Magdeburg

BACH, D., Prof. Dr. med.
Chefarzt der Urologischen Klinik,
St.-Agnes-Hospital,
Barloer Weg 125, 46397 Bocholt

BACHMANN, A., Dr. med.
Oberarzt der Urologischen Klinik,
Marienhospital,
Virchowstr. 135, 45886 Gelsenkirchen

BASTING, R.F., Dr. med.
Chefarzt der Urologischen Klinik,
Kreiskrankenhaus,
Vinzenz-von-Paul-Str. 10, 84503 Altötting

BERNHARDT, J., Dr. med.
Oberarzt der Urologischen Klinik,
Hegau-Klinikum,
Virchowstr. 10, 78221 Singen

BÖHLE, A., Prof. Dr. med.
Ltd. Oberarzt der Urologischen
Universitätsklinik,
Ratzeburger Allee 160, 23538 Lübeck

BÖHM, M., Dr. med.
Oberarzt der Urologischen Universitätsklinik,
Leipziger Str. 44, 39120 Magdeburg

BÖRGERMANN, C., Dr. med.
Urologische Universitätsklinik,
Hufelandstr. 55, 45147 Essen

BREUL, J., Prof. Dr. med.
Chefarzt der Urologischen Klinik,
Lorettokrankenhaus,
Mercystraße 6–14, 79100 Freiburg

DAUM, H., Dr. med.
Oberarzt der Urologischen Klinik,
Klinikum Ernst von Bergmann,
Charlottenstr. 72, 14467 Potsdam

DIMITRIJEVIC, D., Dr. med.
Oberarzt der Urologischen Klinik,
Katharinenhospital,
Kriegsbergstr. 60, 70174 Stuttgart

DJAKOVIC, N., Dr. med.
Urologische Universitätsklinik,
Langenbeckstr. 1, 55131 Mainz

DOEHN, C., Dr. med.
Oberarzt der Urologischen Universitätsklinik,
Ratzeburger Allee 160, 23538 Lübeck

DRAWZ, G., Prof. Dr. med.
Oberarzt der Urologischen Universitätsklinik,
Ernst-Heydemann-Str. 6, 18055 Rostock

EFFERT, P., Priv.-Doz. Dr. med.
Trierer Str. 176, 52078 Aachen

EGGHART, G., Prof. Dr. med.
Chefarzt der Urologischen Klinik,
Kreiskrankenhaus,
Hohenzollernstr. 40, 72488 Sigmaringen

EISENBERGER, F., Prof. Dr. med.
Direktor der Urologischen Klinik,
Katharinenhospital,
Kriegsbergstr. 60, 70174 Stuttgart

ENGELMANN, U., Prof. Dr. med.
Direktor der Urologischen Universitätsklinik,
Joseph-Stelzmann-Str. 9, 50924 Köln

FAHLENKAMP, D., Prof. Dr. med.
Chefarzt der Urologischen Klinik,
Klinikum Ruppin,
Fehrbelliner Str. 38, 16816 Neuruppin

FISCH, M., Priv.-Doz. Dr. med.
Chefärztin der Urologischen Klinik,
Allg. Krankenhaus Harburg,
Eißendorfer Pferdeweg 52, 21075 Hamburg

FISCHER, K., Dr. med.
Oberarzt der Urologischen Klinik,
Städt. Kliniken,
Pacelliallee 2–4, 36043 Fulda

FORNARA, P., Prof. Dr. med.
Direktor der Urologischen Universitätsklinik,
Magdeburger Str. 12, 06112 Halle

FRANCESCA, F., Dr. med.
Direktor der Urologischen Universitätsklinik,
Ospedale S. Chiara,
Via Roma 67, I-56126 Pisa/Italien

FRIESEN, A., Dr. med.
Oberarzt der Urologischen Klinik,
Städt. Krankenhaus,
Englschalkinger Str. 77,
81925 München-Bogenhausen

FRÖHLICH, T.M., Dr. med.
Oberarzt der Urologischen Klinik,
Nephrologisches Zentrum Niedersachsen,
Vogelsang 105, 34346 Hann.-Münden

GARCIA-SCHÜRMANN, J.M., Dr. med.
Urologische Klinik, Marienhospital,
Widumer Str. 8, 44627 Herne

GOEPEL, M., Priv.-Doz. Dr. med.
Chefarzt der Klinik für Urologie
und Kinderurologie, Klinikum Niederberg,
Robert-Koch-Str. 2, 42549 Velbert

GOTTFRIED, H.W., Dr. med.
Oberarzt der Urologischen Universitätsklinik,
Prittwitzstr. 43, 89075 Ulm

GÜNTHER, R.W., Prof. Dr. med.
Direktor der Klinik für Radiologische
Diagnostik, RWTH,
Pauwelsstraße, 52074 Aachen

HABEN, B., Dr. med.
Oberarzt der Urologischen Klinik,
St.-Antonius-Hospital,
Dechant-Deckers-Str. 8, 52249 Eschweiler

HARTMANN, M., Dr. med.
Chefarzt der Urologischen Klinik,
Bundeswehrkrankenhaus,
Lesserstr. 180, 22049 Hamburg

HARTUNG, R., Prof. Dr. med.
Direktor der Urologischen Universitätsklinik,
Klinikum Rechts der Isar,
Ismaninger Str. 22, 81675 München

HEIDENREICH, A., Priv.-Doz. Dr. med.
Ltd. Oberarzt der Urologischen
Universitätsklinik,
Baldingerstraße, 35043 Marburg

HEIDER, B., Dr. med.
Chefarzt der Urologischen Klinik,
Klinikum Stralsund,
Große Parower Str. 47–53, 18435 Stralsund

HELLMUTH, B., Dr. med.
Oberarzt der Urologischen Klinik,
Klinikum Ernst von Bergmann,
Charlottenstr. 72, 14467 Potsdam

HERTEL, E., Priv.-Doz. Dr. med.
Chefarzt der Urologischen Klinik,
Krumenauerstr. 25, 85049 Ingolstadt

HERTLE, L., Prof. Dr. med.
Direktor der Urologischen Universitätsklinik,
Albert-Schweitzer-Str. 33, 48149 Münster

HIEBL, R., Dr. med.
Ltd. Oberarzt der Urologischen Klinik,
St.-Antonius-Hospital, Dechant-Deckers-Str. 8,
52249 Eschweiler

HOFMANN, R., Prof. Dr. med.
Direktor der Urologischen Universitätsklinik,
Baldingertraße, 35033 Marburg

HOFMOCKEL, G., Prof. Dr. med.
Chefarzt der Urologischen Klinik,
Knappschaftskrankenhaus,
52146 Würselen-Bardenberg

HOHENFELLNER, R., Prof. Dr. med.
em. Direktor der Urologischen
Universitätsklinik,
Langenbeckstraße 1, 55131 Mainz

HOMBERG, R., Dr. med.
Urologische Klinik,
Ammerland-Klinik,
Lange Str. 38, 26655 Westerstede

HUMKE, J., Dr. med.
Urologische Universitätsklinik,
Heussner Str. 40, 42283 Wuppertal

HUMKE, U., Priv.-Doz. Dr. med.
Oberarzt der Urologischen Universitätsklinik
des Saarlandes,
Oscar-Orth-Straße, 66421 Homburg/Saar

JANETSCHEK, G., Prof. Dr. med.
Chefarzt der Urologischen Klinik,
Krankenhaus der Elisabethinnen,
Fachingerstr. 1, A-4020 Linz/Österreich

KÄLBLE, T., Prof. Dr. med.
Direktor der Urologischen Klinik,
Städtische Kliniken, Pacelliallee 2–4, 36043 Fulda

KARL, C., Prof. Dr. med.
Chefarzt der Klinik für Gynäkologie
und Geburtshilfe, St.-Antonius-Hospital,
Dechant-Deckers-Str. 8, 52249 Eschweiler

KELLER, H., Dr. med.
Chefarzt der Klinik für Urologie
und Kinderurologie,
Eppenreuther Str. 9, 95032 Hof

KNOPF, J., Dr. med.
Oberarzt der Urologischen Klinik,
Städt. Kliniken,
Westfalendamm 403, 44143 Dortmund

KOLLIAS, A., Dr. med.
Chefarzt der Urologischen Klinik,
Ammerland-Klinik,
Lange Str. 38, 26655 Westerstede

KONRAD, G., Prof. Dr.
Chefarzt der Urologischen Klinik,
Maria-Hilf-Krankenhaus,
Vierener Straße 450, 41063 Mönchengladbach

KREGE, S., Dr. med.
Oberärztin der Urologischen Universitätsklinik,
Hufelandstr. 55, 45122 Essen

KREUTZER, N., Dr. med.
Urologische Universitätsklinik,
Joseph-Stelzmann-Str. 9, 50924 Köln

KRÖPFL, D., Prof. Dr. med.
Chefarzt der Urologischen Klinik,
Ev. Krankenhaus Huyssen-Stiftung,
Henricistr. 92, 45136 Essen

KUNTZ, R.M., Prof. Dr. med.
Chefarzt der Urologischen Klinik,
Auguste-Viktoria-Krankenhaus,
Rubensstraße 125, 12157 Berlin

LAMPEL, A., Prof. Dr. med.
Chefarzt der Urologischen Klinik,
Röntgenstraße 20,
78054 Villingen-Schwenningen

LANGEN, P.H., Dr. med.
Oberarzt der Urologischen Klinik,
St.-Antonius-Hospital,
Dechant-Deckers-Str. 8, 52249 Eschweiler

LEHNHARDT, M., Dr. med.
Oberarzt der Urologischen Klinik,
Knappschafts-Krankenhaus,
Dr.-Hans-Böckler-Platz 1,
52146 Würselen-Barenberg

LEISSNER, J., Dr. med.
Ltd. Oberarzt der Urologischen Universitätsklinik,
Leipziger Straße 44, 39120 Magdeburg

LENOR, M., Dr. med.
Oberarzt der Klinik für Urologie,
Anhaltische Diakonissenanstalt,
Gropiusallee 3, 06815 Dessau

LOENING, S.A., Prof. Dr. med.
Direktor der Urologischen Universitätsklinik,
Humboldt-Universität,
Campus Charité, 10117 Berlin

LÜHR, H.G., Dr. med.
Chefarzt Klinik für Anästhesie
und operative Intensivmedizin,
St.-Antonius-Hospital,
Dechant-Deckers-Str. 8, 52249 Eschweiler

MAASSEN, W., Dr. jur.
Rechtsanwalt,
Aachener und Münchener Allee 1, 52074 Aachen

MAIER, U., Prof. Dr. med.
Direktor der Urologischen Klinik,
SMZ-Ost Donauspital, Langobardenstr. 122,
A-1220 Wien/Österreich

MACIEJEWSKI, M., Dr. med.
Urologische Klinik, Städt. Kliniken,
Westfalendamm 403, 44143 Dortmund

MARX, F.J., Prof. Dr. med.
Chefarzt der Urologischen Klinik,
Krankenhaus Holweide,
Neufelder Str. 32, 51067 Köln-Holweide

MAY, F., Dr. med.
Urologische Universitätsklinik,
Klinikum Rechts der Isar,
Ismaninger Str. 22, 81675 München

MAYER, P., Dr. med.
Oberarzt der Urologischen Klinik,
St.-Agnes-Hospital,
Barloer Weg 125, 46397 Bocholt

MEHLHORN, G., Dr. med.
Oberärztin der Urologischen Klinik,
Anhaltische Diakonissenanstalt,
Gropiusallee 3, 06815 Dessau

MERKLE, W., Dr. med.
Chefarzt der Urologischen Klinik,
Deutsche Klinik für Diagnostik,
Aukammallee 33, 65191 Wiesbaden

MOLLING, L., Dr. med.
Medecin Specialiste en Urologie,
Rue Ste. Zithe 38–40, L-2763 Luxembourg

MÜLLER, S.C., Prof. Dr. med.
Direktor der Urologischen Universitätsklinik,
Sigmund-Freud-Str. 25, 53127 Bonn

NABER, K.G., Prof. Dr. med.
Chefarzt der Urologischen Klinik,
Klinikum St.-Elisabeth,
St.-Elisabeth-Straße 23, 94315 Straubing

NEISIUS, D., Prof. Dr. med.
Chefarzt der Urologischen Klinik,
Krankenhaus der Barmherzigen Brüder,
Nordallee 1, 54292 Trier

NOTH, J., Prof. Dr. med.
Direktor der Neurologischen Universitätsklinik,
RWTH, Pauwelsstraße, 52074 Aachen

OESTERWITZ, H., Prof. Dr. med.
Chefarzt der Urologischen Klinik,
Klinikum Ernst von Bergmann,
Charlottenstr. 72, 14467 Potsdam

ORTH, S., Dr. med.
Oberarzt der Urologischen Klinik,
Augusta-Krankenanstalten, Bergstr. 26,
44791 Bochum

OYEN, R., Prof. Dr. med.
Urologische Klinik, ZU Gastheusberg,
Merestraat 49, B-3000 Leuven/Belgien

PANNEK, J., Priv.-Doz. Dr. med.
Ltd. Oberarzt der Urologischen
Universitätsklinik, Marienhospital Haus 2,
Widumer Str. 8, 44627 Herne

PASCHOLD, K., Dr. med.
Ltd. Oberarzt der Urologischen Klinik,
Krankenhaus Holweide,
Neufelder Str. 34, 51067 Köln

PEROVIC, S., Prof. Dr. med.
Chefarzt der Kinderchirurgischen
Universitätsklinik,
Tirsova 10, YU-11000 Belgrad/Jugoslawien

PETERS, H.J., Prof. Dr. med.
Chefarzt der Urologischen Klinik,
St.-Elisabeth-Krankenhaus,
Werthmannstraße 1, 50935 Köln

PETRI, E., Prof. Dr. med.
Chefarzt der Klinik für Gynäkologie
und Geburtshilfe,
Wismarsche Str. 397, 19049 Schwerin

PFEIFFER, D., Dr. med.
Oberarzt der Urologischen Klinik,
Allg. Krankenhaus Barmbek,
Rübenkamp 148, 22291 Hamburg

PFITZENMAIER, N., Prof. Dr. med.
Chefarzt der Urologischen Klinik,
Hegau-Klinikum GmbH,
Virchowstraße 10, 78221 Singen

POTTEK, T., Dr. med.
Ltd. Oberarzt der Urologischen Klinik,
Bundeswehrkrankenhaus,
Lesserstr. 180, 22049 Hamburg

PÜHSE, G., Dr. med.
Urologische Universitätsklinik,
Albert-Schweitzer-Str. 33, 48129 Münster

PYCHA, A., Prof. Dr. med.
Chefarzt der Urologischen Klinik,
Allgemeines Krankenhaus,
Lorenz-Böhler-Str. 5, I-39100 Bozen/Italien

RASSWEILER, J., Prof. Dr. med.
Chefarzt der Urologischen Klinik,
Klinikum Heilbronn,
Am Gesundbrunnen 20, 74078 Heilbronn

REBMANN, U., Prof. Dr. med.
Chefarzt der Urologischen Klinik,
Anhaltische Diakonissenanstalt,
Gropiusallee 3, 06815 Dessau

RECKER, F., Prof. Dr. med.
Chefarzt der Urologischen Klinik,
Kantonsspital Aarau, Buchsertraße,
CH-5001 Aarau/Schweiz

RINGERT, R.-H., Prof. Dr. med.
Direktor der Urologischen Universitätsklinik,
Robert-Koch-Str. 40, 37075 Göttingen

ROTH, S., Prof. Dr. med.
Direktor der Urologischen Universitätsklinik,
Heusnerstr. 40, 42283 Wuppertal

RÜBBEN, H., Prof. Dr. med.
Direktor der Urologischen Universitätsklinik,
Hufelandstraße 55, 45147 Essen

SHAHIN, O., Dr. med.
Urologische Universitätsklinik, Inselspital,
Anna-Seiler-Haus, CH-3010 Bern/Schweiz

SAUTTER, T., Dr. med.
Oberarzt der Urologischen Klinik, Kantonsspital,
Buchserstraße, CH-5001 Aarau/Schweiz

SAUVAGE, P., Prof.
Direktor der Kinderchirurgischen
Universitätsklinik, Hopitaux Universitaires,
F-67098 Straßbourg Cedex/Frankreich

SCHEER, D., Dr. med.
Oberarzt der Urologischen Klinik,
Augusta-Krankenanstalten,
Bergstr. 26, 44791 Bochum

SCHILLING, A., Prof. Dr. med.
Chefarzt der Urologischen Klinik,
Städt. Krhs. München-Bogenhausen,
Englschalkinger Str. 77, 81925 München

SCHNEIDER, J., Dr. med.
Ltd. Oberarzt der Urologischen Klinik,
Krankenhaus Ingolstadt,
Krumenauerstr. 25, 85049 Ingolstadt

SCHNEIDER, T., Dr. med.
Urologische Universitätsklinik,
Hufelandstr. 55, 45122 Essen

SCHÖNBERGER, B., Prof. Dr. med.
Oberarzt der Urologischen Universitätsklinik,
Humboldt-Universität,
Campus Charité, 10117 Berlin

SCHÖPS, W., Dr. med.
Ltd. Oberarzt der Abteilung für Urologie
und Kinderurologie,
Kreiskrankenhaus,
St.-Elisabeth-Str. 2–8, 53894 Mechernich

SCHÜLLER, J., Prof. Dr. med.
Chefarzt der Urologischen Klinik,
Augusta-Krankenanstalten,
Bergstraße 26, 44791 Bochum

SCHULTZ-LAMPEL, D., Priv.-Doz. Dr. med.
Leiterin des Harninkontinenz-Zentrums,
Vöhrenbacher Str. 23,
78054 Villingen-Schwenningen

SCHULZE, H., Prof. Dr. med.
Direktor der Urologischen Klinik, Städt. Kliniken,
Westfalendamm 403, 44143 Dortmund

SCHUMPELICK, V., Prof. Dr. med.
Direktor der Chirurgischen Universitätsklinik,
RWTH, Pauwelsstraße, 52074 Aachen

SCHUSTER, D., Dr. med.
Urologische Klinik, St.-Antonius-Hospital,
Dechant-Deckers-Str. 8, 52249 Eschweiler

SCHWAIBOLD, H., Dr. med.
Oberarzt der Urologischen Universitätsklinik,
Klinikum Rechts der Isar,
Ismaninger Sr. 22, 81675 München

SEIBOLD, J., Dr. med.
Facharzt für Urologie,
Rotebühlstraße 104, 70178 Stuttgart

SEIDL-SCHLICK, E.M., Dr. med.
Oberarzt der Klinik für Urologie,
St.-Agnes-Hospital,
Barloer Weg 125, 46397 Bocholt

SEITER, H., Prof. Dr. med.
Direktor der Urologischen Universitätsklinik,
Ernst-Heydemann-Str. 6, 18055 Rostock

SENGE, T., Prof. Dr. med.
Direktor der Urologischen Universitätsklinik,
Marienhospital Haus 2,
Widumer Str. 8, 44627 Herne

SPARWASSER, C., Priv.-Doz. Dr. med.
Ltd. Arzt der Urologischen Abteilung,
Bundeswehrkrankenhaus Ulm,
Oberer Eselsberg 40, 89081 Ulm

STACKL, W., Prof. Dr. med.
Vorstand der Urologischen Abteilung,
Rudolfstiftung, Juchgasse 25, A-1030 Wien/
Österreich

STEFFENS, J., Prof. Dr. med.
Chefarzt der Urologischen Klinik,
St.-Antonius-Hospital,
Dechant-Deckers-Str. 8, 52249 Eschweiler

STEIN, J., Dr. med.
Oberarzt der Urologischen Klinik,
Städt. Krankenhaus Siloah,
Roesebeckstr. 15, 30449 Hannover

STEINER, G., Dr. med.
Oberarzt der Urologischen Klinik,
Meininger Kliniken,
Ernst-Str. 7–9, 98617 Meiningen

STERR, P., Dr. med.
Ltd. Oberärztin der Urologischen Klinik,
Klinikum St.-Elisabeth,
St.-Elisabeth-Str. 23, 94304 Straubing

STROHMENGER, P., Prof. Dr. med.
Ekenhoff 47, 49545 Tecklenburg

STUDER, U.E., Prof. Dr. med.
Direktor der Urologischen Universitätsklinik,
Inselspital, CH-3010 Bern/Schweiz

SULSER, T., Prof. Dr. med.
Direktor der Urologischen Universitätsklinik,
Kantonsspital Basel,
Spitalstraße 21, CH-4031 Basel/Schweiz

TAUBER, R., Prof. Dr. med.
Chefarzt der Urologischen Klinik,
Allg. Krankenhaus Barmbek,
Rübenkamp 148, 22307 Hamburg

THON, W.F., Prof. Dr. med.
Chefarzt der Urologischen Klinik,
Städt. Krankenhaus Siloah,
Roesebeckstraße 15, 30449 Hannover

THÜROFF, J.W., Prof. Dr. med.
Direktor der Urologischen Universitätsklinik,
Langenbeckstr. 1, 55131 Mainz

TREIBER, U., Dr. med.
Urologische Universitätsklinik,
Klinikum Rechts der Isar,
Ismaninger Str. 22, 81675 München

UBRIG, B., Dr. med.
Urologische Universitätsklinik,
Heusnerstr. 40, 42283 Wuppertal

VAN POPPEL, H., Prof. Dr. med.
Direktor der Urologischen Klinik,
ZU Gastheusberg, Meretraat 49, B-3000 Leuven/
Belgien

VAN RANDENBORGH, H., Dr. med.
Urologische Universitätsklinik,
Klinikum Rechts der Isar,
Ismaninger Str. 22, 81675 München

VARGA, Z., Dr. med.
Oberarzt der Urologischen Universitätsklinik,
Baldingerstraße, 35043 Marburg

VORREUTHER, R., Prof. Dr. med.
Chefarzt der Urologischen Klinik,
Ev. Krankenhaus Bad Godesberg,
Waldstraße 73, 53177 Bonn

WALDNER, M., Dr. med.
Oberarzt der Urologischen Universitätsklinik,
Heusnerstr. 40, 42283 Wuppertal

WALZ, P. H., Prof. Dr. med.
Chefarzt der Urologischen Klinik,
Kreiskrankenhaus Lüdenscheid,
Paulmannshöher Str. 14, 58515 Lüdenscheid

WENZEL, E., Prof. Dr. med.
em. Direktor der Abt. für Hämostasiologie,
Universität des Saarlandes, 66421 Homburg/Saar

WESTENFELDER, M., Prof. Dr. med.
Chefarzt der Urologischen Klinik,
Maria-Hilf-Krankenhaus,
Oberdießemer Str. 94, 47805 Krefeld

ZUMBÉ, J., Priv.-Doz. Dr. med.
Chefarzt der Urologischen Klinik,
Dhünnberg 60, 51375 Leverkusen

1 | Niere

1.1 Nierenarterienstumpfblutung nach Tumornephrektomie

A. Pycha

Einleitung

Die transperitoneale Tumornephrektomie ist ein viel geübter Eingriff im chirurgischen Alltag. Die Zugänge, die chirurgische Technik und das Follow up sind weitgehend standardisiert. Die postoperative Komplikationsrate von 17,6–20% [1–4] ist dabei erstaunlich hoch und konnte in den letzten dreißig Jahren nicht gesenkt werden. Ebenso blieb die Mortalitätsrate von 2,3–4% [1, 2], in Abhängigkeit vom gewählten Zugang, in diesem Zeitraum unverändert. Die häufigste tödliche Komplikation ist dabei die Nachblutung.

Kasuistik

Eine 82-jährige Patientin in deutlich eingeschränktem Allgemeinzustand aber noch autosuffizient wird wegen eines computertomographisch nachgewiesenen Nierentumors rechts zur Nephrektomie zugewiesen. Bei Aufnahme wiegt die Patientin 56 kg bei 162 cm Größe, der Karnofsky-Index beträgt 70, der WHO Performance-Status 2. Im Blutbild fällt eine leichte Anämie mit Hb 10,8 mg% auf. Als Begleiterkrankung sind eine arterielle Hypertonie, eine koronare Herzerkrankung, ein Engwinkelglaukom, Hyperurikämie und eine Sigmadivertikulose mit zwei Episoden einer Diverikulitis bekannt.

Die Patientin wird im Mai 1998 einer transperitonealen rechtsseitigen Tumornephrektomie unterzogen. Es wird der mediane laparotomische Zugang gewählt. Der Eingriff verläuft völlig unauffällig, ein Sauger wurde nicht gebraucht. Einzig fällt bei der Präparation des Nierenhilus eine doppelte Nierenarterie auf und eine ausgeprägte Arteriosklerose dieser Gefäße. Wegen der Zartheit der Nierenarterien und deren Brüchigkeit verwendet der Chirurg Vicryl 3/0 für die Ligatur derselben. Die Vene wird mit einer Prolene 4/0 Durchstechungsligatur versorgt. Nach 90 Minuten ist der Eingriff um 15 Uhr beendet, die Patientin ist stabil und wird routinemäßig auf die urologische Aufwachstation verlegt.

Um 16.45 h fällt der diensthabenden Anästhesistin eine hypotone Kreislaufsituation der Patientin auf. Das Blutungsdrain hatte bis zu diesem Zeitpunkt 50 ml serös-sanguinolente Flüssigkeit gefördert. Aus diesem Grunde wird die Patientin nicht auf die Normalstation verlegt, sondern sie veranlasst die Verlegung in die Aufwachstation des Zentral-OP zur weiteren Beobachtung. Dort kommt die Patientin eine Stunde später an, da sich der Transport aufgrund von Trägermangel verzögert hatte. Beim Aufnahmecheck wird ein systolischer Blutdruck von 60 mmHg gemessen. Der Not-OP wird aktiviert, die Patientin zwischenzeitlich mit Blutersatzstoffen stabilisiert. 17 Minuten später beginnt die chirurgische Revision.

Intraperitoneal befinden sich mehrere Liter Blut. Die Nierenloge wird mit Tüchern ausgestopft, das Blut und die Koagel entfernt. Bei der Inspektion des Hilus zeigt sich eine frei spritzende untere Nierenarterie, eine Ligatur ist nicht ersichtlich. Bei der neuerlichen Ligatur schneidet der Vicrylfaden 2/0 die Arterie aufgrund der Brüchigkeit durch und es bedarf einer neuerlichen Ligatur mit Vicryl 0, die die Blutung endgültig behebt.

Die Patientin wird mit 10 Erykonzentraten auftransfundiert und wird in einem protrahierten Schockstadium auf die Intensivstation verlegt. Aufgrund des protrahierten Schocks kommt es zum Multiorganversagen, an dem die Patientin am 6. postoperativen Tag verstirbt.

Problemanalyse

Dieser Fall zeigt zwei Probleme auf, ein operationstechnisches und ein logistisches.
- Die Wahl einer dünnen Fadenstärke bei einem stark arteriosklerotisch verändertem Gefäß war falsch. Je dicker der Faden, desto geringer ist die Wahrscheinlichkeit, dass die Ligatur das Gefäß durchschneidet. Eventuell hätte die Ligatur mit einem Klip gesichert werden können.
- Eine hypotone Kreislaufsituation nach einer unauffällig verlaufenen Nephrektomie muss immer den Verdacht einer Nachblutung nahe legen. Die Anästhesistin hätte umgehend die Ursache für die Hypotonie klären sollen. Durch die Verlegung in den anderen Aufwachraum ging wertvolle Zeit verloren und die Schocksituation wurde nachhaltig aggraviert.

Schlussfolgerung

Bei brüchigen Gefäßen ist das Risiko einer Komplikation unverhältnismäßig hoch. Aus diesem Grunde ist besondere Sorgfalt geboten. Fadenstärke und Fadenmaterial gehören individuell angepasst. Prinzipiell gilt für Ligaturen an brüchigen Gefäßen die Faustregel:

- monophiles Material, um eine Sägezahnwirkung der geflochtenen Fäden zu vermeiden
- kaliberstarke Fäden verteilen den Druck auf einen größeren Querschnitt und vermindern dadurch das Risiko des Durchschneidens.

Die wahrscheinlichste Ursache einer postoperativen Hypotonie ist eine Nachblutung. Unter diesem Aspekt ist die Situation umgehend zu klären, Zeitverzögerung kann, wie dieser Fall zeigt, tödlich sein.

Literatur

1. Beisland C, Medby PC, Sander S, Beisland HO (2000) Nephrectomy-indications, complications and postoperative mortality in 646 consecutive patients. Eur Urol 37:58–64
2. Robson CJ, Churchill BM, Anderson W (1969) The results of radical nephrectomy for renal cell carcinoma. J Urol 101:297–301
3. Skinner DG, Vermillion CD, Colvin RB (1972) The surgical management of renal cell carcinoma. J Urol 107:705–710
4. Swanson DA, Borges PM (1983) Complications of transabdominal radical nephrectomy for renal cell carcinoma. J Urol 129:704–707

KOMMENTAR H. Rübben

Nachblutungen nach operativen Eingriffen sind eine seltene, aber typische Komplikation, aufklärungspflichtig und bedürfen einer besonderen Sorgfaltspflicht in der Vermeidung intraoperativ und Erkennung postoperativ.

Im Rahmen einer Nephrektomie sollten bei langem Gefäßstiel zwei Nierenstielklemmen gesetzt werden und die Versorgung mit zwei Ligaturen erfolgen. Bei kurzem Gefäßstiel sollten die Gefäße mit Durchstechungen versorgt werden. Wichtig ist es, Arterie und Vene getrennt zu präparieren und zu versorgen, damit nicht durch Mitfassen von Bindegewebe die Ligaturen sekundär von den Gefäßen gleiten. Dicke Fadenstärken sind anzuraten.

Drainagen, die zwar üblich sind, müssen nicht obligat eingelegt werden, wenn sich der Operateur von der Bluttrockenheit des Wundgebietes überzeugt hat und auch keine anderen Gründe, wie z.B. ein möglicher Lymphfluss nach Lymphadenektomie, eine Drainage notwendig machen.

In der postoperativen Phase ist die Kreislaufüberwachung entscheidend. Kommt es postoperativ zu einer Kreislaufinstabilität, sollte neben einer Hämoglobin- und Hämatokritkontrolle auch eine Sonographie des Wundgebietes erfolgen.

Ligatur der falschen Nierenarterie

A. Pycha

Einleitung

Seit Chute et al. 1949 die radikale Tumornephrektomie vorgestellt haben, gehört sie zur Standardtherapie beim Nierenzellkarzinom. Der transperitoneale Zugang wurde in großen Serien verwendet und evaluiert. Die Operationsmortalität liegt dabei zwischen 2–10% [1–3]. Swanson und Borges evaluierten retrospektiv 193 transperitoneale Tumornephrektomien und verzeichneten eine intra- bzw. postoperative Komplikationsrate von 20% [3].

Kasuistik

Eine 74-jährige Frau wurde vom Facharzt wegen eines 4 cm im Durchmesser großen Nierentumors links zur radikalen Tumornephrektomie zugewiesen. Die Patientin war in gutem Allgemeinzustand und hatte außer einer medikamentös suffizient eingestellten Hypertonie keine Begleitpathologien.

Am 1. 8. 1995 wurde sie radikal nephrektomiert. Der Eingriff wurde als teaching surgery durchgeführt.

Die Patientin lag in der 45° Seitenlagerung mit Exposition der linken Flanke. Eine quere Oberbauchinzision wurde von 11. ICR bis zur Medianen 3 cm oberhalb des Nabels gelegt. Das Kolon descendens wurde entlang der Toldt'schen Linie mobilisiert und das Mesokolon nach medial gebracht. Nach Aufsuchen der linken Nierenvene, die nicht angeschlungen wurde, erfolgt die Unterfahrung der Arterie, die in der Tiefe getastet wird. Es wird eine Ligatur Vicryl 0 gelegt und anschließend die Arterie auf einer Länge von 1 cm freipräpariert, mit einem Overholt geklemmt, abgesetzt und mit Vicryl 0 der Stumpf versorgt. Nun erfolgt die Ligatur und Durchtrennung der linken Nierenvene, gefolgt von der Abpräparation der Gerotaschen Faszie vom Musculus Psoas und Befreiung vom unteren Pol. Dabei kommt es zu einer Blutung aus den spermatischen Gefäßen, die mehrere Umstechungen notwendig macht. Wegen dieser Blutung tauschen die Operateure die Seiten und der Oberarzt übernimmt den Eingriff, auch weil aus terminlichen Gründen (Privatordination) Eile geboten ist. Die Operation geht nun zügig voran. Eine zweite Nierenarterie, die in der Tiefe kranial der Nierenvene aufgefunden wird, wird ligiert und abgesetzt. Unter Mitnahme der linken Nebenniere wird die radikale Nephrektomie vervollständigt. Letzte kleine Blutungen werden gestillt, ein Blutungsdrain eingelegt und die Leibeswand zweischichtig rekonstruiert.

Die Patientin wird nach 130 min OP-Dauer um 16.30 Uhr unter stabilen Verhältnissen nach Extubation im OP-Saal in den Aufwachraum verlegt. Im Sauger befanden sich 370 ml Flüssigkeit.

Um 19.30 Uhr sollte die Patientin auf die Normalstation verlegt werden. Bei der Abschlussbilanzierung fällt auf, dass in den letzten 2 h keine Harnausscheidung stattgefunden hat, obschon die Patientin eine Pulsbilanz von 4500 ml aufweist. Die Anästhesistin tauscht den Harnbeutel und spritzt 10 ml Lasix i.v. Nach weiteren 30 min ohne jegliche Harnausscheidung wird der diensthabende Urologe beigezogen. Ein bei der Begutachtung durchgeführter Nierenultraschall zeigt ein ungestautes Hohlsystem der rechten Niere. Er veranlasst eine dringliche Doppler-Untersuchung der rechten Nierenarterie. Im Doppler lässt sich keine rechte Nierenarterie darstellen. An diese Untersuchung wird eine notfallmäßige Arteriographie angeschlossen, die ebenfalls keine rechte Nierenarterie darstellt.

Die Patientin wird notfallmäßig in den OP verlegt und der Gefäßchirurg beigezogen. Um 22.55 Uhr erfolgt der Versuch einer Reperfusion mittels Veneninterponat. Dieser Eingriff dauert 180 min. Anschließend wird die Patientin auf

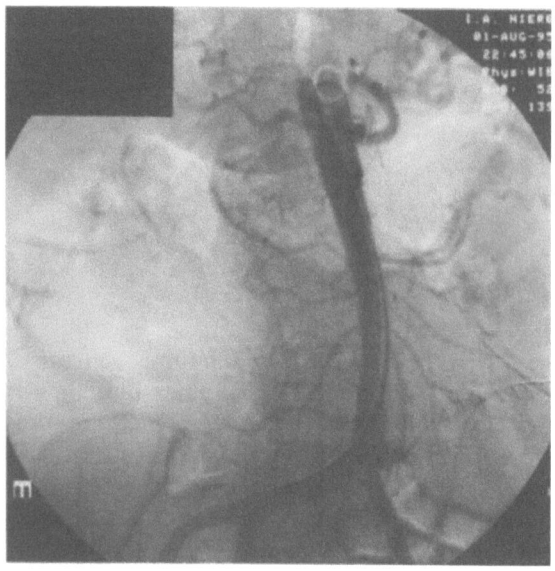

Abb. 1. Postoperative Arteriographie: es ist beidseits keine Nierenarterie darstellbar. Diagnose: iatrogene Ligatur beider Nierenarterien

die Intensivstation verlegt. Zwar erholt sie sich von den zwei operativen Eingriffen, sie ist aber seither dialysepflichtig.

Die histologische Aufarbeitung weist ein klarzelliges Nierenzellkarzinom pT2, N0, G3 nach.

Problemanalyse

Folgende Ursachen führten zu diesem schwerwiegenden Fehler:
- Teaching-Operationen dürfen niemals unter Zeitdruck durchgeführt werden.
- Die erste aufgesuchte Nierenarterie wurde nicht in die Peripherie verfolgt und somit wurde auch nicht sichergestellt, dass diese Arterie die linke Niere versorgt.
- Nach Auffinden einer kaliberstarken „zweiten" linken Nierenarterie in klassischer Position kranial und dorsal der Nierenvene hätte man die Gefäßversorgung nochmals eingehend kontrollieren sollen.
- Nach postoperativer Anurie bei normotonen Druckverhältnissen hätte unmittelbar eine Doppleruntersuchung der rechten Nierenarterie durchgeführt werden sollen, anstatt zuzuwarten.
- Bei fehlender dopplersonographischer Nierendurchblutung hätte die Reperfusionsoperation unmittelbar angeschlossen werden müssen, obgleich sie kaum Aussicht auf Erfolg hatte.

Schlussfolgerung

Bevor eine Nierenarterie durchtrennt wird, sollte sichergestellt sein, dass sie auch das Zielorgan versorgt. Liegt der geringste Zweifel vor, sollte zunächst nur die Arterie mit einer Ligatur versort werden, anschließend die Nierenvene ligiert und durchtrennt werden. Daraufhin sind die anatomischen Verhältnisse immer so klar, dass der Verlauf der Nierenarterie einwandfrei verfolgt werden kann. Sollte die falsche Arterie ligiert worden sein, braucht man lediglich die Ligatur durchtrennen und die Arterie wieder freigeben.

Teaching surgery darf niemals unter Zeitdruck erfolgen.

Literatur

1. Robson CJ, Churchill BM, Anderson W (1969) The results of radical nephrectomy for renal cell carcinoma. J Urol 101:297–301
2. Skinner DG, Vermillion CD, Colvin RB (1972) The surgical management of renal cell carcinoma. J Urol 107:705–710
3. Swanson DA, Borges PM (1983) Complications of transabdominal radical nephrectomy for renal cell carcinoma. J Urol 129:704–707

KOMMENTAR T. KÄLBLE

Herr A. Pycha beschreibt sehr offen die tragische Komplikation der Ligatur der rechtsseitigen Nierenarterie bei linksseitiger Tumornephrektomie, was meines Wissens in dieser Form bislang nicht publiziert wurde. Vielmehr sind ähnliche Komplikationen lediglich bei vorausgegangenen gefäßchirurgischen Eingriffen an der Aorta beschrieben [1, 2]. Da ich selbst während meiner bisherigen Tätigkeit dreimal Zeuge von Verwechslungen oder Problemen bei der Ligatur der Nierenarterie im Rahmen einer Tumornephrektomie war, bin ich sicher, dass Kasuistiken wie die von Herrn Pycha berichtete immer wieder vorkommen mit der zwingend daraus resultierenden Schlussfolgerung, dass vor Ligatur und Durchtrennung einer Nierenarterie selbige sicher als Nierenarterie identifiziert sein muss. Vor diesem Hintergrund zeigt sich allein schon die Wichtigkeit des Buches über „Komplikationen in der Urologie".

Probleme bei der Ligatur einer Nierenarterie im Rahmen einer Tumornephrektomie sind, wie auch bei Herrn Pycha, in erster Linie linksseitig zu erwarten, da bei der rechtsseitigen Tumornephrektomie die Nierenarterie in aller Regel lateral und dorsal der klar zu identifizierenden Vena cava ligiert und durchtrennt wird. Bei einer rechtsseitigen Tumornephrektomie nach präoperativer Embolisation mit einer Gianturcospirale habe ich selbst den tragischen Fall einer während der Ligatur unbemerkt in die kontralaterale Nierenarterie dislozierenden Spirale mit konsekutiver Anurie und Dialysepflichtigkeit des Patienten erlebt [3]. Die Komplikation von Herrn Pycha hätte meines Erachtens vermieden werden können, wenn entweder eine Rückenlagerung mit querer Oberbauchinzision oder aber eine strenge Seitenlagerung durchgeführt worden wäre. In letzterem Fall kann die linke Nierenarterie schon vor der Mobilisation der Niere von dorsal dargestellt, ligiert und durchtrennt werden, ohne dass die rechte Nierenarterie erreicht werden kann. Bei einem Oberbauchquerschnitt kann ebenfalls klar die Aorta identifiziert und dann links lateral derselben die Nierenarterie ligiert und durchtrennt werden.

Problematischer, und dies habe ich selbst zweimal erlebt und bei Gesprächen mit Urologen aus anderen Kliniken berichtet bekommen, erscheint mit die akzidentelle Ligatur und Durchtrennung der Arteria mesenterica superior mit unbemerkt letalem Ausgang beim Versuch des primären Ligierens der linken Nierenarterie von dorsal über einen Flankenschnitt.

Pycha schlägt in Zweifelsfällen vor, die Nierenarterie primär nur zu ligieren und erst nach kompletter Mobilisation und Durchtrennung der Vene auch die Arterie zu durchtrennen. Sicherer erscheint mir jedoch in solch einem Fall der primäre Verzicht auf das Ligieren der Nierenarterie und ein komplettes Mobilisieren der Niere, wonach die Nierenarterie problemlos identifiziert werden kann.

Die meines Erachtens entscheidende Schlussfolgerung aus obiger Kasuistik ist jedoch, dass bei jeder linksseitigen Tumornephrektomie an die potenzielle Gefahr des Ligierens einer falschen Arterie gedacht und entsprechende Vorsicht angewandt wird. Sollte es zur Ligatur und Durchtrennung der falschen Nierenarterie kommen, so sollte unbedingt auch noch Stunden nach der Operation der Versuch der Rekonstruktion unternommen werden, da erfolgreiche Rekonstruktionen durch eventuell vorhandene Kollateralen der Nierendurchblutung auch nach der kritischen Zeitdauer von 8 Stunden berichtet wurden [4–6].

Literatur

1. Bergqvist D, Olsson PO, Takolander R, Almen T, Cederholm C, Jonsson K (1983) Renal failure as a complication to aortoiliac and iliac reconstructive surgery. Acta Chir Scand 149:37–41
2. Stricharzt SD, Gelabert HA, Moore WS (1990) Retrograde aortic dissection with bilateral renal artery occlusion after repair of infrarenal aortic aneurysm. J Vascular Surg 12:56–59
3. Wirthlin LS, Gross WS, James TP, Sadiq S (1980) Renal artery occlusion from migration of stainless steel coils. JAMA 243:2064–2065
4. Morris D, Kisly A, Stoyka CG, Provenzano R (1993) Spontaneous bilateral renal artery occlusion associated with chronic atrial fibrillation. Clin Nephrol 39:257–259
5. Chaikof EL (1996) Revascularization of the occluded renal artery. Semin Vascular Surg 9:218–220
6. Wright MPJ, Persad RA, Cranston DW (2001) Renal artery occlusion. BJU International 87:9–12

Spontanverschluss einer arteriovenösen Fistel nach Nephrotomie

J. M. Garcia-Schürmann und J. Pannek

Einleitung

Arteriovenöse Shunts sind eine extrem seltene Komplikation der Nierenchirurgie. Meist treten sie in Verbindung mit Nierenbiopsien auf. Die noch selteneren spontanen Fisteln sind oft mit Tumorprogression beim Nierenzellkarzinom oder mit angeborenen Fehlbildungen assoziiert. Als Komplikation der Nierenchirurgie aufgetretene arteriovenöse Shunts entstehen häufig durch eine falsche operative Technik. Die häufigste Ursache stellt eine gemeinsame Ligatur von Arteria und Vena renalis dar [1–3]. Wir berichten über den extrem seltenen Fall eines spontanen Verschlusses einer derartigen postoperativ aufgetretenen arterio-venösen Fistel.

Fallbericht

Eine 44-jährige Frau wurde uns zur Behandlung eines symptomatischen Kalixdivertikelsteins der rechten Niere zugewiesen. Bis auf eine extrakorporale Stoßwellenlithotripsie (ESWL) rechts vor 4 Jahren wegen eines Kelchsteins waren anamnestisch keine urologischen Vorerkrankungen zu eruieren. Auf dem intravenösen Urogramm imponierte das jetzige Konkrement als Kalixdivertikelstein, was mittels retrograder Pyelographie gesichert wurde.

Nachdem sich ausgeprägte Beschwerden auch durch eine ESWL nicht bessern ließen, strebte die Patientin eine definitive Therapie des Konkrements an. Daher führten wir eine radiäre Nephrotomie mit Steinentfernung und Kauterisierung des Divertikels durch. Die Nephrotomie wurde mit resorbierbarem Nahtmaterial verschlossen. Der intra- oder perioperative Verlauf gestaltete sich komplikationslos, die Patientin wurde nach einer Woche aus der stationären Behandlung entlassen. Nach fünf Tagen stellte sich die Patientin mit ausgeprägter Makrohämaturie als Notfall in unserer Ambulanz vor. Bei der klinischen Untersuchung wurde eine partielle Blasentamponade diagnostiziert und evakuiert. Im Rahmen der Sonographie der rechten Niere fand sich eine hypodense Läsion am Unterpol sowie ein kleines perirenales Hämatom. Infusionsurographisch war die rechte Niere stumm. Zum Ausschluss einer Nierenvenenthrombose führten wir daher eine Farbdopplersonographie durch. Hier zeigte sich eine normale Perfusion der Niere mit leicht erhöhtem Widerstandsindex. Mittels Duplex-Sonographie konnte in dieser hypodensen Struktur ein kombiniertes arteriovenöses Signal mit einem hohen Durchfluss demonstriert werden, so dass es sich hierbei um eine arterio-venöse Fistel handelte. Wir legten eine Harnleiterschiene (Doppel-J-Stent) ein, um einen Harnabfluss aus dem mit Koagel gefüllten Nierenbecken zu gewährleisten. Die starke Makrohämaturie mit Koagelabgang hielt für weitere drei Tage an, so dass wir eine Angiographie zur Embolisierung des arteriovenösen Shunts planten. Da jedoch die Hämaturie plötzlich sistierte, führten wir eine farbdopplersonographische Kontrolle durch. Zu unserer Überraschung ließ sich die hypodense Struktur am Unterpol der rechten Niere nicht mehr nachweisen. Die Farbdopplersonographie demonstrierte eine normale Perfusion mit einem physiologischen Blutfluss in den Segmentarterien und -venen, so dass von einem spontanen Verschluss der arteriovenösen Fistel ausgegangen werden musste. Eine Woche später zeigte ein nach Entfernung der Harnleiterschiene durchgeführtes Urogramm einen normalen oberen Harntrakt mit seitengleicher Kontrastmittelausscheidung. Bei der letzten Nachuntersuchung, 6 Monate post operationem, konnte dieser Befund sonographisch und radiologisch bestätigt werden, eine Makrohämaturie war nicht wieder aufgetreten, die Patientin war beschwerdefrei.

Problemanalyse

Die häufigste Ursache für eine arterio-venöse Fistel der Niere ist eine iatrogene Fistel im Rahmen einer Nierenbiopsie, wie sie zum Beispiel bei der Diagnostik der Transplantatabstoßung in der Transplantationschirurgie durchgeführt wird. Darüber hinaus können chirurgische Interventionen, wie Nephrotomien, Steinchirurgie oder Tumorchirurgie zur Entstehung einer arterio-venösen Fistel führen. Andere seltene Ursachen sind kongenitale aterio-venöse Angiome, spontane arterio-venöse Aneurysmata, und tumorbedingte arterio-venöse Fisteln [1]. Insgesamt stellen a.-v. Fisteln eine sehr seltene Komplikation chirurgischer Eingriffe dar [1-3]. Goldstandard der Diagnostik und Therapie dieser a.-v.-Fisteln ist die digitale Subtraktionsangiographie (DSA), durch die sogar kleinste Läsionen entdeckt werden können. Mit der technischen Weiterentwicklung der Sonographie ist die farbkodierte Doppler-Sonographie zu einem weiteren wichtigen Instrument zur Diagnostik vaskulärer Fehlbildungen und Fisteln geworden. Standardtherapie der a.-v.-Fisteln ist der Verschluss der Fistel durch selektive Embolisierung im Rahmen der interventionellen Radiologie. Daher werden Diagnostik und Therapie der a.-v.-Fisteln in der Regel einzeitig durch eine DSA und eine Embolisierung mit Mikro-Spiralen durchgeführt. In unserem Fall war jedoch keinerlei weiterführende Diagnostik oder Therapie notwendig, da es zu einem spontanen Verschluss der Fistel kam.

Schlussfolgerung

Unseres Erachtens kann bei arterio-venösen Shunts vor allem bei jungen Patienten eine expektative Haltung unter sorgältiger Kontrolle als Alternative zur Embolisierung erwogen werden. Falls keine weitere Komplikation, wie beispielsweise eine massive Blutung auftritt, scheint eine Möglichkeit des spontanen Verschlusses dieser traumatischen Fisteln zu bestehen.

Literatur

1. Esser PW, Dux A (1989) Arteriovenous fistula of the kidney-angiography case descriptions. Röntgenbilder 42:417–423
2. Linder F (1985) Acquired arterio-venous fistulas. Report of 223 operated cases. Ann Chir Gynaecol 74:1–5
3. Steffens J, Defreyne L, Kramann B, Hoffmann W, Ziegler M (1994) Selective transcatheter embolization of a pediatric postnephrectomy arteriovenous fistula. Urol Int 53:99–101

KOMMENTAR R. W. Günther

Der Spontanverschluss von kleinen arteriovenösen Fisteln nach Nierenbiopsie oder Nierenpunktion im Rahmen einer Nephrostomie oder Nephrolitholapaxie sowie nach Nierenchirurgie ist – wie der obige Fall zeigt – möglich. Die farbkodierte Duplexsonographie erlaubt – im Gegensatz zu kleinen falschen Aneurysmen – die Diagnose. Indikation zur Angiographie und Transkatheterembolisation ist die persistierende oder rezidivierende Hämaturie bzw. retroperitoneale Blutung.

Selektive Katheterembolisation einer arteriovenösen Fistel nach Nephrektomie

D. Schuster und J. Steffens

Einleitung

Die arteriovenöse Fistel nach Nephrektomie ist eine ungewöhnlich, aber gut bekannte Komplikation nach einem einfachen chirurgischen Eingriff. Seit der ersten Beschreibung durch Hollingsworth 1934 [1] sind 72 Fälle in der Literatur beschrieben worden [1–11]. Im Folgenden wird ein seltener Fall im Kindesalter beschrieben, bei dem die Fistel erfolgreich durch Katheterembolisation behandelt werden konnte.

Kasuistik

Ein jetzt 6 Jahre alter Junge, der mit 3 Jahren wegen einer steinbedingten Pyonephrose rechtsseitig nephrektomiert wurde, klagte über intermittierende Schmerzen im Lumbalbereich. Blutdruckwerte um 120/80 mmHg, keine kardialen Auffälligkeiten. Bei der körperlichen Untersuchung imponierte ein Schwirren in der rechten Flanke. Die Angiodynographie zeigte eine erweiterte Vena cava inferior mit einem erhöhten Bluteinstrom auf Höhe der Nierenvenen. In Lokalanästhesie wurde eine Angiographie durchgeführt. Hierbei konnte eine arteriovenöse Fistel vom rechten Nierenstiel zur unteren Hohlvene nachgewiesen werden (Abb. 1). Mittels Katheterembolisation konnte die Fistel verschlossen werden (Abb. 2).

Problemanalyse

Arteriovenöse Fisteln im Bereich des Nierenstiels nach Nephrektomie sind unter Berücksichtigung der Anzahl der durchgeführten Nephrektomien eher selten. Die Hauptursache ist die simultane Ligatur der Nierenarterie und -vene mittels einer Durchstichnaht und anschließender Gewebereaktion [3]. Bei einer kompletten Ligatur des Nierenstiels kann ein Loch zwischen der Arterie und Vene gestochen werden, wenn sie gleichzeitig von der selben Nadel beschädigt werden.

Arteriovenöse Fisteln des Nierenstiels entwickeln sich über Perioden von Tagen bis Jahren. Die Zeit bis zum Auftreten von Symptomen dauert zwischen 6 Monaten und 35 Jahren [1–11]. Klinische Bilder: Schwirren in der Flanke, erhöhte Auswurffraktion des Herzens als mechanische Kompensation der erhöhten Vorlast mit oder ohne kardiale Dekompensation im Rahmen der Kardiomegalie. In 40% der Fälle tritt eine Hypertension auf.

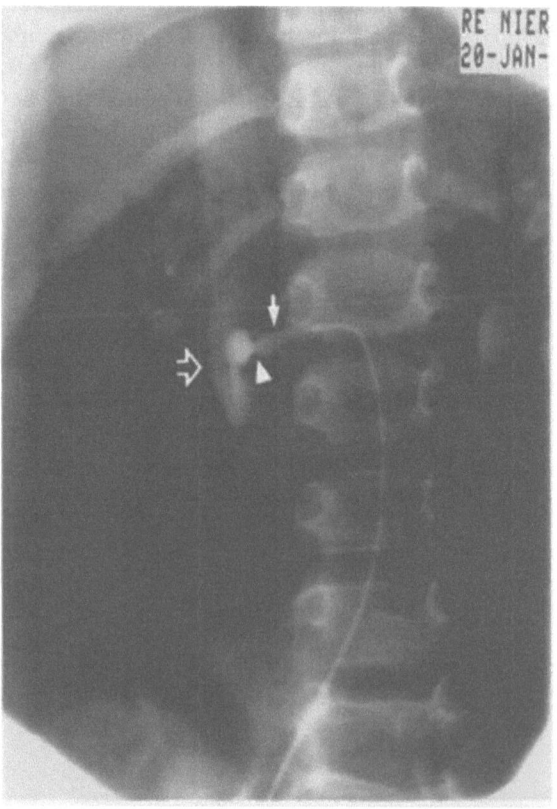

Abb. 1. Selektive digitale Angiographie der rechten Nierenarterie (*Pfeil*): arteriovenöse Fistel (*Pfeilkopf*) mit kleinem venösen Aneurysma und sofortiger Darstellung der V. cava inferior (*offener Pfeil*)

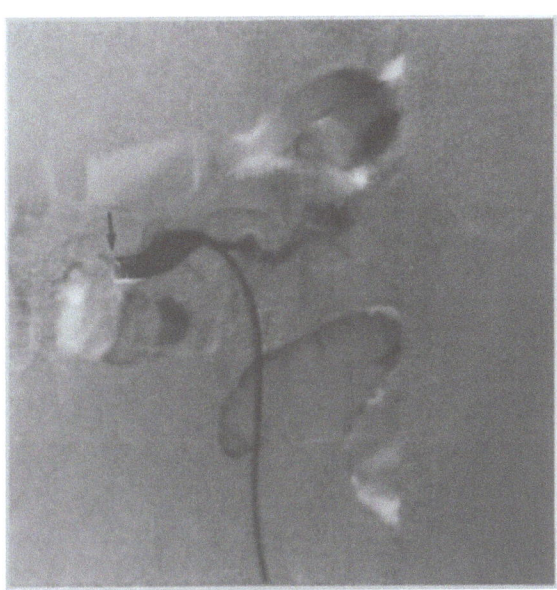

Abb. 2. Digitale Subtraktionsangiographie des rechten Nierenstiels: Verschluss der Fistel mit 3 Spiralen (*Pfeil*)

Schlussfolgerung

Um einer arteriovenösen Fistel vorzubeugen, sollten die Gefäße einzeln unterbunden werden, so dass sie sich innerhalb ihrer Gefäßscheiden zurückziehen und unter geringgradiger Gewebereaktion verkleben können.

Die traditionelle Behandlung von arteriovenösen Fisteln ist die Operation mit Resektion des sackartigen Aneurysmas mit Gefäßnähten oder Ligatur der Arterie und Vene [3, 6, 7, 9]. Mit der Katheterembolisation wurde ein nicht-operatives Verfahren mit geringem Komplikationsrisiko entwickelt [5, 8, 11]. Dauerhafter Verschluss der Fistel ist das Ziel der Embolisation. Dies kann erreicht werden durch Spiralen oder Ballons. Metallspiralen haben sich als sehr effektiv erwiesen [8], aber es gibt ein Risiko kardialer und pulmonaler Embolien. Der Durchmesser und die Länge des Gefäßes sowie die Größe der arteriovenösen Fistel sollte bei der Therapieplanung mit einbezogen werden, um einer Dislokation der Metallspirale vorzubeugen [8]. In unserem Fall war die Behandlung sicher und effektiv. Die Embolisation scheint eine geeignete Therapie bei postoperativen arteriovenösen Fisteln nach Nephrektomien im Kindesalter zu sein.

Literatur

1. Hollingsworth EH (1934) Arteriovenous fistula of the renal vessels. Am J Med Sci 188:399
2. Esquival E, Grabstald H (1964) Renal arteriovenous fistula following nephrectomy for renal cell carcinoma. J Urol 92:367
3. Lacombe M, Nussaume O, Bronstein M, Jungers P (1973) Les fistules artério-vein-euses du pédicule rénal après néphrectomie. Ann Chir Thorac Cardiovasc 12:91
4. Lacombe M (1985) Renal arteriovenous fistula following nephrectomy. Urology 25:13
5. Courtheoux D et al (1988) Postnephrectomy arteriovenous fistula of the renal pedicle treated with detachable balloons: A case report. Cardiovasc Intervent Radiol 11:40
6. Hermann SD et al (1988) Postnephrectomy pseudoaneurysm with arteriovenous fistula. Urol Radiol 9:225
7. Mateo AM et al (1988) Postnephrectomy arteriovenous fistula. J Cardiovasc Surg 29:491
8. Savastano S et al (1990) Renal aneurysm and arteriovenous fistula. Management with transcatheter embolization. Acta Radiol 31:73
9. Giordanengo F et al (1991) Fistula arteriovenosa del peduncolo renale sinistro dopo nefrectomia. Minerva Chir 46:1267
10. Amitani S et al (1992) Postnephrectomy arteriovenous fistula: A case report. Intern Med 31:98
11. Castaneda-Zuniga WR et al (1976) Nonsurgical closure of large arteriovenous fistulas. JAMA 236:2659

KOMMENTAR R. W. Günther

Eine perkutane Embolisationsbehandlung einer von der Nierenhauptarterie zur Vena cava inferior bestehenden a.-v.-Fistel ist technisch machbar, erfordert jedoch – wie in vorliegendem Fall – ausreichend Platz in der Nierenarterie, um die Drahtspiralen dort sicher platzieren zu können. Andere Embolisationsmaterialien kommen nicht in Betracht. Im Hinblick auf die mögliche Größenzunahme derartiger Fisteln und die im Zusammenhang mit der Fistel bestehenden Beschwerden ist der Eingriff bei dem Kind indiziert. Der Fall zeigt sehr gut, dass die gezielte Transkatheterembolisation ein wichtiges Verfahren zur Behandlung von vaskulären Komplikationen auch in der Urologie ist.

Akzidentelle Aortenligatur bei retroperitoneoskopischer Nephrektomie

T. Sautter und F. Recker

Einleitung

Die intraoperativen Komplikationsraten der retroperitoneoskopischen Nephrektomie variieren zwischen 6 und 16%. Bekannt sind Verletzungen der inneren Organe wie zum Beispiel Milzverletzung, Läsion der Niere durch die Trocareinführung, Pleuraläsion und Pneumothorax, Bauchwandhämatom wie auch die Ausbildung von Hernien. Zudem sind Gefäßverletzungen der Vena renalis und der Arteria mesenterica superior aufgetreten [1, 2].

Ein Fall mit akzidenteller Ligatur der Aorta mittels Endo-GIA während einer retroperitoneoskopischen Nephrektomie wird im Folgenden näher beschrieben.

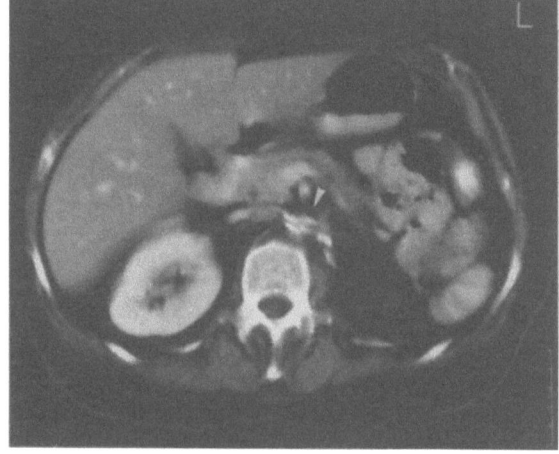

Abb. 1. CT Abdomen: mit Clips verschlossene Aorta (Pfeilkopf)

Kasuistik

Eine 58-jährige Frau wurde wegen einer hydronephrotischen Sackniere links infolge eines 3 cm großen Pyelonkonkrementes zur Abklärung und Therapie zugewiesen. Dabei zeigte die seitengetrennte Nierenfunktionsszintigraphie (MAG_3) 14 Tage nach Ureterschienung einen vollständigen Funktionsverlust der linken Niere.

In der Krankengeschichte der Patientin war zudem der Zustand nach Diskektomie wegen einer symptomatischen Diskushernie L4/L5 2 Monate vor der Diagnose der Nephrolithiasis erwähnenswert. Der postoperative Verlauf war dabei unauffällig ohne neurologische Residuen.

Die funktionslose linke Niere wurde mittels retroperitoneoskopischer Nephrektomie behandelt. Nach Präparation des Ureters und der Niere wurde der Nierenhilus seitlich freigelegt. Die vermeintliche Nierenarterie konnte mittels Endo-GIA nur unter erschwerter Übersicht infolge einer Blutung im Hilusbereich durchtrennt werden. Nun sistierte die Blutung und nach Durchtrennung des Ureters konnte die Niere entfernt werden.

Postoperativ klagte die Patientin über heftige Rücken- und Beinschmerzen. Die neurologische Kontrolluntersuchung zeigte sowohl eine Kraftverminderung wie auch einen partiellen Sensibilitätsverlust an beiden unteren Extremitäten. Zudem trat eine Fußheberparese rechts auf. Mittels klinischer und elektromyographischer Untersuchung wurde eine intraoperative Läsion des Nervus peroneus postuliert.

Die weitere Abklärung wegen eines Bauchdeckenabszesses und einer Narbenhernie mittels Computertomographie des Abdomens zeigte erstaunlicherweise den Befund einer juxtarenal durch einen Clip vollständig okkludierten Aorta (Abb. 1). Die transbrachiale Aortographie bestätigte diese Diagnose. Die Aorta war auf einer Länge von 2 cm juxtarenal vollständig ver-

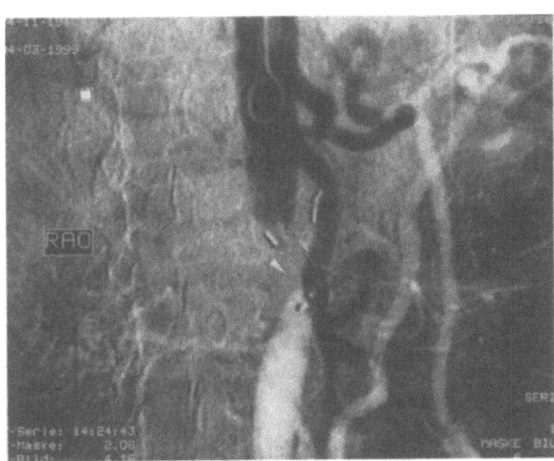

Abb. 2. Transbrachiale Aortographie: Verschluss der intrarenalen Aorta (Pfeil) durch Clips, Reperfusion der distalen Aorta über die Riolan'sche Anastomose (Pfeilkopf)

schlossen und durch Kollateralen distal reperfundiert (Abb. 2).

Die konsekutive elektive gefäßchirurgische Revision bestätigte den Aortenverschluss. Die vollständige Freilegung des geklippten Aortenstumpfes war infolge einer ausgedehnten Narbenplatte nicht möglich. Deshalb wurde eine Gefäßrekonstruktion mit einer PTFE-Gefäßprothese mittels einer End-zu-Seitanastomosierung von der supracoeliakalen Aorta zum distalen Aortenstumpf durchgeführt. Dabei wurde die Perfusion der rechten Nierenarterie sichergestellt.

Die postoperative klinische und duplexsonographische Kontrolle zeigte eine vollständig wiederhergestellte Perfusion der Extremitäten und eine komplette neurologische Erholung.

Problemanalyse

Der oben beschriebene Fall zeigt, dass ein unübersichtliches Operationsfeld infolge Blutung oder durch schwierige anatomische Verhältnisse zu schweren Komplikationen führen kann. Es ist deshalb von größter Wichtigkeit, die hilären Gefäße sicher zu identifizieren, da durch Zug am Präparat die Vena cava oder die juxtrarenale Aorta ins Operationsfeld gelangen können und so eine versehentliche Ligatur dieser Gefäße auftreten kann.

Patienten mit einem Aortenverschluss zeigen verschiedene Symptome wie Kraftminderung der Extremitäten, Hypästhesien, Schmerzen, fehlende Pulse, blasse Hautfarbe. Dazu kommen abdominale Beschwerden und arterielle Hypertension [3].

Ischämiebedingte neurologische Symptome können dominieren und die Schmerzen infolge einer arteriellen Minderperfusion maskieren. Die typischen neurologischen Ausfälle durch eine Aortenligatur können zudem als perioperativer Lagerungsschaden (Peroneusparese) misinterpretiert werden, vor allem bei bestehenden neurologischen Vorerkrankungen.

Schlussfolgerung

Bei postoperativen neurologischen Ausfällen nach laparoskopischer Nephrektomie muss auch die Läsion eines arteriellen Gefäßes in die Differenzialdiagnose einbezogen werden und eine rasche Perfusionskontrolle der peripheren Arterien sollte durchgeführt werden, sodass auch eine neurologische Vorerkrankung nicht zu einer verzögerten Diagnostik führt.

Weiter erwähnenswert scheint die außerordentliche Stabilität eines Endo-GIA's, welcher eine andauernde Ligatur der Aorta bewirken kann.

Literatur

1. Rassweiler J, Fornara P, Weber M, Janetschek G, Fahlenkamp D, Henkel T, Beer M, Stackl W, Boeckmann W, Recker F, Lampel A, Fischer C, Humke U, Miller M (1998) Laparoscopic nephrectomy: The experience of the laparoscopy working group of the german urologic association. J Urol 160:18–21
2. Gill IS, Kavoussi LR, Ehrlich R, Evans R, Fuchs G, Gersham A, Hulbert JC, McDougall EM, Rosenthal T, Schuessler WW, Shepard Th (1995) Complications of laparoscopic nephrectomy in 185 patients: a multi-institutional review. J Urol 154:479–483
3. Buth J, Cuypers P (1996) The diagnosis and treatment of acute aortic occlusions. J Mal Vasc 21(3):133–135

KOMMENTAR G. Janetschek

Die akzidentielle Ligatur von funktionellen Endarterien ist ein Problem, das auch bei der offenen Chirurgie bekannt ist. Ein Beispiel dafür ist die Ligatur der A. mesenterica superior bei der Entfernung großer Nierentumoren auf der linken Seite. Die häufigste intraoperative Komplikation bei der Laparoskopie besteht darin, dass es zu Blutungen kommt, die zum Teil nicht mehr beherrscht werden können, sodass eine Konversion zur Schnittoperation notwendig wird. Verletzungen großer Gefäße werden vorwiegend beim Setzen des 1. Trokars beobachtet, da dieses ohne Sichtkontrolle erfolgen muss [1]. Im Gegensatz dazu findet man in der Literatur kaum Berichte darüber, dass funktionell wichtige Arterien versehentlich ligiert wurden. In der urologischen Literatur findet sich kein entsprechendes Zitat. Bei der Cholezystektomie kann es zur unbemerkten Ligatur der A. hepatica kommen, was zu schweren Komplikationen bis hin zum Exitus führt [2].

Die versehentliche Ligatur von Gefäßen hat 3 wesentliche Ursachen. Häufig ist es ein Problem des Anfängers und der Lernkurve, da in dieser Phase die anatomische Orientierung schwer fällt. Beim Vorliegen anatomischer Variationen kann auch ein geübter Operateur in Probleme kommen. Die häufigste Ursache intraoperativer iatrogener Läsionen aber ist eine Blutung, wegen der anatomische Strukturen nicht mehr differenziert werden können [3].

Der vorliegende Fallbericht weist einige Besonderheiten auf. Über die akzidentelle Ligatur der Aorta während eines laparoskopischen oder retroperitoneoskopischen Eingriffes wurde bisher noch nicht berichtet. Diese Komplikation ist nur im Zusammenhang mit einem Endo-GIA-Stapler vorstellbar. Der Vorteil dieses Staplers besteht darin, dass auch große Gefäße sicher durchtrennt und verschlossen werden können. Die Sicherheit des Verschlusses zeigt der vorliegende Fallbericht. Gelegentlich aber erfolgt die Durchtrennung des Gewebes mit dem Endo-GIA-Stapler mehr oder weniger „blind". Die versehentliche Durchtrennung vitaler Strukturen ist daher ein potentielles Problem dieses Gerätes, das dem Anwender bewusst sein muss. Wir verwenden diesen Endo-GIA-Stapler routinemäßig zur Durchtrennung der V. renalis bei der radikalen Nephrektomie, setzen ihn aber erst dann ein, wenn die Vene vollständig freigelegt ist. Zusätzlich muss auch darauf geachtet werden, nicht die Arterie und Vene gemeinsam in einem Schritt zu durchtrennen, da es dann zur Ausbildung einer arteriovenösen Fistel kommen kann [4].

Auffallend ist, dass es trotz offensichtlich kompletter Durchtrennung der Aorta nicht sofort zu einer Ischämie der unteren Extremitäten gekommen ist. Offensichtlich hat bei dieser Patientin eine spezielle anatomische Situation bestanden, wobei eine gewisse Restdurchblutung durch Anastomosen gewährleistet war. Die Ausbildung von Anastomosen ist wiederum nur durch einen bereits längere Zeit bestehenden partiellen Verschluss der Aorta zu erklären.

Literatur

1. Frühwirth J, Koch G, Mischinger HJ, Wergartner G, Tesch NP (1997) Vascular complications in minimally invasive surgery. Surg Laparosc Endosc 7:251–254
2. Madariaga JR, Dodson SF, Selby R, Todo S, Iwatuski S, Starzl TE (1994) Corrective treatment and anatomic considerations for laparoscopic cholecystectomy injuries. J Am Coll Surg 179: 321–325
3. Fahlenkamp D, Rassweiler J, Fornara P, Frede T, Loening SA (1999) Complications of laparoscopic procedures in urology: experience with 2407 procedures at 4 German centers. J Urol 162:765–770
4. Kerbl K, Chandhoke PS, Clayman RV, McDougall E, Stone AM (1993) Ligation of the renal pedicle during laparoscopic nephrectomy: a comparison of staples, clips, and sutures. J Laparoendosc Surg 3:9–12

Urinom nach Heminephroureterektomie

A. Heidenreich und R. Hofmann

Einleitung

Die meisten kindlichen Ureterozelen sind vom ektopen Typ und mit einer Doppelbildung des oberen Harntraktes vergesellschaftet; nur 10–20% der kindlichen Ureterozelen sind intravesikal lokalisiert (Ericsson 1954) und dann in aller Regel orthotop lokalisiert. Die ektope, im Bereich von Blasenhals oder Urethra lokalisierte Ureterozele betrifft immer den Ureter des oberen dilatierten Nierenbeckenkelchsystems, dessen zugehöriges Parenchym in den meisten Fällen funktionslos ist. Die Therapie der ektopen Ureterozele wird kontrovers diskutiert und ist abhängig von zahlreichen begleitenden Faktoren, die in der Tabelle 1 zusammengefasst sind.

Auch wenn sowohl bei der intra- als auch der extravesikalen Ureterozele mit funktionslosem oberen Anteil die Heminephroureterektomie als Therapie der Wahl angesehen wird, herrscht Uneinigkeit über die Versorgung des distalen Ureters. Hier besteht prinzipiell die Option der kompletten Resektion der Ureterozele mit Rekonstruktion des Blasenbodens sowie der Reimplantation des ipsilateralen Ureters bzw. die einfache Heminephroureterektomie mit Exstirpation des dilatierten Ureters bis zur iliakalen Gefäßkreuzung und Drainage des verbleibenden Ureterstumpfes.

Wir berichten im Folgenden über die Früherkennung, Diagnostik, Therapie und Vermeidung eines retroperitonealen Urinoms als Folge des weniger aggressiven operativen Vorgehens unter Belassung des distalen Ureterstumpfes.

Kasuistik

Ein 6 Monate alter weiblicher Säugling wurde uns wegen rezidivierender Harnwegsinfekte und einer bereits postpartal sonographisch diagnostizierten Doppelniere mit gestautem oberen Anteil zur weiteren Diagnostik und Therapie zugewiesen. Der körperliche Untersuchungsbefund war unauffällig, es lagen keine Gedeihstörungen vor. Sonographisch konnte die rechtsseitige Doppelniere mit gestautem oberen Anteil bei ausgedünntem Parenchymsaum bestätigt werden. Zusätzlich kam eine große 5×4 cm durchmessende intravesikale Ureterozele zur Darstellung; der linke obere Harntrakt stellte sich unauffällig dar. Das Ausscheidungsurogramm bestätigte die Ureterozele (Abb. 1), zeigte einen funktionslosen oberen Nierenanteil rechts und einen unauffälligen oberen Harntrakt links bei zartem NBKS und glattem Abfluss; das Miktionszysturethrogramm ergab keinen vesikoureteralen Reflux. Die Nierenszintigraphie zeigte eine seitengleiche Funktion von rechts zu links wie 48:52%; die selektive Darstellung der rechten Niere demonstrierte einen funktionslosen oberen Anteil sowie einen normwertigen unteren Anteil.

Aufgrund der vorliegenden Befunde wurde die Indikation zur Heminephrektomie rechts und Ureterozelenresektion gestellt.

Über einen retroperitonealen Flankenzugang erfolgt die Darstellung der rechten Niere und

Tabelle 1. Therapieoption der Ureterozele in Abhängigkeit von der Funktion des zugehörigen Oberpols

Oberpolfunktion

Geringe Funktion oder Funktionsverlust
- Endoskopische Ureterozelenschlitzung
- Heminephroureterektomie, Drainage des distalen Ureters
- Keine Therapie, Surveillance

Kompensierte Funktion mit Ureterdilatation
- Endoskopische Ureterozelenschlitzung
- Pyelopyelostomie, Drainage des distalen Ureters

Gute Funktion
- Ureterozelenresektion, Ureterneueinpflanzung

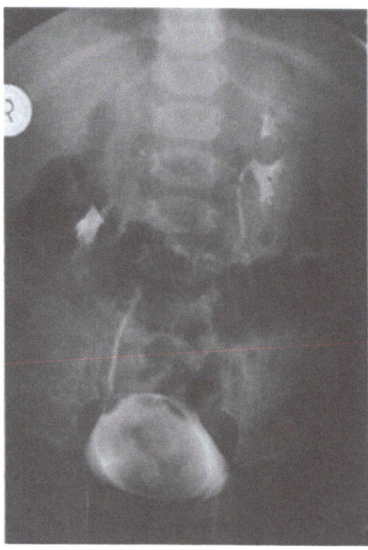

Abb. 1. Das Ausscheidungsurogramm bringt an der rechten Seitenwand eine Kontrastmittelaussparung in der Blase zur Darstellung, die mit dem sonographischen Befund korreliert

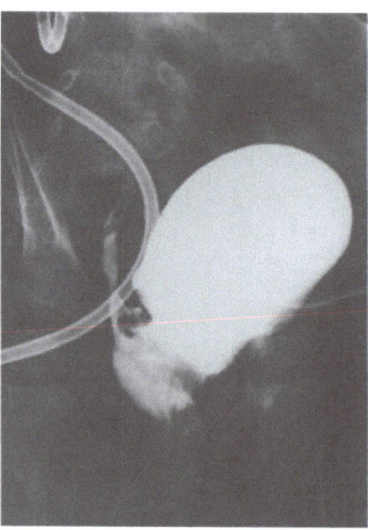

Abb. 2. Postoperatives Zystogramm, das einen Reflux in den ursprünglich ligierten Ureterstumpf des oberen Nierenpols rechts darstellt. Es findet sich zusätzlich eine Kontrastmittelextravasation in das Retroperitoneum

des zugehörigen Gefäßhilus. Hier kommen ein den oberen Anteil direkt versorgendes arterielles Gefäß sowie 2 aus der A. renalis des unteren Anteils hervorgehende Arterien zur Darstellung, die durchtrennt werden. Hernach wird der dilatierte Ureter aufgesucht und bis ca. 2 cm distal der iliakalen Gefäßkreuzung präpariert. Der ischämisch demarkierte obere Pol kann nun reseziert werden, tiefe durchgreifende Parenchymnähte sichern die Hämostase und eine Lateropexie des unteren Nierenanteils sichert die Lage. Der Ureter wird am Eintritt in die Blase ligiert, von kranial bis zur Ligatur spatuliert, um eine komplette Urinentleerung zu gewährleisten. Anschließend erfolgt die komplette Resektion der Ureterozele über eine Sectio alta nach Identifikation des lateralisierten Ostiums des unteren Nierenanteils, der Blasenwanddefekt wird durch eine zweischichtige Naht verschlossen, ebenso erfolgt der zweischichtige Blasenverschluss.

Nachdem der postoperative Verlauf zunächst komplikationslos verlief, kam es am 2. postoperativen Tag zu Fieber bis zu 39 °C sowie einer CRP-Erhöhung auf 36 mg/l; zusätzlich nahm die Fördermenge der eingelegten Drainage auf ca. 50 ml/die zu. Die Bestimmung von Kreatinin und Harnstoff identifizierte Urin. Nach Einleitung einer antibiotischen Therapie mit Piperacillin 3×500 mg/die wurde ein Zystogramm angefertigt, das eine Ureterstumpfinsuffizienz mit vesikoureteroretroperitonealem Reflux nachwies (Abb. 2). Die Anlage eines suprapubischen Fistelkatheters führte zum Sistieren der Urindrainage, Antibiose und intravenöse Flüssigkeitssubstitution erbrachten Fieberfreiheit innerhalb von 2 Tagen. Der Zystofix wurde für 2 Wochen belassen, das Kontroll-Zystogramm konnte keinen Reflux mehr darstellen, so dass der SPK entfernt wurde. Die urologische bildgebende Diagnostik 12 Monate nach der Primäroperation zeigte glatte Abflussverhältnisse im Ausscheidungsurogramm, das MCU stellte eine unauffällig konfigurierte Blase ohne Hinweis für einen vesikoureteralen Reflux bei beschwerdefreiem Kind und unauffälligen Miktionsverhältnissen dar.

Problemanalyse

Die Zielsetzung der Behandlung einer ektopen Ureterozele mit dupliziertem Nierenbeckenkelchsystem im Neugeborenenalter besteht in der Aufrechterhaltung eines gut drainierenden Oberpols bei noch vorhandener Restfunktion bzw. in der Resektion des funktionslosen Oberpols, in der Vermeidung bzw. Rekonstruktion eines vesikoureteralen Refluxes in den unteren und oberen Nierenanteil sowie in der Vermeidung einer subvesikalen Abflussbehinderung.

Die hier beschriebene Komplikation ist auf die Resektion der Ureterozele mit Induktion eines vesikoureteralen Refluxes bei belassenem

Ureterstumpf und der frühzeitigen Lösung der Harnleiterligatur durch den VUR trotz einliegendem transurethralem Dauerkatheter zu erklären. Da diese Komplikation in erster Linie mit der Wahl des Operationsverfahrens und weniger mit der Ausführung der Operation assoziiert ist, soll im Folgenden kurz auf die Problematik der operativen Korrektur des unteren und oberen Harntrakts bei ektoper Ureterozele eingegangen werden.

In dem von uns präsentierten Fall einer ektopen Ureterozele in Kombination mit einem gedoppelten Nierenbeckenkelchsystem, einer subvesikalen Obstruktion und einem funktionslosen Oberpol stellt die offen operative Versorgung durch Heminephrektomie die Therapie der Wahl dar, nachdem die endoskopische Manipulation mit einer Reoperationsrate von 60–90% vergesellschaftet ist [4, 5, 7, 8]. Im Rahmen der operativen Primärversorgung stellt sich jedoch die Frage, ob die komplette Resektion von distalem Ureterstumpf und Ureterozele mit Rekonstruktion des Blasenbodens und Reimplantation des ipsilateralen Ureters in jedem Falle erfolgen muss. Dieses umfassende operative Konzept stellt zwar eine definitive Versorgung der Harntraktanomalie dar, die prinzipiell unabhängig vom Alter des Kindes erfolgen kann, ist jedoch mit Komplikations- und Reoperationsraten in 20–40% der Kinder vergesellschaftet [2, 3, 8]. Die wesentlichen zur Reoperation führenden Ereignisse stellen ein de-novo VUR sowie eine subvesikale Obstruktion durch Ureterozelenreste dar.

In den letzten Jahren hat sich ein weniger aggressives operatives Vorgehen herauskristallisiert, das lediglich die Heminephrektomie und Resektion des distalen Ureters bis in Höhe der iliakalen Gefäßkreuzung vorsieht [1, 6]; distaler Ureter und Ureterozele bleiben unberührt und entleeren sich retrograd bei Miktion durch die intravesikale Druckerhöhung. Eine Ligatur erfolgt nur bei akzidenteller oder beabsichtigter Eröffnung der Ureterozele. Durch dieses Vorgehen kann die Rekonstruktion des Blasenbodens mit potenziellen Komplikationen vermieden werden, ebenso die Reimplantation des ipsilateralen Ureters bei fehlendem Reflux. Der Vorteil dieses operativen Vorgehens liegt eindeutig in der fehlenden Notwendigkeit, den unteren Harntrakt zu rekonstruieren, der Nachteil ist in einer Reoperationsrate von bis zu 40% durch VUR, intraureterale Infektion und subvesikale Obstruktion durch die kollabierte Ureterozele begründet.

In unserem Falle wurde die Resektion der Ureterozele zusätzlich durchgeführt, so dass die Ligatur des Ureterstumpfes nach kranial erfolgte, eine Harnleiterneuimplantation des intakten Ureters des Unterpols vermieden werden konnte. Das sich postoperativ entwickelnde retroperitoneale Urinom findet seine Ursache aller Wahrscheinlichkeit nach in einer frühzeitigen Lösung der Ligatur. Ein weniger progressives Vorgehen mit Abwarten der spontanen Dekompression der Ureterozele hätte die Komplikation des retroperitonealen Urinoms sicher vermeiden können. Allerdings ist kritisch anzumerken, dass ca. 40% der Kinder im Langzeitverlauf eine Ureterektomie mit Harnleiterimplantation wegen eines persistierenden vesikoureteralen Refluxes benötigen [8].

Das 12 Monate nach Primäroperation angefertigte MCU und AUG demonstrieren keine ipsi- oder kontralateralen Reflux bei glattem Abfluss und restharnfreier Blasenentleerung.

Schlussfolgerung

Die operative Versorgung einer kindlichen Ureterozele im Neugeborenenalter benötigt ein individuelles Vorgehen (Tab. 2), das von einer Vielzahl von Einzelparametern (Alter, Allgemeinzustand, Niereninsuffizienz, vesikoureteraler Reflux, Erfahrung des Operateurs) abhängt. Die horizontale endoskopische Inzision einer ektopen Ureterozele führt zwar zu einem Zeitgewinn, ist jedoch in den seltensten Fällen kurativ. Die Nephroureterektomie mit kompletter Resektion der Ureterozele, ipsilateraler Harnleiterneueinpflanzung und Blasenbodenrekonstruktion ist die Therapie der Wahl der ektopen Ureterozele mit initialem Reflux; bei fehlendem Reflux kann die einfache Nephrektomie unter Belassung des distalen Ureters und der Ureterozele angestrebt werden, wenn die Gefahr eines Sekundäreingriffes in 40% in Kauf genommen wird.

Tabelle 2. Synopsis der Vor- und Nachteile der verschiedenen gängigen Operationsverfahren zur Korrektur einer kindlichen Ureterozele

Operatives Verfahren	Vorteil	Nachteil
Endoskopische Inzision	minimal-invasiv, akute Dekompression, Regeneration oberer Harntrakt, gute LZ-Resultate bei intravesikaler Ureterozele	Reoperation in 70–90%, potenzielle Schädigung oberer Harntrakt durch VUR, antibiotische Dauerprophylaxe
Komplette Resektion	definitive Versorgung, hohe operative Erfolgsrate	Reoperation und Komplikationsrate bei 20–30%, Inkontinenz bei blasenhalsinvolvierender Ureterozele
Oberpolresektion	einfacher Eingriff, keine Rekonstruktion unterer Harntrakt, keine ureterale Reimplantation	Reoperation in bis zu 40% durch Infektion, VUR, subvesikale Obstruktion
Ureterozelenresektion, Harnleiterreimplantation	einfacher Eingriff in jedem Alter	nur geeignet bei kleiner Ureterozele

Literatur

1. Caldamone AA, Snyder HM III, Duckett JR Jr (1984) Ureteroceles in children: follow-up of management with upper tract approach. J Urol 131:1130–1132
2. De Jong TPVM, Dik P, Klijn AJ, Uiterwaal CSPM, van Gool JD (2000) Ectopic ureterocele: results of open surgical therapy in 40 patients. J Urol 164:2040–2044
3. Hendren H, Mitchell ME (1979) Surgical correction of ureteroceles. J Urol 121:590–597
4. Jayanthi VR, Koff SA (1999) Long-term outcome of transurethral puncture of ectopic ureteroceles: initial success and late problems. J Urol 162: 1077–1080
5. Jelloul L, Berger D, Frey P (1997) Endoscopic management of ureteroceles in children. Eur Urol 32:321–327
6. King JR, Kozlowski JM, Schacht MJ (1983) Ureterocele in children: a simplified and successful approach to management. JAMA 249:1461–1465
7. Pfister C, Ravasse P, Barret E, Petit T, Mitrofanoff P (1998) The value of endoscopic treatment for ureteroceles during the neonatal period. J Urol 159:1006–1009
8. Shekarriz B, Upadhyay J, Fleming P, Gonzalez R, Bathold JS (1999) Long-term outcome based on the initial surgical approach to ureterocele. J Urol 162:1072–1076

KOMMENTAR R.-H. Ringert

Der Fallbericht beschreibt die operative Korrektur eines eine Ureterozele tragenden Doppelsystems bei einem 6 Monate alten weiblichen Säugling. Abweichend von beschriebenen operativen Verfahren wählte man zur Korrektur die Kombination einer Polresektion mit subtotaler Ureterektomie und zusätzlicher Resektion der Ureterozele von einem intravesikalen Zugang unter Belassen der Harnleitermündung des 2. Harnleiters des Doppelsystems. Über den supravesikalen Harntrakt der Gegenseite wird nicht berichtet.

Die Standardverfahren der Therapie der Ureterozelen sind:
1. Polresektion/Heminephrektomie unter Vermeidung einer Blasenoperation
2. Ureterozelenpunktion/-schlitzung
3. Ureteropyelostomie oder Uretero-ureterostomie
4. Polresektion-/Heminephroureterektomie mit Ureterozelenresektion und vollständiger Rekonstruktion des Trigonums unter Einschluss der Ureterozystoneostomie des Doppelureters.

2. und 3. sind parenchymerhaltende Operationstechniken für die Fälle, in denen der Nierenanteil ausreichend Funktion aufweist
2. ist die Notoperation der septischen Obstruktion
1. ist die Standardtechnik
2. ist heute für die ektope Ureterozele des Doppelsystems nicht akzeptiert, da sie zumeist Nachoperationen bewirkt
4. ist eine große, aufwendige Operation, die aber prinzipiell in jedem Alter machbar ist.

Der beschriebene Fall ist als etwas modifizierte Technik 4 anzusehen, die mir bisher nicht begegnet ist. Das aufgetretene Urinom werte ich als Leckage im Bereich des rekonstruierten Blasenbodens/Trigonum mit Darstellung des kurzen Ureterstumpfes, der bei der Operation belassen wurde. Auch wenn der Erfolg, gemessen am 12-Monatsergebnis den Autoren recht zu geben scheint, halte ich diese Art der Korrektur für gefährlich in Hinsicht auf den nicht neoimplantierten Harnleiter des Doppelsystems. Ich würde in Anbetracht der Veröffentlichungen, von denen auch die Literaturstellen 2 und 10 des Beitrages besonders zu nennen sind, von diesem Vorgehen abraten und zum Standardverfahren 1 raten, um im 2. Schritt wo notwendig (ca. 15–25%) die Blasenoperation durchzuführen.

Entscheidet man sich zur einzeitigen Operation, raten die publizierten Erfahrungen in der Literatur zur vollständigen Korrektur unter Einfluss einer Neostomie des verbleibenden Harnleiters des Doppelsystems. Diese publizierte Meinung teile ich.

Literatur

Decter RM, Sprunger JK, Holland RJ (2001) Can a single individualized procedure predictably resolve all the problematic aspects of the pediatric ureterocele? J Urol 165:2308–2310

Husman DA, Ewalt DH, Glenski WJ, Bernier PA (1995) Ureterocele associated with ureteral duplication and a nonfunctioning upper pole segment: management by partial nephroureterectomy alone. J Urol 154:723–726

Monfort G, Guys JM, Coquet M, Roth K, Louis C, Bocciardi A (1992) Surgical management of duplex ureteroceles. J Pediat Surg 27:634–638

Moy Y, Ramon J, Raviv G, Jonas P, Goldwasser B (1992) A 20 year experience with treatment of ectopic ureteroceles. J Urol 147:1592–1594

Urinom nach Nierenteilresektion

D. Neisius

Einleitung

Für ausgewählte Patienten mit kleinen solitären Nierentumoren ist die Nierenteilresektion mittlerweile zur Standardtherapie geworden. Die Rate perioperativ schwerer Komplikationen liegt nach Literaturangaben zwischen 4 und 27% [1, 2]. Dabei ist es in den letzten 10 Jahren bei großen Patienten-Kollektiven zu einem deutlichen Absenken der Komplikationsrate gekommen. Die meist genannten Komplikationen sind Urinfisteln, tubuläre Nekrosen und Niereninsuffizienz, Abszedierung und Infektion, Nachblutung und Reoperation; selten sind Milzverletzung oder Abszedierung und Infektion, Nachblutung und Reoperation; selten sind Milzverletzung oder perioperativer Tod.

Die Urinfistel (Urinom) ist mit im Mittel 6,5% (1,4–17%) die häufigste Komplikation [1]. Diese lässt sich mit entsprechend präventiven Maßnahmen nicht gänzlich verhindern, aber deutlich reduzieren.

Kasuistik

Bei einem 64-jährigen Mann wird im Rahmen von Miktionsstörungen sonographisch als Zufallsbefund ein kleiner rechtsseitiger oberer Nierenpoltumor gefunden. Es erfolgt eine Nierenteilresektion des im Durchmesser 3,5 cm großen chromophilen Nierenzellkarzinoms mit Entfernung des oberen Nierenpoles und Eröffnung der oberen Kelchgruppe, die fortlaufend mit einer Gefäßnaht (Prolene) vernäht wird. Intraoperativ wird eine perirenale Langdrainage eingelegt, gleichzeitig bei nachgewiesener Prostatavergrößerung (BPH) ein suprapubischer Blasenkatheter. Noch im Aufwachraum kommt es zur Nachblutung über die Langdrainage. Die sofortige Revision ergibt eine kleine blutende Segmentarterie, die umstochen wird.

Der primäre postoperative Verlauf ist von Seiten der Wundheilung und der Nierenfunktion völlig unauffällig. Es entwickelt sich aber in den Tagen nach dem operativen Eingriff ein zunehmend paralytischer Ileus mit einer respiratorischen Insuffizienz, so dass der Patient am 5. postoperativen Tag intensivmedizinisch betreut und beatmet werden muss.

Im Rahmen der mehrtägigen Intensivtherapie zeigt sich ein positiver Urikult mit multiresistentem Staphylococcus aureus (MRSA). 14 Tage später wird er dann mit stabilen Kreislaufverhältnissen und guter Atemfunktion auf die Normalstation zurückverlegt. Die OP-Wunde verheilt per primam. Der Patient kann 4 Wochen nach dem operativen Eingriff mit liegendem suprapubischen Katheter nach Hause entlassen werden.

Im Rahmen der Anschlussheilbehandlung zeigen sonographische Untersuchungen eine liquide Raumforderung im Bereich des resezierten oberen Nierenpoles rechts von 5×5 cm, zeitweise kommt es zu subfebrilen Temperaturen. Notfallmäßig erfolgt eine Wiedervorstellung hier 10 Wochen nach der Operation mit septischen Temperaturen und rechtsseitigen Flankenschmerzen. Die umgehend durchgeführte sonographische Diagnostik zeigt eine dorsal der operierten Niere liegende inhomogene, bizzar konfigurierte Raumforderung von 12×5×3 cm, die einem Abszess entsprechen könnte. Dieser Befund wird mittels CT verifiziert (Abb. 1), so dass umgehend eine perkutane Abszessdrainage durchgeführt wird. Schon kurz nach der Abszessdrainage wird der Verdacht auf eine Urinfistel gestellt. Dies bestätigt eine retrograde Darstellung 10 Tage später (Abb. 2). In gleicher Sitzung wird ein Doppel-J-Stent rechts eingelegt. Es liegt seit der Operation ein suprapubischer Katheter, der offen abgeleitet ist. Nach Versiegen der perkutanen, in der Abszesshöhle liegenden Nephrostomie wird diese 2 Tage später entfernt. 10 Tage danach kann der Patient in gutem klini-

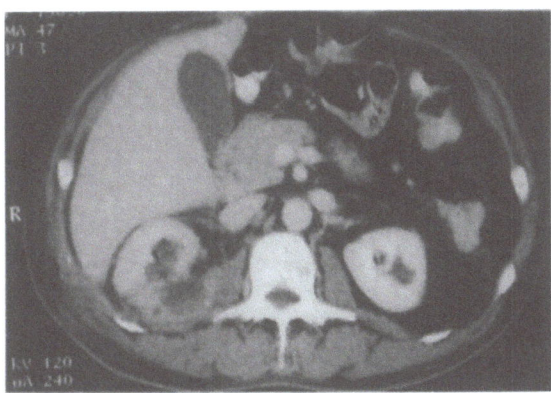

Abb. 1. abdom. CT: perirenaler Abszess im Bereich des oberen Nierenpoles rechts

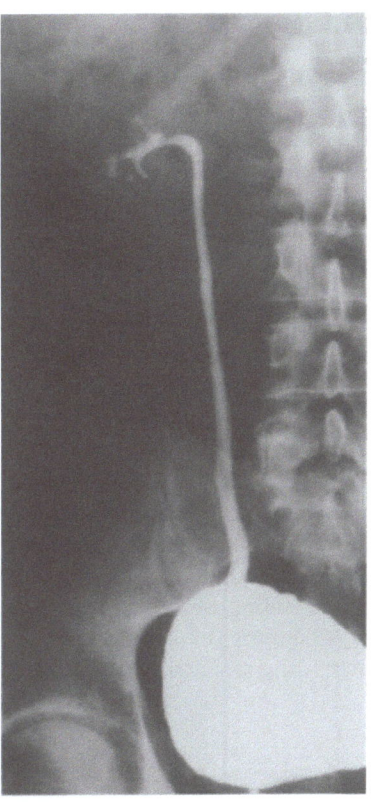

Abb. 3. Zystogramm über suprapubischen Katheter und retrograde Darstellung über liegenden Doppel-J-Splint mit Nachweis des nun verschlossenen Kelchhals-Stummels rechts oben

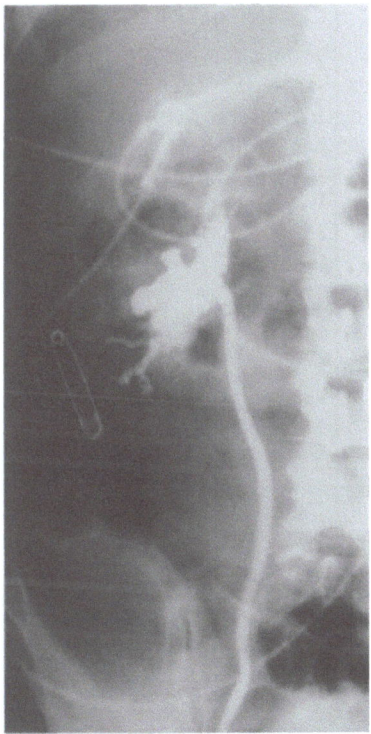

Abb. 2. Retrograde Darstellung des rechten Nierenbeckenkelchsystemes mit Fistelnachweis über die fehlende obere Kelchgruppe und Kommunikation mit der liegenden perirenalen Abszessdrainage

schen Zustand mit liegendem Doppel-J und offenem suprapubischen Katheter nach Hause entlassen werden.

Es erfoglt 4 Wochen später die Entfernung des Doppel-J-Stents und des suprapubischen Fistelkatheters, nachdem ein Zystogramm bei liegendem Doppel-J-Katheter zeigt, dass sich die Leckage im Bereich der oberen Kelchgruppe rechts verschlossen hat (Abb. 3). Diese letzte Maßnahme wird 4 Monate nach der primären Operation durchgeführt.

In der Folgezeit stabilisiert sich der klinische Befund des Patienten zusehends. Er erholt sich völlig bei normaler Nierenfunktion. Weiterhin bestehen dysurische Beschwerden im Sinne eines Prostata-Adenoms im Stadium I.

Die letzte sonographische und kernspintomographische Untersuchung 1½ Jahre nach der Primäroperation zeigt einen rezidivfreien Status mit unauffälliger Restniere rechts bei gesunder kontralateraler Niere.

Im Bereich der ehemaligen Abszesshöhle befindet sich in Projektion auf den oberen Pol der rechten Niere ein knapp 2 cm großer zystischer Befund mit einer unregelmäßig konfigurierten Kapsel, am ehesten einer Reststruktur der ehemaligen Abszesshöhle entsprechend. Dieser Befund hat sich in den bildgebenden Verfahren (Sonographie, Kernspintomographie und Computertomographie) seit der Abszessedrainage nicht verändert.

Problemanalyse

Die Entwicklung der Urinfistel scheint generell zwei Ursachen zu haben:
1. Unmittelbare postoperative Nachblutung und Revision, anschließend Entwicklung eines paralytischen Ileus mit der notwendigen intensivmedizinischen Betreuung und begleitender MRSA-Problematik.
2. Die großzügige obere Polresektion bei kleinem peripher sitzenden Nierenzellkarzinom mit Eröffnung der oberen Kelchgruppe und Übernähung derselben ohne Einlage eines inneren Stents rechts.

Positiv zu bewerten ist die direkte Anlage eines suprapubischen Blasenkatheters zur optimalen postoperativen Urinableitung, hier allerdings eher gedacht als Entlastung bei bekannter BPH. Ideal wäre diese Ableitung in sofortiger Kombination mit einem inneren Stent rechts gewesen.

Schlussfolgerung

Im Rahmen einer Nierenteilresektion sollte bei weiter Eröffnung des Hohlsystems dieses nicht nur unter Sicht exakt übernäht werden, sondern es sollte auch intraoperativ eine Harnableitung im Sinne einer Doppel-J-Stentung mit perioperativer suprapubischer Ableitung beim Mann oder transurethraler Ableitung bei der Frau durchgeführt werden. Kleinere Eröffnungen des Hohlsystemes im Rahmen der Nierenteilresektion sind sicher durch alleinige Übernähung und exakte Blutstillung mit Parenchymnähten abdichtbar. Im Zweifelsfall sollte jedoch eher eine Dopel-J-Drainage eingelegt als auf sie verzichtet werden.

Bei dem hier beschriebenen Fall war letztendlich nur die obere Kelchgruppe im Kelchhalsbereich offen. Trotzdem genügte die einfache Übernähung nicht, eine Urinfistel mit anschließender Abszedierung und protrahiertem Krankheitsverlauf zu verhindern.

Literatur

1. Uzzo RG, Novick AC (2001) Nephron sparing surgery for renal tumors: indications, techniques and outcomes. J Urol 166:6–18
2. Ophoven A van, Senge T (2000) Die Nierenteilresektion beim Nierenzellkarzinom. Prinzipien und Kontroversen. Akt Urol 31:200–207

KOMMENTAR J. Steffens

Mit zunehmender Erfahrung in der organerhaltenden Nierentumorchirurgie konnten die Komplikationsraten in der letzten Dekade signifikant gesenkt werden. Das nationale amerikanische Veterans Administration Programm zeigt im Vergleich zwischen 1373 radikalen Tumornephrektomien und 512 pariellen Nephrektomien eine niedrige Morbidität und Mortalität mit vergleichbaren Komplikationsraten. Diese betragen für die radikale Tumornephrektomie 15% und die Nierenteilresektion 16,2% ($p=0,52$) [1]. Die häufigste Komplikation nach organerhaltender Nierentumorchirurgie ist die Urinfistel mit einer durchschnittlichen Inzidenz von 6,5% nach Analyse des Weltschrifttums [1]. Fast alle Urinfisteln lassen sich konservativ durch Einlage einer inneren Harnleiterschiene und gleichzeitiger suprapubischer oder transurethraler Harnableitung beherrschen [2]. Die Häufigkeit einer Infektion mit oder ohne retropertionealem Abzess tritt nach Analyse des Schrifttums in durchschnittlich 3,2% aller Fälle auf [2]. Sorgfältige intraoperative Beachtung einer suffizienten Hämostase und exakte Versorgung der Resektionsfläche sind wesentliche Voraussetzungen zur Vermeidung dieser Komplikationen. Bestimmte Tumorcharakteristika korrelieren zudem mit dem Komplikationsrisiko. Patienten mit imperativer Indikation (funktionelle Einzelniere oder bilaterale Läsionen) und großen oder zentral gelegenen Tumoren weisen häufiger Komplikationen auf.

Im vorliegenden Fall erfolgte eine organerhaltende Nierentumoroperation bei elektiver Indikation, d.h., bei kleinem peripheren Tumor. Die Urinfistel wurde sicher durch die postoperative Nachblutung begünstigt. Trotz intraoperativem Verschluss des eröffneten Nierenkelches kam es durch Wundheilungsstörung zu einer Urinleckage. Der Schlussfolgerung des Autors, bei intraoperativer Öffnung des Nierenhohlsystems eine innere Harnableitung durchzuführen, kann nur zugestimmt werden [3]. Bei Eröffnung des Hohlsystems sollte eine 7 oder 8,5 Ch Doppel-J-Schiene über den Nierenkelch oder eine Pyelotomie eingelegt werden. Zudem ist eine suprapubische Zystostomie beim Mann bzw. eine transurethrale Harnableitung bei der Frau für 1 Woche notwendig, um den splintbedingten Reflux sicher zu beherrschen, da hierdurch einer Urinfistel Vorschub geleistet werden kann. In einer persönlichen Serie ($n=68$) hat diese Vorgehensweise bisher nur bei einem Patienten trotz suffizienter innerer Harnableitung 5 Wochen nach primär komplikationslosem Verlauf zu einer Abszessbildung mit sekundärer Urinfistel geführt. In diesem Falle war trotz perkutaner Abszessdrainage und transurethraler Harnableitung eine Beherrschung der Komplikation erst durch eine sekundäre Nephrektomie möglich.

Literatur

1. Corman JM, Penson DF, Hur K, Khuri SF, Daley J, Henderson W, Krieger JN (2000) Comparison of complications after radical and partial nephrectomy: results from the National Veterans Administration Surgical Quality Improvement Program. BJU Int 86:782–789
2. Uzzo RG, Novick AC (2001) Nephron sparing surgery for renal tumors: indications, techniques and outcomes. J Urol 166:6–18
3. Steffens J, Humke U (2000) Nierenteilresektion in kalter Ischämie. Operative Techniken. Akt Urol 31:399–402

Superselektive Embolisation wegen Nachblutung nach Nierenteilresektion

J. Steffens

Einleitung

Die organerhaltende Nierentumorchirurgie ermöglicht bei solitären Tumoren < 4 cm und gesunder Gegenseite ein tumorfreies Überleben mit erhaltener Nierenfunktion [1]. Prognose, Morbidität und Mortalität unterscheiden sich nach Nierenteilresektion und radikaler Tumornephrektomie nicht [2]. Komplikationen treten nach organerhaltender Operation bei 16,2% aller Patienten auf [2]. Nachfolgend wird über die erfolgreiche minimal-invasive Beherrschung einer postoperativen Blutung berichtet.

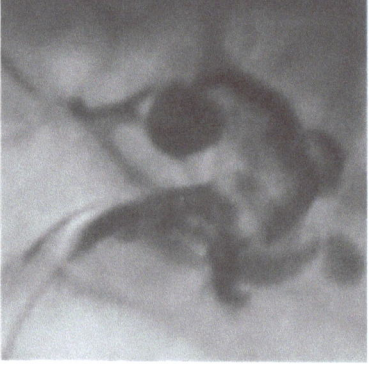

Abb. 1. Retrograde Ureteropyelographie links: arteriovenöse Fistel und Koagel im Nierenhohlsystem

Kasuistik

Bei einer 68-jährigen rüstigen Patientin wurde ein 3 cm großes, mittelgradig differenziertes Karzinom des linken oberen Nierenpoles in warmer Ischämie entfernt. Wegen unmittelbarer Nachbarschaft zum oberen Nierenkelch erfolgte die Einlage einer Harnleiterschiene über eine Pyelotomie, um einem Urinom vorzubeugen. Nach zunächst komplikationslosem Verlauf war wegen einer Blasentamponade am 8. postoperativen Tag eine zystoskopische Ausräumung notwendig. Zusammen mit einer erneuten Tamponadenausräumung am 13. postoperativen Tag wurde der intraoperativ gelegte innere Harnleitersplint entfernt. Eine gleichzeitig erkennbare Blutung aus dem linken Ostium machte eine retrograde Ureteropyelographie erforderlich, die eine arteriovenöse Fistel und Koagel im Nierenhohlsystem zeigte (Abb. 1). Arteriographisch ließ sich eine Blutung aus einer Segmentarterie des Oberpols mit arteriovenöser Fistel und Anschluss an das Nierenbecken nachweisen. Am gleichen Tag erfolgte eine Embolisation mit sechs Platin-Minispiralen (Abb. 2). Danach sistierte die Blutung und nach Bluttransfusionen blieb der Patient kreislauf- und blutdruckstabil.

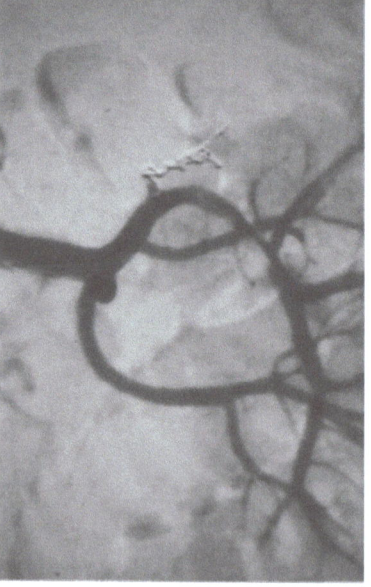

Abb. 2. Arteriographie nach superselektiver Embolisation einer blutenden Segmentarterie des linken oberen Nierenpoles: mit sechs Mini-Platinspiralen verschlossenes Gefäß

Wegen einer fieberhaften Harnstauungsniere aufgrund einer Nierenbeckentamponade wurde am Folgetag eine perkutane Nephrostomie angelegt. Unter antibiotischer Behandlung kam es zur raschen Entfieberung. Der Patient konnte beschwerdefrei mit urographisch kontrollierter guter Ausscheidungsfunktion der linken Niere am 26. postoperativen Tag entlassen werden.

Problemanalyse

Postoperative Blutungen treten nach Nierenteilresektion in 2,2% aller Fälle auf [2]. Sie kommen statistisch nicht signifikant häufiger vor als nach radikaler Tumornephrektomie [2]. Bei Kreislaufstabilität bietet sich als nicht-operatives Verfahren der Wahl die superselektive Embolisation an. Im vorgestellten Fall gelang damit eine sichere Beherrschung der Komplikation.

Schlussfolgerung

Postoperative Blutungen nach Nierenteilresektion sollten bei Kreislaufstabilität arteriographisch dargestellt werden, um in gleicher Sitzung eine superselektive Embolisation blutender Segmentarterien anzustreben. Voraussetzung für dieses Vorgehen ist die Beherrschung dieser interventionellen Methode durch den Radiologen und eine enge interdisziplinäre Kooperation. Mit diesem gering-invasiven Verfahren gelingt meist eine zuverlässige Hämostase ohne Nierenfunktionseinbuße und erspart eine operative Reintervention, die mit einem erhöhten Risiko eines Organverlustes verbunden ist.

Literatur

1. Novick AC (1998) Nephron-sparing surgery for renal cell carcinoma. Br J Urol 82:321–324
2. Corman JM, Penson DF, Hur K, Khuri SF, Daley J, Henderson W, Krieger JN (2001) Comparison of complications after radical and partial nephrectomy: results from the national Veterans administration surgical quality improvement program. Br J Urol 86:782–789

KOMMENTAR R. W. Günther

Die Behandlung postoperativer Nierenblutungen nach Nierenteilresektion ist eine seltene, jedoch sehr lohnenswerte Indikation für die Transkatheterembolisation. Wie in anderen Fällen hat die Sondierung superselektive in koaxialer Technik zu erfolgen, so dass man mit dem an der Spitze 2F messenden Katheter weit peripher gelangt und damit die Blutung gezielt ausschalten kann. Als Embolisationsmaterialien dienen hier ebenfalls Minispiralen und Histoacryl-Lipiodol. Für den weniger erfahrenen Radiologen sind Minispiralen das sicherste Material, da es gut sichtbar ist und gut appliziert werden kann. Gelfoam-Partikel sind nicht röntgendicht und daher weniger gut steuerbar. Die Transkatheterembolisation erspart in Fällen wie diesem eine Reoperation. Um einer Komplikation nicht noch eine zweite folgen zu lassen, empfiehlt es sich, einen kompetenten interventionellen Radiologen zu Rate zu ziehen.

Duodenaleröffnung bei Nierenbeckenplastik

R. Hohenfellner

Einleitung

Nierenverletzungen bei primären Nierenbeckenplastiken sind ein seltenes Ereignis. Durch Hakenzug verursachte Läsionen von Leber und Milz [1] sind in erster Linie dem Zugangsweg anzulasten. Bei Rezidiveingriffen steigt das Risiko von Nebenverletzungen des Colons, Pankreas und der großen Gefäße. Im Folgenden wird Ursache, Versorgung und Verlauf einer Duodenalverletzung geschildert [2].

Kasuistik

Bei einem 40-jährigen, ausländischen Patienten bestehen seit einigen Jahren intermittierende, teils ziehende, teils kolikartige Flankenschmerzen rechts. Wiederholte Ultraschalluntersuchungen ergeben unterschiedliche Befunde einer Nierenbeckenektasie bis zu 3½ cm bei mäßiger Kelchektasie, aber zwischenzeitlich auch den eines völlig normalen Nierenhohlsystems. Für eine zweite Meinung sucht er die Klinik auf.

Die allgemeine klinische Untersuchung des asthenischen, 186 cm großen und 78 kg schweren Patienten ist ebenso unauffällig wie alle Laborparameter. RR 130/80. Die Ultraschalluntersuchung der linken Niere ergibt einen normalen Befund, rechts findet sich ein unauffälliges Nierenparenchym mit einer Nierenbeckenektasie von 2½ cm bei diskreter Kelchektasie. Diese nimmt im Ausscheidungsurogramm deutlich zu, wobei ziehende Flankenschmerzen auftreten. Auf Spätaufnahmen findet sich eine deutlich verzögerte Entleerung des Kontrastmittels mit einem Psoasrandphänomen nach 90 Minuten. Unter der Annahme einer intermittierenden, ureterpelvinen Abflussstörung bei möglicherweise kreuzendem unteren Polgefäß wird die Indikation zur Nierenbeckenplastik gestellt, der der Patient zustimmt.

Nach einer 8 cm langen Suprakostalinzision entlang dem oberen Rand der nierenachsengerecht stehenden 12ten Rippe wird deren Spitze mit einem Rouxhaken nach dorsolateral gehalten und die auffallend tief in der Wundhöhle liegende Niere mit einem Langenbeckhaken nach medial rotiert. Um die Inzision klein zu halten, wird auf einen Rippensperrer verzichtet.

Nach Spaltung der Gerota'schen Faszie wird der Harnleiter unterhalb des Nierenpols aufgesucht, aus periureteralen Briden freipräpariert und mit einem Vesselloop angeschlungen. Bei nahezu fehlender Fettkapsel misslingt der Versuch, den unteren Nierenpol kapselnahe mit einer Mikulicz-Klemme anzuheben, um das Nierenbecken in situ darzustellen.

Es finden sich in kranialer Fortsetzung des Harnleiters in Richtung Nierenbecken weitere bindegewebige Adhäsionen zwischen dessen Adventitia und dem spärlichen, pararenalen Fettgewebe. Bei der folgenden Rotation des Unterpols nach lateral stellt sich medial das stark erweiterte, ballonartig aufgetriebene Nierenbecken dar und wird mit zwei Catguthaltefäden 5/0 angeschlungen. Nach Längsinzision auf einer Strecke von 3 cm entleert sich galliger Duodenalinhalt. Beide Haltefäden werden nach Absaugung über einem Tupfer provisorisch verknotet, das Duodenum abgedeckt, der Suprakostalschnitt nach kranial und kaudal verlängert und das Ligamentum costovertebrale durchtrennt.

Nach Einsetzen eines Rippensperrers wird die Niere komplett freigelegt, um den oberen und unteren Nierenpol angezügelt und angehoben. Der Verschluss der in der Pars descendens duodeni gelegenen Inzision erfolgt quer, zweischichtig, fortlaufend mit Monocryl® 4/0 mukomukös und seromuskulären Einzelknopfnähten Maxon® 4/0.

Die weitere Exploration zeigt ein etwa 1 mm dünnes, den Ureterabgang kreuzendes, arterielles Polgefäß, welches nach Probeabklemmung ohne nachweisbaren Parenchymausfall doppelt ligiert und durchtrennt wird. Nach Darstellung des Sinus renalis und Einsetzen eines Lidhakens erfolgt die in allen Teilen typische Nierenbeckenplastik nach Anderson-Hynes mit einer 8 Charr. Pyelostomie und einem 6 Charr. Uretersplint, der ebenfalls durch eine Stichinzision im Pyelon herausgeleitet wird.

Die retroperitoneal gelegene Duodenalnaht wird mit einem freien Peritoneallappen 4×4 cm serosaseits nahtwärts gedeckt und mit 4 oberflächlichen Nähten 5/0 fixiert. Die Magensonde verbleibt über 5 Tage, danach wird die parenterale Ernährung durch „Astronautenkost" ersetzt. Der weitere postoperative Verlauf ist unauffällig. Nach Entfernen des Splints am 7ten Tag ist der über die Pyelostomie gelegene Druck um 12 cm H_2O, wonach auch diese entfernt wird.

Eine ambulante Ultraschalluntersuchung nach 3 Wochen zeigt eine diskrete Nierenbeckenkelchektasie.

Problemanalyse

Intermittierende Nierenbeckenkelchektasien bei aberranten, kreuzenden Polgefäßen, mitunter bei hoher Flüssigkeitsverlastung z. B. nach sportlicher Betätigung, können wechselnde Befunde bei den bildgebenden Untersuchungen zeigen. Schlanke bzw. asthenische Patienten verleiten zu kleinen Inzisionen mit unübersichtlichem Situs.

Misslingt die Exploration von dorsal, so sollte unverzüglich die Schnitterweiterung mit Freilegung der gesamten Niere erfolgen. Auch bei Rezidiveingriffen nach missglücken Nierenbeckenplastiken ist der Versuch, eine Darstellung von medial – Rotation der Niere um die Längsachse zum Operateur hin – mit der Gefahr von Nebenverletzungen von Darm und großen Gefäßen verbunden. Insbesondere Rotationsanomalien mit kreuzenden, aberranten Gefäßen können bei sogenannten „Langnieren" mit polykalikalen Systemen zur Harnleitertransposition zwingen, d.h. zur ventralen Nierenbeckenplastik, um die Polresektion zu vermeiden. Vergleichbar mit Hufeisennieren zwingt dies zur Abpräparation des Kolons bzw. des Duodenums, um Verletzungen wie die geschilderte zu vermeiden. Die irrtümliche Eröffnung des Duodenums stellt ein von Beginn an „kettenförmig" ablaufendes Fehlverhalten des Operateurs dar: zu kleine Inzision, unübersichtlicher Situs, mediale Exploration des Nierenbeckens.

Der geschilderte Fall wirft darüber hinaus mehrere Fragen auf:
1. Soll bei ausgedehnteren Verletzungen an der extraperitonealen Duodenalhinterwand und „unsicherer" Naht eine Gastroenterostomie mit Braun'scher Anastomose angelegt werden?
2. Soll der Patient postoperativ über den intraoperativen Zwischenfall aufgeklärt werden?
3. Setzt diese Aufklärung bei unkompliziertem, postoperativen Verlauf den Versicherungsschutz außer Kraft?

Schlussfolgerung

Verletzungen des Dick- oder Dünndarms im Rahmen von Nieren- und Harnleitereingriffen sind selten und können in intraoperativ erkannte und primär übersehene unterteilt werden. Bei den intraoperativ erkannten Läsionen ist deren Versorgung durch den Operateur oder einen hinzugezogenen, erfahrenen Abdominalchirurgen eine Ermessensfrage. Diese orientiert sich an der chirurgischen Ausbildung des Urologen, dem Umfang und der Lokalisation der Läsion ebenso wie am Ausbildungsstand des gerade abkömmlichen, jüngeren, chirurgischen Kollegen. Die eingangs geschilderte „Kettenreaktion", beginnend mit einem zu klein gewählten Zugangsweg, verfolgte den Zweck, diese zu einem frühen Zeitpunkt zu unterbrechen.

Literatur

1. Humke U, Lindenmeir T, Ziegler M (1999) Splenektomie nach akzidenteller Milzverletzung. Akt Urol 30:441–448
2. Kremer K, Lierse W, Platzer W, Schreiber HW, Weller S (Hrsg) (1999) Chirurgische Operationslehre, Bd 6, Darm. Georg Thieme 6:53–57

KOMMENTAR V. Schumpelick

Der dargestellte Fall belegt die akzidentelle Eröffnung der Pars descendens des Duodenums aufgrund einer Verwechslung mit dem gestauten Nierenbecken. Diese ist bedingt durch einen zu kleinen Zugang in Form einer 8 cm langen Suprakostalinzision mit einer operativ gewählten Via falsa in das Duodenum. Offensichtlich fehlte dem Operateur die exakt operative Orientierung, was in diesem Bereich verheerende Folgen haben kann. Neben Verletzungen des Duodenums sind Verletzungen der Pfortader, der rechten Colonflexur, des Gallengangs und auch der Arteria hepatica beschrieben worden. Die enge Nachbarschaft all dieser Strukturen macht jeden Orientierungsfehler hoch riskant und vital bedrohlich. Die chirurgische Sorgfaltspflicht gebietet vor jeder Inzision in diesem Bereich die exakte anatomische Zuordnung. Im Falle einer akzidentellen Duodenalverletzung sollte unbedingt ein erfahrener Viszeralchirurg hinzugezogen werden. Selbst die hier vorliegende 3 cm lange Inzision ist in der direkten Nahtversorgung nicht unproblematisch. Die in diesem Bereich liegende dorsal inserierende Papille kann ebenso verletzt oder durch Nähte eingeengt werden wie das Lumen des Duodenums. Sollte die Duodenalverletzung wirklich in Längsrichtung liegen, kann eine derartige Naht, zumal, wenn sie wie hier beschrieben, in zweischichtiger (zweireihiger) Technik erfolgt, zur Lumeneinengung des Duodenums oder Abflussbehinderung der Papille führen [4]. Zur spannungsfreien Adaptation des Duodenums ist in diesem Bereich eine ausführliche Mobilisation der Hinterwand erforderlich, um die Duodenalwände ohne Spannung adaptieren zu können. Üblicherweise würde in dieser Situation der Chirurg eine einreihige, dreischichtige Naht mit resorbierbarem Nahtmaterial durchführen, die fortlaufend oder in Einzelknopfnahttechnik erfolgen würde [1, 5]. Wäre durch ausreichende Mobilisation der Basis der Dehiszenz des Duodenums die Duodenalhinterwand nicht sicher einzusehen und wäre die Übersicht über die Papille nicht zu gewinnen, käme gegebenenfalls eine Umlagerung mit ventralem Zugang in Frage. Die Deckung der Anastomose mit einem freien Peritoneallappen entspricht nicht den Standards aktueller Viszeralchirurgie [3, 5].

Die in der Fallanalyse dargestellten Gesichtspunkte zur Ursache der Via falsa decken sich mit den viszeralchirurgischen Auffassungen. In dieser Situation hätte eine sorgfältige Abpräparation des Colons und des Duodenums sowie der Strukturen des Hepatoduodenale die Übersicht erheblich erleichtert und damit die Fehlinzision sicherlich vermieden. Die in dieser Fallanalyse aufgeworfenen Fragen sind wie folgt zu beantworten:

- Bei ausgedehnteren Verletzungen an der extraperitonealen Duodenalhinterwand ist unbedingt ein erfahrener Viszeralchirurg hinzuzuziehen. Eine entlastende Gastroenterostomie ist kein Ersatz hierfür, zumal sie das Problem der Lumeneinengung und Papillenverlegung nicht zu beeinflussen vermag. Die entlastende Gastroenterostomie ist zudem kein tragfähiges Konzept, da allein die Galle- und Pankreassekretion mit bis zu 2 l pro Tag hierdurch nicht beeinflusst wird. Jegliche Duodenalresektion sollte ohne Gastroenterostomie durchgeführt werden, da die Morbidität und Nebenwirkung der Gastroenterostomie (Insuffizienz, Ulkus, Blutung) in keinem Verhältnis der Insuffizienzgefährdung richtig ausgeführter Nähte steht. Zudem ist die Wiederauflösung der Anastomose technisch geboten, um Langzeitulzera zu verhindern [2]. In Einzelfällen kann es angebracht sein, bei totaler Zerstörung des Duodenums eine Duodenojejunostomie mit einer ausgeschalteten Jejunumschlinge durchzuführen, wobei tunlichst eine Roux-Y-Schlinge gewählt werden sollte [5].
- Eine derartige Abweichung von der geplanten Operation ist ohne alle Einschränkung sowohl präoperativ als auch postoperativ aufklärungsbedürftig. Die präoperative Aufklärung über dieses Risiko hat dann zu erfolgen, wenn die Verletzungswahrscheinlichkeit in einem Bereich von mindestens 0,5 Promille liegt. Postoperativ muss der Patient hierüber aufgeklärt werden, da Spätfolgen nicht immer zu vermeiden sind [6].
- Von einer Außerkraftsetzung des Versicherungsschutzes durch eine Aufklärung ist nicht auszugehen. Im Gegenteil sollte es bei Verzicht auf die Aufklärung und Offenlegung der Befunde später problematisch sein, etwaige Regressforderungen an den

Urologen versicherungstechnisch abzuwickeln [6].

Literatur

1. Cogbill TH, Moore EE, Feliciano DV, Hoyt DB, Jurkovich GJ, Morris JA, Mucha P Jr, Ross SE (1990) Conservative management of duodenal trauma: a multicenter perspective. J Trauma 21: 1469–1475
2. Ginzburg E, Carrillo EH, Sosa JL, Hertz J, Nir I, Martin LC (1997) Pyloric exclusion in the management of duodenal trauma: is concomitant gastrojejunostomy necessary? Am Surgeon 54: 964–966
3. Riedl S, Buhr H-J, Herfarth C (1994) Einfluss bildgebender diagnostischer Verfahren auf Therapiewahl und Prognose traumatischer Pankreas- und Duodenalverletzungen. Langenb Arch Chir 379:38–43
4. Snyder WH III, Weigelt JA, Watkins WL, Bietz DS (1980) The surgical management of duodenal trauma. Arch Surg 115:422–429
5. Schumpelick V, Ambacher T, Riesener K-P (1999) Aktuelle Therapie der Verletzungen von Colon und Retroperitoneum. Chir 70:1269–1277
6. Weißauer W (1997) Eingriffsaufklärung in der Urologie. Urologe (B) 37:106–112

Unzureichende einseitige Therapie der bilateralen emphysematösen Pyelonephritis

G. PÜHSE und L. HERTLE

Einleitung

Die bilaterale emphysematöse Pyelonephritis ist eine sehr seltene und lebensbedrohliche Infektion mit intra- und perirenaler Gasbildung. Als prädisponierende Faktoren gelten ein schlecht eingestellter Diabetes mellitus, eine Obstruktion des Harntrakts und dessen Besiedlung mit gasbildenden coliformen Bakterien. Die klinische Präsentation als akute Pyelonephritis und der Nachweis von intra- und perirenaler Gasbildung mittels der kontrastmittelgestützten Computertomogrpahie führen zur Diagnose. Bei einer für die emphysematöse Pyelonephritis (EPN) in der Literatur berichteten Mortalität zwischen 26 und 90% ist die richtige und frühzeitige Diagnose entscheidend. Das Auftreten einer bilateralen EPN wurde in der englischsprachigen Literatur bisher nur in 15 Fällen beschrieben [6]. Nach Literaturangaben liegt deren Mortalität um ein Vielfaches höher als diejenige der unilateralen Erkrankung [5]. Die medikamentöse und die sofortige chirurgische Therapie sind für die Erhaltung der Nierenfunktion und das Überleben maßgeblich. Die Notwendigkeit der beidseitigen chirurgischen Therapie kann jedoch auch in ein therapeutisches Dilemma führen.

Kasuistik

Bei einer 74-jährigen Patientin mit bekanntem Diabetes mellitus Typ IIb und diabetischer Nephropathie wurden wegen degenerativer Spinalkanalstenosen mit progredienter Tetraspastik und Blasenentleerungsstörung eine zervikale Mikrodiskektomie sowie eine lumbale Laminektomie durchgeführt. Nach zunächst komplikationslosem postoperativem Verlauf mit beginnender Rückbildung der neurologischen Symptome geriet die Patientin in einen Schockzustand. Klinisch standen eine diffuse abdominelle Schmerzsymptomatik ohne Abwehrspannung und Somnolenz im Vordergrund. Bei spärlicher Peristaltik waren die Schmerzen eher linksseitig im Bereich der Flanke lokalisiert. Laborchemisch lagen eine Leukozytose von 25000/ml, ein Kreatininanstieg auf 2,7 mg/dl und ein Abfall der Thromboplastinzeit auf 41% vor. Urinstatus und -sediment wiesen die typischen Infektzeichen auf. Sonographisch war die rechte Niere mit einem schmalen Parenchymsaum ohne Strukturveränderung im Sinne einer Pyelonephritis und ohne Stauung zu sehen. Die linke Niere konnte nicht beurteilt werden. Die Computertomographie des Abdomens zeigte eine linksseitig aufgetriebene Niere mit Gaseinschluss im Nierenlager und fehlender Mark-Rindendifferenzierung; darüber hinaus waren hypodense, teils fleckförmig sowie teils keilförmig

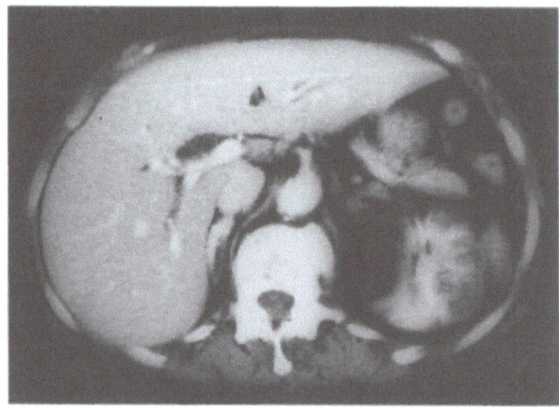

Abb. 1. Kontrastmittelgestützte Computertomographie bei emphysematöser Pyelonephritis (weiblich, 74 J., Diabetes mellitus Typ IIb): Medialseitig perirenal lokalisierte Gasansammlung, zusätzlich Auslöschung der regulären kortikomedullären Strukturdifferenzierung des Nierenparenchyms mit teils fleckig und teils keilförmig angeordneten Zonen verminderter Dichte. Beachte auch die vermehrte Zeichnung des die linke Niere umgebenden Fettgewebes sowie die Verdickung der Gerota-Faszie als weiteres Korrelat des inflammatorischen Prozesses

konfigurierte Parenchymareale nachweisbar. Rechtsseitig sah man ödematöse Veränderungen mit Unschärfe der Mark-Rindengrenze. Aufgrund der radiologischen Diagnostik musste von einer linksseitigen EPN mit sekundärer Urosepsis ausgegangen werden. Dementsprechend wurde daraufhin eine antibiotische Therapie mit Imipenem und Metronidazol eingeleitet und nach Kreislaufstabilisierung die sofortige linksseitige Nephrektomie durchgeführt: Intraoperativ fand sich eine deutlich vergrößerte, sowohl von zahlreichen stippchenförmigen als auch konfluierenden, bis zu 4 cm breiten Abszessen übersäte Niere mit feinblasigen intraparenchymalen Gasansammlungen. Während der nachfolgenden intensivmedizinischen Betreuung entwickelte die beatmungspflichtige Patientin unter Katecholamingabe ein ischämische Kolitis, die zur Kolektomie mit Ileostoma-Anlage führte. Postoperativ war die Patientin hämodynamisch nicht zu stabilisieren, wobei eine erneute Computertomographie des Abdomens nun auch rechtsseitig den Nachweis einer EPN ergab. Im interdisziplinären Konsens wurde in Anbetracht der Prognose von der Durchführung der rechtsseitigen Nephrektomie abgesehen. Eine Woche nach der linksseitigen Nephrektomie verstarb die Patientin an Multiorganversagen im septischen Schock. Die Obduktion bestätigte auch in der verbliebenen rechten Niere die computertomographisch gestellte Diagnose einer EPN.

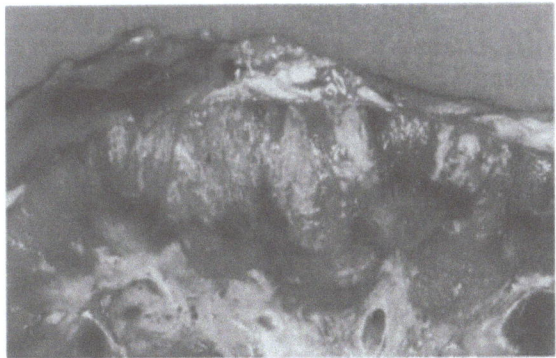

Abb. 2. Linksseitiges Nephrektomiepräparat: Deutlich vergrößerte, von zahlreichen, teils stippchenförmigen und teils konfluierenden, bis zu 4 cm breiten Abszessen übersäte Niere mit feinblasigen Gasansammlungen auf der Schnittfläche

Problemanalyse

Erstmalig wurde die beidseitige EPB im Jahre 1941 beschrieben [4]. Als prädisponierende Faktoren gelten eine Obstruktion des Harntraktes, dessen Besiedlung mit gasbildenden coliformen Bakterien und ein schlecht eingestellter Diabetes mellitus. Die bisher beschriebenen Fälle mit bilateraler Verlaufsform (etwa 20% der Fälle) betrafen ausschließlich Diabetiker [6]. Meist war E. coli der für die Gasbildung verantwortliche Keim. Durch die Minderperfusion der Niere im Rahmen der diabetischen Nephropathie wird die Infektion gefördert und außerdem der Aufbau lokal suffizienter Antibiotika-Gewebespiegel erschwert [1]. Die klinische Symptomatik mit Fieber, Flankenschmerzen und Erbrechen unterscheidet sich nicht von denjenigen einer unkomplizierten akuten Pyelonephritis. Glukosespiegel, Retentionswerte und Leukozyten sind erhöht. Bei insgesamt unspezifischen klinischen und laborchemischen Parametern stützt sich die Diagnose in hohem Maße auf bildgebende Verfahren. Die wichtigste Untersuchungsmethode ist dabei die kontrastmittelgetützte Computertomographie, mit deren Hilfe Nachweis sowie Lokalisation der retroperitonealen Gas- und Flüssigkeitsansammlungen präzise gelingen [2]. Das Behandlungskonzept bei der bilateralen Form einer EPN muss darauf abzielen, einerseits den drohenden Exitus letalis, von dem mindestens 50% der Patienten betroffen sind, abzuwenden und andererseits einen Teil der Nierenfunktion zu erhalten. Die ausschließlich antibiotische Therapie führte nur in einem Viertel der Fälle mit bilateraler EPN zum Überleben. Die einseitige chirurgische Intervention (Inzision sowie Drainage und/oder Nephrektomie) verhalf einem Drittel der beidseitig Erkrankten zur Heilung. Die beidseitig chirurgische Intervention (beidseitige Inzision und Drainage; ipsilaterale Nephrektomie mit kontralateraler Inzision und Drainage; beidseitige Nephrektomie) war dagegen in 75% der Fälle erfolgreich [6]. In diesem Zusammenhang sei auf die computertomographisch-gesteuerte, perkutane Drainage als Therapiealternative zur Nephrektomie hingewiesen. Dieses Therapieverfahren erwies sich bei Patienten mit unilateraler EPN als effektiv [3] und sollte daher auch im Behandlungskonzept der beidseitigen EPN berücksichtigt werden.

Schlussfolgerung

Die äußerst seltene EPN tritt überwiegend bei Diabetikern auf. Die Mortalität ihrer beidseitigen Verlaufsform liegt bei 50%. Eine frühzeitige Diagnose und die präzise computertomographische Bestimmung der Ausdehnung des infektiösen Prozesses sind essentiell für die Durchführung effektiver Therapiemaßnahmen. Bei beidseitigem Befall könnte unter der Zielsetzung, einen Teil der Nierenfunktion zu erhalten, die Nephrektomie der stärker befallenen Seite mit der computertomographisch-gesteuerten, perkutanen Drainage der weniger befallenen Seite kombiniert werden. Die sofortige beidseitige operative Intervention (mit Blick auf die mögliche Erhaltung eines Teiles der Nierenfunktion) scheint dabei maßgeblich für das Überleben dieser schweren Erkrankung zu sein.

Literatur

1. Ahlering TE, Boyd SD, Hamilton CL, Bragin SD, Chandrasoma PT, Lieskovsky G, Skinner DG (1985) Emphysematous pyelonephritis: A 5-year experience with 13 patients. J Urol 134:1086–1088
2. Bohlmann ME, Sweren BS, Khazan R, Minkin SD, Goldman SM, Fishman EK (1991) Emhysematous pyelitis and emphysematous pyelonephritis characterized by computerized tomography. Sout Med J 84(12):1438–1443
3. Chen MT, Huang CN, Chou YH, Huang CH, Chiang CP, Liu GC (1997) Percutaneous drainage in the treatment of emphysematous pyelonephritis: 10-year experience. J Urol 157:1569–1573
4. Gillies CL, Flocks R (1941) Spontaneous renal and perirenal emphysema: report of case in a diabetic from Escherichia coli infection. Am J Roentgenol 46:173–174
5. Michaeli J, Mogle P, Perlberg S, Heiman S, Caine M (1984) Emphysematous pyelonephritis. J Urol 131: 203–208
6. Stein JP, Spitz A, Elmajian DA, Esrig D, Freeman JA, Grossfield GD, Ginsberg DA, Skinner DG (1996) Bilateral emphysematous pyelonephritis: A case report and review of the literature. Urology 47:129–134

KOMMENTAR L. Molling

Der Artikel behandelt sehr ausführlich ein seltenes schweres Krankheitsbild, welches darüber hinaus, wenn es in der klinischen Praxis beobachtet wird, nicht immer Anlass zu einer Publikation ist. So hatten wir einen Fall einer bilateralen emphysematösen Pyelonephritis, die unter konservativer Therapie (Antibiotika und perkutane Abszessdrainage) überlebte.

In diesem Zusammenhang sei darauf hingewiesen, dass das Krankheitsbild vom Radiologen übersehen werden kann, wenn er nicht mit der Fragestellung nach etwaigen Lufteinschlüssen durch den zuweisenden Kliniker konfrontiert wird.

So auch in unserem Falle, bei dem erst die klinische Verdachtsdiagnose den Radiologen zur Anwendung einer speziellen Technik veranlasste. Hierbei wird ein sogenanntes Lungenfenster verwendet, womit der Nachweis auch minimaler Lufteinschlüsse gelingt. Dies muss allerdings während der CT-Bildakquisition erfolgen, da dann noch sämtliche Computertomografie-Daten gespeichert sind. Man ist also nicht unbedingt auf eine KM-Gabe angewiesen, diese Methode erfordert keinen zusätzlichen Aufwand.

Man muss allerdings vorher immer an diese mögliche Diagnose denken.

Es sei auch auf die Arbeit in der französischen Fachliteratur von M. Nouri et al. (Ann Urol 2001; 35:93–96) mit ihrem bibliografischen Anhang hingewiesen.

Unzureichende Primärdiagnostik und -therapie bei schwerem Nierentrauma

S. Orth und J. Schüller

Einleitung

Das stumpfe Bauchtrauma ist in 12% mit einer Verletzung der Nieren verbunden bzw. in 30 bis 60% sind Nierenverletzungen mit weiteren abdominellen Läsionen kombiniert. Aus diesem Grunde muss bei entsprechenden Verletzungen des Bauchraumes immer auch an Verletzungen der Urogenitalorgane und vice versa gedacht werden, um sie nach entsprechenden diagnostischen Maßnahmen einer raschen und adäquaten Therapie zuführen zu können.

Kasuistik

Ein 19-jähriger Patient zog sich beim Sturz von der Ladefläche eines LKW auf am Boden aufgeschichtete Dachziegel ein stumpfes Bauchtrauma zu. Als Arbeitsunfall wurde er routinemäßig im nächstliegenden Krankenhaus untersucht; als einziges Symptom trat eine Makrohämaturie auf. Sonographisch zeigte sich ein retroperitoneales Hämatom links bei Verdacht auf Nierentrauma, die rechte Niere war o. B.; auf ein Ausscheidungsurogramm (AUG) wurde wegen fraglicher Kontrastmittelallergie zunächst verzichtet. Der Patient wurde hieraufhin am gleichen Tag in ein Krankenhaus mit urologischer Abteilung verlegt. Am 2. Tag nach Unfallereignis erfolgte wegen Hb-Abfalls und Nachweises freier Flüssigkeit im Abdomen die explorative Laparoskopie. Wegen blutender Läsionen am unteren Pol und im Hilusbereich einer vergrößerten Milz schloss sich chirurgischerseits unverzüglich die Laparotomie mit Milzexstirpation über einen linksseitigen Rippenbogenrandschnitt an; das Retroperitoneum wurde durch den hinzugezogenen Urologen inspiziert; weitere urologische Maßnahmen wurden nicht unternommen. Postoperativ mussten 4 Erythrozyten-Konzentrate transfundiert werden. Bei klinisch akutem Abdomen und erneutem sonographischem Nachweis freier Flüssigkeit im Abdomen wurde am 4. postoperativen Tag eine Relaparotomie über einen erweiterten Rippenbogenrandschnitt durchgeführt. Hierbei fanden sich ca. 1 l Blut sowie Blutkoagel im Abdomen; ferner bestanden mehrere venöse Sickerblutungen im Bereich des Pankreasschwanzes sowie der großen Magenkurvatur, die gestillt werden konnten. Durch den wieder hinzu gezogenen Urologen wurde das Retroperitoneum eröffnet, eine ventrale Nierenparenchymverletzung durch mehrere adaptierende Nähte versorgt und das Retroperitoneum drainiert.

Unter dem Verdacht auf beginnendes Leberversagen mit Gerinnungsstörung wurde der seit der Relaparotomie beatmete Patient am 1. Tag nach Relaparotomie in eine große Unfallklinik verlegt. Das sofort durchgeführte Abdomen-CT (8. Tag nach Unfallereignis) zeigte ein perirenales dorsokaudal ausgebildetes Urinom bei persistierender Nierenruptur links mit ausgedehnter Parenchymzerreissung, vorwiegend im mittleren und unteren Drittel, wobei die oberen Anteile der Niere weitestgehend erhalten waren und eine homogene Kontrastmittelperfusion aufwiesen (Abb. 1); die kontralaterale Niere erschien unauffällig. Einen Tag später wurde die Niere urologischerseits durch Double-J-Ureterkatheter links und transurethralen Spülkatheter entlastet, das Urinom durch CT-gesteuerte perkutane Drainage abgeleitet. 2 Tage später förderte das Retroperitonealdrain vermehrt Urin, woraufhin der Double-J-Ureterkatheter wieder entfernt wurde; anhand eines retrograden Ureteropyelogramms (UPG) erschien das Hohlsystem komplett destruiert, der Double-J-Ureterkatheter hatte offensichtlich die alte Urinomhöhle drainiert. Ein neuer Double-J-Ureterkatheter ließ sich im „Nierenbeckenrest" nicht platzieren. Es wurde die Indikation zur Nephrektomie gestellt, von der jedoch wegen fehlender Sepsiszeichen wieder Abstand genommen wurde.

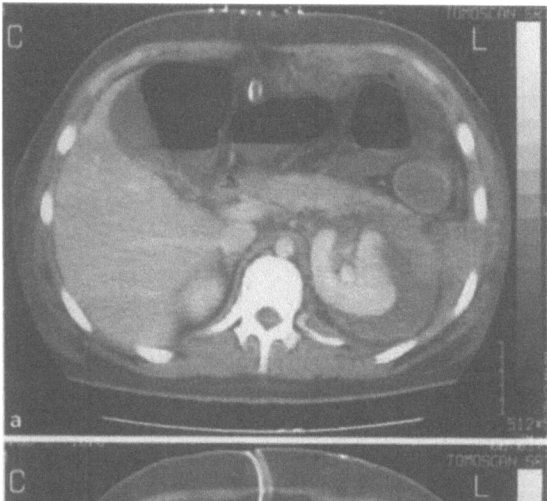
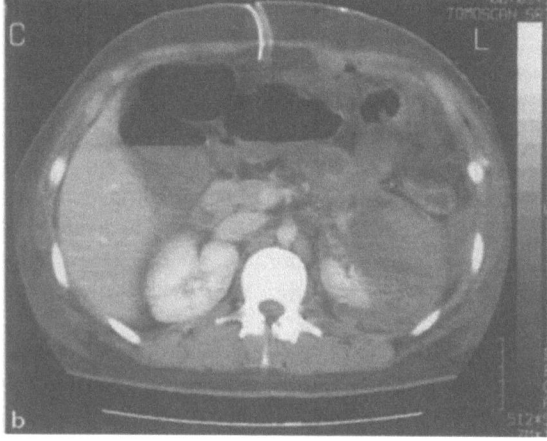

Abb. 1. CT-Abdomen (8 Tage nach Unfallereignis). **a** Intakter oberer Nierenpol. **b** Ausgedehnte Parenchymruptur in Nierenmitte und großem perirenalem Hämatom

Ein Isotopennephrogramm mit Lasixbelastung zeigte eine Deformierung der linken Niere mit narbigen Veränderungen im Mittelgeschoss und verringerter Perfusion sowie eine regelrechte perkutane Ableitung des fortbestehenden Urinoms ohne Nachweis umschriebener Traceransammlungen im NBKS oder Urinom; die Clearance-Leistung der linken Niere betrug 36%.

Der klinisch stabile Patient wurde uns 4 Wochen nach Unfallereignis erstmals vorgestellt und anschließend weiter versorgt. Das UPG links zeigte im Wesentlichen keine Veränderungen gegenüber dem Vorbefund (Abb. 2). Unter ureterorenoskopischer Kontrolle (9,5-F-Ureteroskop) wurde im oberen Kelch ein Draht positioniert, der über einen perkutanen etablierten Zugang (18-F-O'Brien-Peel-away-Schleusenset) ausgeleitet wurde; über den Draht wurde zur Drainage und Schienung ein perkutaner Smith-Endopyelotomiestent (14 Charr. Nephrostomiekatheter mit angeschweißtem 8,2 Charr. Ureterkatheter) inseriert (Abb. 2 b). Die Harnblase wurde zusätzlich durch einen suprapubischen Blasenpunktionskatheter drainiert, der retroperitoneale Drainagekatheter wurde beibehalten.

Nach einer Woche wurden retroperitonealer Drainage- und suprapubischer Blasenpunktionskatheter sukzessive entfernt, und der Patient wurde aus stationärer Behandlung entlassen.

Wegen zunehmender Abgeschlagenheit, Anstieg der Entzündungsparameter und Abfall des Quick-Wertes musste der Patient 6 Wochen nach Unfallereignis erneut stationär aufgenommen werden. Das Nephrostogramm zeigte ein zartes NBKS bei orthotop liegendem Nephrostomiekatheter über die untere Kelchgruppe ohne Anhalt für KM-Austritt (Abb. 3 a). Der Smith-Katheter wurde gegen einen 6-F-Double-J-Ureterkatheter sowie eine 9-F-Pigtail-Nephrostomie ausgetauscht. Die vorausgegangene Ureterorenoskopie und perkutane Nephroskopie zeigten bis auf eine fetzig veränderte Schleimhaut des pyeloureteralen Überganges keine wesentlichen Auffälligkeiten. Unter antibiotischer Therapie kam es zu einer raschen Besserung des Allgemeinzustandes. Computertomographisch konnte ein Abszess ausgeschlossen werden.

Nach Besserung des Allgemeinzustandes und röntgenologischen Abflusskontrollen wurde der perkutane Nephrostomiekatheter nach 10 Tagen, der Double-J-Ureterkatheter nach weiteren 8 Wochen entfernt (Abb. 3 b).

Die anschließend durchgeführte Nierensequenzszintigraphie mit Lasix-Belastung ergab eine verminderte tubuläre Extraktionsrate, die Leistung der linken Niere betrug 32%.

Problemanalyse

Die Makrohämaturie nach einem Trauma ist das Signal für eine Verletzung des Harntraktes, korreliert jedoch nicht mit ihrem Schweregrad. Die Analyse des Unfallherganges und ein systematischer Untersuchungsgang lassen auf Art und Lokalisation der Verletzung schließen. Beim stumpfen Bauchtrauma – auch bei fehlender Hämaturie – ist primär immer an eine Nierenverletzung zu denken, so dass in Folge entsprechende diagnostische Maßnahmen ergriffen werden müssen. Der Sonographie kommt nur orientierende Bedeutung zu, sie vermittelt lediglich den größeren Verletzungsgrad einer Nieren-

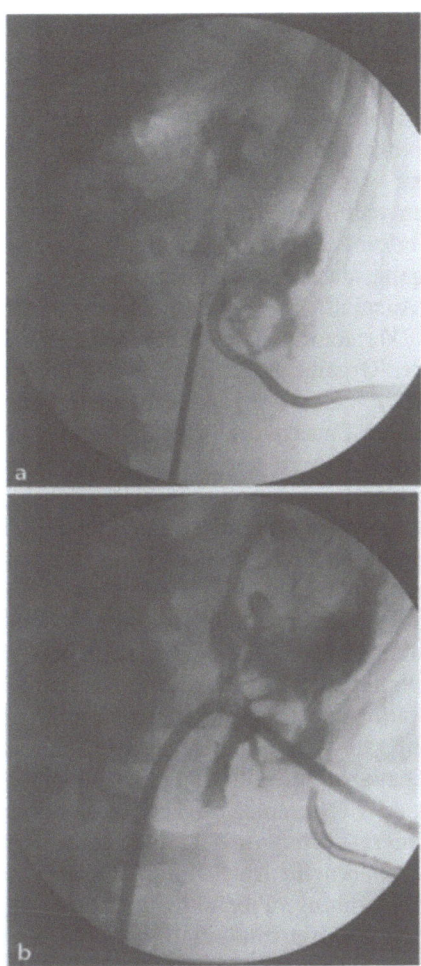

Abb. 2. (4 Wochen nach Unfallereignis). **a** Retrogrades Pyelogramm über Ureteroskop zeigt Nierenbeckenruptur mit Darstellung der oberen Kelchgruppe (→ retroperitonealer Drainagekatheter). **b** Endopyelotomiestent; Erstmals stellt sich auch die untere Kelchgruppe dar. Der Kelchachsenverlauf lässt auf eine fortbestehende Ruptur in Nierenmitte schließen

ruptur und Nachweis einer kontralateralen Niere. Neben der Sonographie ist das AUG die nahezu immer verfügbare Untersuchungsmethode; sie kann unter entsprechender Vorbereitung (H1- und H2-Blockade) sofort durchgeführt werden, sofern in der Anamnese keine lebensbedrohliche Reaktion auf Kontrastmittelgabe aufgetreten ist. Durch AUG sind grobe Beurteilung des Verletzungstyps sowie Nachweis und Funktionsüberprüfung der kontralateralen Niere möglich. Die Untersuchungsmethode der Wahl stellt allerdings heute das CT-Abdomen mit initialem Nativ-Scan und in Abhängigkeit davon mit ergänzender Kontrastmittelgabe dar. Auch kann im Anschluss an ein CT unter Ausnutzung

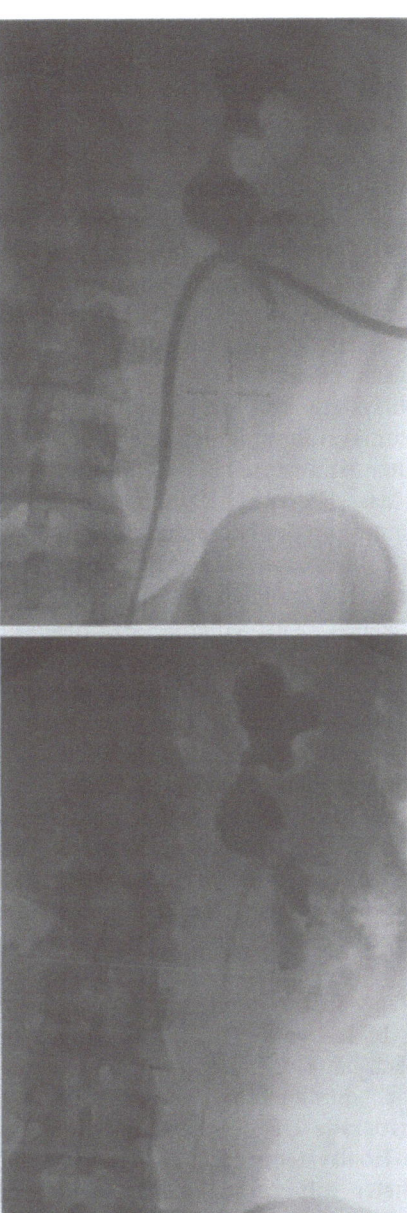

Abb. 3. a Nephrostogramm 8 Wochen nach Trauma. **b** AUG 3 Monate nach Trauma

des gegebenen Kontrastmittels ein Ausscheidungsurogramm erfolgen.

Da der Patient über nahezu 2 Tage bezüglich seiner vitalen Funktionen stabil war, hätte die Diagnostik zu diesem Zeitpunkt vollständig abgeschlossen werden können. Die Suche nach optimalen diagnostischen Möglichkeiten hatte vor der Suche nach einer urologischen Klinik erste Priorität.

Sofern durch bildgebende Verfahren, ggf. Peritoneallavage und Laparoskopie, Verletzungen intraabdomineller Organe nicht sicher ausgeschlossen werden können, soll bei der Frühoperation der operative Zugang zur verletzten Niere stets über eine mediane Laparotomie erfolgen; hierdurch sind eine primäre renovaskuläre Kontrolle und optimale intraabdominale Exploration möglich. Durch transmesenterialen Zugang über die Aorta medial der V. mesenteria inferior werden die Nierengefäße dargestellt und ggf. repariert; erst anschließend werden die gesamte Niere, das Hohlsystem und der proximale Ureter nach Hämatomausräumung exponiert; nach Versorgung blutender intrarenaler Gefäße wird anschließend das Nierenhohlsystem wasserdicht verschlossen und vitales Nierenparenchym adaptiert; sofern ein primärer wasserdichter Hohlsystemverschluss nicht möglich ist, wird eine Nephrostomie angelegt. Ausreichende Drainage des Hohlsystems sowie Wundgebietes müssen gewährleistet sein. Ausgedehnte Nierenläsionen mit länger dauernder Rekonstruktion bedürfen der lokalen Unterkühlung mit crashed ice.

Der im vorliegenden Fall gewählte Zugang lässt die notwendige Exploration des gesamten Bauchraumes nicht zu. Die fehlende vollständige Freipräparation der Niere führte zu einer Fehleinschätzung des Rupturausmaßes (Verletzung des Hohlsystems und dorsale Parenchymruptur) und dementsprechend unvollständiger Versorgung.

Erst 7 Tage nach Unfallereignis wurde die notwendige bildgebende Diagnostik eingeleitet. Auch hiernach hätte u. E. die verzögerte Rekonstruktion noch durchgeführt werden sollen, zumal das retrograde UPG eine ausgedehnte Verletzung des Hohlsystems ergeben hatte. Double-J-Ureterkatheter mit zusätzlichem Harnblasenkatheter stellen im Fall einer Nierenverletzung, bei der mit dem Abgang von Blut, Koageln und Zelltrümmern zu rechnen ist, keine suffiziente Harnableitung dar, was folglich auch zur Verstärkung der Urinleckage führte. Eine Indikation zur Nephrektomie bestand aufgrund der bis dahin vorliegenden Diagnostik u. E. nicht. Vielmehr bestand die Notwendigkeit einer adäquaten Harnableitung.

In aller Regel lässt sich das Ausmaß renoureteraler sowie intraabdomineller Verletzungen anhand von AUG und CT hinreichend beurteilen, nur im Ausnahmefall sind Angiographie und UPG zur vollständigen Diagnosestellung notwendig. Die wichtigste und aussagekräftigste Untersuchungsmethode ist zweifellos das Nativ-CT des Abdomens mit ergänzender i.v.-Kontrastmittelgabe, da es eine exakte Aussage über Art und Ausmaß der Nierenverletzung einschließlich Verletzung der Nierenarterien als auch anderer Organe einschließlich der kontralateralen Niere zulässt. In nahezu allen Fällen kann heute der Einsatz dieser bildgebenden diagnostischen Verfahren vor chirurgischer Intervention gefordert werden; nur in seltensten Fällen ist eine sofortige Operation aus vitaler Indikation notwendig. Nach Stabilisierung der vitalen Funktion sollte ein Polytraumatisierter in ein Zentrum mit entsprechenden diagnostischen Möglichkeiten verlegt werden, wo nach Art eines Stufenplanes alle Kombinationsverletzungen optimal erkannt und therapiert werden können.

Das wichtigste Argument gegen die im Rahmen einer Laparotomie durchgeführte operative Versorgung der Nierenläsion war die höhere Nephrektomierate von 10–40%. Moderne Verfahren der Nierenchirurgie unter Einsatz von lokaler Unterkühlung, Fibrinklebung und alloplastischer Netzkapsel-Implantation lassen heute allerdings die gleichzeitige frühe operative Versorgung der schweren Nierenläsion als Methode der Wahl ansehen, um dem Patienten später nierenbezogene Sekundäreingriffe unter oft ungünstigen Voraussetzungen mit Urinombildung, Infekt und Sepsis zu ersparen, wenngleich diese – wie im vorliegenden Fall – auch endourologisch beherrscht werden können.

Schlussfolgerung

Bei stumpfem Bauchtrauma sind Verletzungen intraabdomineller und urologischer Organe stets in gleichem Maße diagnostisch abzuklären.

Literatur

Bandhauer K, Hassler H (1990) Die Verletzung des Urogenitalsystems. Urologe [A] 29:234

Bretan PN, McAninch JW, Federle MP et al (1986) Computerized tomographic staging of renal trauma: 85 consecutive cases. J Urol 136:561

Lutzeyer W, Durben G (1981) Verletzungen der Niere. In: Lutzeyer W (Hrsg) Traumatologie des Urogenitaltraktes. Springer, Berlin Heidelberg New York

Miller KS, McAninch JW (1995) Radiologic assessment of renal trauma: our 15-year experience. J Urol 154:352

Mutschler W, Marzi I (1996) Polytraumamanagement. Zentralbl Chir 121:895

KOMMENTAR A. Haferkamp und S.C. Müller

Die Autoren beschreiben den Fall einer schweren linksseitigen Nierenverletzung (*Grad IV nach Organ Injury Scaling Committee Scale*), nach stumpfem Bauchtrauma, die initial nur mit einer Abdominalsonographie abgeklärt wurde. Diese Abklärung ist unzureichend, da mit der Nierensonographie Nierenverletzungen oft übersehen werden können oder ihr Ausmaß nicht sicher abgeschätzt werden kann [1]. Stattdessen haben sich moderne CT-Untersuchungstechniken des Abdomens (Spiral CT), zunächst nativ und dann gefolgt von einer intravenösen Kontrastmittelgabe, als beste diagnostische Methode etabliert [1, 2]. Mit diesen können die Art und Schwere einer Nierenparenchymverletzung, das Ausmaß eines perirenalen Hämatoms und einer Parenchymdevaskularisierung genauso abgeschätzt werden, wie das Vorhandensein eines Urinoms. Die Sensitivität der Computertomograpahie des Retroperitonealraumes/Abdomens ist deutlich höher als die des Ausscheidungsurogramms [3].

Wie von den Autoren erwähnt, gab es neben dem diagnostischen Mangel bei diesem Patienten auch operative Versäumnisse. Der Patient wurde zweimal laparotomiert. Dabei wurde primär ein linksseitiger Rippenbogenrandschnitt als Zugangsweg zur Splenektomie gewählt. Dieser Zugang ist ungeeignet, um das gesamte Abdomen und das Retroperitoneum ausreichend zu inspizieren. Im Rahmen der zweiten Laparotomie erfolgte dann eine partielle Eröffnung des linksseitigen Retroperitoneums, aber nur eine Darstellung der Ventralfläche der Niere mit Übernähung einzelner Parenchymeinrisse. Auch dieses Vorgehen entspricht nicht einem urologischen Standard. Die Autoren empfehlen in Übereinstimmung mit der Literatur die mediane Laparotomie als operativen Zugang zu einer verletzten Niere. Vor Eröffnung des Retroperitoneums sollten zunächst die Nierengefäße dargestellt und angezügelt werden, um ggf. stärkere Blutungen kontrollieren zu können. Danach muss die gesamte Niere exploriert und inspiziert werden, um keine Hämatome, Lazerationen oder Verletzungen des Nierenbeckenkelchsystems zu übersehen [4]. Unserer Meinung nach ist aber auch der Flankenzugang und damit primär der retroperitoneale Eingriff möglich und sinnvoll, denn die Niere liegt viel näher für eine rekonstruktive operative Versorgung und am Gefäßstiel ist man ebenso schnell.

In 50% aller Fälle können Grad IV Nierentraumen aber auch konservativ erfolgreich versorgt werden [5]. Dabei ist es wichtig, auftretende Urinextravasationen adäquat zu drainieren. Dazu sollten Double-J-Ureterkatheter sowie Nierenfistelkatheter und ggf. Urinomdrainagen verwendet werden. Gegebenenfalls sind wie in dem hier beschriebenen Fall auch andere endourologische Maßnahmen wie beispielsweise eine Ureterorenoskopie zur Drainagenplatzierung notwendig. Mit diesen Maßnahmen ist es oft möglich, offenchirurgische Eingriffe zu vermeiden und die damit verbundene meist hohe Nephrektomierate deutlich zu reduzieren [6].

Insgesamt kann man an diesem Negativbeispiel lernen, wie wichtig eine adäquate Initialdiagnostik mittels Abdominal-CT ist und wie wichtig ein standardisiertes operatives Vorgehen, sei es offen chirurgisch oder endourologisch ist, um Komplikationen zu vermeiden und die tramatisierte Niere zu erhalten.

Literatur

1. McGahan JP, Richards JR, Jones CD, Gerscovich EO (1999) Use of ultrasonoraphy in the patient with acute renal trauma. J Ultrasound Med 18: 207–213
2. Harris AC, Zwirewich CV, Lyburn ID, Torregiani WC, Marchinkow LO (2001) CT findings in blunt renal traums. Radiographics 21:201–214
3. Cass AS, Vieira J (1987) Comparison of IVP and CT findings in patients with suspected severe renal injury. Urology 29:484–487
4. Hinman F (1994) Atlas urologischer Operationen. Übersetzer und Herausgeber der deutschen Ausgabe: Herbert Rübben und Jens E. Altwein. Enke Verlag, Stuttgart
5. Santucci RA, McAninch JM (2001) Grade IV renal injuries: evaluation, treatment, and outcome. Wold J Surg 25:1565–1572
6. Moudoni SM, Hadj Slimen M, Manunta A, Patard JJ, Guiraud PH, Guille F, Bouchot O, Lobel B (2001) Management of major blunt renal lacerations: is a nonoperative approach indicated? Eur Urol 40:409–414

KOMMENTAR J. RASSWEILER

Diagnostik des stumpfen Polytraumas: Im Gegensatz zu den Autoren, gilt die Sonographie als Basis der Primärdiagnostik und nicht (mehr) ein Ausscheidungsurogramm. Dieses war ja in der aufnehmenden Klinik erfolgt. Allerdings hätte dann, wie von den Autoren bemängelt, ein Computertomogramm des Abdomens mit Kontrastmittelgabe noch am Aufnahmetag erfolgen sollen, um die sonographische Diagnose zu konkretisieren, d.h. eine Klassifikation des Nierentraumas zu ermöglichen (s. u.) und andererseits andere Verletzungen (z. B. Milztrauma) auszuschließen bzw. zu bestätigen. Dies hätte unbedingt vor einem operativen Eingriff – auch vor einer explorativen Laparoskopie – erfolgen sollen.

Therapie des stumpfen Nierentraumas: Das Computertomogramm erlaubt eine Klassifikation des Nierentraumas in leichtes (Grad I), schweres (Grad II) und kritisches (Grad III) Nierentrauma, wobei sich der umstrittene Bereich der Grad-II-Läsion weiter differenzieren lässt: Grad II a = Nierenruptur mit subkapsulärem Hämatom, Grad II b = Nierenruptur mit perirenalem Hämatom/Extravasat innerhalb der Gerota-Faszie und Grad-II c = Nierenruptur mit retroperitonealem Hämatom/Extravasat (Rassweiler 2000). Während bei einer Grad-II b-Verletzung durchaus ein abwartend-konservatives Vorgehen gewählt werden kann, sollte bei einer Grad-II c-/Grad-II-Läsion unverzüglich operiert werden. Der beste Zugang hierfür stellt – wie von den Autoren dargelegt – ein Oberbauchmittelschnitt mit direktem Zugang zu den Nierengefäßen dar.

Über den Ausgangsbefund der Nierenverletzung kann nur spekuliert werden, da erst 7 Tage nach dem Unfallereignis ein Computertomogramm erfolgte. Es handelte sich mindestens um eine Grad-II b/c-Verletzung, wobei de Gerotafaszie im Oberpolbereich intakt war. Die Tatsache, dass durch konservatives Vorgehen ein Erhalt von annähernd 2/3 der Nierenfunktion (32 von 50%) erzielt wurde, spricht eigentlich – bei ausgesprochen glücklichem Ausgang – für das gewählte abwartend-konservative Vorgehen. Nur hätte dies basierend auf einer rechtzeitigen und präzisen Diagnostik (Computertomogramm) erfolgen sollen. Es ist unbestritten, dass mit den modernen Möglichkeiten der rekonstruktiven Nierenchirurgie häufig eine Nephrektomie vermieden werden kann. Im vorliegenden Fall muss allerdings bezweifelt werden, ob bei dem vorliegenden Befund mit einer Verletzung im mittleren und unteren Nierendrittel eine entsprechende Rekonstruktion (mit 32 von 50% Restfunktion) realisiert worden wäre oder ob nicht sogar u. U. – bei der vorliegenden Klinik (Sepsisgefahr etc.) – sogar eine Nephrektomie erfolgt wäre.

Auf jeden Fall muss den Autoren zur eleganten endoskopischen Behandlung des schwierigen Falles gratuliert werden.

Literatur

Rassweiler J (2000) Urologische Traumatologie. In: Jocham D, Miller K (Hrsg) Praxis der Urologie. Thieme Verlag, 2. Aufl., Band 2, S 495–519

Pseudoaneurysma eines Nierenarterienastes nach perkutaner Nephrolitholapaxie

U. Treiber und R. Hartung

Einleitung

Die perkutane Nephrolitholapaxie kann in etwa 10% (2–23%) zu transfusionspflichtigen Blutungen führen [1, 6, 9, 10, 12, 14]. Größere Blutverluste treten intraoperativ sowie postoperativ meist innerhalb von 3 Wochen, in Ausnahmen jedoch auch noch nach 13 Wochen auf [3, 5, 7, 8]. Die häufigsten Ursachen postoperativer Blutungen sind akzidentell entstandene arteriovenöse Fisteln und Pseudoaneurysmen [5, 8]. Die tatsächliche Inzidenz dieser vaskulären Läsionen ist nur schwer bestimmbar, da postoperativ bildgebende Verfahren zu deren Nachweis, wie Farbdoppler, Angiographie, CT oder MRT, nicht routinemäßig eingesetzt werden. Nach perkutaner Nephrolitholapaxie finden sich therapiebedürftige Blutungen aus derartigen vaskulären Läsionen in 1,3% (0,5–3%) [2, 5–10]. Nachfolgend wird über eine erfolgreiche angiographische, selektive Katheter-Embolisation eines blutenden intrarenalen Pseudoaneurysmas nach perkutaner Nephrolitholapaxie berichtet.

Kasuistik

Eine 78-jährige Patientin wurde mit liegendem Doppel-J-Katheter rechts zur Steinsanierung der rechten Niere bei initial großem Nierenbeckenausgussstein rechts (Abb. 1) an unserer Klinik stationär aufgenommen. Fünf Monate davor wurde an einer anderen urologischen Klinik wegen Urosepsis zunächst eine perkutane Nephrostomie rechts eingelegt. Anschließend erfolgte dort der Versuch einer perkutanen Nephrolitholapaxie (PNL), wobei jedoch nur kleine Anteile des großen Konkrementes entfernt werden konnten. Nachfolgend kam es zu einer erneuten Urosepsis mit Nachweis von Candida albicans in Blut und Urin. Ferner ist anamnestisch eine 1982 durchgeführte Pyelolithotomie bei Nierenbeckenausgussstein links erwähnenswert.

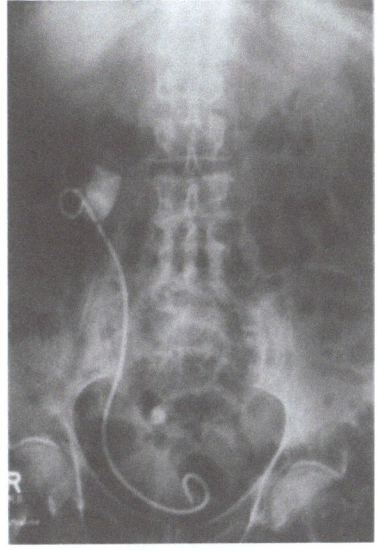

Abb. 1. Nierenbeckenstein rechts nach Versuch einer PNL, Doppel-J-Katheter in situ

An unserer Klinik erfolgte zunächst bildgebende Diagnostik (Sonographie, AUG, CT) zur genauen Bestimmung von Steinmenge und -lokalisation. Anschließend wurde eine erneute PNL durchgeführt, wobei das Konkrementmaterial bis auf 2 kleinere Restkonkremente (je etwa 0,5 cm) in der unteren Kelchgruppe entfernt werden konnte. Nach Entfernung von Ureter- und Nephrostomiekatheter klagte die Patientin über intermittierende Flankenschmerzen rechts. Am 8. postoperativen Tag erfolgte die Durchführung einer retrograden Ureteropyelographie, welche eine relative Ureterabgangsenge zeigte. Es erfolgte zunächst die kombinierte Einlage von Doppel-J- und Dauerkatheter. Zu diesem Zeitpunkt kein Hinweis auf Makrohämaturie. Am 10. postoperativen Tag Auftreten einer persistierenden Makrohämaturie, welche die Gabe von 4 Erythrozytenkonzentraten innerhalb von 2 Tagen erforderte. Am 11. postoperativen Tag Ausräumung einer Blasentamponade und Einlage eines Mono-

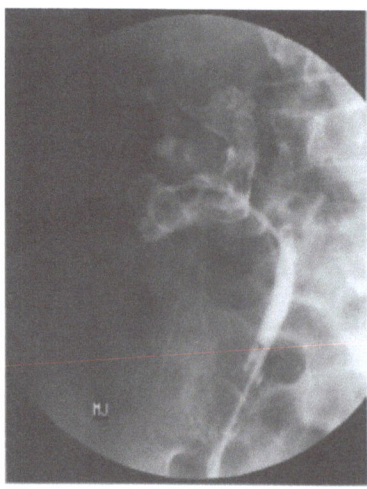

Abb. 2. Die retrograde Ureteropyelographie rechts zeigt multiple ausgedehnte Blutkoagel in Nierenbecken und Harnleiter. Mono-J-Katheter in situ

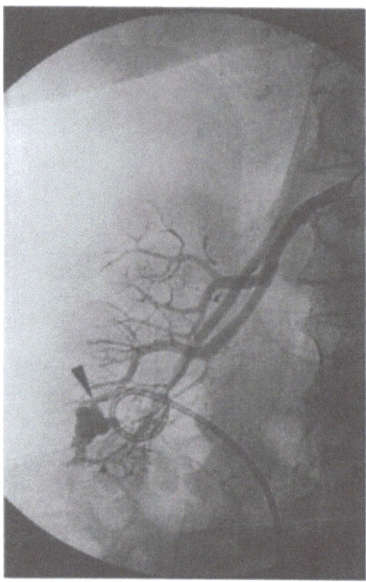

Abb. 3. Selektive Angiographie der rechten Niere mit Darstellung des Pseudoaneurysmas und dessen zuführender A. interlobularis (Pfeil)

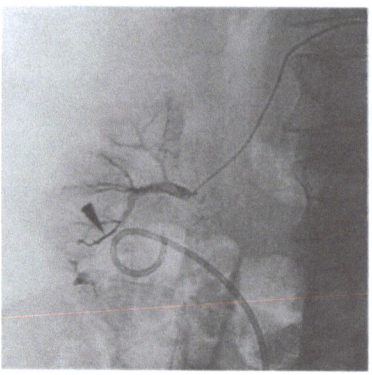

Abb. 4. Selektive Angiographie der rechten Niere nach vollständigem Verschluss der zuführenden Arterie mittels zweier „Steel-Coils" (Pfeil). Das Pseudoaneurysma und die abführende Vene stellen sich nicht mehr dar

J-Katheters. Es fand sich dabei eine aktive Blutung aus dem rechten Ostium. Die retrograde Ureteropyelographie zeigte eine fast vollständige Tamponade des Nierenhohlsystems sowie multiple Blutkoagel im Ureter (Abb. 2). Am selben Tage erfolgte eine selektive Renovasographie der rechten Niere über einen transfemoralen Zugang in Lokalanästhesie. Dabei fand sich am Nierenunterpol ein rindennahes, blutendes Pseudoaneurysma in unmittelbarer Nachbarschaft zur unteren Kelchgruppe (Abb. 3). Es bestand eine arterio-venöse Kommunikation mit hohem Fistelvolumen. Mit einem Koaxialkathetersystem erfolgte die Sondierung der Fistelarterie (A. interlobularis) und komplikationslose Durchführung einer endovaskulären Coil-Okklusion ohne Parenchymverlust. Durch Platzierung von 2 „Steel-Coils" von je 2 mm Durchmesser wurde ein vollständiger und stabiler Verschluss des Fistelgefäßes erreicht (Abb. 4). Nachfolgend unmittelbares Sistieren der Blutung. Die Röntgenkontrolle am 20. postoperativen Tag zeigte nach Kontrastmittelgabe über den Mono-J-Katheter eine vollständige Resorption der Koagel in Nierenbecken und Harnleiter. Die Patientin wurde am 22. postoperativen Tag in gutem Allgemeinzustand bei unauffälligen Laborparametern und Blutdruckwerten beschwerdefrei aus unserer Klinik entlassen. Vier Wochen nach angiographischem Fistelverschluss erfolgte die Entfernung des Utersplints. Sonographisch fand sich danach eine leicht- bis mittelgradige Ektasie der rechten Niere sowie 2 minimale Restkonkremente in der unteren Kelchgruppe.

Problemanalyse

Im vorgestellten Fall konnte eine relevante Blutung aus einem Pseudoaneurysma der Niere nach PNL durch Renovasographie lokalisiert und umgehend mittels selektiver Katheterembolisation komplikationslos und erfolgreich behandelt werden. Bei anhaltenden Blutungen nach PNL können zunächst konservative Maßnahmen zum Einsatz gelangen [7, 12]. Ein Abklemmen der Nephrostomie erlaubt die Tamponierung des Punktionskanals und des Hohlsystems, ein Wechsel gegen einen größeren oder dilatierbaren Nephrostomiekatheter führt zu einer besseren Kompression des Punktionskanals. Bei kreislaufstabilen Patienten führen eine erhöhte Hydradation und Gabe von Diuretika (z. B. Mannitol) durch gesteigerte Diurese zu einer Schwellung der Niere innerhalb der Organkapsel mit nachfolgender Kompression des Punktionskanals. Sollten diese Maßnahmen jedoch nicht umgehend zum Erfolg führen, ist zunächst eine Renovasographie in Embolisationsbereitschaft indiziert. Die Erfolgsraten der selektiven Embolisation blutungsrelevanter vaskulärer Läsionen (arteriovenöse Fisteln und Pseudoaneurysmen) nach PNL betragen im Mittel 78% (50–100%) [5, 7–10, 13]. Als maximale Form einer Embolisation gelang bei einem Patienten nach PNL aufgrund einer vaskulären Anomalie der Versorgung einer arteriovenösen Fistel und eines Pseudoaneurysmas nur durch die komplette Embolisation der Nierenarterie mit vollständigem Funktionsverlust der Niere eine erfolgreiche Blutstillung [4]. Abgesehen von derartigen Komplikationen können mögliche Nebenwirkungen einer Embolisation partielle Ischämie mit nachfolgender Infarzierung renalen Gewebes und konsekutiver Abnahme der Nierenfunktion sowie Entwicklung eines Hypertonus sein. Das Ausmaß der Parenchymischämie wird bestimmt von den anatomischen Verhältnissen der Gefäßversorgung sowie den technischen Möglichkeiten der selektiven Platzierung von Angiographiekatheter und Embolisat. Sollte durch Embolisation keine suffiziente Blutstillung erreicht werden, bleibt als ultima ratio die operative Freilegung der Niere.

Schlussfolgerung

Im vorangehend dargestellten Fall gelang es mittels selektiver Katheter-Embolisation, eine transfusionspflichtige Blutung aus einem renalen Pseudoaneurysma nach PNL erfolgreich, umgehend und komplikationslos zu behandeln. Entscheidend ist es, zunächst an diese Möglichkeit der interventionellen Radiologie zu denken, bevor operative Maßnahmen zum Einsatz kommen.

Literatur

1. Clayman RV, Surya V, Miller RP et al (1994) Percutaneous nephrolithotomy: extraction of renal and ureteral calculi from 100 patients. J Urol 131:868
2. Clayman RV, Surya H, Hunter D et al (1984) Renal vascular complications associated with the percutaneous removal of renal calculi. J Urol 132:228
3. Gavant ML, Gold RE, Church JC (1982) Delayed rupture of renal pseudoaneurysm: complication of percutaneous nephrostomy. AJR 138:948
4. Kernohan RM, Jonston LC, Donaldson RA (1990) Bleeding following percutaneous nephrolithotomy resulting in loss of the kidney. Br J Urol 65:657
5. Kessaris DN, Bellman GC, Pardalidis NP et al (1995) Management of hemorrhage after percutaneous renal surgery. J Urol 153:604
6. Lee WJ, Smith AD, Cubelli V et al (1987) Complications of percutaneous nephrolithotomy. AJR 148:177
7. Martin X, Murat FJ, Feitosa et al (2000) Severe bleeding after nephrolithotomy: results of hyperselective embolization. Eur Urol 37:136
8. Patterson DE, Segura JW, LeRoy AJ et al (1985) The etiology and treatment of delayed bleeding following percutaneous lithotripsy. J Urol 133:447
9. Reddy PK, Hulbert JC, Lange PH et al (1985) Percutaneous removal of renal and ureteral calculi: experience with 400 cases. J Urol 134:662
10. Roth RA, Beckmann CF (1988) Complications of extracorporeal shock-wave lithotripsy and percutaneous nephrolithotomy. Urol Clin North Am 15:155
11. Segura JW, Patterson DE, LeRoy AJ et al (1985) Percutaneous removal of kidney stones: review of 1000 cases. J Urol 134:1077
12. Stoller ML, Wolf JS, Lezin MAS (1994) Estimated blood loss and transfusion rates associated with percutaneous nephrolithotomy. J Urol 152:1977
13. Uflacker R, Paolini RM, Lima S (1984) Management of traumatic hematuria by selective renal artery embolization. J Urol 132:662
14. White EC, Smith AD (1984) Percutaneous stone extraction from 200 patients. J Urol 132:437

KOMMENTAR R. W. Günther

Peudoaneurysmen von Ästen der Nierenarterie sind fast immer iatrogen verursacht – meist durch perkutane Nierenbiopsie, Nephrostomie, Nephrolitholapaxie – und selten Folge eines schweren Nierentraumas im Rahmen einer Nierenruptur. Ein Spontanverschluss von kleinen falschen Aneurysmen ist denkbar. Daher muss nicht jede leichte Hämaturie Blutung sofort einer Angiographie zugeführt werden. Ist die Blutung massiv oder persistiert und rezidiviert sie, sollte eine Katheterangiographie zur Lokalisation der Blutungsstelle und anschließenden Transkatheterembolisation vorgenommen werden. Als Embolisationsmaterial empfiehlt sich die Verwendung von mit Dacronfasern besetzten Minispiralen, die superselektiv appliziert werden können, oder Gewebekleber vermischt mit Lipiodol (Histoacryl-Lipiodol). Auch Gelatineschwamm-Partikel (Gelfoam) können verwendet werden, sofern eine nicht zu große zusätzliche Shuntverbindung besteht. Durch die Transkatheterembolisation können Blutung und falsches Aneurysma gezielt und ohne Parenchymverlust zum Stillstand gebracht werden. Bei Beherrschung der Technik ist das Verfahren sicher, effektiv und führt eigentlich immer zur Ausschaltung der Läsion und zum Sistieren der Blutung. Anders kann es bei großen falschen Aneurysmen im Rahmen einer Nierenruptur sein, wo auch eine operative Therapie notwendig werden kann.

Läsion der Vena cava inferior bei sekundärer laparoskopischer Adrenalektomie

P. Fornara

Einleitung

Die laparoskopische Adrenalektomie bei benignen adrenalen symptomatischen Tumoren kann heute als Standard alternativ zur offenen Entfernung adrenaler Raumforderungen bis 7 cm angesehen werden. Als Indikationen für eine laparoskopische Adrenalektomie sind aldosteronsezernierende Adenome, unilaterale kortikale Dysplasien (Conn-Syndrome), adrenale Cushing-Syndrome, Nebennierenhyperplasien und -zysten, Phäochromozytome und Inzidentalome, welche größer als 4 cm sind, definiert [4, 6].

Der Eingriff wird in der Regel transperitoneal durchgeführt, kann aber auch retroperitoneal realisiert werden.

Die laparoskopische Adrenalektomie maligner adrenaler Raumforderungen war zunächst umstritten, findet aber zunehmend Anwendung [6–8, 10].

Das Vorliegen eines primären Nebennierenrindenkarzinoms ist eine allgemein anerkannte Kontraindikation für den Einsatz der Laparoskopie bei der Behandlung maligner adrenaler Raumforderungen [4, 14].

Handelt es sich um eine adrenale Metastase, so kann eine sogenannte sekundäre laparoskopische Adrenalektomie unter der Voraussetzung durchgeführt werden, dass es sich um einen symptomatischen und solitären Befund handelt, bei dem die Dignität des Primärbefundes vorliegt [6, 7].

Die Komplikationsrate der transperitonealen laparoskopischen Adrenalektomie benigner Raumforderungen liegt vor dem Hintergrund einer Vielzahl von Daten bei 2–20%, am häufigsten handelt es sich dabei um Blutungen aus der Nierenvene, seltener aus der V. cava inferior.

Die Konversionsrate liegt bei 2–4%, zumeist aufgrund nicht beherrschbarer Hämorrhagien [4, 6, 10, 12–15].

Diese Ergebnisse sind vergleichbar mit den Resultaten der laparoskopischen Adrenalektomie bei maligner Entartung der Nebenniere [6, 7, 11, 14].

Fallbericht

Bei einem 62 Jahre alten Patienten führten wir aufgrund einer solitären adrenalen Metastase eines rechtsseitigen Nierenzellkarzinoms eine sekundäre transperitoneale Adrenalektomie rechts bei Zustand nach Tumornephrektomie, Cholezystektomie und Appendektomie in thorakoabdominaler Lagerung durch.

Bei laterokolischem Zugang gelang es zunächst nach einer notwendigen Adhäsiolyse die in den bildgebenden Verfahren beschriebene 5 cm große adrenale Raumforderung frei zu präparieren. Problematisch gestaltete sich die Mobilisation von der V. cava inferior aufgrund einer deutlichen Adhärenz ohne Anzeichen einer Infiltration. Letztendlich gelang es, mit einem kleinen Tupfer über einen 5-mm-Trokar die V. cava nach medial zu verlagern.

Um ein Herausgleiten des Trokars zu verhindern, wurde dieser wieder in Richtung Hohlvene vorgeschoben, dabei wurde mit dem Tupfer die narbig fixierte Cava perforiert, sodass eine entsprechende Blutung einsetzte, die zur sofortigen Konversion zwang. Zwei der insgesamt vier Trokarinsertionsstellen wurden dafür mit einem Schnitt vereint, sodass umgehend die bereits freipräparierte Hohlvene aufgesucht und mit einer 5-0-Prolenenaht versorgt werden konnte. Anschließend wurde die adrenale Metastase entfernt. Der Blutverlust betrug 1,2 l es wurden postoperativ zwei Erythrozytenkonzentrate transfundiert. Eine intensivmedizinische Betreuung war nicht notwendig.

Problemanalyse

Der transperitoneale Zugang wird heute für die adrenale laparoskopische Chirurgie favorisiert [1, 4, 6, 7, 10, 14].

Bei bestehenden Adhäsionen nach offenen Voroperationen empfehlen einige Arbeitsgruppen ein retroperitoneales Vorgehen, andere Autoren gehen davon aus, dass transperitoneal eine laparoskopische Adhäsiolyse durchaus technisch gut durchführbar ist [1, 4, 6–8, 10, 14].

Diese Komplikation hat auf ein Problem der Laparoskopie hingewiesen. Es sind leider keine Instrumente verfügbar, mit denen große Gefäßstrukturen suffizient aus dem Operationsfeld herausgehalten werden können, ohne die Gefäßwand potentiell verletzen zu können. Ferner zeigt sich, dass bei narbig fixierten Strukturen die notwendige Feinheit im Umgang nicht ausreichend gewährleistet ist.

Der vorgestellte Fall zeigt aber auch, dass bei zügiger Konversion durch eine Schnittführung unter Einbeziehung der Trokarinsertionsstellen ein größerer Blutverlust zu vermeiden ist.

Literatur

1. Fazeli-Martin S, Gill IS, Hsu THS, Tak Sung G, Novick AC (1999) Laparoscopic renal and adrenal surgery in obese patients: comparison to open surgery. J Urol 152:665–669
2. Gagner M, Lacroix A, Prinz RA, Bolte E, Albala D, Potvin C, Hamet P, Juchel O, Querin S, Pomp A (1993) Early experience with laparoscopic approach for adrenalectomy. Surgery 114:1120–1125
3. Gill IS, Soble JJ, Tak Sung G, Winfield HN, Bravo EL, Novick AC (1998) Needlescopic adrenalectomy: the initial series: comparison with conventional laparoscopic adrenalectomy. Urol 52:180–186
4. Gill IS (2001) The case for laparoscopic adrenalectomy. J Urol 166:429–436
5. Guazzoni G, Montorsi F, Bergamaschi F, Rigatti P, Cornaggia G, Lanzi R, Pontirolo A (1994) Effectiveness and safety for laparoscopic adrenalectomy. J Urol 152:1375–1378
6. Guazzoni G, Cestari A, Montorsi F, Lanzi R, Rigatti P, Kaouk JH, Gill IS (2001) Current role of laparoscopic adrenalectomy. Eur Urol 40:8–16
7. Heniford BT, Arca MJ, Walsh RM, Gill IS (1999) Laparoscopic adrenalectomy for cancer. Semin Surg Oncol 16:293–306
8. Hobart MG, Gill IS, Schweizer D, Sung GT, Bravo EL (2000) Laparoscopic adrenalectomy for large-volume (> or =5 cm) adrenal masses. J Endourol 14:149–154
9. Janetschek G, Altarac S, Finkenstedt G, Gasser R, Bartsch G (1996) Technique and results of laparoscopic adrenalectomy. Eur Urol 30:475–479
10. Janetschek G (1999) Surgical options in adrenalectomy: laparoscopic versus open surgery. Curr Opin Urol 9:213–218
11. Kumar U, FRCS MS, Albala DM (2001) Laparoscopic approach to adrenal carcinoma. J Endourol 15:339–343
12. Porpiglia F, Carrone C, Giraudo G, Destefanis P, Fontana D, Morino M (2001) Transperitoneal laparoscopic adrenalectomy: experience in 72 procedures. J Endourol 15:275–279
13. Prinz RA (1995) A comparison of laparoscopic and open adrenalectomies. Arch Surg 130:489–492
14. Suzuki K, Kageyama S, Hirano Y, Ushiyama T, Rajamahanty S, Fujita K (2001) Comparison of 3 surgical approaches to laparoscopic adrenalectomy: a nonrandomized, backround matched analysis. J Urol 166:437–443
15. Winfield HN, Hamilton BD, Bravo EL (1997) Technique of laparoscopic adrenalectomy. Urol Clin N Am 24:459–465

KOMMENTAR D. FAHLENKAMP

Läsionen der Vena cava gehören bei rechtsseitigen Adrenalektomien, egal ob bei offenem oder laparoskopischem Zugangsweg, zu den häufigsten Komplikationen. Die relativ dickkalibrigen aber dünnwandigen Gefäße, insbesondere wenn sie nach sehr lateral oder fast dorsal in die V. cava ziehen, werden bei präparatorischem Zug an der Nebenniere leicht eingerissen und verursachen dann oft erhebliche Blutungen.

Schon bei offen chirurgischem Zugang kann es mitunter schwierig sein, zügig die Einmündungsstelle der manchmal sehr zarten Venen an der V. cava mit einer Gefäßklemme zu fassen und dann mit einer Gefäßnaht (Prolene 4x0–5x0) zu versorgen.

Die Komplikationsrate laparoskopischer Adrenalektomien liegt in größeren Serien zwischen 10 und 15% [1]. Erfahrung des Operateurs, Tumorgröße sowie abdominale Voroperationen beeinflussen die Komplikationsrate. Komplikationen auf der linken Seite (Cave Pancreasverletzungen!) sind insgesamt seltener. Auch in unserem Patientengut hatten wir in 2 von 16 laparoskopischen Adrenalektomien Nachblutungen auf der rechten Seite [2].

Bei Voroperationen auf der Seite der geplanten Adrenalektomie, wie im vorliegenden Fall nach Tumornephrektomie, ist mit einer um den Faktor drei höheren Komplikationsrate zu rechnen. Insbesondere Adhäsionen mit der V. cava inferior können die Präparation der Nebenniere problematisch gestalten.

Auch wir bevorzugen wie der Autor den transperitonealen laparoskopischen Zugang wegen der besseren und schnelleren anatomischen Übersicht auf die großen Gefäße und damit auch auf die zu- und abfließenden Nebennierengefäße, der besseren Sicht (insbesondere die Niere stört nicht) und des größeren Raumes zum Bewegen der Instrumente. Nachteilig ist das notwendige Mobilisieren des Darmes [2].

Bei einem Patient nach Tumornephrektomie erscheint hier ein retroperitoneoskopischer Zugang auf den ersten Blick etwas weniger gefährlich, auch unter dem Aspekt, dass die sonst „im Weg" befindliche Niere die Sicht auf die Nebenniere nicht behindern kann. Aber auch dieser Zugang gibt keine Gewähr des Nichteinreißens einer narbig fixierten V. cava inferior nach Tumornephrektomie wie im vorliegenden Fall.

Das Fixieren eines so fragilen Gefäßes wie der V. cava verlangt eine gut zupackende, aber auch gleichermaßen atraumatische Endozange, die bis dato nicht zur Verfügung steht. Die zügige Konversion zum weiteren offenen Versorgen der Venenverletzung ist wie im Fall beschrieben der richtige Weg, um größeren Blutverlusten, die bei weiterem laparoskopischen Manipulieren schnell resultieren könnte, vorzubeugen.

Literatur

1. Fahlenkamp D, Rassweiler J, Fornara P, Frede T, Loening SA (1999) Complications of laparoscopic procedures in Urology: experience with 2407 procedures at 4 german centers. J Urol 162:765–771
2. Fahlenkamp D, Beer M, Schönberger B, Lein M, Türk I, Loening SA (1996) Laparoscopic adrenalectomy. Techniques in Urology 2:48–53
3. Suzuki K, Kageyama S, Hirano Y, Ushiyama T, Rajamahanty S, Fujita K (2001) Comparison of 3 surgical approaches to laparoscopic adrenalectomy: a nonrandomized, background matched analyses. J Urol 166:437–443

2 Harnleiter

Urinom nach Antirefluxplastik (Lich-Gregoir)

B. Haben und J. Steffens

Einleitung

Die Antirefluxtechnik nach Lich-Gregoir gilt als sicheres, standardisiertes und komplikationsarmes Verfahren mit einer Erfolgsquote von 95–98% [1]. Unter den seltenen Komplikationen dominieren postoperative Ureterstenosen und Refluxrezidive [2]. Eine ungewöhnliche Komplikation ist die distale Ureterläsion mit paravesikalem Urinom.

Kasuistik

Ende des zweiten Lebensjahres erfolgte bei einem Mädchen mit vesicorenalem Reflux zweiten Grades links mit Funktionseinbuße von 37% bei guter Gesamtfunktion eine extravesikale Antirefluxplastik nach Lich-Gregoir. Die Harnröhrenkalibrierung ergab eine weite Harnröhre. Zystoskopisch fiel eine gering trabekulierte Harnblase mit einem orthotopen schlitzförmigen rechten Harnleiterostium und einem gering lateralisierten aufspülbaren linken Hufeisen-Ostium auf. Intraoperativ bestanden keine Besonderheiten. Der postoperative Verlauf war zunächst komplikationslos. Ab dem 4. postoperativen Tag bestand eine zunehmende Trinkschwäche. Nach Entfernung des Blasenkatheters am 5. postoperativen Tag kam es zu einem Temperaturanstieg auf 38,3 °C rektal. Die Urinkontrolle ergab einen nitritpositiven Harnwegsinfekt, der testgerecht parenteral mit einem Cephalosporin behandelt wurde. Bei nur langsamer Erholung des Kindes ergaben sonographische Verlaufskontrollen eine progrediente liquide Raumforderung paravesikal links. Die linke Niere wies eine Dilatation ersten Grades auf. Im Urogramm fand sich eine Harnstauungsniere links mit paravesikalem Urinom (Abb. 1). Ein ergänzend durchgeführtes CT-Abdomen (Abb. 2) zeigte eine Urinextravasation aus dem distalen Ureter mit paravesikaler Uri-

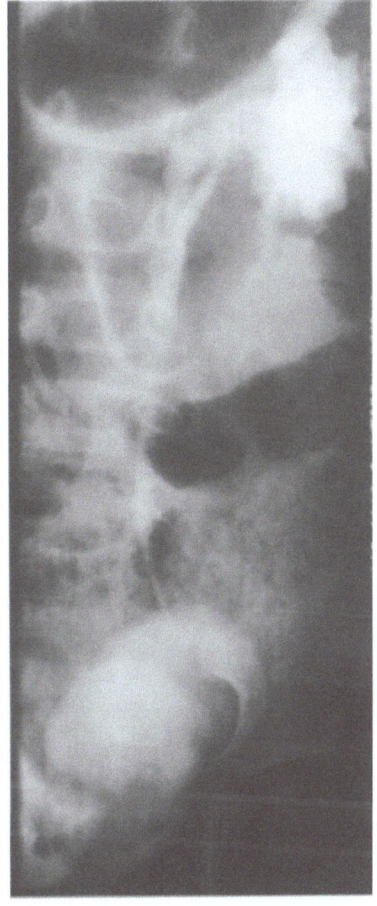

Abb. 1. Postoperatives Ausscheidungsurogramm: Harnstauungsniere links Grad 2 mit paravesikalem Kontrastmittel-Extravasat

nombildung. Am gleichen Tag erfolgte die perkutane Nephrostomie links und Urinomdrainage. Die antegrade Harnleiterdarstellung machte nochmals eine distale Ureterläsion mit Kontrastmittel-Extravasat und Verdrängung der Harnblase nach rechts deutlich (Abb. 3). Unter den Ableitungen erholte sich das Mädchen rasch. Nach einer Woche konnte die Urinomdrainage, nach weiteren drei Wochen die Nephrostomie links entfernt werden. Die vorher erneut durchgeführte antegrade Darstellung ergab keine

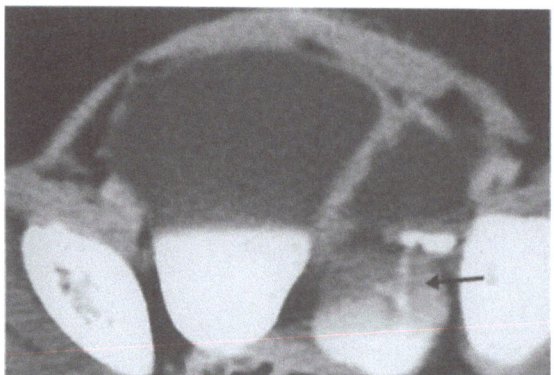

Abb. 2. Computerprogramm des kleinen Beckens: Darstellung der distalen Harnleiterläsion links mit Kontrastmittelübertritt in das Urinom (*Pfeil*)

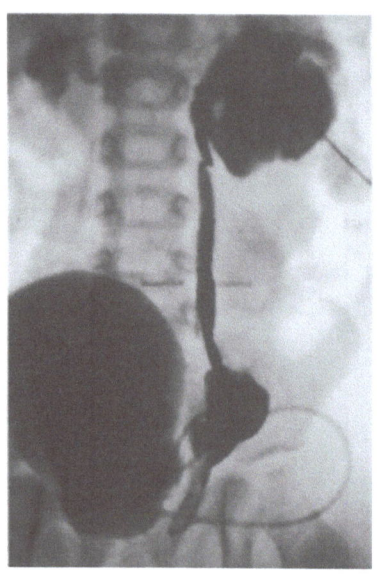

Abb. 3. Fistelfüllung über die perkutane Nephrostomie links: mäßige Abflussstörung bei distaler Harnleiterdilatation und paravesikaler Urinombildung. Verdrängung der Harnblase nach rechts

Urinextravasation mehr. Der weitere Verlauf war unauffällig, das Mädchen blieb beschwerde- und infektfrei. Die radiologische Refluxkontrolle nach 6 Monaten war unauffällig.

Problemanalyse

Ursächlich für die postoperative Urinombildung ist eine intraoperative Läsion des distalen, später intramuralen Harnleiters. Hierfür kommt eine thermische Schädigung durch elektrokaustische Blutstillung oder eine direkte Traumatisierung durch Anfassen der Harnleiter-Adventitia mit der Pinzette in Betracht. Auch eine Ureterläsion durch Overholt-Klemme im Rahmen der Prüfung der Tunnelweite nach Verschluss der Detrusormuskulatur ist denkbar, wenn auch unwahrscheinlich.

Schlussfolgerung

Die intraoperative distale Ureterläsion bei der Antirefluxplastik nach Lich-Gregoir stellt eine sehr seltene und vermeidbare Komplikation dar. Dem sollte der Operateur durch Verzicht auf harnleiternahes Koagulieren und atraumatische Präparationstechnik Rechnung tragen. Bei der präoperativen Risikoaufklärung sollte auch über die seltene Möglichkeit dieser Ureterläsion informiert werden.

Literatur

1. Riedmiller H, Köhl U (2000) Vesikorenaler Reflux. In: Thüroff JW, Schulte-Wissermann H (Hrsg) Kinderurologie in Klinik und Praxis, 2. Aufl. Thieme, Stuttgart, pp 284–287
2. Elder JS, Peters CA, Arant BS, Ewalt DH, Hawtrey CE, Hurwitz RS, Parrott TS, Snyders HM, Weiss RA, Hasselblad V (1997) Pediatric vesicoureteral Reflux Guidelines Panel. Summary report on the management of the primary vesicoureteral reflux in children. J Urol 157:1846–1851

KOMMENTAR R. Hohenfellner

Der Autor verweist auf eine der seltenen, revisionsbedürftigen Frühkomplikationen des Lich-Gregoir, die im eigenen Krankengut von 780 reno-ureteralen Einheiten 0,9% betrug [1]. Die Diskussion ist schlüssig, was die Möglichkeit der Ureterläsion betrifft, wenngleich auch Läsionen der Blasenschleimhaut bzw. Nekrosen im Bereich der extravesikalen „Mulde" der Mukosa nicht auszuschließen sind, beispielsweise durch Koagulation.

Auch die Beherrschung dieser Komplikation durch temporäre Nephrostomie und Drainage ist in der überwiegenden Zahl aller Fälle erfolgreich und sekundäre Obstruktionen, die zum Psoas-Hitch zwingen – 0,1% im eigenen Krankengut – selten. In der gleichen Größenordnung 0,1% lag übrigens die Divertikelbildung.

Bei Lehroperationen ist möglicherweise die Anwendung einer Lupenbrille mit 2–2 ½facher Vergrößerung sowie die bipolare Koagulation hilfreich, die Beweisführung zur Vermeidung der geschilderten Komplikationen jedoch eher spekulativ.

Für die statistische Auswertung eines großen Krankengutes und Erfassung von seltenen Komplikationen wie der geschilderten und der Suche nach deren Ursachen werden immer häufiger Datenbanken angelegt. Diese erfassen alle Details eines Eingriffs u. a. auch Nahtmaterial etc. Interinstitutionelle Unterschiede können später ebenso ausgewertet werden wie Vergleiche im Rahmen prospektiver Studien. Eine ganze Reihe chirurgischer Disziplinen bedient sich bereits dieser Datenbanken.

Literatur

1. Marberger M, Altwein J, Straub E, Wulff H, Hohenfellner R (1978) The Lich-Gregoir antireflux plasty: experiences with 317 children. J Urol, Baltimore 120:216

Harnleiterstenosen nach Antirefluxplastik

J. STEFFENS

Einleitung

Trotz standardisierter Antirefluxtechniken treten unabhängig von der Methode in 2% der Fälle postoperative Ureterstenosen und in 2% Refluxrezidive auf (Elder et al. 1997). Die erstgenannte Komplikation kann zu fatalen Folgen mit reduzierter Blasenkapazität und eingeschränkter Nierenfunktion führen. Der vorgestellte Fall demonstriert die seltenen Risiken einer bewährten Technik und erklärt die notwendigen Maßnahmen der Problemlösung.

Kasuistik

Anfang des 7. Lebensmonats erfolgte bei einem Knaben mit vesikorenalen Refluxen (Grad V rechts und Grad III links) mit Nierenfunktionseinschränkung rechts von 35% bei normaler Gesamtfunktion eine intravesikale Antirefluxplastik nach Politano-Leadbetter beidseits. Die präoperative Urethrozystoskopie zeigte eine unauffällige Harnröhre und Blase ohne Trabekulierung mit refluxtypischen lateralisierten Golflochostien bds. Das Miktionszysturethrogramm (MCU) ergab eine unauffällige Blase (Abb. 1). Intraoperativ bestanden keine Besonderheiten. Der postoperative Verlauf war zunächst ungestört. Nach Entfernung der Harnleitersplinte am 10. postoperativen Tag kam es jedoch zu symptomatischen Harnstauungsnieren bds., die perkutane Nephrostomien in der 4. postoperativen Woche erforderlich machten. Die radiologischen Fistelfüllungen zeigten intramurale Harnleiterstenosen bds.

Im 10. Lebensmonat erfolgte eine operative Reintervention. Die intravesikale Ureterolyse gestaltete sich aufgrund der Narbenbildung und des dünnen Harnleiterlumens äußerst mühsam. Nach Präparation der Ureteren aus der Blasenwand wurde eine extravesikale Harnleitermobili-

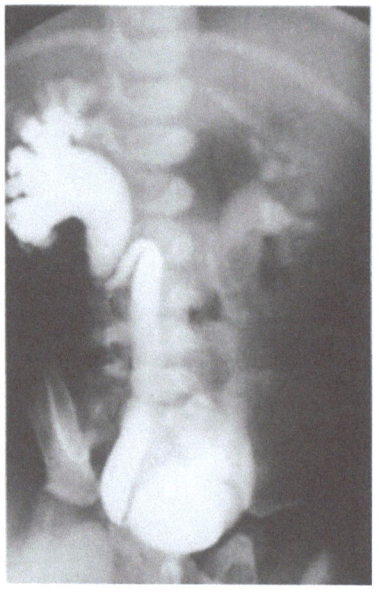

Abb. 1. Präoperatives MCU: vesikorenale Refluxe V. Grades rechts, III. Grades links, normal konfigurierte Blase, unauffällige Harnröhre

sation erforderlich. Links gelang eine problemlose Harnleitersondierung. Rechts konnte der Uretersplint jedoch wegen eines Widerstandes im proximalen Ureter nicht in das Nierenbecken hochgeschoben werden. Ureteroskopisch fand sich im proximalen Ureter eine ödembedingte intrinsische, auch mit einem Führungsdraht nicht passierbare Harnleiterenge. Diese machte eine proximale Ureterolyse und Ureterotomie zur korrekten Platzierung der Harnleiterschiene in das Nierenhohlsystem erforderlich. Nach zunächst ungestörtem postoperativen Verlauf kam es nach Entfernung der Harnleiterschienen zu persistierenden Harnabflussstörungen. Der klinische Verlauf war gekennzeichnet durch rezidivierende Pseudomonas-Infekte, die testgerecht oral nur mit Gyrasehemmern behandelt werden konnten. Die nuklearmedizinische Nierenfunktionskontrolle zeigte eine stabile Nierenfunktion mit unverändert eingeschränkter Partialfunktion rechts und Abflussstörung. Klinisch verbesserte sich der Zustand des Kindes, asymptomatische Harnwegsinfekte erlaubten eine Beendigung der antibiotischen Therapie. Ein erneuter Pseudomonas-Infekt im 16. Lebensmonat machte jedoch eine erneute Therapie mit einem Gyrasehemmer notwendig. Eine Magnetresonanz-Urographie zeigte ausgeprägte Harnstauungsnieren bei intramuralen Harnleiterstenosen bds. (Abb. 2).

Im 16. Lebensmonat wurde eine bilaterale Ringureterokutaneostomie bds. angelegt. Ein postoperativer fieberhafter Pseudomonas-Infekt machte nach antibiotischer Therapie mit einem Gyrase-Hemmer eine Harnansäuerung (L-Methionin) erforderlich. Der Harnabfluss erfolgt problemlos in Hautstomabeutel. Die Nierenfunktionsszintigraphie zeigte eine normale tubuläre Globalfunktion mit einer nahezu unveränderten Partialfunktion der rechten Niere von 31%. Das Kind entwickelte sich gut. Nach 1–2jähriger hoher Harnableitung sind eine nuklearmedizinische Nierenfunktionskontrolle, Harnleiterstomafistelfüllung, MCU und urodynamische Untersuchung vorgesehen. Geplant ist ein Verschluss der Ureterhautfisteln und bei ausreichendem Blasenvolumen eine zweiseitige Psoas hitch-Ureterozystoneostomie. Nur bei kleiner Blasenkapazität käme eine Blasenaugmentation und Harnleiterneueinpflanzung in Betracht.

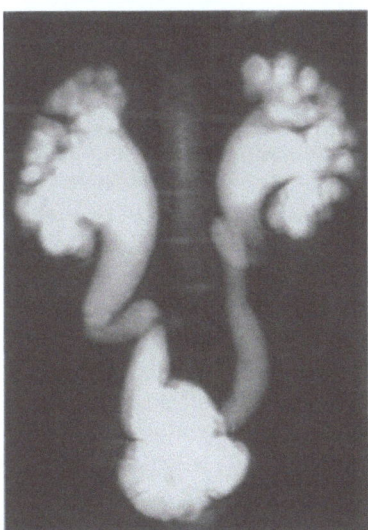

Abb. 2. Magnetresonanz-Urographie im 20. Lebensmonat nach Rezidiv-Ureterozystoneostomie bds.: massive Harnstauungsnieren bds., Dünndarmkonvolut in Projektion auf die Blasenregion, keine Blasendarstellung

Problemanalyse

Drei Ursachen der fehlgeschlagenen Antirefluxplastik sind möglich:
1. Die Harnleiterstenosen nach dem Ersteingriff waren Folge einer unzureichenden Weite des submukösen Tunnels und des Neohiatus am Blasenboden. Beim ersten Rezidiveingriff kam es durch die intra- und extravesikale Harnleiterpräparation zu einer vaskulären Nutritionsstörung mit Harnleiterischämie.
2. Durch die intra- und extravesikale Ureterolyse bei der Reintervention entstand eine Läsion des Ganglion pelvicum mit konsekutiver neurogener Blasenentleerungsstörung. Dies erklärt den fehlgeschlagenen Zweiteingriff.
3. Obwohl das präoperative MCU und die intraoperative Zystoskopie keinen Anhalt für eine neurogene Blase ergaben, lag eine zum Zeitpunkt des Ersteingriffes nicht erkannte Blasenfunktionsstörung vor. Da Kinder im 1. Lebensjahr eine Reflexblase aufweisen, bestand zum Zeitpunkt des Ersteingriffes noch keine klinische Manifestation einer okkulten neurogenen Blase.

Schlussfolgerung

Die international übliche Empfehlung, eine Refluxoperation nicht vor dem ersten Lebenshalbjahr durchzuführen, ist streng zu beachten. Eine Harnleiterneueinpflanzung beim Kind sollte erst am Ende des ersten Lebensjahres erfolgen. Stets muss auf die radiologischen und endoskopischen Zeichen einer neurogenen Blase im Säuglings- und Kleinkindesalter geachtet werden, um eine Kontraindikation zur operativen Refluxkorrektur stellen zu können.

Literatur

Elder JS, Peters CA, Arant BS, Ewalt DH, Hawtrey CE, Hurwitz RS, Parrott TS, Snyders HM, Weiss RA, Hasselblad V (1997) Pediatric vesicoureteral Reflux Guidelines Panel. Summary report on the management of the primary vesicoureteral reflux in children. J Urol 157:1846–1851

KOMMENTAR G. Konrad

Jeder kinderurologisch Tätige wird zwangsläufig mit Problemfällen konfrontiert, für die es keine Universallösung gibt. Die permanent geführten Diskussionen über Therapiemöglichkeiten der Harnrefluxerkrankung und den damit verbundenen oder daraus resultierenden Problemen haben in vielen urologischen Gesellschaften zu verbindlichen Richtlinien konservativer und operativer Therapiestrategien geführt. Diese spiegeln allgemeingültige Erfahrungen wider, erleichtern jedoch die notwendige individuelle, Patient bezogene Entscheidung nur bedingt. Jeder Fall zwingt spezifische Faktoren der anatomischen und funktionellen Situation des Krankheitsbildes zu berücksichtigen. Auch psycho-soziale Gegebenheiten und die sich daraus ergebenden Umstände beeinflussen das therapeutische Vorgehen.

Wir müssen uns darüber im Klaren sein, dass keine Therapie katastrophaler sein kann, als eine allein an Richtlinien orientierte, die den Patienten als Individuum mit seiner spezifischen Problemkonstellation außer Acht lässt. So steht der mit einem spezifischen Problem konfrontierte Therapeut mit seiner Entscheidung immer alleine.

Die Persönlichkeit des Therapeuten, dessen kinderurologische Schule und Ausbildung führen, auch unter Berücksichtigung der allgemeingültigen Richtlinien zur Refluxerkrankung, zu Unterschieden in der Beurteilung eines Krankheitsbildes. Bereits Art und Ausführung der Diagnostik werden sich ebenso unterscheiden wie die Wertung der Ergebnisse mit einmal mehr oder weniger sichtbaren patho-anatomischen Strukturen. Darüber hinaus unterliegt die Einschätzung der gestörten neuro-muskulären Funktion der am ableitenden Harntrakt synzytiell beteiligten Organe, und besonders ihre Potenz zur Rekonvaleszenz der individuellen Erfahrung des Therapeuten.

Die einzelnen Operationsverfahren – Cohen, Lich-Gregoir, Politano-Leadbetter, Paquin, Psoas-Hitch, Boari, etc. – haben ihre spezifischen Indikationskriterien. Unter Berücksichtigung der Funktionstüchtigkeit der beteiligten Organsysteme stellen die Lage und Konstitution des Ostiums, die Beschaffenheit der Blasenwand, paraureterale Divertikel, die Harnleiteranatomie, Megaureter, einseitiger oder beidseitiger Reflux und viele andere Faktoren bei der Indikationsstellung eine Entscheidungshilfe dar. Bei einem strukturell veränderten Megaureter, bei Alteration der Waldeyer'schen Scheide etc. würde kein Operateur an einen Cohen oder Lich-Gregoir denken. Letzteres Op-Verfahren bietet sich bei einseitigem Reflux und weitgehend orthotoper Position des Ostiums an. Mit einem Politano-Leadbetter sind beidseitiger Reflux und solche Korrekturen zu bewältigen, die eine Resektion des distalen Harnleiters erfordern, um einen normalen Wandaufbau des zu reimplantierenden Harnleiterendes zu gewährleisten. Wegen der größeren Wundflächen und der Veränderung der anatomischen Gegebenheiten ist ein Psoas-Hitch nur gerechtfertigt, wenn es aus unterschiedlichen Gründen gilt, beispielsweise eine längere distale Harnleiterstrecke zu überwinden.

Wollen wir den vorgestellten Problemfall analysieren, müssen diese Gedanken angesprochen sein, weil die geführten Diskussionen oft den Eindruck vermitteln, dass von der Schule abhängig, einmal mehr dieser, ein anderes mal mehr jener OP-Technik Präferenz erwiesen wird.

Bei Säuglingen oder Kleinkinder wird häufig primär Zuwarten angeraten. Zuwarten auf was? Dass das Krankheitsbild sich zufällig bessert oder gar von alleine ausheilt, ist der Wunsch. Ohne eine sehr sorgfältige Diagnostik, aus der die prognostische Aussicht auf Besserung abzuleiten ist, muss ein solcher Rat schlicht als unfachmännisch, ja geradezu als laienhaft beurteilt werden. Je unreifer das Organsystem, um so subtiler hat die Diagnostik, ein Abwägen der Therapie und letztlich die Therapie selbst zu erfolgen. Gerade in dieser frühen postpartalen Phase findet nicht nur eine rapide Entwicklung des Säuglings statt, sondern auch die seiner Organsysteme, die sich anatomisch in einem sehr anfälligen und funktionell in einem äußerst labilen Gleichgewicht befinden. Nach den gescheiterten Bemühungen bereits intrauterin eine präpartale Therapie einzuleiten, scheint in der postpartalen Lebensphase dieser progressiven Reifung und Entwicklung der Organsysteme therapeutisch überraschend wenig Bedeutung beigemessen zu werden.

Im vorliegenden Fall erfolgte die Diagnostik und die operative Therapie dem Krankheitsbild entsprechend. Eine Traumatisierung des Ganglion pelvicum ist gerade beim Politano-Leadbetter gegenüber einem Lich Gregoir nicht zu befürchten. Die beidseitig notwendige Neueinpflanzung der dilatierten Harnleiter stellt die geeignete Indikation zu einem Politano-Leadbetter dar.

Eine Stenosierung des distalen Harnleiters ist eine gelegentlich nicht vermeidbare Komplikation, die aus den vorliegenden Gewebeveränderungen resultieren (intramurales Ödem, Fibrose, Gefäßalterationen des Harnleiters, Entzündungsreaktion, Blasenwandhypertrophie etc.).

Da die Präparation streng der Waldeyer'schen Scheide folgt, ist eine Verletzung der A. ureterica inferior mit konsekutiver Malnutrition des distalen Harnleiterabschnitts nur zu fürchten, wenn mehr als 2–3 cm des elongierten distalen Megaureters zu resezieren sind, um normale Harnleiterwandstrukturen zu erreichen.

Der intramuralen Harnleiterstenose und auch der proximalen Harnleiterengstellung scheinen aus meiner Sicht operationsbedingte Gewebsreaktionen zu Grunde zu liegen. Der entlastete Harnleiter neigt auf die gegebene Entlastung überschießend mit einer Kontraktion und Ödembildung zu reagieren. In diese Reaktion sind die periureteralen Bindegewebstexturen mit einbezogen. Letztere lassen sich vor allem in oft schleifenförmig veränderten subpelvinen Harnleiterabschnitten beobachten. Der operationsbedingten Texturveränderung des Harnleiters geht eine funktionelle Störung der Peristaltik parallel. Oft dekompensiert das Organsystem Harnleiter, wenn zu frühzeitig die entlastende Harnableitung entfernt und das System durch die sich multiplizierenden Faktoren belastet wird. So könnte die leichte oder problemlose Harnleitersondierung links nach zuvor bestandenem Grad-III-Reflux ein Hinweis dafür sein, dass der rechte Harnleiter wegen der Veränderung des Grad-V-Refluxes eine längere Rekonvaleszenz beanspruchte.

Nach der perkutanen Nierenfistelung wäre durch die wieder hergestellte Entlastung des Harntrakts eine Normalisierung der strukturellen und funktionellen Einheit zu erwarten gewesen. Möglicherweise hätte sich auch hier durch ein etwas längeres Zuwarten vor dem Zweiteingriff eine Lockerung der Narbentextur und eine motorisch stabilere Situation erreichen lassen. (Welch lange Zeit benötigt ein Narbengewebe bis es sich wieder in die Elastizität des umgebenden Gewebes einpasst). Das Ausmaß der beim Zweiteingriff vorgefundenen Vernarbung spricht jedoch mehr für eine unter Antibiose aufgetretene infektbedingte Gewebereaktion mit Fibrosierung.

Die Schrumpfblase ist als passageres Phänomen zu betrachten. Besteht kein Reflux mehr, über den der intravesikale Druck unmittelbar auf den druckschwächeren oberen Harntrakt übertragen werden kann, so entfaltet sich die gegenwärtig geschrumpfte unreife Blase mit kontinuierlicher Füllung sehr rasch wieder.

Aus dem Ergebnis einer urodynamischen Untersuchung werden sich unter den gegebenen Umständen keine therapierelevanten Rückschlüsse erwarten lassen.

Zusammenfassung:
Sicher ist der vorgestellte Fall ein Einzelfall. Dem Autor gebührt außerordentlicher Dank, dass er erneut eine sachliche Diskussion anregt.

Das Krankheitsbild wurde diagnostiziert und fundiert, die Lösung überlegt und sicher technisch perfekt angegangen. Ob ein längeres postoperatives Verweilen der Harnleitersplinte an dem Verlauf des geschilderten Falles etwas geändert hätte, ist fraglich. Zu viele der bereits angeborenen und unausweichlichen, operativ iatrogenen Faktoren (Entzündung, Einblutung, Lymphödem, Fibrose, etc.) bestimmen gelegentlich unbeeinflussbar einen Heilverlauf. Dennoch ist immer wieder der eigenen Ungeduld zu begegnen, wenn zudem auch die Eltern verständlicherweise auf eine rasche Entfernung der externen Harnableitungen drängen.

Dass eine angestrebte Lösung unter Abwägen und Berücksichtigung aller Komplikationsmöglichkeiten nicht immer so gelingt, wie sich der Therapeut dies wünscht, wird immer das Schicksal von dem sein, der sich solcher angeborenen Probleme annimmt. Sie sind primär schon Problemfälle. Wir lernen dennoch aus ihnen am meisten.

Harnleiterstenose nach Burch-Kolposuspension

A. Heidenreich und R. Hofmann

Einleitung

Die Kolposuspension nach Burch ist eine klassische Methode der operativen Korrektur der weiblichen Stressharninkontinenz und ist bei morphologisch, mechanisch und neurologisch intaktem, jedoch unter Belastung inkompetenten Spinkter indiziert. Durch die Fixation des paravaginalen Gewebes an das Lig. ileopectineum wird der Blasenhals nach kranioventral verlagert, der kompetente Schließapparat nach intraabdominell gebracht und dadurch eine verbesserte Drucktransmission auf den Schließapparat mit konsekutiver Kontinenz ermöglicht. Chronische Urinretention, de-novo Urge Symptomatik, Wundinfektion, intravesikale Nahterosion und Harnröhrenverletzung mit urethrovaginaler Fistel stellen bekannte frequente Komplikationen der Kolposuspension nach Burch dar, die in 5–10% der Fälle beschrieben wurden [2]; Ureterobstruktion bzw. -nekrose repräsentieren seltene Komplikationen, über die in weniger als 20 Kasuistiken berichtet wurde [1, 4-6]. Die vorgestellte Kasuistik soll die seltene Komplikation der Ureterobstruktion bezüglich Ätiologie, frühzeitiger Diagnostik und adäquater Problemlösung beschreiben.

Kasuistik

Die 72-jährige Patientin wurde wegen einer Stressinkontinenz und gelegentlichen Urgesymptomatik in unserer Klinik vorstellig. In der Vorgeschichte war eine Hysterektomie mit vorderer und hinterer Kolporrhaphie 1969 sowie eine Unterschenkelvenenthrombose; die urologische Anamnese war ansonsten unauffällig. Im Rahmen der körperlichen Untersuchung zeigte sich bei der vaginalen Einstellung eine drittgradige Cystocele; es fand sich ein positiver Stresstest bei Reposition der Cystocele im Sinne einer larvierten Stressinkontinenz. Zystomanometrie und Beckenboden-EMG waren unauffällig, das Urethradruckprofil zeigte einen maximalen Ruheverschlussdruck von 40 und 35 cm H_2O, die funktionelle Harnröhrenlänge lag bei 20 und 22 mm. Das Kolpocystorektogramm brachte eine Cystocele III. Grades sowie einen ausgeprägten rotatorischen Descensus zur Darstellung (Abb. 1). Aufgrund der vorgenannten Befunde wurde die Indikation zur Kolposuspension nach Burch in Kombination mit einer Sakropexie gestellt.

Die Kolposuspension erfolgte in Steinschnittlage über eine Pfannenstielinzision nachdem im Cavum Retzii das perivesikale Fett- und Bindegewebe von der hinteren Symphyse bis zum Beckenboden abgeschoben wurde, die seitliche vaginale Faszie und das Lig. iliopectineum dargestellt und eine ausreichende Mobilität der kranialen und lateralen Vaginalzirkumferenz gewährleistet wurden. Hernach Eröffnen des Peritoneums und Darstellung des Os sacrum nach Identifikation und Anschlingen des rechten Ureters. Darstellung des vaginalen Stumpfes durch kraniale Bewegung eines intravaginal eingelegten Stieltupfers, Fixation eines 3×2 cm messenden Goretex-Netzes mit Ethibond 2×0 rechts und links lateral am Vaginalstumpf; anschließend Fixation mit Ethibond 2×0 am Os sacrum unter kraniodorsaler Zugrichtung. Peritonealverschluss und Fortsetzen der Operation mit der Kolposuspension.

Beidseits wurden je 3 Suspensionsnähte in der lateralen oberen Vaginalwand tangential und in adäquaten Abständen durch das Lig. iliopectineum gestochen. Die Nähte wurden anschließend unter vaginaler Palpationskontrolle von distal nach proximal geknüpft, so dass Blasenhals/Urethra hängemattenähnlich eleviert wurden. Nach Einlage eines suprapubischen Fistelkatheters erfolgte der schichtweise Wundverschluss unter Verzicht auf eine Drainage. Der postoperative Verlauf gestaltete sich problemlos,

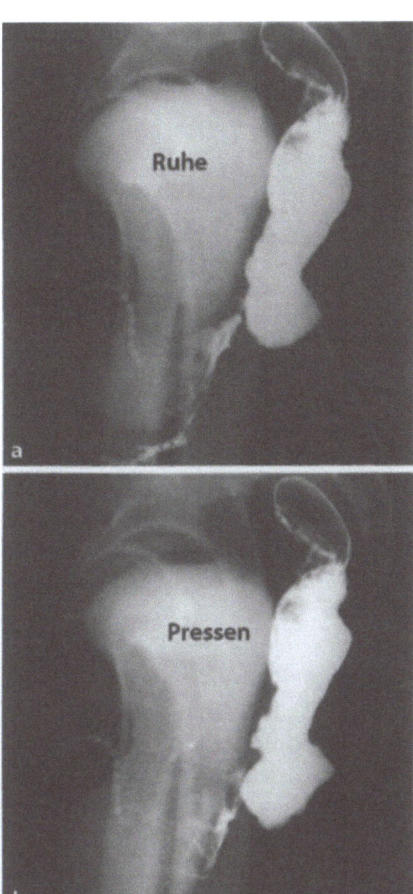

Abb. 1. Bereits unter Ruhebedingungen ist im Kolpocystorektogramm eine deutliche Cystocele mit rotatorischem Descensus darstellbar. Unter abdomineller Bauchpresse verstärken sich Cystocele und Descensus, die Blase tritt unter Berücksichtigung der pubococcygealen Linie um 4 cm tiefer

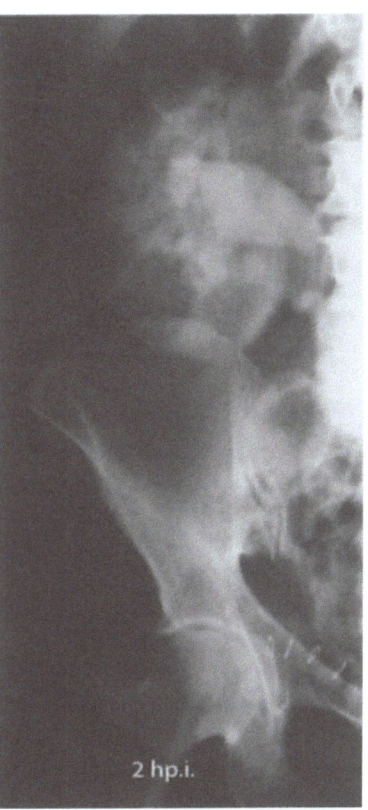

Abb. 2. Rechtsseitige Halbseitenaufnahme 2 h nach intravenöser Kontrastmittelgabe mit Nachweis einer deutlichen Hydronephrose, proximalen Ureterdilatation und Ureterkinking

der Blasenkatheter wurde am 2. postoperativen Tag, der SPK bei Restharnvolumina < 50 ml am 4. postoperativen Tag gezogen. Die Miktion erfolgte mit gutem Flow, es lag keine Stressinkontinenz mehr vor. Die vor Entlassung am 6. postoperativen Tag routinemäßig durchgeführte Sonographie der urologischen Organe zeigte eine rechtsseitige Harnstauungsniere mit einsehbarem proximalen Ureter, das Ausscheidungsurogramm brachte eine Harnstauungsniere auf dem Boden einer distalen Ureterobstruktion zur Darstellung (Abb. 2), so dass die Verdachtsdiagnose einer Ureterobstruktion durch die proximale Suspensionsnaht gestellt wurde. Die Urethrozystoskopie demonstrierte ein nach lateral verzogenes rechtes Ostium, das bei der retrograden Sondierung mit einem 5 Ch Ureterenkatheter nur für ca. 0,5–1 cm durchgängig war.

Die Ableitung der rechten Niere erfolgte über eine perkutane Nephrostomie, die antegrade Pyeloureterographie (Abb. 3) verdeutlicht den distalen Kontrastmittelstopp sowie angelhakenähnliche Verziehung des distalen Ureters. 4 Wochen nach dem Primäreingriff erfolgte die Rekonstruktion des rechten Ureters mittels Psoas-Hitch-Technik; der postoperative Verlauf war komplikationslos, das am 10. postoperativen Tag angefertigte Miktionszysturethrogramm demonstriert einen schönen Psoas-Hitch-Zipfel (Abb. 4) das am 12. postoperativen Tag durchgeführte Ausscheidungsurogramm zeigt glatte Abflussverhältnisse.

Problemanalyse

Die Genese der iatrogen bedingten und erst postoperativ diagnostizierten Harnstauungsniere ist auf folgende Ursachen zurückzuführen:
1. Platzierung der Burchnähte zu weit proximal im Bereich des Blasenhalses [3–6]. Die pro-

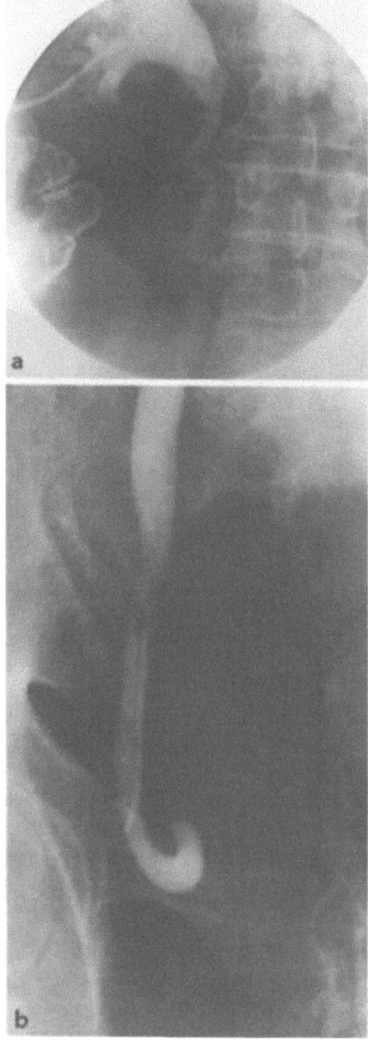

Abb. 3. Antegrade Pyeloureterographie mit Darstellung eines dilatierten NBKS sowie eines dilatierten Ureters, der im distalen blasennahen Verlauf eine angelhakenähnliche Verziehung mit Kontrastmittelstopp aufweist

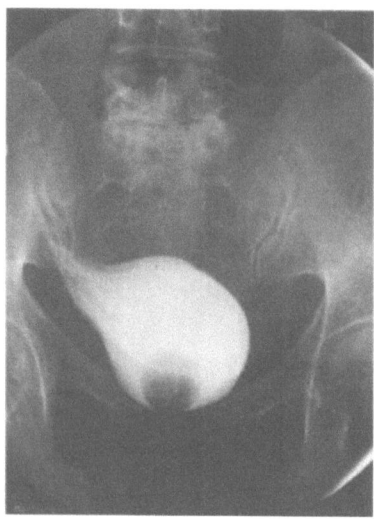

Abb. 4. Miktionscysturethrogramm nach Psoas-Hitch mit Darstellung eines klassischen Psoas-Hitch-Zipfels ohne vesicoureteralen Reflux

ximale Platzierung der Nähte kann zu einer direkten Verletzung und Obstruktion des intramuralen Ureterverlaufes führen und eine Stenose bzw. eine Ureternekrose bedingen.
2. Platzierung der Burchnähte zu weit medial im Bereich der anterioren Vaginalwand [3–6]. Die weit mediale Platzierung der vaginalen Nähte können nach Fixation der Vagina am Cooper'schen Ligament zu Verziehung und Kinking des Ureters mit nachfolgender Obstruktion führen.

Aufgrund des postoperativen Zystoskopiebefundes sowie der antegraden Pyelographie scheint erstere Variante in unserem Fall für die Ureterobstruktion und Hydronephrose verantwortlich gewesen zu sein, da eine deutlich lateralwärtige Verziehung des Ureterostiums nachgewiesen werden konnte.
3. Fehlende intraoperative Zystoskopie zum Ausschluss intravesikalen Fadenmaterials bzw. einer Ostiumbeteiligung. Obwohl in dem beschriebenen Fall die intraoperative Urethrozystoskopie die Ostiumverziehung sicher hätte nachweisen können, schließt diese endoskopische Diagnostik eine Verletzung des oberen Harntraktes nicht mit letzter Sicherheit aus: bei 17/1164 (1,5%) Patientinnen, die sich einer Kolposuspension nach Burch oder einer Nadelsuspension nach Stamey unterzogen, manifestierte sich eine Nahtverletzungen des Harntraktes [5]; trotz routinemäßig durchgeführter Zystoskopie wurde diese nur in 8 (47,1%) Fällen intraoperativ erkannt.

Schlussfolgerung

Die postoperative Ureterstenose bei Kolposuspension nach Burch stellt eine seltene Komplikation dar, die letztendlich aus der fehlerhaften Platzierung der Burchnähte am Blasenhals oder an der Vaginalwand resultiert. Bei intraoperativem Nachweis der Nahtverletzung durch Urethrozystoskopie führt die einfache Entfernung des Nahtmaterials zu einer Rekonstitution, bei erst postoperativ diagnostizierter Hydronephrose sollte die Harnleiterneueinpflanzung in der Psoas-Hitch-Technik ca. 6 Wochen postoperativ erfolgen, da in den meisten Fällen aufgrund einer mangelhaften vaskulären Nutrution mit einer Ureternekrose zu rechnen ist.

Literatur

1. Applegate GB, Bass KM, Kubik CJ (1987) Ureteral obstruction as a complication of the Burch colposuspension procedure: case report. Am J Obstet Gynecol 156:445
2. Christensen H, Laybourn C, Eickhoff JH, Frimodt-Moller C (1996) Long-term results of the Stamey bladder neck suspension procedure and of the Burch colposuspension. Scand J Urol Nephrol 31:349–353
3. Delaerer KPJ, Strijbos WEM, Zandvoort JA (1989) Perirenal urinary extravasation complicating Burch colposuspension. Urol Int 44:119–120
4. Dwyer PL, Carey MP, Rosamillia A (1999) Suture injury to the urinary tract in uretharl suspension procedures for stress incontinence. Int Urogynecol J Pelvic Floor Dysfunct 10:15–21
5. Ferriani RA, Silva de Sa MF, Dias de Moura M et al (1990) Ureteral blockage as complication of Burch colposuspension: report of 6 cases. Gynecol Obstet Invest 29:239–240
6. Rosen DM, Korda AR, Waugh RC (1996) Ureteric injury at Burch colposuspension. 4 case reports and literature review. Aust NZJ Obstet Gynaecol 36:354–358

KOMMENTAR H. Schwaibold und R. Hartung

Die Verletzung bzw. Ligatur des Harnleiters im Rahmen einer Kolposuspension ist eine sehr seltene Komplikation, die bis 1996 nur 19-mal in der Weltliteratur beschrieben worden war.

Wir stimmen der Meinung der Autoren zu, dass im vorliegenden Fall wahrscheinlich die Burch-Nähte zu weit proximal im Bereich des Blasenhalses platziert wurden. Hierfür spricht die laterale Verziehung des Ureters sowie die Durchgängigkeit des Ureters für nur ca. 0,5 bis 1 cm bei der retrograden Sondierung. Die entscheidende Frage ist, ob grundsätzlich bei Inkontinenzoperationen wegen weiblicher Stressinkontinenz eine routinemäßige Zystoskopie zum intraoperativen Ausschluss von Verletzungen der Blase und des unteren Harntraktes durchgeführt werden sollte. Obwohl in der von den Autoren zitierten Literatur [4] nur knapp die Hälfte der Fälle mit Harnleiterverletzungen intraoperativ erkannt wurden, fordert Dwyer in seiner Schlussfolgerung eine intraoperative bzw. frühe postoperative Urethrozystoskopie. In einer Metaanalyse der selben Gruppe (Gilmour et al. 1999) analysierten die Autoren alle bis zu diesem Zeitpunkt in der Weltliteratur publizierten gynäkologischen Eingriffe, die zu einer Verletzung des Harntraktes geführt hatten mit Hilfe einer Medlinerecherche. Sie teilten die Publikationen ein in solche, bei denen intraoperativ zystoskopiert worden war und die, bei der die Operateure auf diese Diagnostik verzichtet hatten. In der ersten Gruppe wurden nur 11,5% der Harnleiterverletzungen und 50% der Blasenverletzungen intraoperativ diagnostiziert. In der zweiten Gruppe wurden 90% der Harnleiterverletzungen und 85% der Blasenverletzungen ausschließlich durch die routinemäßige Urethrozystoskopie intraoperativ erkannt und erfolgreich behandelt.

Die gängige Praxis, eine intraoperative Zystoskopie bei Inkontinezoperationen nur bei einer Makrohämaturie durchzuführen macht wenig Sinn, da häufig die Manipulation im Bereich des Blasenhalses und der Blase die Hämaturie verursacht, ohne dass irgendwelche Läsionen des Harntraktes aufgetreten sind.

Zusammenfassend sollte bei allen Inkontinenzoperationen bei weiblicher Stressinkontinenz eine Zystoskopie zum Ausschluss einer Verletzung des Harntraktes durchgeführt werden.

Literatur

Gilmour DT, Dwyer PL, Carey MP (1999) Lower urinary tract injury during gynecologic surgery and its dedection by intraoperative cystoscopy. Obstet Gynecol 94:883–889

Harnleiterstenose nach Heminephroureterektomie

J. Schneider und E. Hertel

Einleitung

Die offen chirurgisch durchgeführte Heminephroureterektomie gilt als Standardverfahren in der operativen Urologie [9]. Zunehmend berichten die einschlägigen Zentren über die routinemäßige laparoskopische Heminephroureterektomie [5, 6, 10, 11, 13]. Neben den allgemein postoperativen Komplikationen bietet diese Operation spezielle Probleme hinsichtlich der Restniere und des ipsilateralen Ureters.

Wir berichten über die seltene Komplikation einer Ureterstenose mit Urinombildung nach Heminephroureterektomie bei Doppelanlage mit funktionslosem unteren Hohlsystem.

Kasuistik

Wegen erstmalig aufgetretener Algurie, Hämaturie und Fieber wurde der 17-jährige Patient einer urologischen Diagnostik unterzogen und ein massiver vesico-renaler Reflux in das untere Hohlsystem bei Doppelanlage rechts sowie ein vesico-renaler Reflux links diagnostiziert. Urodynamisch zeigte sich eine normotone, hyperkontraktive Blase und eine Blasenmuskelhypertrophie, wobei cystoskopisch eine infravesicale Obstruktion und kernspintomographisch eine Spina bifida bzw. ein Tethered cord sowie eine infravesicale Raumforderung bzw. Missbildung ausgeschlossen werden konnten. Das Hohlsystem der oberen rechten Doppelanlage war urographisch bis auf eine Medialisierung unauffällig, das untere Hohlsystem verplumpt und wies eine späte Kontrastierung auf mit einem bis zu daumendick erweiterten Ureter. Das linke Hohlsystem ergab eine zufriedenstellende Kontrastmittelausscheidung mit mäßig entzündlichen Kelchveränderungen. Mittels Miktionscystourethrographie wurden der massive vesico-renale Reflux in das untere Hohlsystem rechts Grad V sowie links Grad III (International Reflux Study Group) bei geordneter Perfusion der Harnröhre bestätigt. Die Nierensequenzszintigraphie mit seitengetrennter Clearance ergab eine im unteren Normbereich gelegene tubuläre Extraktionsrate bei verzögerter Perfusion und gute Abflussverhältnisse beidseits, wobei der Anteil der gesamten rechten Nieren 78% betrug, davon 10% auf den abgrenzbaren unteren Nierenanteil entfielen. Als erster Schritt der Sanierung erfolgte eine Heminephroureterektomie rechts. Die Entfernung des unteren Nierenanteils konnte selektiv durch die Unterbindung eines gesonderten Gefäßsystems erfolgen. Ebenso ließen sich beide Ureteren voneinander problemlos separieren. Da prävesical beide Ureter in einer gemeinsamen Waldeyerschen Scheide verliefen, wurde auf eine gesonderte Präparation bis in den Ostiumbereich hinein verzichtet, so dass ein 1 cm langer Stumpf stehen blieb, der mit einer 3/0 fortlaufenden Dexonnaht versorgt wurde. Bis auf einen 2-tägigen Fieberanstieg bis 38,6 ab 5. postoperativen Tag gestaltete sich der weitere postoperative Verlauf komplikationslos. Die lumbale wie die Unterbauchdrainage konnten am 4. postoperativen Tag entfernt werden. Das Cystogramm vor Dauerkatheterentfernung am 10. postoperativen Tag zeigte keinerlei Extravasat, bis auf den bekannten vesico-renalen Reflux links und eine winzige Kontrastmittelauszipfelung in den restlichen Ureterstumpf rechts. Die Urographie rechts bot eine glatte Kontrastmittelpassage ohne Aufstau bzw. Extravasation. Sonographisch ergaben sich hinsichtlich des verbliebenen rechtsseitigen Hohlsystems keine Auffälligkeiten.

Sieben Wochen nach der Heminephroureterektomie kam der junge Patient erneut wegen ziehender Flankenschmerzen, die in den Unterbauch ausstrahlten, zur stationären Aufnahme. Das rechte Nierenlager war klopfschmerzhaft, die Wunden aber waren primär verheilt. Sonographisch fanden sich eine Stauungsniere rechts und eine 2 cm große, blande Cyste am unteren

Pol der rechten Niere, sowie eine ca. 8 cm große cystische Raumforderung im rechten Unterbauch paravesical. Im Urogramm war das rechte Hohlsystem deutlich ektatisch und 20 min nach Kontrastmittelgabe zeigte sich ein Urinom im kleinen Becken. In der retrograden Pyelographie rechtsseitig fand sich eine fadenförmige Stenose von ca. 2 cm Länge, die weder ureteroskopisch noch blind mit einer Ureterschleuse oder einem Draht überwunden werden konnte (Abb. 1). Zur Entlastung des Hohlsystems erfolgte die Einlage einer Nierenfistel und eine perkutane Drainage des Urinoms. Bei der erneut durchgeführten Nierensequenzszintigraphie lag die körperoberflächenbezogene tubuläre Extraktionsrate mit 162 ml/min unter der zulässigen Altersnorm, wobei auf die rechte Niere 65% entfielen und eine Abflussstörung nachzuweisen war. Über den ersten pararektalen Zugang wurde der rechtsseitige Harnleiter dargestellt und nach proximal bis zum oberen Drittel und nach distal bis zum Trigonum mobilisiert. Die 2 cm lange Stenose lag im Bereich der Gefäßkreuzung und lateral davon fand sich ein Hohlraum im Sinne eines Urinoms. Die Stenose wurde schräg reseziert und die Ureterenden nach gegenläufiger Spatulierung über eine Doppel-J-Schiene spannungsfrei End-zu-End anastomosiert. Zur Entlastung der Anastomose wurde der rechtsseitige Blasenboden mittels zweiter Nähte am Musculus psoas fixiert. Der postoperative Verlauf gestaltete sich komplikationslos. Die Doppel-J-Schiene wurde nach sechs Wochen durch den niedergelassenen Urologen entfernt. Die urographische Kontrolle ergab rechtsseitig geordnete nephro- und urographische Verhältnisse. Die histologische Aufarbeitung des stenosierten Ureteranteils bot das Bild einer erosiven Ureteritis und einer beträchtlichen Vernarbung mit Granulationsgewebe, wie auch ausgedehnte Narbenfelder in der muskulären Wandstruktur. Die regelmäßigen Nachuntersuchungen über nunmehr fünf Jahre ergaben keine pathologischen Auffälligkeiten im subjektiven Beschwerdebild und bei den apparativen Untersuchungen hinsichtlich des rechtsseitigen Hohlsystems. Darüber hinaus sistierte spontan der vesico-renale Reflux linksseitig.

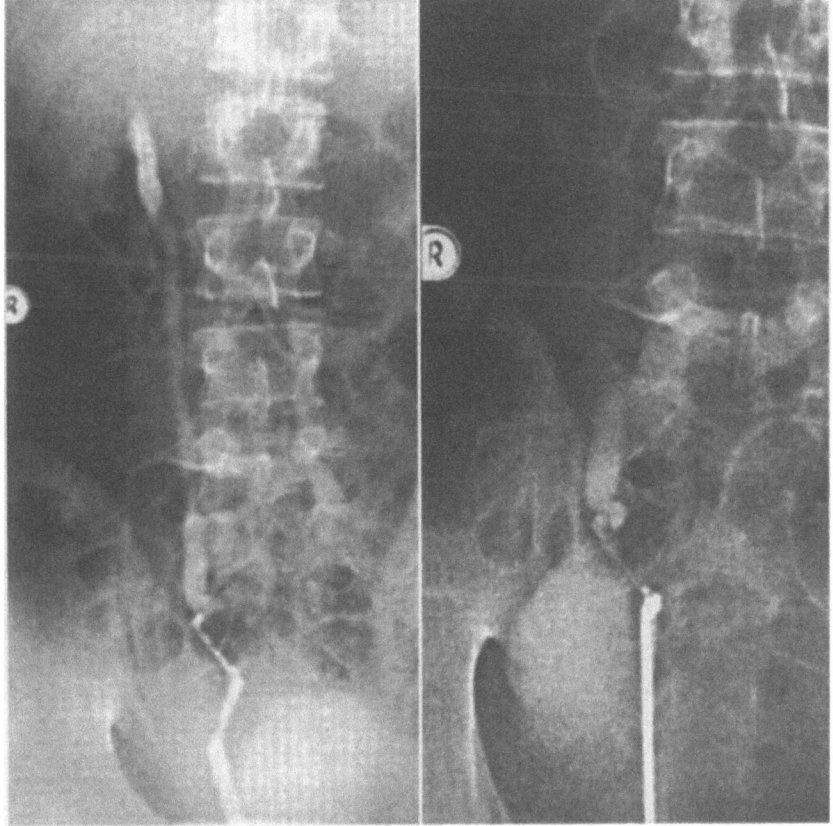

Abb. 1.

Problemanalyse

Die Heminephroureterektomie dient der Entfernung des krankhaften Nierenanteils mit dem dazugehörigen Ureter bei refluxivem Ureterduplex bzw. ektoper Ureterocele. Den dabei auftretenden Verletzungen des ipsilateralen Ureters können verschiedene Pathomechanismen zugrunde gelegt werden:

Die *Zerreißung* des Ureters geschieht meist durch einen kräftigen Zug an den Wundhaken. Möglich ist auch eine komplette und partielle *Durchtrennung* mit der Schere oder dem Messer und die *Kontinuitätsunterbrechung* mittels Ligatur. Die *Quetschung* erfolgt meist durch das unvorsichtige Setzen von Klemmen. Eine ausgeprägte Ureterfreilegung mit Zerstörung der gefäßführenden Adventitia führt zur *Ureternekrose*, ebenso die direkte oder uretenahe Koagulation [17]. Bei der Mobilisation des Ureters um mehr als 2,5 cm kommt es in 10–15% zur Ureternekrose [4]. Eine *Perforation* ereignet sich meist durch intraluminäre, retro- oder antegrade Eingriffe, seltener während anderer abdominaler Operationen. Die Folge von Ureterverletzungen sind Strikturen mit konsekutiver Hydronephrose und Pyelonephritis sowie Fistelbildungen transkutan, zur Vagina hin, ins Peritoneum mit Urinaszites oder in abgeschlossene retroperitoneale Hohlräume – Urinome, wobei Fisteln und Strikturen häufig miteinander vergesellschaftet sind. Die häufigste Ursache für artifizielle Ureterläsionen sind gynäkologische Operationen [2, 8], gefolgt von Operationen der Allgemein- und Gefäßchirurgie und dann urologische Operationen mit einem Häufigkeitsanteil von 4–10% [1, 3]. Eine Zunahme der Ureterverletzungen ist schließlich auch durch eine steigende Frequenz von laparoskopischen Eingriffen zu verzeichnen [3].

Die beste Prophylaxe zur Vermeidung einer Ureterläsion liegt in einer exakten und subtilen anatomiegerechten Präparation mit Vermeidung einer langstreckigen Denudierung und die genaue Lokalisation einer Blutung, wodurch eine ausgiebige Koagulation oder ein blindes Setzen von Klemmen und Ligaturen vermieden werden [15]. Als Prophylaxe dient aber auch die präoperative, exakte Darstellung des Hohlsystems durch eine Ausscheidungsurographie bzw. eine retrograde Pyelographie [17]. Die Abgrenzung zu den umliegenden anatomischen Strukturen wird zunehmend mittels Spiral-CT oder Ausscheidungs-NMR möglich. Diese oben genannten Maßnahmen kommen aber auch in der Diagnostik von den Ureterläsionen selbst zur Anwendung. Die probatorische Einlage einer Doppel-J-Schiene wird kontrovers diskutiert und ist vornehmlich in der onkologischen Chirurgie indiziert [14].

Ureterverletzungen, wenn sie nicht schon während der Operation erkannt werden, können klinisch stumm verlaufen bis hin zum Nierenfunktionsverlust, oder sie äußern sich durch unspezifische Krankheitszeichen bzw. durch Flankenschmerzen, Fieber und Fistelbildung.

Die Therapie – patientenorientiert individuell – richtet sich nach dem Sitz der Läsion, dem Ausmaß und der klinischen Symptomatik sowie den Begleitkrankheiten. Zu den rekonstruktiven Verfahren gehören neben der End-zu-End-Anastomose die Ureterocystoneostomie, die Transureteroureterostomie, die Blasenlappenplastik (Boari, Küss) wie auch der Ureterersatz durch Darmsegmente und die Autotransplantation [16, 17]. In ausgewählten Fällen ist auch eine konservative Therapie, z. B. mittels Doppel-J-Schiene möglich oder eine Nephrostomie notwendig. Eine End-zu-End-Anastomose ist möglich bis zu einem Uretersegmentdefekt von 3 cm [12]. Als die dabei am häufigsten verwendete Methode gilt die schräge und spatulierte End-zu-End-Anastomose von Hamm [7].

Schlussfolgerung

Die in unserem Fall aufgetretene Ureterstenose mit Urinombildung ist wohl auf eine Minderdurchblutung, sei es durch Koagulation oder unbemerkte Denudierung des ipsilateralen Ureters aufgetreten. Der kurzfristige, am 5. postoperativen Tag zu verzeichnende Temperaturanstieg könnte im nachhinein als Hinweis auf eine Ureterläsion gedeutet werden, sie ließ sich jedoch vor Entlassung weder sonographisch noch radiologisch verifizieren. Obgleich die prophylaktische Schieneneinlage kontrovers diskutiert wird, hätte sie jedoch in unserm Fall bei ausreichender Liegedauer von mindestens 4 Wochen die Stenose und Urinombildung verhindern können. Da Ureterstenosen häufig eine geringe klinische Symptomatik aufweisen und diese durch postoperative Schmerzsensationen überdeckt werden, sollten regelmäßige sonographische Kontrollen der Restniere und des Unterbauches und im Bedarfsfall die entsprechenden radiologischen Untersuchungen erfolgen, um auch Spätstenosen, die noch nach einem 1/2 Jahr auftreten können, zu diagnostizieren. Denn nur eine rechtzeitige Erkennung und eine adäquate situationsangepasste Therapie verhindern den Funktionsverlust der Restniere.

Literatur

1. Arango TO, Bielsa GO, Coradellas AR, Nohales TG, Carrasco CN, Herrero PM, Gelabert MA (1997) Soluciones guirurgicas a la yatrogenia urethral en 31 cexes. Acta Urol Exp 21:133–139
2. Bright TC, Peters PC (1977) Ureteral injuries secondary to operative precedure. Urology 9:22–26
3. Chou YH, Chen MT, Huang CH (1998) Changing trends of ureteral unjuries. Kao Hsiung I Hsuch Ko Hsueh Tsa Chih 14:751–753
4. Daniel O, Shackman R (1952) The blood supply of the human ureter in relation to ureterocolic anastomosis. Br J Urol 24:334–337
5. Das S, Keizur JJ, Tashima M (1993) Laparoscopic nephroureterectomy for end-stage reflux nephropathy in a child. Surg Laparosc Endosc 3:462–465
6. Doehn C, Fornara P, Fricke L, Jocham D (1998) Comparison of laparoscopic and open nephroureterectomy for benign disease. J Urol 159:732–734
7. Hamm FC, Weinberg SR, Waterhouse RK (1984) End-zu-end ureteral anastomosis: A simple original technique. In: Whitehead DE, Leiter E (eds) Current operative Urology. Harper and Row, Philadelphia
8. Higgins CC (1967) Ureteral injuries during surgery. JAMA 199:118–124
9. Hinman JRF (1989) Atlas of Urologic Surgery. W.B. Sanders, Philadelphia
10. Janetschek G, Seibold J, Radmayr Chr, Bartsch G (1997) Laparoscopic heminephroureterectomy in pediatric patients. J Urol 158:1928–1930
11. Jordan GH, Winslow BH (1993) Laparoendoscopic upper pole partial nephrectomy with ureterectomy. J Urol 150:940–942
12. Mayor G, Zingg EJ (1990) Urologische Operationen. Georg Thieme, Stuttgart
13. Seibold J, Janetschek G, Bartsch G (1996) Laparoscopic surgery in pediatric urology. Eur Urol 30: 394–399
14. Solomons E, Levin EJ, Baumann J, Baron J (1960) A pyelographic study of ureteric injuries sustained during hysterectomy for benign conditions. Surg Gynecol Obstet 111:44
15. Spence HM, Boone T (1961) Surgical injuries of the ureter. JAMA 176:1070
16. Stewart BH, Hewitt CB, Banowsky LHW (1976) Management of extensively destroyed ureter. J Urol 115:257–259
17. Weinberg SR, Rosenberg JW (1981) Unjuries of the Ureter. In: Bergmann H (ed) The Ureter. Springer, New York

KOMMENTAR D. Kröpfl

Die häufigsten Ursachen einer Harnleiterverletzung sind operative Eingriffe im kleinen Becken, bei denen der Harnleiter mit einer Häufigkeit von 0,5–1% verletzt wird. Ebenso zählen gynäkologische Operationen zu den Eingriffen, bei denen Harnleiterverletzungen nicht selten sind [1]. Die bevorzugteste Stelle einer solchen Verletzung ist der Bereich der Cervix uteri, wo der Harnleiter nur etwa 1–2 cm lateral der Arteria uterina verläuft. Urologische, allgemeinchirurgische und gefäßchirurgische Operationen sind ebenfalls in absteigender Häufigkeit mit Harnleiterverletzungen verbunden [1]. Nicht weniger wichtig sind die im Rahmen einer Ureterorenoskopie entstandenen Harnleiterverletzungen, die mit einer Häufigkeit von bis zu 9% beobachtet wurden und bei etwa 1,6% der Patienten eine offene Revision erforderten [3].

Die Ursache einer Harnleiterverletzung im Rahmen eines offen chirurgischen Eingriffes ist entweder eine direkte Verletzung mittels Skalpell oder Schere, durch Verwendung des elektrischen Stromes beim Koagulieren oder durch einen Laserstrahl. Des Weiteren kommt es zur kompletten oder partiellen Obstruktion des Harnleiters durch Umstechungsligaturen.

Kommt es zu einer Eröffnung des Harnleiterlumens, so wird dieses in der Regel bereits intraoperativ erkannt und eine der Situation entsprechende Versorgung durchgeführt. Ist die Verletzung nur partiell, die Blutversorgung gut und das Gewebe nicht traumatisiert, so recht eine primäre Naht des Harnleiters mit resorbierenden 6-0 oder 7-0 Fäden aus. Weitere Möglichkeiten der Harnleiterrekonstruktion werden im Folgenden genannt.

Insbesondere, wenn es nicht zur Eröffnung des Harnleiters kommt, wird eine Harnleiterverletzung oftmals erst im späteren Verlauf entdeckt, wie auch in dem hier beschriebenen

Fall. In der Regel sind die Patienten symptomatisch, klagen über Flankenschmerzen und Fieber oder bilden eine Harnfistel aus [1]. Die sinnvolle Diagnostik besteht aus der Sonographie, der Infusionsurographie und ggf. einer retrograden Ureteropyelographie. Der Kommentator setzt auch gerne die Spiral-Computertomographie des Abdomens ein, welche eine sehr gute Information über die genaue Lokalisation der Verletzung und das Ausmaß eines eventuell vorhandenen Urinoms liefert. Ist die Verletzung unmittelbar nach der Operation entdeckt worden, kann im Falle einer partiell erhaltenen Kontinuität des Harnleiters eine Überbrückung des Defektes mit einer Harnleiterschiene versucht werden. Das Urinom wird in diesem Fall perkutan ultraschallgesteuert abpunktiert oder über eine gewisse Zeit drainiert. Im günstigen Falle wird so eine offene Revision vermieden. Weist der Patient jedoch einen kompletten Harnleiterdefekt oder – wie bei dem hier beschriebenen Patienten – eine längerstreckige Harnleiterstenose bei gleichzeitigem Urinom auf, so ist eine alleinige endoskopische Maßnahme als definitive Therapie nicht ratsam. Eine vorübergehende perkutane Nierenfistelung bei gleichzeitiger Drainage des Urinoms ermöglicht eine Entlastung des Wundgebietes und vereinfacht die definitive Versorgung zu einem späteren Zeitpunkt. Eine primäre End-zu-End-Anastomose des Harnleiters bietet sich im proximalen, mittleren und gelegentlich auch distalen Harnleiterbereich bei kurzen Defekten als Verfahren der Wahl an [2, 6]. Die Voraussetzungen für ein gutes operatives Ergebnis sind eine spannungsfreie Anastomose und eine gute Durchblutung beider Harnleiterenden. Im beschriebenen Fall weist der Patient im Bereich der Gefäßkreuzung die langstreckige Striktur und den Defekt der Harnleiterwand auf. Möglicherweise ist das die Folge einer etwas zu großzügigen Mobilisation des Harnleiters in einem Bereich, wo seine arterielle Versorgung am schlechtesten ist [4]. So stellt sich hier die Frage, ob man in einem solchen Falle insbesondere in Kombination mit einem Urinom nicht eher auf eine Rekonstruktion des distalen Harnleiters mittels eines Psoas-Hitch-Verfahrens zurückgreifen sollte [7]. Dieses hätte den Vorteil der Implantation des Harnleiters in eine gut durchblutete Blasenwand. Weiterhin stellt sich die Möglichkeit, das Verfahren nach Boari anzuwenden [5]. Bei einer primären End-zu-End-Anastomose im Bereich der Gefäßkreuzung oder oberhalb derselben und insbesondere in Kombination mit ausgeprägten entzündlichen Veränderungen würde der Kommentator fast ausnahmelos den rekonstruierten Bereich mit Omentum majus umgeben, um eine spätere Fibrosierung zu vermeiden und durch das gut durchblutete Gewebe die Heilung zu fördern.

Der Beitrag von Herrn Schneider und Herrn Hertel ist interessant und spricht dafür, dass bei schwierigen Operationen im kleinen Becken und am Harnleiter unabhängig von einem glatten Operationsverlauf postoperativ engmaschige Kontrollen durchgeführt werden müssen. Dadurch wäre das beschriebene Urinom wahrscheinlich eher als nach 7 Wochen entdeckt worden. Dieses hätte die Therapie jedoch vermutlich nicht verändert.

Literatur

1. Franke JJ, Smith JA (1999) Surgery of the ureter. In: Walsh PC. Campbell's Urology. W.B. Saunders Company, Philadelphia London Toronto 3062
2. Hamm FC, Weinberg SR, Waterhouse RK (1968) End-to-end ureteral anastomosis: a simple original technique. J Urol 100:280
3. Hufmann JL (1989) Ureterorenoscopic injuries of the urinary tract. Urol Clin North Am 16:45
4. McCormack LV, Anson BJ (1950) The arterial supply of the ureter. Q Bull Northwest Univ Med School 14:1
5. Ockerblad NF (1947) Reimplantation of the ureter into the bladder by a flap method. J Urol 57:845
6. Pearse HD, Hodges CV (1976) Surgical and traumatic ureteral injuries. In: Smith RB, Skinner DG. Complications of urologic surgery. Prevention and management. W.B. Saunders Company, Philadelphia Toronto London 129
7. Turner-Warwick R, Worth PML (1969) The psoas bladder hitch procedure for the replacement of the lower third of the ureter. Br J Urol 41:701

Sekundäre Restureterektomie bei unvollständiger Diagnostik eines Uretertumors

U. Rebmann und G. Mehlhorn

Einleitung

Harnstauungsnieren, die durch eine supravesikale Harntransportstörung hervorgerufen werden, können eine vielseitige Genese haben. Die komplette Diagnostik führt zu einer eindeutigen Diagnose und der daraus resultierenden Therapiestrategie. Aus chronischen Abflussstörungen kann in seltenen Fällen völlig asymptomatisch eine Hydronephrose entstehen. Die Hydronephrose ist der pathologisch-anatomisch fixierte Endzustand einer Erkrankung und damit nicht reversibel. Die einfache Nephrektomie kann unter Umständen keine kurative Therapie sein, sondern nur die Folgen einer unbekannten Ursache beseitigen. Aus diesem Grunde muss eine eindeutige Abklärung erfolgen. Nur die Ätiologie legt das Ausmaß des operativen Eingriffes fest.

Kasuistik

Eine 66-jährige Patientin wurde wegen des Verdachtes auf einen Myokardinfarkt bei bekannter chronisch-ischämischer Herzkrankheit und seit 20 Jahren betehendem Hypertonus in die Medizinische Klinik aufgenommen. Nach Ausschluss eines Infarktes wurde die Patientin wegen sonographisch nachgewiesener Harnstauungsniere rechts in die Urologische Klinik verlegt. Die urologische Anamnese war unauffällig, die Harnstauungsniere immer asymptomatisch. Anamnestisch erwähnenswert sind ein starker Nikotinabusus und eine abdominelle Hysterektomie mit Adnexektomie beidseits 1983.

Sonographisch fand sich eine unauffällige linke Niere, die rechte Niere war massiv erweitert mit einem Parenchymsaum von lediglich 5 mm Breite.

Das angefertigte Ausscheidungsurogramm zeigte linksseitig eine zeitgerechte Kontrastmittelausscheidung über ein gering dilatiertes Hohlraumsystem. Der Harnleiter war ebenfalls dilatiert und die Kontrastmittelsäule zog auf einen kleinen prävesikalen Ureterstein zu. Rechtsseitig war keine Kontrastmittelausscheidung zu verzeichnen. Bei funktioneller Einnierigkeit erfolgte die Einlage eines Endoureterkatheters links.

Die Zytoskopie erbrachte bis auf die Tatsache, dass aus dem rechten Ostium keine Urinpollution nachweisbar war, keinen pathologischen Befund.

Die Patientin wurde entlassen. Ambulant erfolgte die Funktionsabklärung der rechten Niere durch eine Sequenzszintigraphie mit 151 MBg Tc-99 m-MAG 3 mit Bestimmung der seitengetrennten tubulären Clearance. In der Parenchymphase war rechtsseitig kein Nachweis von Nierengewebe. Die tubuläre Gesamtclearance lag im Normbereich. Die seitengetrennten Anteile berechneten sich zu 96% von links und 4% von rechts.

■ **Beurteilung:** Funktionslose Niere rechts.

Zur Abklärung der kardialen Situation wurde eine Herzkatheteruntersuchung durchgeführt. Zwischenzeitlich kam es zum spontanen Steinabgang linksseitig, so dass vom niedergelassenen Urologen der Endoureterkatheter links entfernt wurde. Nach Wiedereinweisung der Patientin in die Urologische Klinik wurde die Nephrektomie rechts vom Flankenschnitt aus durchgeführt.

Das histologische Untersuchungsergebnis lautete:
- Stenosierendes relativ hoch- bis mittelmäßig differenziertes papilläres Urothelkarzinom des Ureters auf 2,5 cm Länge. Der Tumor reicht bis zum Absetzungsrand des Harnleiters heran.
- Tumorstadium: pT_2, G_{1-2}, R_1. Ausgeprägte Hydronephrose mit zusätzlicher deutlicher chronischer Pyelonephritis.

Aufgrund der Diagnose Ureterkarzinom wurde ein Spiral-CT des Abdomens durchgeführt mit dem Ergebnis: Kein Nachweis von Metastasen, keine vergrößerten retroperitonealen und intraperitonealen Lymphknoten.

Nach aufklärendem Gespräch mit der Patientin erfolgte die Ureterstumpfresektion mit Blasenmanschette. Die Histologie des erneuten Operationspräparates erbrachte Tumorreste des Urothelkarzinoms, beträchtliche chronisch-fibroplastische Entzündungsreaktionen des Ureterstumpfes sowie ein hochgradige Lichtungseinengung.

Problemanalyse

Die Sonographie der rechten Niere zeigte ein massiv gestautes Hohlraumsystem mit einem Parenchymsaum von 5 mm Breite. Im Ausscheidungsurogramm war keine Kontrastmittelausscheidung über das rechte Hohlraumsystem nachweisbar. Die Nierensequenzszintigraphie mit Bestimmung der seitengetrennten tubulären Clearance erbrachte eine normale tubuläre Gesamtclearance mit einer Seitenverteilung links zu 96% und rechts zu 4%.

Die Diagnose Hydronephrose als pathologisch-anatomisch fixierter Endzustand war richtig. Dieser irreversible Zustand einer Harntransportstörung und der bestehende Hypertonus implizierten die Entscheidung zur einfachen Nephrektomie rechts. Das harnableitende System der rechten Niere wurde aber niemals untersucht. Die eigentliche Ätiologie der Harntransportstörung rechts blieb ungeklärt.

Die urologische Anamnese war bis zum Zeitpunkt der zufälligen Feststellung einer hydronephrotisch veränderten rechten Niere unauffällig. Auch dieser Tatbestand hat mit zu der Fehlentscheidung einfache Nephrektomie geführt.

In der Literatur gibt es nur wenig Daten, die sich auf die Inzidenz von Nierenbecken- oder Harnleitertumoren beziehen. In Schweden und Norwegen liegt die Inzidenz bei Frauen zwischen 0,9 bzw. 0,4 pro 100 000 Einwohner. Die Inzidenzrate ist wahrscheinlich in den meisten westlichen Ländern ähnlich. Etwa 65% der Tumoren werden im Alter von 60–80 Jahren beobachtet [2].

Eine aktuelle Studie aus den USA aus 2000 konnte einen Anstieg der Inzidenz beim Ureterkarzinom von 0,69 auf 0,73 pro 100 000 Einwohner in einem Zeitraum von 1973 bis 1996 feststellen [1].

Bei Berücksichtigung der Häufigkeit der Urothelkarzinome in Korrelation zur urothelialen Oberfläche finden sich 3% im Harnleiter und 93% in der Harnblase. Experimentell konnte gezeigt werden, dass dilatierte obere Harnwege z.B. bei Ureterobstruktion in gleicher Häufigkeit Karzinome unter einer chemischen Karzinogenexposition ausbilden wie die Harnblase selbst.

Schlussfolgerung

Ob das Ureterkarzinom oder eine Ureterobstruktion als primäre Ursache in Frage kommen bleibt in dem vorgestellten Fall Spekulation. Die eigentliche Diagnostik – retrograde Sondierung des Ureters, Spülzytologie, ggf. Ureteroskopie – zur Abklärung des Symptoms Harntransportstörung wurde versäumt. Die eindeutige Diagnose Uretertumor hätte dann auch die Therapieoption Nephroureterektomie nach sich gezogen.

Literatur

1. Munoz JJ, Ellison LM (2000) Upper tract urothelial neoplasms: incidence and survival during the last 2. deacades. J Urol 164(5):1523–1525
2. Jakse G (1997) Nierenbecken- und Harnleiterkarzinom. In: Rübben H (Hrsg) Uroonkologie, S 57–77

KOMMENTAR H. Schulze

Der vorliegende Fall unterstreicht, wie von den Autoren eingeräumt, die Notwendigkeit der präoperativen Diagnostik einer Stauungsniere. Wenngleich ein stenosierendes Urothel-Karzinom zweifelsohne selten Ursache für eine asymptomatische Hydronephrose ist (die Inzidenz aller Nierenbecken-Karzinome beträgt laut 3. Auflage des Krebsatlasses der Bundesrepublik Deutschland 1981–1990 ca. 2/100 000, die Inzidenz von Harnleiter-Karzinomen is auch hier nicht genannt), so ist allerdings auch aus eigener Erfahrung immer daran zu denken.

Aus den letzten 4 Jahren sind mir 3 Patienten mit asymptomatischen Stauungsnieren bzw. Hydronephrosen erinnerlich, deren ursächliches Urothel-Karzinom, trotz Zystoskopie und retrograder Ureteropyelografie, erst nach weitergehender Diagnostik bzw. intraoperativ erkannt wurde. In 2 Fällen wurden groß-volumige lumbale Kontrastmittelaussparungen als Harnsäure-Steine fehlinterpretiert, die erst bei der vorgesehenen ureteroskopischen Steinreposition als Urothel-Karzinome diagnostiziert wurden. Bei einer weiteren Patientin täuschte ein solides intramurales Nierenbecken-Karzinom eine Nierenbeckenabgangsenge vor, wobei Funktionsminderung (<10%), Kelchsteine und rezidivierende Harnwegsinfekte präoperativ die Indikation zur Nephrektomie stellen ließen.

Vor einer angestrebten Nephrektomie einer Hydronephrose sind zur OP-Planung Lokalisation und Ursache der Abflussbehinderung zu klären. Hierzu sind Urethrozystoskopie und retrograde Ureteropyelografie, gegebenenfalls kombiniert mit Miktionszystourethrogramm (zum Refluxausschluss) und/oder Ureterorenoskopie, erforderlich. Allerdings gewährt auch dieses Vorgehen keine vollkommene Sicherheit vor unerwarteten Überraschungen, wie im letzten eigenen Fall dargestellt.

Der ‚vergessene' Harnleiter-Urinom nach Zystektomie und Ileum-Conduit bei Ureter duplex

A. Lampel

Einleitung

Harnleiterimplantationsstenosen nach kontinenter wie auch inkontinenter Harnableitung werden je nach angewandter Technik mit einer Häufigkeit von 4–31% angegeben [1, 2]. Urinombildungen aufgrund einer Ruptur oder Nahtinsuffizienz bei kontinenten Reservoiren wie auch vor allem bei inkontinenter Ileum-Conduit-Harnableitung sind dagegen selten [3, 4]. Der vorliegende Fall schildert einen bereits relativ kurzfristig nach inkontinenter Harnableitung aufgetretenen Funktionsverlust der linken Niere durch eine Harnleiterimplantationsstenose, kompliziert durch ein infiziertes Urinom im kleinen Becken, verursacht durch einen ‚vergessenen' zweiten Harnleiter bei komplettem Doppelsystem links.

Kasuistik

Dezember 1998 wurde bei einem 67-jährigen Patienten nach schmerzloser Makrohämaturie zystoskopisch ein Blasentumor diagnostiziert. Der überweisende Urologe beschrieb nach Anfertigung eines iv-Pyelogramms eine Doppelung des linken Harnleiters bei V.a. Ureter fissus oder duplex. Die transurethrale Resektion erfolgte am 29. Januar 1999, histologisch ergab sich ein niederdifferenziertes Urothelkarzinom mit Infiltration zumindest der oberen Muskelschichten (mind. PT2, G3). Bei der radikalen Zystektomie und Ileum-Conduit-Anlage am 10. Februar 1999 wurde nur ein linksseitiger Harnleiter gefunden und gemeinsam mit dem rechten spatulierten Harnleiter in der Technik nach Wallace mit dem oralen Ende des Darmes anastomosiert. Die histologische Aufarbeitung erbrachte ein niederdifferenziertes Urothelkarzinom mit Infiltration bis ins perivesikale Fettgewebe und begleitender Lymphangiosis carcinomatosa, pT3a G3 mit einem zusätzlichen mikroglandulären Karzinom der Prostata, pT2a, Gleason Score 6. Postoperativer Verlauf, Mobilisation sowie Entfernung der Harnleitersplints verliefen ungestört, eine kurzfristige Fieberperiode mit Zacken bis 38,4 °C wurde antibiotisch mit einem Gyrasehemmer ausbehandelt. Eine Sonographie des Abdomens vom 26. Februar beschrieb ein ‚Hämatom' im kleinen Becken, das Abschluss-Urogramm zeigte eine erstgradige Weitstellung beidseits der Hohlsysteme, linksseitig war die untere Hälfte der Niere nicht eindeutig abgrenzbar. Das Kreatinin vor Entlassung lag bei 1,5 mg/dl. Der Patient wurde in gutem Zustand am 1. März 1999 aus stationärer Behandlung entlassen.

Eine ambulante Wiedervorstellung am 25. November 1999 ergab eine gute Funktion der rechten Niere bei Ureter fissus und glattem, ungestautem Ablauf in das Conduit sowie eine funktionslose linke Niere. Die erweiterte Diagnostik (CT-Abdomen, Sonographie und Zusammenschau der alten iv-Urogramme) ergab den Verdacht auf einen bei der Operation ‚vergessenen' linken zweiten Harnleiteranteil, zugehörig zum unteren Hohlsystem mit Ausbildung eines Urinoms im kleinen Becken und konsekutiver Implantationsstenose des oberen Anteils des linken Doppelsystems. Bei weitestgehender Beschwerdefreiheit wurde eine Kontrolle der Retentionswerte sowie eine Funktionsszintigraphie nach Ablauf von drei Monaten empfohlen.

Am 24. Februar 2000 wurde der Patient mit seit 10 Tagen bestehenden Unterbauchschmerzen und rezidivierenden Fieberschüben um 38 °C erneut stationär aufgenommen. Die Magnetresonanztomographie und weitere Diagnostik zeigte den blind am Beckeneingang endenden zweiten Harnleiter (Abb. 1) sowie ein 8 cm durchmessendes infiziertes Urinom im Bereich der alten Blasenloge (Abb. 2). Unter antibiotischer Abschirmung wurde am 3. März die Adhäsiolyse und Freilegung des Urinoms durchgeführt. Aus der Höhle entleerte sich rahmiger Eiter. Das Sigma

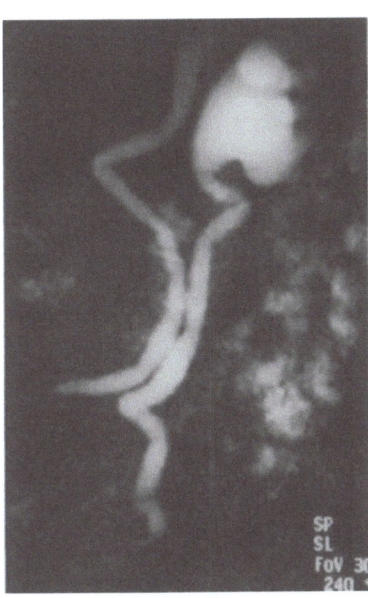

Abb. 1. Doppelharnleiter links, oberer Anteil ins Conduit, unterer Anteil ‚blind' ins kleine Becken mündend

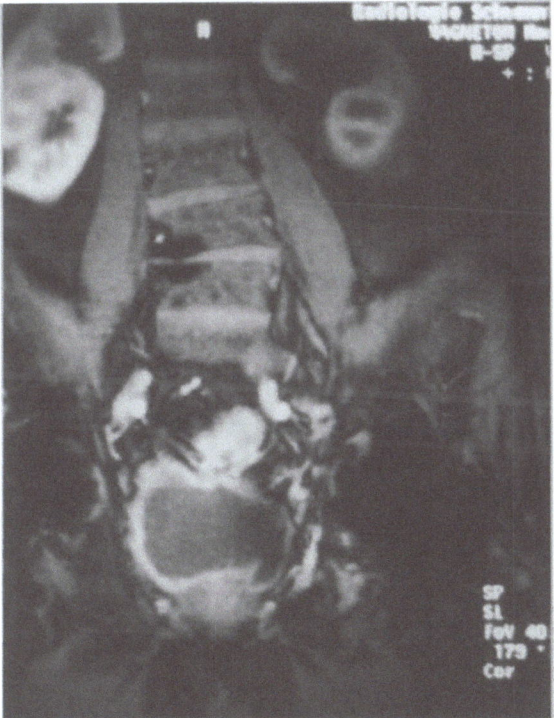

Abb. 2. Infiziertes Urinom im kleinen Becken im Bereich der Zystektomiehöhle

war in den entzündlichen Prozess involviert, ca. 20–25 cm mussten reseziert werden. Eine Ausscheidung klaren Urins war intraoperativ aus der Tiefe der Höhle von retroperitoneal her kommend erkennbar, die Sekretion über die intraoperativ eingelegte Drainage blieb über den gesamten weiteren postoperativen Verlauf konstant bei ca. 2–300 ml/Tag. Der Patient entfieberte rasch und erholte sich gut. Die Drainage wurde gekürzt in einen Beutel abgeleitet und der Patient am 26. März vorübergehend bis zur geplanten linksseitigen Nephrektomie entlassen.

Notfallmäßig wurde er am 28. März erneut aufgenommen, nachdem er am Vormittag beim Stuhlgang einen lauten ‚Knall' gehört und sich Stuhl über die eröffnete Wunde entleert hatte. Es bestanden keine peritonitischen Zeichen, die bildgebende Diagnostik war ohne Hinweis auf ein Abszessrezidiv. Im Peritrast-Colon-Kontrasteinlauf zeigte sich eine Sigma-Hautfistel. Die weitere mit den Viszeralchirurgen abgestimmte Therapie war konservativ mit Stuhlregulierung und Ableitung in einen Beutel. Der Patient verblieb fieber- und beschwerdefrei und wurde am 5. April aus der stationären Behandlung entlassen.

Mittlerweile hat sich die Stuhlfistel fast vollständig verschlossen, über die Wunde entleert sich nur noch ca. 1–200 ml Urin/Tag, die Aufnahme zur Nephrektomie steht an.

Problemanalyse

Die Ursache für die hier geschilderte Problematik liegt nach retrospektiver Analyse in der nicht erkannten kompletten Doppelung des linksseitigen Harnleiters. Das präoperative iv-Urogramm, welches von dem niedergelassenen Urologen angefertigt worden war, zeigte einen im distalen Drittel in einer gemeinsamen Scheide verlaufenden Harnleiter; die Doppelung war auch retrospektiv nur zu vermuten bzw. nicht eindeutig. Bei der Zystoskopie vor TUR-Blase wie auch bei der anschließenden transurethralen Resektion war kein zweites Ostium beschrieben worden, beide Ostien wurden als normal positioniert angegeben. Rückblickend lässt dies nur zwei Möglichkeiten zu:

■ entweder:
wurde die Doppelung des linken Harnleiters im Röntgen übersehen und konsekutiv wurde bei den anschließenden Spiegelungen nicht weiter

überprüft, ob ein zweites Ostium vorhanden war,

- oder:

es handelte sich um einen tiefen Ureter fissus mit nur einem Ostium.

Der Operateur war dadurch nicht vorsensibilisiert und ‚begnügte' sich mit dem oberhalb der Gefäßkreuzung aufgefundenen einen Harnleiter. Es handelt sich somit um eine Kette an unglücklichen Verknüpfungen, an deren Anfang das ‚Übersehen' oder ‚Nichterkennen' einer Normvariante stand und im Weiteren die gezielte Diagnostik unterlassen wurde, da niemand die für die Operation notwendigen Konsequenzen erfasste.

Schlussfolgerung

Der vorliegende Fall unterstreicht die Notwendigkeit der iv-Pyelographie vor allen größeren radikalchirurgischen Eingriffen im kleinen Becken, zeigt aber dafür hinaus auch, dass dadurch keine komplette Sicherheit zu gewinnen ist.

Interessant darüber hinaus im Verlauf zu beobachten ist der frühe sympathische Funktionsverlust auch des oberen Anteils der Doppelniere, der doch unmittelbar postoperativ einen nur leicht verzögerten Abfluss hatte. Die eher mäßig ausgeprägte Implantationsstenose erklärt diesen rapiden Funktionsverlust nicht allein; stattdessen muss überlegt werden, ob zusätzliche Faktoren wie negativ rückkoppelnd vaskuläre und/oder hormonelle Einflüsse durch die Abflussstörung des unteren Hohlsystems und das Urinom ursächlich mit anzuschuldigen sind.

Der Fall wirft darüber hinaus die Frage nach einer sinnhaften standardisierten postoperativen Nachsorge nach den verschiedenen Formen der Harnableitung auf, die nach wie vor sehr unterschiedlich gehandhabt wird.

Literatur

1. Roth S, Ahlen H v, Semjonov A, Oberpfennig F, Hertle L (1997) Does the success of ureterointestinal implantation in orthotopic bladder substitution depend more on surgeon level of experience or choice of technique? J Urol 157:56–60
2. Shaaban AA, Gaballah MA, El-Diasty TA, Ghoneim MA (1992) Urethral controlled bladder substitution: a comparison between the intussuscepted nipple valve and the technique of Le Duc as antireflux procedures. J Urol 148:1156–1161
3. Watanabe K, Kato H, Misawa K, Ogawa A (1994) Spontaneous perforation of an ileal neobladder. Br J Urol 73:460–461
4. Martinez Jabaloyas JM, Vera Donoso CD, Morera Martinez JF, Ruiz Cerda JL, Beamud Gomez A, Jimenez Cruz JF (1994) Spontaneous rupture of a neobladder. Eur Urol 25:259–261

KOMMENTAR R. Hohenfellner

Im vorliegenden Falle eines Ureter bifidus mit terminal extravesikaler oder intramuraler V-förmiger Verbindung, „Y" genannt, war das dazugehörige, orthotope Ostium mit für die Fehldiagnose verantwortlich. (Der Häufigkeit nach wird das extravesikale „Y" 6-mal öfter gefunden als das im intramuralen Blasenwandanteil.)

Der im weiteren Verlauf ein Jahr postoperativ am Beckeneingang endende „zweite Harnleiter" konnte dem unteren Doppelnierenanteil zugeordnet werden, von dem ausgehend eine Kompression des oberen Doppelnierenanteils durch das Urinom angenommen wurde. Operationstechnisch war die Überkreuzung des linken, dem oberen Kelch der Doppelniere entstammenden Harnleiters nach rechts und die Implantation in die „Wallaceplatte" deshalb vergleichsweise einfach, da beide linke Ureteren parallel bis zum „Y" verliefen: der des oberen Nierenanteils „gesetzmäßig" medial von dem des unteren Nierenanteils. (Bei der wesentlich häufigeren, doppelten, proximalen und distalen Unterkreuzung des unteren Ureters unter den oberen mit kurzstreckigen, gemeinsamen Bindegewebsanteilen im Unterkreuzungsbereich wäre bei der „links-rechts Verlagerung" der versehentlich durchtrennte kaudale Ureter bemerkt worden.) Die prävesikale Durchtrennung beider linksseitigen Ureteren erfolgte somit proximal des „Y", wobei nur der kraniale Ureter biopsiert wurde. (Am Zystektomiepräparat müssen sich sowohl bei terminalem als auch intramuralem „Y" demnach noch zwei Ureterstümpfe auffinden lassen.)

Für das weitere Procedere spielen zweifellos die histologischen Befunde eines PT3a G3-Karzinoms mit Lymphangiosis carcinomatosa und gleichzeitigem Prostatakarzinom eine Rolle. Immerhin lagen zwischen der endgültigen Diagnose eines alten Urinoms, gespeist von einem unteren Doppelnierenanteil, und der Operation 9 Monate und bis zur Revision vergingen weitere 4 Monate. (Auch fällt auf, dass die *rechte* Doppelniere mit Ureter fissus erst am 25. 11. 1999 erstmals Erwähnung findet.) Unklar bleibt die Frage nach der Ursache für den nach 9 Monaten postoperativ nunmehr ebenfalls stummen, oberen, linken Doppelnierenanteil. Selbst bei einem ausgedehnten Urinom im kleinen Becken ist die Kompression des darüber gelegenen, überkreuzenden Ureters des oberen Nierenpols vermutlich nur eine der möglichen Ursachen der Ureterobstruktion. Wahrscheinlich wurde der zum kaudalen Nierenpol gehörende Ureter unbeabsichtigt ligiert und danach durchtrennt, ein durch die Nähe zu den Ovarialgefäßen nicht unbekannter Verletzungsvorgang bei gynäkologischen Eingriffen (Lig. infundibulopelvicum). Bei fehlender Urinsekretion aus der Wunddrainage spricht die kurzzeitige Fieberperiode mit Zacken bis 38,4 für ein Aufgehen der Ligatur am Ureterstumpf mit dem nachfolgend beschriebenen „Hämatom" am 26. 2.

Bis zu diesem Zeitpunkt war der linke, kraniale, in die Wallaceplatte implantierte Ureter durch den Splint geschützt und seine extraureterale Kompression durch den ligierten, kaudalen Ureter blieb zunächst wirkungslos. Für die spätere, distale, ischämische Obstruktion des kranialen Ureters spricht u.a. die gemeinsame Gefäßversorgung beider Ureteren und die links durch zusätzliche medial parallel verlaufende Äste der Art. testicularis besonders problematische im Gegensatz zu rechts. Auch wäre bei einem ausschließlichen Kompressionseffekt durch das Urinom in der alten Blasenloge vermutlich die gesamte Wallaceplatte betroffen gewesen. Für eine „wait and see"-Politik alter Urinome bei schlechter Prognose ist der geschilderte Fall besonders lehrreich, da bei einem asymptomatischen Patienten viele Operateure ähnlich gehandelt hätten. Zwar ist eine Sigmaresektion ohne protektive, temporäre Transversostomie im alten Urinombereich riskant, aber im vergleichbaren Fall einer Sigmadivertikulitis mit Einbruch in die Harnblase ist die primäre Resektion mit Blasenverschluss in der überwiegenden Zahl aller Fälle erfolgreich.

Die Kernspintomographie erscheint nach einer orientierenden Ultraschalluntersuchung das bildgebende Verfahren der Wahl in komplizierten Fällen, wobei in einem einzigen Arbeitsgang alle relevanten Strukturen zur Darstellung kommen und die Nierenfunktion abgeschätzt werden kann.

Intraoperative Ureterverletzung bei Einzelniere bei radikaler retropubischer Prostatektomie

E. M. Seidl-Schlick und D. Bach

Einleitung

Die radikale Prostatovesikulektomie gilt z. Zt. als das effektivste Behandlungsverfahren beim lokal begrenzten und nicht metastasierten Prostata-Karzinom. Alle anderen Therapiemodalitäten, wie z. B. die perkutane Strahlenbehandlung, die Brachytherapie oder die sog. „Watch and Wait-Strategie" müssen sich in ihren Langzeitergebnissen noch unter Beweis stellen [5, 6, 11, 14].

Die heute meist bevorzugte Operationsmethode stellt die „*Retropubische Technik*" – von MILLIN 1945 erstmals beschrieben – dar mit zahlreichen Modifikationen in den letzten Jahren [14]. Grundsätzlich muss zwischen dem „aszendierenden" von dem Verfasser favorisierten Vorgehen und der „deszendierenden" Technik unterschieden werden. Der *perineale* Zugangsweg, 1905 von Hugh Hampton Young vorgestellt, sowie das transcoccygeale Vorgehen (Marshall 1965) stehen in diesem Beitrag nicht zur Diskussion (Graham 1991, Vögeli 2000/01).

Während in nationalen/internationalen Lehrbüchern und der aktuellen Literatur ausführlich auf Komplikationen wie Blutverlust, Rektumverletzungen, später Lymphozelenbildung, Anastomoseninsuffizienz, Anastomosenstriktur, Harninkontinenz und Impotenz hingewiesen werden [81, 10, 14, 17, 18], werden *Ureterverletzungen* meistens nur beiläufig erwähnt.

Der vorgestellte Fall aus unserer Klinik (eine Ureterverletzung links bei 365 radikalen retropubischen ascendierenden Prostatektomien in 16 Jahren) beschreibt diese seltene Komplikation.

Kasuistik

Im Rahmen der Abklärung von seit etwa 3 Jahren bestehender obstruktiver Miktionsbeschwerden fällt dem HA ein auf 34 ng/ml erhöhtes PSA auf, weshalb die Überweisung zum Urologen erfolgt. Bei etwa 35 ml großer Drüse (DRU), insgesamt derb, aber abgrenzbar, wird bei dem 69-jährigen Patienten eine PE durchgeführt mit histologischem Nachweis eines G2-PCA's. Die Knochenszintigraphie erbringt keinen Hinweis auf Filialisierung. Urographisch stellt sich nebenbefundlich eine hypertrophe, ansonsten unauffällige *Einzelniere* links dar mit Bestätigung durch ein CT-Abdomen.

Nach neoadjuvanter Behandlung mittels Flutamid und LH-RH-Analogon über 3 Monate wird uns der Patient zur rad. Prostatektomie zugewiesen. Klinisch-urologisch am Aufnahmetag kleine, ca. 20 ml derbe Prostata, allseits abgrenzbar und ohne umschriebene Knoten (TRUS, DRU), PSA-Wert: 0,2 ng/ml.

Trotz erheblicher Adipositas und sehr kleiner, mit der Umgebung verschwielter Prostata lässt sich die retropubische aszendierende radikale Prostatektomie relativ problemlos und ohne übermäßigen Blutverlust (700 ml) durchführen. Vor Vorlegen der Anastomosennähte durch den Blasenhals fällt bei abschließender Exploration des kleinen Beckens und des Blasenbodens/des Prostatabettes eine relative Denudierung dieser Gewebestrukturen auf. Daraufhin Gabe von Furosemid und Einstellen des Blasenlumens mit Aufsuchen des linken Harnleiterostiums: es ist keine Urinejakulation zu erkennen. Bei Sondieren des linken Harnleiterostiums mit einem Ureterenkatheter zeigt sich nach ca. 6 cm ein Stopp. Im Bereich der Blasenhinterfläche etwa dort, wo die Samenblase links präpariert wurde, findet sich als Ursache eine Ligatur, kranial davon eine weitere, die das proximale Ureterende mit einbezieht und nach deren Lösung sich massenhaft Urin entleert. Beide Harnleiterenden werden nach entsprechender Mobilisation schräg angefrischt und spatuliert, eine Endlos-Pigtail-Schiene 7,0 Char. eingelegt und separat aus der Blase extravulnär herausgeleitet, sowie eine End-End-Harnleiteranastomose mittels 4×0 Catgut-Einzelknopfnähten durchgeführt. Abschließend Komplettierung der Blasenhals-Harnröhrenstumpf-Anastomose nach Einziehen eines 18 Char. Nelaton Spülkatheters, sowie Platzieren von zwei Robinson-Schwerkraftdrainagen.

Die histologische Aufarbeitung des Präparates ergibt ein G2, pT2b, pN0, M0 PCA mit beidseits freien Absetzungsrändern.

Der postoperative Verlauf gestaltet sich – bis auf ein leichtes Durchgangssyndrom – komplikationslos. Die Endlosschiene wird 3 Wochen post-op nach zunächst unauffälliger „Schienendarstellung" entfernt. Aufgrund eines kleinen KM-Extravasates (retrogrades Pyelogramm, klinisch mäßige Flankenschmerzen links, sonographisch diskrete Stauung des Hohlsystems) im Harnleiteranastomosenbereich muss jedoch erneut ein Pigtail-Katheter Char. 7,0 inseriert werden mit der Bitte an den niedergelassenen Urologen, diesen nach 6 Wochen zu entfernen. Der Dauerkatheter wird sicherheitshalber noch zwei Tage belassen (regelrechtes Zystogramm am 14. post-op Tag). Der Patient ist am Entlassungstag (25. Tag post-op) noch diskret stressharninkontinent.

Nach 5 Jahren erfolgt die erneute stationäre Einweisung mit Flankenschmerzen links. Im retrograden Pyelogramm zeigt sich eine relative Stenosierung des Harnleiters in Höhe *Gefäßkreuzung* mit leichter konsekutiver Harnstauungsniere. Eine sich anschließende Ureterorenoskopie bestätigt diesen Befund, eine *Stenose* im Bereich der ehemaligen End-/End-Harnleiterreanastomosierung lässt sich *nicht* nachweisen. Postuliert werden Griesabgänge mit nachfolgendem Ureterschleimhautödem. Der Patient wird mit einem Pigtail-Katheter 7,0 Char. versorgt, sowie mit einem suprapubischen Fistelkatheter bei neurogener Blasenentleerungsstörung nach erneutem Apoplex und zur weiteren Therapie in ein neurologisches Zentrum verlegt. Die urologische Nachsorge übernimmt, wie bisher, der niedergelassene Kollege.

Diskussion

Die radikale Prostatovesikulektomie gilt aufgrund zahlreicher retrospektiver Studien als sog. „Gold Standard" beim lokal begrenzten und nicht metastasierten Prostata-Karzinoms, an deren Langzeitergebnissen sich alternative Therapiemodalitäten messen müssen. In Anlehnung an „MILLIN" (1945) preferieren wir die retropubische aszendierende Technik. Nach Vögeli 2000/01 soll nach Auffassung mancher Autoren der deszendierende Zugang ein geringeres Risiko der akuten Blutung bieten, bei der perinealen radikalen Prostatektomie wird die bessere Übersicht bei der Präparation der Urethra angegeben. Abgesehen davon finden sich einheitlich folgende intra- und postoperativ prostatektomiespezifische Komplikationen in der Literatur wie auch in den Lehrbüchern: Rektumverletzungen (0–5,3%), Anastomoseninsuffizienz (2,7–4%), Anastomosenstriktur (2,6–21%), Lymphozelenbildung (bis 16%), Harninkontinenz (2–60%) und erektile Dysfunktion (bis 100%) [1, 2, 10–12, 14, 15, 17, 18].

Selten dagegen werden Ureterverletzungen erwähnt: 0–4,7% [2, 4, 7–9, 13–16, 18]. Übereinstimmend berichten die Autoren, hauptsächlich bei der Präparation des Blasenhalses – insbesondere nach transurethraler P-Resektion – sehr selten bei der Mobilisation der Samenblasen (nach Literatur ausschließlich links!) diese Komplikation beobachtet zu haben. Daher wird die intravenöse Indigokarmin-Gabe zur Identifizierung der Ostien empfohlen oder auch die Ureterschienung [4, 7, 13, 16, 18]. Falls es zu einer Ureterverletzung kommt, sollte entweder eine End-/End-Harnleiter-Reanastomosierung erfolgen oder bei ostiumnaher Verletzung eine Ureterozystoneostomie [4, 13, 15].

Schlussfolgerung

Aufgrund der engen anatomischen Beziehung von Blasenhals mit Trigonum, distalem Harnleiteranteil und Prostata mit Samenblasen ist es verwunderlich, dass im Mittel nur bis 1,6% Ureterverletzungen im Rahmen einer radikalen Prostatovesikulektomie in der Literatur angegeben werden. Taneja (2001) und Wirth (1997) empfehlen zur Minimierung dieses Risikos die intravenöse Gabe von Indigokarmin oder insbesondere bei voroperierten Prostaten die Harnleiterschienung. In unserem Fall ist der Harnleiter bei der Präparation der mit der Blasenhinterfläche verbackenen Samenblase durchtrennt worden, weit proximal des Harnleiterostiums. Gerade bei dieser speziellen Konstellation (Einzelniere links) wäre eine Ureterschienung unmittelbar prä-op sinnvoll gewesen. Es sollte daher über diese seltene Komplikation mit entsprechender Erweiterung des Eingriffes aufgeklärt und vor allem daran gedacht werden.

Literatur

1. Dillioglugil Ö, Leibmann BD, Leibmann NS, Kattan MW, Rosas AL, Scardino PT (1997) Risk factors for complications and morbidity after radical retropubic prostatectomy. J Urol 157:1760–1767
2. Fabricius PG (1994) Prostata- und Samenblasentumoren. In: Jocham D, Miller K (Hrsg) Praxis der Urologie, Band II. Georg Thieme 121–168
3. Graham SD Jr (1991) Radical Transcoccygeal Prostatectomy. Fourth Edition, Glenn JF, Urol Surg 58:646–653
4. Frohmüller H, Grups J (1985) Komplikationen der radikalen Prostektomie. Urol A 24:142–147
5. Frohmüller H, Wirth M, Manseck A, Theiß M (1991) Selektionskriterien für die radikale Prostatektomie unter Berücksichtigung von Langzeitergebnissen. Urol A 30:394–400
6. Frohmüller H, Theiß M, Wirth M, Hofmockel G (1995) 15-Jahres-Ergebnisse der radikalen Prostatektomie. Urol A 34:225–230
7. Hammerer P, Hübner D, Gonnermann D, Huland H (1995) Perioperative und postoperative Komplikationen der pelvinen Lymphadenektomie und radikalen Prostatektomie bei 320 konsekutiven Patienten. Urol A 34:334–342
8. Hautmann RE, Sauter TW, Wenderoth UK (1994) Radical retropubic prostatectomy: morbidity and urinary continence in 418 consecutive cases. Urol 43:47–51
9. Heinzer H, Graefen M, Noldus J, Hammerer P, Huland H (1997) Early complication of anatomical radical retropubic prostatectomy: lessons from a single-center experience. Urol Int 59:30–33
10. Igel TC, Barrett DM, Segure JW, Benson RC Jr, Rife CC (1987) Perioperative and postoperative complications from bilateral pelvic lymphadenectomy and radical retropubic prostatectomy. J Urol 137:1189–1191
11. Kleinschmidt K, Vieweg J, Gottfried HW, Miller K, Hautmann R (1991) Intra- und postoperative Morbidität der radikalen Prostatektomie. Urol A 30:387–393
12. Peters PC (1988) Complications of radical prostatectomy and lymphadenectomy. Urol Clin North Am 15:219–221
13. Taneja SS, deKernion JB (2001) Complications of radical retropubic prostatectomy. Complications of Urologic Surgery. Prevention and Management, Third Edition, Taneja-Smith-Ehrlich, Chapter 58:408–418
14. Vögeli TA (2000/01) Operative Therapie des Prostatakarzinoms. Klin Onkol 296–301
15. Walsh PC (1986) Radical Retropubic Prostatectomy. In: Campbell's Urology, Fifth Edition, Vol 3, 2754–2775
16. Walther PJ (1991) Radical Perineal Prostatectomy. Fourth Edition, Glenn JF, Urol Surg 57:630–645
17. Weingärtner K, Riedmiller H (1998) Prostatakarzinom. Urol B 38:186–193
18. Wirth M (1997) Therapie des lokal begrenzten Prostatakarzinoms. In: Rübben H (Hrsg) Uro-Onkologie. Springer, Berlin Heidelberg New York 294–339

KOMMENTAR J. M. Garcia-Schürmann und T. Senge

Die Harnleiterverletzung bei radikaler retropubischer Prostatektomie ist eine seltene Komplikation. In unserem eigenen Krankengut der letzten fünf Jahre kam es bei drei von etwa 700 radikal retropubisch prostatektomierten Patienten zu einer intraoperativen Verletzung des Ureters.

Unseres Erachtens stellt eine Verletzung des Ureters bei der Prostatektomie kein schwerwiegendes Problem dar, es sei denn, sie wird intraoperativ nicht erkannt und muss sekundär versorgt werden. Bei der primär erkannten Verletzung des Ureters stellt die End-zu-End-Anastomose die Methode der Wahl zur Behebung dieser Schädigung dar. Bei keiner der so versorgten Läsionen ist es im weiteren Verlauf zur Ausbildung behandlungsbedürftiger Strikturen gekommen.

Neben der sorgfältigen, anatomiegerechten Präparation ist die ausreichende präoperative Diagnostik eine weitere, wichtige Maßnahme zur Verhinderung von Harnleiterläsionen. Bei unseren Patienten wird routinemäßig ein präoperatives Infusionsurogramm verlangt um etwaige Lageanomalien der Ureteren darzustellen und die operative Planung gegebenenfalls zu adaptieren. Auch die präoperative Zystoskopie ist unseres Erachtens obligat, um einerseits den Abstand der Ostien zum Blasenhals zu bestimmen und andererseits Lageanomalien der Harnleitermündung zu dokumentieren.

Bei einem der geschilderten Fälle kam es bei fehlender Zystoskopie und Urogramm bei Kontrastmittelallergie bei einem Patienten mit Ureter duplex und ektoper Mündung eines Harnleiters in die prostatische Harnröhre zur intraoperativen Durchtrennung. Mittels End-zu-Seit-Anastomose an den intakten Harnleiter konnte die Kontinuität wiederhergestellt werden. Nach Entfernung der Harnleiterschiene waren glatte Abflussverhältnisse nachweisbar.

Neben der Möglichkeit der Läsion des Harnleiters an den samenblasennahen Prostatapfeiler besteht die Möglichkeit bei blasenhalsnaher Lage der Ostien, diese mit den Anastomosennähten zu tangieren. Dieses Risiko lässt sich nach unseren Erfahrungen durch blasenhalsschonende Präparation beim Absetzen der Prostata von der Blase minimieren. Sind die Ostien trotzdem in Gefahr, in die Anastomose mit einbezogen zu werden, so hat sich die Rekonstruktion des Trigonums durch mehrere Einzelknopfnähte bewährt, durch welche die Ostien „blasenhalsfern" zu liegen kommen.

Der Operateur sollte sich der Möglichkeit der Ureterläsion bewusst sein und alle präoperativen diagnostischen Möglichkeiten nutzen, eine intraoperative Verletzung so unwahrscheinlich wie möglich zu machen. Kommt es trotzdem zu einer Verletzung, so muss diese sofort erkannt werden und am besten durch direkte Anastomose oder Neueinpflanzung in die Blase versorgt werden. Auf diese Weise kann einer späteren, therapiebedürftigen Striktur als Spätkomplikation wirkungsvoll vorgebeugt werden.

Ureternekrosefistel nach retroperitonealer Lymphadenektomie

B. HELLMUTH und H. OESTERWITZ

Einleitung

Die Mehrzahl der nach RLA beschriebenen Komplikationen führt nicht zu Reinterventionen (Minorkomplikationen). Schwere perioperative Komplikationen werden allerdings häufiger nach Salvage-Lymphadenektomie beobachtet [3, 5]. Für die RLA wird eine Mortalität von 1,1% [10] und eine perioperative Komplikationsrate von 10% beschrieben (Tabelle 1).

Bei den intraoperativen Komplikationen stehen Harnleiter- und Gefäßverletzungen im Vordergrund [9].

Im vorliegenden Fall kam es nach Residualtumorchirurgie (RTR) zur Ausbildung einer Ureternekrosefistel. Diese sich typischerweise protrahiert manifestierende seltene Komplikation konnte endourologisch erfolgreich therapiert werden.

Tabelle 1. Perioperative Komplikationen der RLA (n=2144) Literaturübersicht [nach 3]

Komplikationen	(%)
Infektion/Sepsis	1,6
Ileus/Subileus	1,4
Wundinfektion	1,2
Pneumonie	1,0
Lymphaszites/Lymphozele	0,9
Pleuraerguss	0,5
Thrombophlebitis/Lungenembolie	0,5
Ureterkomplikation	0,4
Retroperitoneales Hämatom	0,4
Gefäßverletzungen	0,3
Nierenarterienthrombose	0,1
Verschiedene	1,7
Gesamt	10,0

Kasuistik

Bei einem 36-jährigen Patienten mit einem nichtseminomatösen Hodentumor links bei retroperitonealem bulky-Tumor (Lugano-Stadium II C) wurde nach initialer Semikastration links und induktiver Chemotherapie (4 Zyklen PEB) mit Markernormalisierung und Remission die Residualtumorresektion (RTR) eines paraaortalen Resttumors von 3×5 cm Größe durchgeführt.

Intraoperativ reichte der Residualtumor paraaortal kranial von den Nierengefäßen bis kurz unterhalb des Abganges der Arteria mesenterica inferior und lateral bis an den linken Ureter. Nach Ligatur und Durchtrennung der Vena spermatica links wurde der Tumor unter Schonung des linken Ureters und der beiden Nierengefäße teils stumpf, teils scharf vollständig entfernt.

Histologisch zeigten sich keine vitalen atypischen Zellstrukturen.

Am 8. postoperativen Tag kam es bei dem Patienten erstmals zu erhöhten Temperaturen bis 38,5 °C sowie Unterbauchbeschwerden. Sonografisch zeigte sich die linke Niere leicht gestaut.

Bei weiter bestehender abdominaler Symptomatik sowie erhöhten Temperaturen und Entzündungsparametern erfolgte am nächsten Tag eine Computertomografie des Abdomens, wobei der Verdacht auf ein infiziertes Urinom paraaortal links geäußert wurde. Daraufhin führten wir die CT-gestützte Urinompunktion und Drainage durch.

Der Verdacht auf Ureterläsion links konnte im Rahmen einer retrograden Ureterografie links, welche unmittelbar nach der Punktion erfolgte, bestätigt werden (Abb. 1).

Die notwendige Double-J-Stentlegung gelang nur mittels Ureterorenoskop, wobei auch endoskopisch ein ausgeprägter Harnleiterwanddefekt zu sehen war. Postoperativ waren die Tempera-

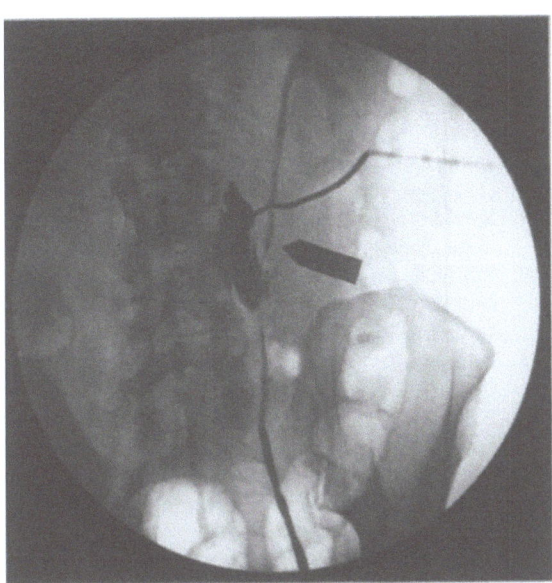

Abb. 1. Retrograde Ureterografie links 9. Tag nach RLA. Nachweis der Ureterläsion lumbal durch KM-Extravasat

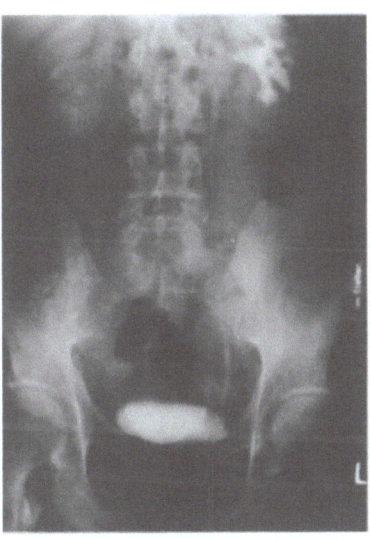

Abb. 2. Unauffällige Ausscheidungsurografie 2,5 Monate nach Ureternekrosefistel links

turen, Beschwerden und Entzündungsparameter rückläufig. Die Drainage konnte nach Sistieren der Urinausscheidung 7 Tage später entfernt werden.

Eine nach zehn Wochen durchgeführte Computertomografie erbrachte einen narbigen Residualbefund links paraaortal von 1,5 cm Größe. Daraufhin entfernten wir die innere Schiene und veranlassten eine Ausscheidungsurografie, wobei nun auch links unauffällige Ausscheidungs- und Abflussverhältnisse bestanden (Abb. 2).

Problemanalyse

Standardtherapie bei Patienten mit nichtseminomatösen Hodentumoren im Stadium II C/III ist nach stattgehabter induktiver Chemotherapie die RTR aller sichtbaren Residuen [11]. Dieses Vorgehen hat sich gegenüber der sekundären radikalen Lymphadenektomie in den letzten Jahren durchgesetzt, da in etwa 45% der Fälle lediglich noch Nekrose/Fibrose nachgewiesen wird.

Eine RTR soll eine komplette Remission herbeiführen bzw. bestätigen, wobei gleichzeitig pathohistologisch entschieden werden kann, ob es sich bei dem Resttumor um Nekrose/Fibrose, reifes Teratom oder vitalen malignen Tumor handelt [4].

Das Auftreten einer Ureterläsion im Rahmen der RLA wird in der Literatur als seltene Majorkomplikation beschrieben [1, 5, 7, 8].

Die Schädigungsmöglichkeit des Ureters ergibt sich einerseits aus seiner topografischen Beziehung zum meist lumbalen Resttumor, wobei man eine Pars abdominalis und eine Pars pelvina unterscheidet. Als Grenze zwischen den beiden Abschnitten wird die Kreuzungsstelle des Ureters mit den Iliakalgefäßen definiert. Andererseits liegt in dem den Ureter umgebenden Bindegewebe (Adventitia) ein langmaschiges arterielles Anastomosennetz. Es besteht im Wesentlichen aus längsverlaufenden Gefäßen, die durch querverlaufende Anastomosen untereinander verbunden sind. Dieser periureterale arterielle Plexus wird von allen Arterien gespeist, zu denen der Ureter enge topografische Beziehungen aufnimmt. Die Pars abdominalis erhält regelmäßig Zuflüsse durch ein bis zwei Rr. ureterici aus der A. renalis und weitere aus der A. testikularis oder auch (eher selten) direkt aus der Pars abdominalis aortae. Am Übergang von der Pars abdominalis in die Pars pelvina wird das Anastomosennetz von Ästen der Iliakalgefäße gespeist (Aa. iliacae communis, externa oder interna).

Bei chirurgischen Eingriffen, die den paraaortalen oder paracavalen Retroperitonealraum tangieren, muss darauf geachtet werden, dass die Rr. ureterici aus der A. renalis nicht verletzt werden. Sie sind die wesentlichen Gefäße für die Versorgung des kranialen Ureterabschnittes und aufgrund ihres Kalibers und über den periureteralen Plexus auch in der Lage, die Versorgung der gesamten Pars abdominalis zu gewährleisten. An der arteriellen Gefäßversorgung des Ureters sind auch Gefäßnetze in seiner Muskularis und Submukosa beteiligt. Sie erhalten Zuflüsse aus dem adventitiellen Plexus [2].

Im dargestellten Fall impliziert der zeitliche postoperative Verlauf keine direkte intraoperative Läsion des Ureters, sondern eine ischämiebedingte Ureterwandnekrose mit konsekutivem Urinaustritt und Fistelbildung. Die kombinierte minimal-invasive Therapie mittels perkutaner Drainage und endoskopischer Stenteinlage führte zur Restitutio ad integrum.

Schlussfolgerung

Gefäß- und Ureterverletzungen im Rahmen der RLA kann man in ausgewählten Fällen durch eine erweiterte präoperative Diagnostik vorbeugen. Bei großer Tumormasse könnte neben dem CT auch ein i.v.-Urogramm sowie eine Cavo- und Aortografie notwendig werden, um Anomalien, Kollateralkreisläufe sowie Verlagerungen durch den Tumor frühzeitig zu erkennen und bei der operativen Strategie zu berücksichtigen [12].

Bei erkennbarer Alteration des Ureters durch den Resttumor (Verdrängung, Harntransportstörung etc.) beugt die präop. Stenteinlage Harnleiterkomplikationen vor und erleichtert die intraoperative Identifizierung und schonende Präparation dieser Strukturen. Die Präparation des Harnleiters sollte außerhalb der Adventitia erfolgen, weil damit Gefäßverletzungen und konsekutive ischämische Harnleiternekrosen vermieden werden können [6].

Literatur

1. Baniel J, Foster RS, Rowland RG, Bihrle R, Donohue JP (1995) Complications of post-chemotherapy retroperitoneal lymph node dissection. J Urol (153):976–980
2. Bartsch G, Poisel S (1994) Operative Zugangswege in der Urologie. Thieme, Stuttgart, S 30–31
3. Bihrle R, Donohue JP, Foster RS (1988) Complications of retroperitoneal lymph node dissection. Urol Clin North Am 15:237–242
4. Donohue JP, Rowland RG, Kopecky K, Steidle CP, Geier G, Ney KG, Einhorn L, Williams S, Loehrer P (1987) Correlation of computerized tomographic changes and histological findings in 80 patients having radical retroperitoneal lymph node dissection after chemotherapy for testis cancer. J Urol 137:1176–1179
5. Jaeger N, Weißbach L (1990) Indikation und Ausmaß der Salvage-Lymphadenektomie beim germinalen Hodentumor. Akt Urol 21:57–63
6. Mayor G, Zingg EJ (1990) Urologische Operationen. Thieme, Stuttgart
7. Sparwasser C, Treiber U, Beckert R, Pust RA (1995) Die modifizierte retroperitoneale Lymphadenektomie beim nichtseminomatösen Hodentumor im Stadium I, IIa und IIb. Urologe A 34:444–448
8. Tognini PG, Foster RS, McGraw P, Heilman D, Bihrle R, Rowland RG, Wahle GR, Einhorn LH, Donohue JP (1998) Combined post-chemotherapy retroperitoneal lymph node dissection and resection of chest tumor under the same anesthetic is appropriate based on morbidity and tumor pathology. J Urol 159:1833–1835
9. Vogler H, Winter P, Scharfenberg O (1995) Komplikationen der retroperitonealen Lymphadenektomie. In: Schnorr D, Loening LA, Weißbach L (Hrsg) Hodentumoren. Blachwell, Berlin, S 77–80
10. Weißbach L, Bussar-Maatz R (1988) Operative Maßnahmen beim Hodentumor. Onkol Forum 3:19–28
11. Weißbach L (2000) Update – Konsensuskonferenz zur Diagnostik und Therapie von Hodentumoren
12. Weißbach L, Albers P (2001) Hodentumoren. In: Rübben H (Hrsg) Uroonkologie, 3. Aufl. Springer, Berlin, S 361–467

KOMMENTAR H. Rübben

Wie im vorliegenden Fall beschrieben, unterliegt die Blutversorgung der Harnleiter bei einer paraaortalen oder paracavalen Residualtumorresektion der Gefahr beschädigt zu werden und je nach Ausmaß kann eine Ureternekrose verursacht werden. Die Autoren schlagen in ihrer Schlussfolgerung vor, bei größerer Tumormasse präoperativ ein Urogramm und eine Aorto- oder Cavographie durchzuführen, um Anomalien, Kollateralkreisläufe oder Verlagerungen des Ureters durch den Tumor zu erkennen; ggf. sollte präoperativ eine Harnleiterschienung erfolgen. Letztere vermeidet eher die Harnleiterdurchtrennung als die Harnleitergefäße zu schonen. Die Bildgebung ist unseres Erachtens nach ohne Vorteil, da in den Fällen, bei denen der Harnleiter fest mit der Tumormasse verbunden ist, auch ein vorheriges Wissen um die Gefäßversorgung keine Schonung dieser ermöglicht.

Lässt sich der Harnleiter von der Tumormasse trennen und man befürchtet eine Schädigung der Gefäßversorgung, kann der Harnleiter mit einem Netzlappen geschützt werden. Ist eine Schädigung intraoperativ offensichtlich, sollte der minderperfundierte Ureteranteil reseziert und durch Ureteroureterostomie oder ein Darminterponat versorgt werden. In Vorbereitung auf solche Maßnahmen sollte vor der Operation der Darm entsprechend vorbereitet werden.

Harnleiterverätzung nach Nierenzystensklerosierung

D. Dimitrijevic und F. Eisenberger

Einleitung

In der Behandlung der symptomatischen Nierenzyste reichen die Therapieoptionen von einer perkutanen Punktion mit und ohne Sklerosierungsmittel (Alkohol 96% oder Tetracyclin 1%) über die laparoskopische bis hin zur offen-chirurgischen Zystenabtragung.

Die Indikationsstellung beschränkt sich auf Nierenzysten, die zu einer Kompression des Nierenbeckenkelchsystems mit Harnaufstau und damit auch meistens zu einer Flankensymptomatik führen. Die Komplikationen nach den o. g. Eingriffen sind rar und beschränken sich im Wesentlichen auf insignifikante Blutungen, Infektionen oder Wundheilungsstörungen.

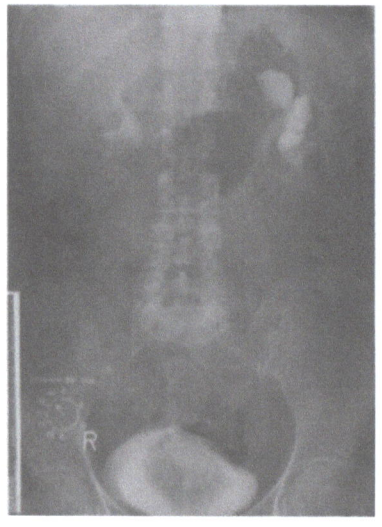

Abb. 1. Urogramm vor Zystenpunktion

Kasuistik

Am 29. Mai 2000 stellte sich eine 65-jährige Patientin vor, die anamnestisch seit Jahren andauernde, rezidivierende linksseitige Flankenschmerzen, zum Teil auch kolikartig, beklagte. In diesem Zusammenhang hatte sie nie Temperaturen und Harnwegsinfekte wurden verneint.

Der klinische Untersuchungsbefund war bis auf einen diskreten Klopfschmerz im Bereich des linken Nierenlagers unauffällig. Sonografisch zeigte sich eine ca. 3,2×4,9 cm messende, zentral gelegene parapelvine Zyste mit einer Dilatation des Nierenbeckenkelchsystems I.–II.°, sowie nebenbefundlich zwei kleine Kelchsteine.

Im auswärtigen Urogramm vom 28. 3. 2000 waren bei zeitgerechter Ausscheidung und unauffälligem Nierenbeckenkelchsystem rechts links die Kelche dilatiert und verplumpt dargestellt, das Nierenbecken war medial durch die Zyste imprimiert (Abb. 1).

Am 5. Juni 2000 wurde eine ultraschallgesteuerte Nierenpunktion in Lokalanästhesie und unter Röntgenkontrolle mit Kontrastmittel durchgeführt. Dabei wurde sichergestellt, dass es nicht zu einer Punktion des Hohlsystems gekommen war, sondern eine glatt begrenzte Zyste in annähernd oben genannten Maßen dargestellt wurde. Nach Einlage einer Fistel wurde die Patientin auf die Station zurückverlegt.

Bis zum Morgen des darauffolgenden Tages liefen ca. 150 ml Zysteninhalt über den Nephrostomiekatheter ab und es wurde eine 96% Alkohollösung instilliert. Unmittelbar nach der Alkoholinstillation berichtete die Patientin über verstärkte Schmerzen im Lumbalbereich links. Bei weiter anhaltender Schmerzsymptomatik führten wir am 7. 6. 2000 zur Kontrolle des Katheters eine Füllung mit Kontrastmittel durch. Bei dieser Kontrolle verlief das Kontrastmittel paraureteral, ohne Darstellung der Zyste bzw. des Nierenbeckenkelchsystems (Abb. 2).

Im Urogramm vom 8. 6. 2001 war die Ausscheidung li. verzögert, das Nierenbeckenkelchsystem dilatiert und eine Kontrastierung des Harnleiters war nicht festzustellen.

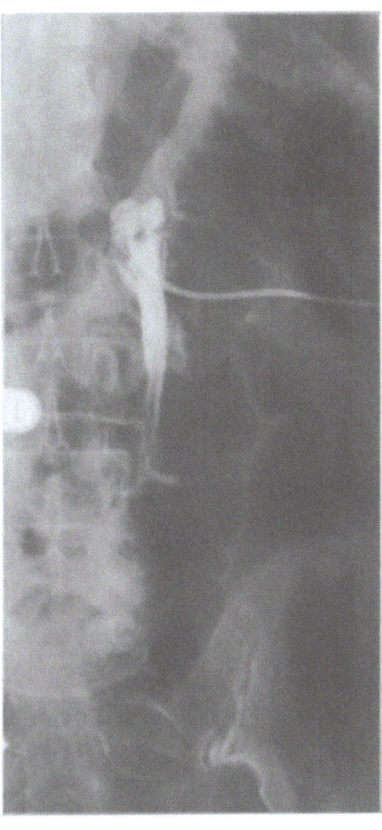

Abb. 2. Retroperitoneales Paravasat nach Nephrostomiedislokation

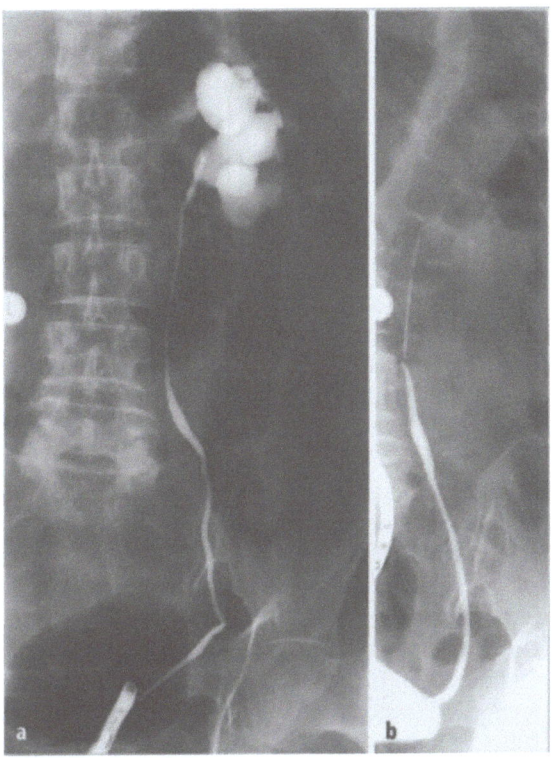

Abb. 3 a. Retrograde Pyelographie v. 8. 6. 2000, **b** Retrograde Pyelographie v. 2. 8. 2000

Die am gleichen Tag durchgeführte retrograde Pyelographie ergab eine langstreckige obere Harnleiterstenose mit Verdacht auf eine Ureterabgangsstenose bei deutlichem Jet-Effekt (Abb. 3a). Zur Behebung der Harnstauung wurde ein DJ-Katheter eingelegt.

Die Nierenfunktionsszintigraphie vom 9. 6. 2000 erbrachte eine renale Gesamtfunktion von 185 ml/min (unterer Normwert 191 ml/min) bei einem relativen Seitenanteil von 54% für rechts und 46% für links. Daraufhin wurde die Patientin mit liegender Ureterschiene mit der Hoffnung nach Hause entlassen, nach mehrwöchiger Schienung des Ureters die Harnabflussverhältnisse zu normalisieren.

Am 31. 7. 2000 wurde die Patientin erneut planmäßig aufgenommen. Nach Entfernung des DJ-Katheters am 2. 8. 2000 ergab das retrograde Pyelogramm eine langstreckige, wandstarre proximale Harnleiterstenose mit dem bereits nachgewiesenen Jet-Effekt in das Nierenbeckenkelchsystem (Abb. 3b). Der Auslassversuch war durch stärkere linksseitige Flankenschmerzen kompliziert und die sonographische Velaufskontrolle bestätigte eine zunehmende, nunmehr II–III° Harnstauung. Dementsprechend ergab das Urogramm vom 4. 8. 2000 auch nach 125 min p. i. nur einen nephrographischen Effekt ohne Darstellung des Hohlsystems.

Die im Hinblick auf eine eventuelle Autotransplantation durchgeführte DSA der Nieren zeigte eine 1-Gefäßversorgung links mit verspäteter Parenchymkontrastierung und rarefizierter Gefäßstruktur mit peripherer Betonung bei bekannter obstruktiver Uropathie.

Die Patientin wurde über eine lumbale Freilegung der Niere und des Harnleiters aufgeklärt mit eventueller konsekutiver Nierenbeckenplastik oder ggf. Nephrektomie mit Autotransplantation.

Intraoperativ zeigte sich eine ca. 7 cm lange, hochgradige, narbige und bis an das intakte Nierenbecken heranreichende Harnleiterstenose. Nach Präparation des Harnleiters nach distal erschien eine Nierenbeckenplastik aufgrund der langstreckigen Stenose und des konsekutiven Ureterdefektes nicht möglich, so dass die Entscheidung zur Autotransplantation gefällt wurde.

Nach Nephrektomie wurde extracorporal der stenosierte Harnleiteranteil bis zum Nierenbecken reseziert und beide Kelchkonkremente mittels einer Steinfasszange extrahiert. Die Autotransplantation wurde linksseitig in typischer Weise in End-zu-Seit-Technik zwischen Vena renalis und Vena iliaca externa sowie End-zu-Seit-Technik zwischen Arteria renalis und Arteria iliaca interna durchgeführt. Nach Freigabe der Organdurchblutung kam es aufgrund einer Intimaablösung zu einem Verschluss der arteriellen Anastomose, so dass diese erneut und zwar in End-zu-Seit-Technik mit der Arteria iliaca externa durchgeführt werden musste. Die Kontrolle der Gefäßsituation ergab danach gute Pulsation der Gefäße mit ausgezeichneter Perfusion des Organs. Der noch verbliebene distale Harnleiteranteil wurde entsprechend gekürzt und anschließend analog zur Anderson-Hynes-Technik mit dem Nierenbecken anastomosiert und ein DJ-Katheter eingelegt.

Der weitere Verlauf war komplikationslos, die Patientin wurde am 29. 8. 2000 aus unserer stationären Behandlung entlassen.

Am 31. 8. 2000 wurde der DJ-Katheter entfernt und tags darauf ein Urogramm durchgeführt. Hierbei zeigte sich eine zeitgerechte Ausscheidung über beide Nieren, ein nicht dilatierter Harnleiter links und ein mäßig dilatiertes Nierenbecken links. Der Kreatininwert war mit 0,9 mg/dl im Normbereich. Am 2. 9. 2000 wurde die Patientin beschwerdefrei nach Hause entlassen.

Problemanalyse

Aufgrund der angegebenen Symptomatik bestand die Indikation zur Behandlung der parapelvinen Zyste bzw. der konsekutiven Harnstauung. Es ist allerdings unklar, ob die Obstruktion des Nierenbeckens bzw. des Harnleiterabgangs allein durch die Zyste bedingt war oder ob gleichzeitig eine Harnleiterabgangsstenose bestand, die sicherlich auch als selbstständige pathologische Entität primär den Harnaufstau verursacht haben könnte. In diesem Fall hätte es sich um eine asymptomatische Zyste gehandelt und um diese Diagnose zu untermauern, wäre vor der Zystenpunktion ein retrogrades Pyelogramm angezeigt gewesen.

Die histopathologische Aufarbeitung des resezierten Harnleitersegmentes bestätigte eine ausgeprägte, erosive und deutlich floride unspezifische Entzündung mit entzündlicher Lumenobliteration und partieller Nekrotisierung. Dieser Befund bestätigt in Korrelation mit dem intraoperativen Situs eine Harnleiterverätzung durch Alkohol.

Retrospektiv berichtete die Patientin am Morgen des 6. 6. 2000, und damit unmittelbar vor der Alkoholinstillation, mit dem Nephrostomiekatheter am Bett hängengeblieben zu sein. Bei diesem Ergebnis war es wohl zu einer Perforation der dünnen und kollabierten Zystenwand durch den rigiden Katheter gekommen.

Schlussfolgerung

Aufgrund dieser Kasuistik haben wir folgende Therapie-Standards vereinbart.
1. Die Alkoholinstillation erfolgt zukünftig unmittelbar nach der Nierenzystenpunktion und Zystendarstellung mit Kontrastmittel, um eindeutig eine unkorrekte Lage des Kathetes im Hohlsystem oder außerhalb des Hohlsystems auszuschließen.
2. Bei der Harnstauungsniere, die nicht eindeutig durch eine Zyste bedingt ist (z. B. sehr kleine Zysten oder untypische Lokalisationen), sollte vor dem geplanten Eingriff ein retrogrades Pyelogramm zum Ausschluss anderer Ursachen (z. B. Ureterabgangsstenose) erfolgen.

KOMMENTAR H. Rübben

Die akzeptierte Therapie symptomatischer Nierenzysten besteht in der perkutanen Drainage und Sklerosierung, wobei sich hochprozentiger Alkohol als effektive Substanz erwiesen hat [3]. Alternativ werden endoskopische Verfahren mit Zystenwandresektion mit vergleichbaren Erfolgsraten durchgeführt [1].

Vorsicht ist bei parapelvinen Zysten geboten, denn ein Teil dieser Zysten leitet sich nicht vom Nierenparenchym, sondern Lymphgefäßen ab. Solche Zysten finden sich häufiger ab dem fünften Lebensjahrzehnt und sind oft vergesellschaftet mit Obstruktion, Entzündung und Steinbildung [2]. Kutcher beschreibt in diesem Zusammenhang das Auftreten von Extravasaten bei der Urographie. Deshalb wird als Therapie ein endoskopisches Vorgehen zur Zystenfensterung, perkutan oder ureterorenoskopisch, vorgezogen.

Im vorliegenden Fall wurde durch die primäre Füllung der Zyste mit Kontrastmittel nach Punktion eine Kommunikation mit dem Hohlsystem ausgeschlossen, so dass man von einer simplen Parenchymzyste ausgehen konnte, und die Alkoholinstillation als unbedenklich anzusehen war. Am ehesten ist die Paravasation durch eine Dislokation der Fistel bedingt gewesen, so dass die Schlussfolgerung der Autoren, die Sklerosierung unmittelbar nach Punktion der Zyste durchzuführen, naheliegt.

Literatur

1. Hubner W, Pfab R et al (1990) Renal cysts: Percutaneous resection with standard urological instruments. J Endourol 4:61
2. Kutcher R, Manadevia P, Nussbaum MK et al (1982) Renal peripelvic multicystic lymphangiectasia. Urology 30:177
3. Ozgun S, Cetin S, Ilken Y (1988) Percutaneous renal cyst aspiration and treatment with alcohol. Int Urol Nephrol 20:481

Langstreckige Ureterstriktur nach perkutaner Nephrolitholapaxie – Rekonstruktion mit rekonfiguriertem Kolonsegment

B. Ubrig, M. Waldner und S. Roth

Einleitung

Iatrogene Ureterstrikturen sind bekannte, aber selten berichtete Komplikationen endourologischer Manipulationen im Ureter [5]. Systematische Untersuchungen oder verlässliche statistische Kennzahlen liegen nicht vor. Als Ursache kommen Traumatisierungen des Ureters durch Manipulationen mit Ureterenkathetern, Ureteropyeloskopen, Pyeloskopen oder durch lang liegende Ureterschienen in Betracht. Auf die Schädigung bzw. die chronische Entzündung der Ureterwand folgt ihr narbiger Umbau mit Ausbildung einer Striktur. Eine wichtige Rolle können in die Ureterwand verschleppte Steinfragmente spielen, die zur Ausbildung von Fremdkörpergranulomen führen können („stone granuloma") [1, 2].

Kasuistik

Die 41-jährige Patientin litt unter einem kompletten Ausgussstein der rechten Niere. Im i.v.-Urogramm ließen sich unauffällige Abflussverhältnisse aus den Hohlsystemen beider Nieren nachweisen.

Der Ausgussstein wurde mittels perkutaner Nephrolitholapaxie (PNL) therapiert. Aufgrund der Komplexität des Steines musste die Sanierung in 2 getrennten Sitzungen über separate Kelchzugänge erfolgen. Einige größere Reststeine wurden nachfolgend mittels extrakorporaler Stoßwellenlithotrypsie (ESWL) in 3 Sitzungen desintegriert. Nach Entfernung der DJ-Harnleiterschiene kam es zunächst zu multiplen Steinabgängen.

Einen Monat nach der primären PNL musste notfallmäßig eine DJ-Harnleiterschiene aufgrund eines ca. 5 mm großen lumbalen Harnleitersteines eingelegt werden. Der Stein wurde nach 3 Tagen ureteroskopisch entfernt. Bei dieser Maßnahme wurde eine ca. 6 cm lange proximale Harnleiterenge unterhalb des Infundibulums erkennbar (s. Abb. 1). Aufgrund der Enge und zusätzlicher – prinzipiell spontan abgangsfähiger – Restdesintegrate blieb der rechte obere Harntrakt für weitere 8 Wochen geschient.

Nach Entfernung der DJ-Harnleiterschiene klemmten sich wiederum Desintegrate im proximalen Harnleiter ein. Die Konkremente wurden erneut reponiert und der Harnleiter geschient.

Ein erneuter Schienen-Auslassversuch nach 3 Monaten scheiterte ebenfalls und die Anlage einer perkutanen Nephrostomie wurde erforderlich.

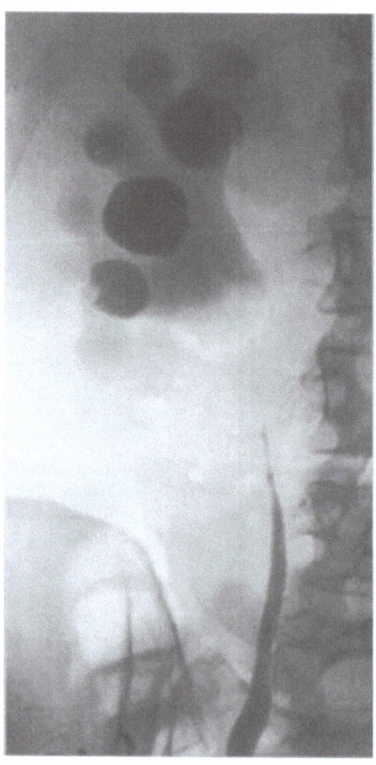

Abb. 1. Ca. 6 cm lange infundibuläre Harnleiterstriktur nach erfolgreicher perkutaner Nephrolitholapaxie

Operative Rekonstruktion mit rekonfiguriertem Kolonsegment

In Halbseitenlagerung wurde ein Flankenschnitt im 12. Interkostalraum vorgenommen und die Harnleiterstriktur inkl. des Infundibulums reseziert (s. Abb. 2). Die Schnellschnittuntersuchung ergab erwartungsgemäß Ureterfibrose und Steingranulom. Zur Rekonstruktion wurde das Peritoneum über dem unmittelbar benachbarten Colon ascendens eröffnet und ein 3 cm langer Abschnitt des Kolons ausgeschaltet. Es genügte eine kurzstielige Präparation des Mesenteriums unter Erhalt der Marginalarterie, um das Colonsegment in das Bett des Harnleiterdefekts zu mobilisieren. Nach Reanastomosierung des Colon ascendens erfolgte die antimesenterielle Spaltung und transverse, tubuläre Rekonfiguration des ausgeschalteten Segments (s. Abb. 3a–c). Das entstandene Rohr mit einem Innendurchmesser von ca. 10 mm wurde in spatulierter Technik End-zu-End mit dem Nierenbecken und dem distalen Ureter in Einzelknopftechnik anastomosiert. Als Ableitung wurden eine Nephrostomie und eine transrenal ausgeleitete Harnleiterschiene für 12 Tage belassen.

Der postoperative Verlauf war unauffällig, die radiologischen Prüfungen vor Entfernung der ableitenden Katheter fielen unauffällig aus. Der Follow-up beträgt aktuell 2 Jahre. Die Patientin ist beschwerdefrei. Insbesondere traten keine Verschiebungen des Säure-Base-Haushalts, Koliken oder Pyelonephritiden auf. I.v.-urographisch bestehen unauffällige Ausscheidungs- u. Abflussverhältnisse.

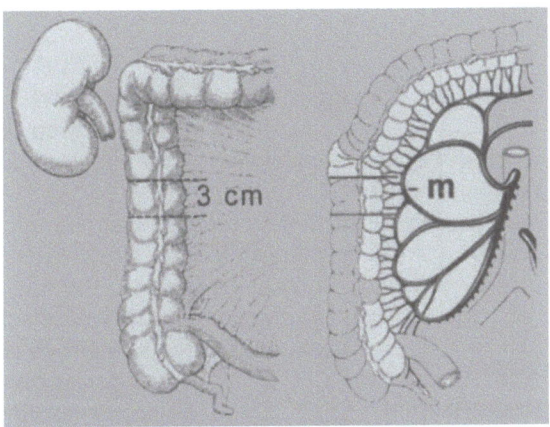

Abb. 2. Ausschaltung eines ca. 3 cm langen Kolonsegments aus der unmittelbaren Nachbarschaft des Harnleiterdefekts. Es ist lediglich eine kurzstreckige Mobilisation des Mesenterialstiels erforderlich. Die Marginalarterie kann ggfs. erhalten bleiben (m)

Problemanalyse

Aus der Kasuistik lässt sich schließen, dass die langstreckige Striktur des oberen Harnleiters sich als Folge eines Traumas im Rahmen der perkutanen Nephro-Litholapaxie (PNL) bei Korallenstein der rechten Niere entwickelt hat.

Solche Komplikationen einer PNL wurden selten in der Literatur beschrieben [5]. Insbesondere bei der Aufarbeitung von im Harnleiterabgang liegenden Steinfragmenten können erhebliche Belastungen für den infundibulären Ureter resultieren. Durch den Einsatz von Zangen und Desintegrationssonden kann es zu einer akzidentellen Verletzung der Schleimhaut

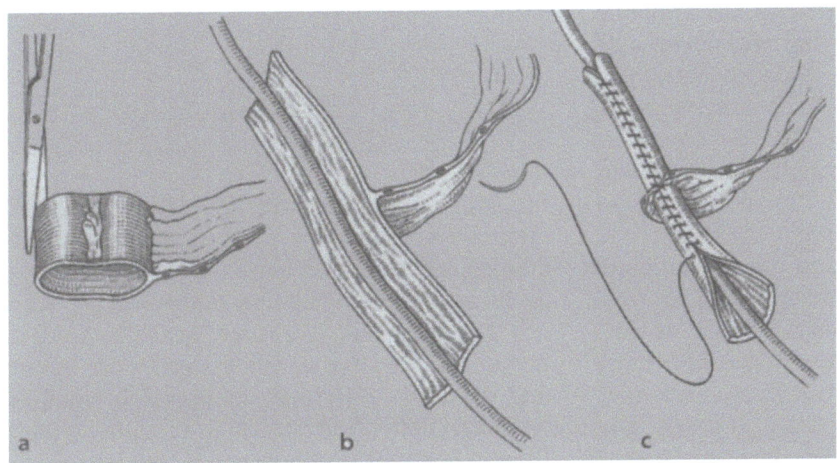

Abb. 3a–c. Antimesenterielle Spaltung und Retubularisierung des Kolonabschnitts

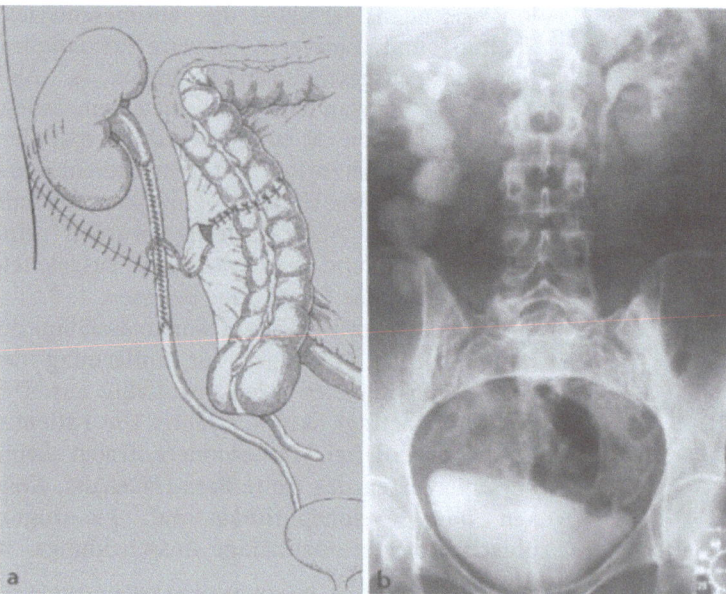

Abb. 4 a, b. Z.n. Interposition eines Colonsegmentes zur Rekonstruktion eines langstreckigen Ureterdefektes. **a**: postop. Situation; **b**: i.v.-Urogramm 3 Monate postoperativ

und Harnleiterwand kommen. Üblicherweise werden die überwiegend verwendeten starren Pyeloskope über einen Unterkelchzugang eingebracht. Beim Versuch mit den starren Instrumenten im oberen Harnleiter zu arbeiten, kann es zu großen Scherkräften auf den Harnleiterabgang kommen, die auch zu einem Einriss des Nierenbeckens und des Nierenbeckenabgangs führen können. Inwieweit die ureteroskopische Steinsanierung und die ca. 6-monatige Versorgung mit Harnleiterschienen zur Ausbildung der Striktur beigetragen haben könnten, lässt sich im Nachhinein nicht festlegen.

Die in unserem Fall gewählte rekonstruktive Maßnahme mit einem rekonfigurierten Kolonsegment ergab sich aufgrund der Langstreckigkeit der Striktur bei erhaltener Gesamtnierenfunktion und gesunder rechter Niere.

Endoskopische Maßnahmen mit Ureterotomie und gegebenenfalls Bougierung erschienen aufgrund der Langstreckigkeit und der Wirkungslosigkeit der monatelangen Schienungsversuche nicht erfolgversprechend [3, 4]. Eine Dauerversorgung mit einer Harnleiterschiene kam nicht in Frage, eine Nephrektomie bei guter Funktion der rechten Niere ebensowenig.

Für eine End-zu-End-Anastomose im Sinne einer Nierenbeckenplastik nach Anderson-Hynes war die Striktur zu lang. Eine therapeutische Alternative wäre sicherlich eine Autotransplantation in die kontralaterale fossa iliaca oder ein partieller ilealer Ureterersatz gewesen. Gegenüber solchen Maßnahmen ist die Verwendung eines rekonfigurierten Kolonsegmentes jedoch die elegantere Methode mit relativ kleinem Zugangsweg und vergleichsweise geringem operativen Trauma.

Rekonfigurierte Kolonsegmente eignen sich zur Rekonstruktion langstreckiger Ureterdefekte im oberen und mittleren Ureter [6]. Vor allem bei Patienten nach Vorbestrahlung, Niereninsuffizienz oder bei erhöhtem OP-Risiko können sie eine Alternative z.B. zum kompletten ilealen Ureterersatz darstellen. Der OP-Zugang ist über einen konventionellen Flankenschnitt möglich, das Peritoneum muss nur kurzstreckig eröffnet werden und relativ begrenzte Maßnahmen am Darmtrakt vorgenommen werden. Nur sehr kleine Mengen Darm müssen aus der Darmpassage in den Harntrakt verlagert werden. Metabolische Konsequenzen sollten keine Rolle spielen.

Schlussfolgerung

Die Möglichkeit langstreckiger Harnleiterstrikturen als Komplikation der perkutanen Nephrolitholapaxie oder Ureterorenoskopie sollte bedacht werden und auf ein entsprechend schonendes operatives Vorgehen geachtet werden. Zur Reparatur langstreckiger Defekte im oberen und mittleren Harnleiter eignen sich transvers retubularisierte kurzstreckige Kolonsegmente. Dieses Verfahren könnte dem totalen ilealen

Ureterersatz bei Z.n. Radiatio, Niereninsuffizienz oder erhöhtem OP-Risiko überlegen sein.

Literatur

1. Dretler SP, Young RH (1993) Stone granuloma: a cause of ureteral stricture. J Urol 150(6):1800–1802
2. Giddens JL, Grotas AB, Grasso M (2000) Stone granuloma causes ureteropelvic junction obstruction after percutaneous nephrolithotomy and antegrade endopyelotomy. J Urol 164(1):118–119
3. Hwang TK, Seo SI, Kim JC, Yoon JY, Park YH, Yoon MS (1999) Long-term results of percutaneous endourologic management of renal infundibular stricture. J Endourol 13(7):495–498
4. Lopatkin NA, Martov AG, Gushchin BL (2000) An endourologic approach to complete ureteropelvic junction and ureteral strictures. J Endourol 14(9):721–726
5. Papanicolao N (1998) Urinary tract imaging and Intervention: Basic Principles. In: Walsh P et al (eds) Campbell's Urology, p 246–252
6. Ubrig B, Waldner M, Roth S (2001) Repair of ureter with transversely retubularized colon segments. Journal of Urology in press

KOMMENTAR W. STACKL

Ureterläsionen nach perkutaner Nephrolithotomie sind selten, Lee et al. [1], beobachteten sie in 5 von 582 Patienten. Die Ursache für die Entstehung einer Ureterstriktur liegt eher in der chronischen Gewebsreaktion durch den meist impaktierten Stein als in der endoskopichen Manipulation.

Die Rekonstruktion längerstreckiger Ureterstenosen erfordert meist aufwändigere Operationstechniken. Neben der Autotransplantation einer Niere bieten sich Rekonstruktionen mit Darmsegmenten an. Die Autotransplantation ist häufig – bedingt durch perirenale Verwachsungen oder Versorgung der Niere mit mehreren Arterien – nicht möglich.

Die Verwendung von Darmsegmenten für den Ersatz des Harntraktes stellt eine etablierte Technik in der urologischen Chirurgie dar. Pope und Koch [2] führten erfolgreich eine Rekonstruktion eines 12 cm langen Ureterdefekts mit gleicher Technik durch. Bedingt durch die anatomische Nähe des Colon ascendens zum rechten Harnleiter zwingt sich diese Form der Rekonstruktion nahezu auf. Den endgültigen Stellenwert dieser Technik des Ureterersatzes werden jedoch erst Langzeitergebnisse zeigen, welche allerdings aufgrund der geringen Fallzahlen schwierig zu erarbeiten sein werden.

Literatur

1. Lee WJ, Smith AD, Cubelli V, Badlani GH, Lewin B, Vernace F, Cantos E (1987) Complications of percutaneous nephrolithotomy. Am J Roentgenol 148(1):177–180
2. Pope J, Koch MO (1996) Ureteral replacement with reconfigured colon substitute. J Urol 155: 1693–1695

Ureternekrose nach ureteroskopischer Steinbehandlung

J. STEIN und W. F. THON

Durch die weitverbreitete Anwendung minimalinvasiver Techniken, vornehmlich in den Fachgebieten der Gynäkologie, Chirurgie und Urologie, ist eine ansteigende Inzidenz von Harnleiterverletzungen zu beobachten [1].

Überwiegend handelt es sich um geringfügige Verletzungen, die durch konservative Maßnahmen ohne Spätfolgen ausheilen. Die durch Ureteroskopie verursachten Läsionen beschränken sich vornehmlich auf Mukosaverletzungen des Harnleiters oder kleine Perforationen. Nach Einlage einer Ureterschiene resultiert überwiegend eine Restitutio ad integrum. Gravierende Verletzungen wie der Harnleiterabriss stellen seit Einsatz der vergleichbar kleinkalibrigen, semirigiden Ureteroskope eine sehr ungewöhnliche Komplikation dar [3, 4].

Der vorliegende Fall beschreibt eine Harnleiternekrose als Komplikation einer ureteroskopischen Steinbehandlung. Die Komplikation ist möglicherweise das Resultat einer verzögerten Reaktion auf ein nicht adäquat erkanntes, intraoperatives Problem. Es wird eine Empfehlung zur Erkennung und angemessenen Reaktion möglicher Komplikationen der endoskopischen Steinbehandlung entwickelt.

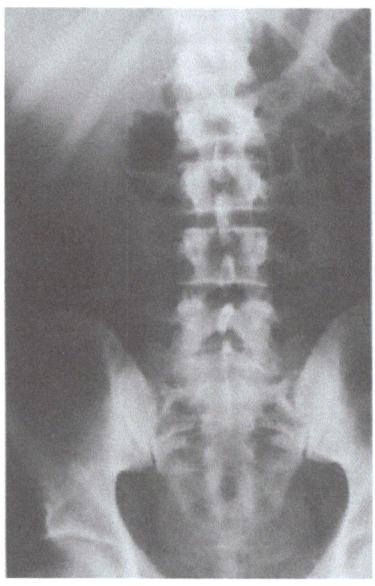

Abb. 1. Nierenleeraufnahme: kirschgroßer Harnleiterstein rechts auf Höhe des LWQ 4

Kasuistik

Ein 31-jähriger Patient wurde mit rezidivierenden rechtsseitigen Harnleiterkoliken und Makrohämaturie stationär aufgenommen. Wiederholte Steinabgänge aus beiden Nieren waren anamnestisch bekannt. Die Nierenleeraufnahme zeigte einen kirschgroßen Harnleiterstein auf Höhe des LWQ 4 rechts (Abb. 1). Sonographisch bestand eine II°-Harnstauung der rechten Niere.

Am folgenden Tag erfolgte die ureteroskopische Steinbehandlung. Das rechte Ostium ließ sich problemlos mit dem Instrument (7/8,5 F der Fa. Wolf) entrieren. Der Stein konnte im Übergang vom mittleren zum oberen Harnleiterdrittel endoskopisch eingestellt werden. Der Operateur versuchte auf den ausdrücklichen Wunsch des Patienten den relativ großen Stein zu extrahieren. Ein Steinextraktor (Segurabasket der Fa. Boston Scientific) wurde am Stein vorbeigeschoben. Aufgrund des Missverhältnisses von Steingröße und Ureterlumen konnte der im Körbchen gefangene Stein nicht extrahiert werden, so dass das Instrument zunächst entfernt und der Stein in dem insitu verbliebenen Körbchen mit dem Lithotryptor (Swiss-Lithoclast) in abgangsfähige Partikel fragmentiert wurde. Nach Desintegration des Steines konnte die Dormiaschlinge wieder geschlossen und entfernt werden. Der proximale Ureterabschnitt wurde bei der Ureteroskopie nicht eingesehen. Am Ende des Eingriffs erfolgte *keine* retrograde Kontrastmitteldarstellung des Harnleiterverlaufes und Hohlsystems der rechten Niere. Abschließend wurde unter Röntgendurchleuchtung ein D-J-Katheter eingelegt (Abb. 2). Der D-J-Katheter wies eine Drehung des nierenseitigen Memorys mit der Öffnung nach medial auf.

Der Patient entwickelte postoperativ am gleichen Abend eine rechtsseitige Flankensymptomatik, sonographisch zeigte die Niere ein dilatiertes NBKS. Ein Ausscheidungsurogramm am nächsten Tag bestätigte die Fehllage der Harnleiterschiene mit Kontrastmittelextravasation und Austritt des D-J-Katheters aus dem Ureter auf Höhe LWQ 4 (Abb. 3). Der D-J-Katheter wurde daraufhin in Narkose entfernt und in der gleichen Sitzung versucht, unter endoskopischer Kontrolle einen Guide-wire in den proximal der Perforation gelegenen Ureteranteil zu platzieren. Dies gelang nicht, so dass dem Patienten zur Harnableitung eine perkutane Nephrostomie in die rechte Niere eingelegt wurde.

Ein antegrades Nephrostogramm zeigte nach 5 Tagen multiple Stenosen des Harnleiters im Übergang vom proximalen zum mittleren Ureter, die als Schleimhautödem interpretiert wurden. In weiteren antegraden Kontrastmitteldarstellungen konnte in der Folgezeit nur noch der proximale Ureteranteil röntgenologisch dargestellt werden. Eine retrograde Ureteropyelographie zeigte einen Abbruch des Kontrastmittels nach ca. 2 cm. Die erneute endoskopische

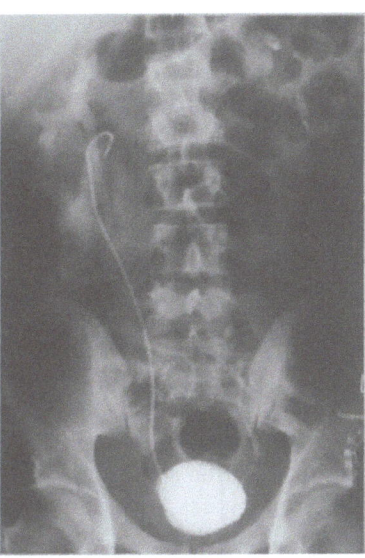

Abb. 3. Ausscheidungsurogramm mit eindeutigem Austritt des D-J-Katheters und Kontrastmittelextravasation auf Höhe LWQ 4

Exploration scheiterte, da ein Ureterlumen nicht dargestellt werden konnte. In gleicher Sitzung erfolgte die explorative Harnleiterfreilegung mittels Pararektalschnittes. Der Ureter wies eine nekrotische Umwandlung auf, die vom ursprünglichen Steinbett bis unmittelbar prävesikal erkennbar war. Die Nephrostomie wurde belassen und der Patient nach einigen Tagen zur Autotransplantation der rechten Niere in ein Transplantationszentrum verlegt. Nach Nierenfreilegung wurde dort makroskopisch eine Nekrose des proximalen Ureters und Nierenbeckens diagnostiziert, so dass keine Möglichkeit zu einer Autotransplantation gesehen wurde und eine Nephrektomie erfolgte.

Problemanalyse

1. Es wurde eine Steinextraktion angestrebt, obwohl sich das Konkrement nicht im Ureter bewegen ließ und ein Missverhältnis zwischen Steingröße und Ureterlumen bestand.
2. Die Ureterläsion wurde nicht als solche erkannt, da keine Kontrastmittelapplikation in den proximalen Ureteranteil am Ende des Eingriffes erfolgte und die Kontinuität des Ureters endoskopisch nicht eingesehen wurde.
3. Die Lage des D-J-Katheters wurde dokumentiert, eine atypische Position mit Medialisierung der oberen Memoryöffnung nicht beachtet. Aufgrund der Fehllage resultierte eine

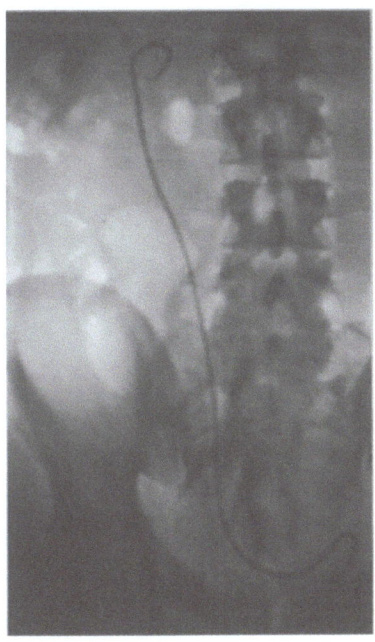

Abb. 2. Nierenleeraufnahme nach Ureterorenoskopie, auffällig ist die Lage des D-J-Katheters mit der Öffnung des nierenseitigen Memorys nach medial

Extravasation von Urin in das rechte Retroperitoneum.
4. Die Harnleiternekrose ist vermutlich auf die Ureterläsion und inflammatorische Reaktion des periureteralen Gewebes nach Extravasation mit folgender Ureterischämie zurückzuführen.

Schlussfolgerung

Verletzungen des Harnleiters im Rahmen von endoskopischen Eingriffen treten auf. Bei einer unklaren intraoperativen Situation sollte zur Identifikation und zur Beurteilung des Ausmaßes einer Ureterläsion eine Kontrastmitteldarstellung erfolgen. Die adäquate Versorgung der Harnleiterverletzung ist abhängig von der Frage der Ureterkontinuität. Lask und Mitarbeiter [2] kamen bei der retrospektiven Analyse ihres Patientengutes zu der Aussage (1995), dass bei geringgradigen Ureterverletzungen der passagere Harntransport mittels perkutaner Nephrostomie ebenso wirksam zur Ausheilung einer Ureterperforation führt, wie die offene Operation. Der Verlust der longitudinalen Kontinuität sollte nach überwiegender Auffassung zu einer offenen operativen Korrektur führen, obgleich einzelne Berichte auch bei Ureterabrissen ein endoskopisches Vorgehen vorschlagen [5]. Das Spektrum der operativen Versorgung ist abhängig von der Höhe und dem Ausmaß der Läsion und reicht von einer End-zu-End-Anastomose oder den verschiedenen Formen der Ureteroneocystostomien über einen partiellen Ureterersatz mit Dünndarm bis zur Autotransplantation. In einigen Fällen ist auch die Nephrektomie in Anbetracht operativer Risiken und zur Vermeidung weiterer Komplikationen angezeigt.

Literatur

1. Assimos DG, Patterson LC, Taylor CL (1994) Changing incidence and etiology of iatrogenic ureteral injuries. J Urol 152:2240–2246
2. Lask D, Abarbanel I, Luttwak Z, Manes A, Mukamel E (1995) Changing trends in the management of iatrogenic ureteral injuries. J Urol 154:1693–1695
3. Murthyn PV, Gurunadha Roa HS, Meherwade S, Srinivasa Rao PVLN, Srivastava A, Sasidharan K (1997) Ureteroscopic lithotripsy using mini-endoscope and Swiss-Lithoclast: experience in 147 cases. J Endourol 11:327–330
4. Preston JM (2000) Iatrogenic ureteric injury: common medicolegal pitfalls. BJU international 86: 313–317
5. Tsai CK, Taylor FC, Beaghler MA (2000) Endoscopic ureteroureterostomy: Long-term follow-up using a new technique. J Urol 164:332–335

KOMMENTAR R. Hofmann

Stein und Thon beschreiben in ihrer Kasuistik die komplette Ureternekrose nach ureterorenoskopischer Lithotripsie eines „kirschgroßen" Konkrementes im mittleren Harnleiterdrittel. Die Ureternekose, die letztlich zur Nephrektomie führte, entwickelte sich nach initial nicht erkannter Perforation des Ureters und extramuraler Lage des zur Schienung eingelegten Doppel-J-Katheters. Die Nephrektomie erfolgte in einer auswärtigen Klinik bei dort makroskopisch diagnostizierter Nekrose von proximalem Ureter und Nierenbecken während der zur Erhaltung der Niere angestrebten Autotransplantation.

Die Komplikationsrate der ureterorenoskopischen Steinextraktion wird in der Literatur mit 5–30% angegeben und ist bei Steinen im proximalen und mittleren Ureterdrittel höher als im distalen. Die Komplikationsrate der In-situ-ESWL-Therapie von Ureterkonkrementen ist geringer und vornehmlich durch Auxilarmaßnahmen bedingt [1, 2, 4]. Auf ausdrücklichen Wunsch des Patienten wurde im vorliegenden Fall dennoch eine ureterorenoskopische Extraktion des okkludierenden Konkrementes mit einem Durchmesser von ca. 20 mm versucht. Diese Therapieoption stellt nicht die erste Wahl dar. Vielmehr hätte bei der Größe und Lokalisation des Konkrementes zunächst eine Schienung des Ureters mittels Doppel-J-Katheter erfolgen können. Im Rahmen der Anlage der Verweilschiene hätte die retrograde Steinmanipulation mit anschließender ESWL des Konkrementes im Nierenbecken angestrebt werden können. Wäre die Retromanipulation des Konkrementes wegen der Impaktierung nicht möglich gewesen, hätte die Passage der inneren Schiene am Stein vorbei ohne größere Gefahr einer Perforation mit Hilfe eines hydrophilen Drahtes gelingen können. Für den Fall, dass sich die innere Schiene nicht hätte platzieren lassen, wäre die Anlage einer perkutanen Nephrostomie mit anschließender In-situ-ESWL notwendig geworden.

Für den Fall einer zwingend erforderlichen ureterorenoskopischen Steintherapie bei schwierigen Voraussetzungen eines hohen, großen Konkrementes, ist die vorherige Passage des Steines mit einem Führungsdraht zu fordern, welcher während der gesamten Manipulation als Leitschiene in situ verbleibt. Die intramurale Lage des Führungsdrahtes muss durch eine retrograde Kontrastmitteldarstellung kontrolliert werden. Wäre dies im vorliegenden Fall erfolgt, hätte das Steinbett für die Ureterorenoskopie des proximalen Ureters, die im Rahmen jeder URS unabdinglich ist, überwunden werden können. Hierbei wäre eine Inspektion des Ausmaßes der Ureterläsion als auch eine sichere Platzierung der notwendigen inneren Schiene möglich gewesen.

Für große, impaktierte Steine im oberen Harnleiterdrittel, die sich ureteroskopisch oder radiologisch nicht von einem Draht passieren lassen, kann auch eine Steinentfernung durch Ureterotomie in Frage kommen.

Vor jeder Form der Steintherapie ist nicht zuletzt aus forensischen Gründen ein Infusionsurogramm zu fordern. Die Autoren beschreiben im vorliegenden Fall diese Diagnostik nicht. Allerdings ist bei vorbekannter Anatomie des Hohlsystems des entsprechenden oberen Harntraktes das Übersehen einer Fehllage des eingebrachten D-J-Katheters nahezu ausgeschlossen (besonders wenn wie beschrieben, die D-J-Krümmung nach medial weist).

Kommt es im Rahmen der URS zu einer iatrogenen Perforation des Harnleiters, ist die anschließende Schienung mit einer inneren Schiene die Therapie der Wahl, welche bis auf sporadische Einzelfälle zur restitutio ad integrum führt. Dies gelingt in ähnlich hohem Maße auch durch Ableitung mittels perkutaner Nephrostomie [3]. Sollte sich dennoch eine Ureterstenose entwickeln, ist bei distalen bis mittleren Engen, die Ureterozystoneostomie anzustreben. Bei längerstreckigen oder proximalen Stenosen sollte ein Ileumharnleiterersatz geplant werden, der therapeutisch mehr Spielraum bietet, als die nur Einzelfällen vorbehaltene Autotransplantation.

Literatur

1. Erhard M, Salwen J, Bagley HD (1996) Ureteroscopic removal of mid and proximal ureteral calculi. J Urol 155:38–42
2. Fernandez de la Maza S, Noldus J, Huland H (1999) Ureterorenoscopy (URS) in treatment of ureteral calculi. I. Safety and effectiveness of URS as auxiliary treatment after ESWL. Urologe A 38:128–132
3. Lask D, Abarbanel J, Luttwak Z, Manes A, Mukamel E (1995) Changing trends in the management of iatrogenic ureteral injuries. J Urol 154:1693–1695
4. Stoller ML, Wolf JS Jr, Hofmann R, Marc B (1992) Ureteroscopy without routine balloon dilation: an outcome assessment. J Urol 147:1238–1242, Review

Harnleiterabriss bei Ureteroskopie

B. Heider und S. A. Loening

Einleitung

Die Therapie die Urolithiasis hat sich in den letzten zwei Jahrzehnten grundlegend verändert. Nach anfänglicher ESWL-„Euphorie" wurden deren Indikationen zunehmend eingeschränkt. Die durch die ESWL erzielten Steinfreiheitsraten bei der Behandlung von Harnleitersteinen liegen zwischen 16 und 89% mit bis zu 23% Mehrfachbehandlungen [1].

In unserem Patientengut konnten wir eine durchschnittliche Steinfreiheitsrate von 40% erreichen, bei oberen Harnleitersteinen 50% und bei tiefen Harnleitersteinen 19%. Die Steinfreiheitsraten bei primärer Ureteroskopie liegen zwischen 74 und 100%.

In Abhängigkeit von der Lokalisation der Steine im Harnleiter ergeben sich deutliche Unterschiede: Im oberen Harnleiter werden durch die ESWL zwischen 80 und 90% Steinfreiheitsraten erreicht, mit der Ureteroskopie zwischen 97 und 98%. Im unteren Harnleiter erreicht die ESWL eine Steinfreiheitsrate nur zwischen 11–35%, bei primärer Ureteroskopie hingegen zwischen 99 bis 100% [2].

Sekundärmaßnahmen und auxiliäre Eingriffe sind bei der ESWL-Behandlung von Harnleitersteinen häufiger, dagegen ist die Komplikationsrate bei primärer URS höher.

1998 erreichten wir in der Charité mit der ESWL eine Steinfreiheitsrate von 50% bei oberen, 30% bei mittleren und 19% bei unteren Harnleitersteinen.

Bei insgesamt 292 Ureteroskopien in den Jahren 1994–1998 erreichten wir eine Steinfreiheitsrate im oberen Harnleiter von 70%, im unteren Harnleiter von 94%.

Nach Literaturangaben werden Komplikationen der URS ingesamt mit ca. 10% beschrieben, schwere Komplikationen mit offen chirurgischer Intervention mit ca. 1,4% [3].

Daher ist bei tiefen Harnleitersteinen auch in unserer Klinik die URS Therapie der 1. Wahl

In unserem Krankengut konnten wir bei 3 Patienten (=0,7%) größere Komplikationen beobachten, welche eine offene chirurgische Intervention notwendig machten.

Kasuistik

Ein 59-jähriger Patient kam zur stationären Aufnahme nach einem diagnostizierten linksseitigen tiefen Harnleiterstein. Der Patient stellte sich bei seinem Urologen wegen längerbestehender rezidivierender Koliken vor. Die mitgebrachte Röntgenleeraufnahme zeigte ein gut kirschkerngroßes schattengebendes Konkrement in Projektion auf den unteren Harnleiter. Sonographisch zeigte sich ein zweitgradig gestautes linkes Nierenbeckenkelchsystem und ein dilatierter Harnleiterabgang. Unauffällige kontralaterale Niere. Entsprechend unseren Erfahrungen bei tiefen Harnleitersteinen erfolge in Allgemeinnarkose die Ureteroskopie. Es zeigte sich ein unauffälliger zystoskopischer Befund. Kleines Prostataadenom mit leicht obstruierendem Seitenlappen. Nach Einführung eines UK-s (5 Charr.) in das linke Ostium passierte unter Röntgenkontrolle ein Führungsdraht den Stein, so dass nach Entfernung des Zystoskopes das Ureterorenoskop (8,5 Charr., Wolf) neben dem Draht in das linke Ostium eingeführt werden konnte. Nach ca. 5 cm glatter Harnleiterpassage wurde der Stein gesichtet (Abb. 1).

Ein Dormiakörbchen (3 Charr. 4armig, Angiomed) wurde über das Ureteroskop eingelegt und passierte ebenfalls den Stein glatt. Oberhalb des Steines wurde die Dormiaschlinge geöffnet und zurückgezogen. Der Stein konnte gänzlich eingefangen werden, so dass dann der Versuch gemacht wurde, den Stein in toto zu extrahieren. Nach einem leichten Widerstand im intra-

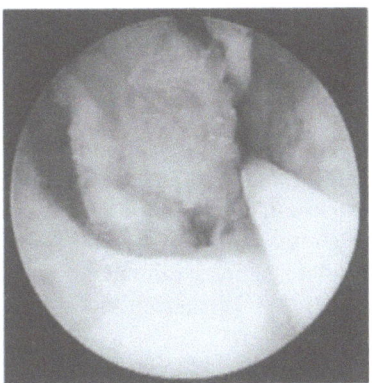

Abb. 1. Harnleiterstein mit liegendem Führungsdraht

muralen Harnleiter wurde das Ureteroskop mitsamt Dormia entfernt, jedoch fand sich in der Dormiaschlinge außer dem Konkrement ein ca. 5–8 cm langer involvierter Harnleiterabschnitt und der zuvor eingelegte Führungsdraht.

Die daraufhin durchgeführte retrograde Darstellung zeigte eine prävesikale Extravasation, so dass der Patient unmittelbar anschließend laparotomiert wurde.

Von einer medianen Unterbauchlaparotomie konnte das distale Ende des linken Harnleiters in Höhe der Gefäßkreuzung dargestellt werden. Es wurde anschließend über einen Mesenterialschlitz eine Transureteroureterostomie durchgeführt und ein Doppel-J-Katheter in den rechten Harnleiter eingelegt. Die in den nächsten Tagen durchgeführten Ultraschallkontrollen zeigten bds. keine Harnstauung. Am 5. postoperativen Tage wrude ein Ausscheidungsurogramm durchgeführt (Abb. 2). Es zeigten sich unauffällige

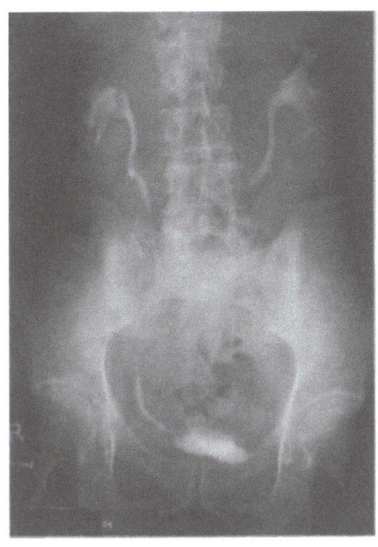

Abb. 3. Urogramm 14. Tag p. OP

Ausscheidungs- und Abflussverhältnisse bds. bei zartem Nierenbeckenkelchsystem. Das proximale Doppel-J-Katheter-Ende lag im adrenalen Harnleiter rechts. Die Harnleiteranastomose konnte röntgenologisch nicht eindeutig nachgewiesen werden.

Nachdem der weitere postoperative Verlauf komplikationslos war, wurde am 10. postoperativen Tage die innere Schiene entfernt und am 14. Tag erneut ein Ausscheidungsurogramm (Abb. 3) angefertigt, was ebenfalls Steinfreiheit und unauffällige Abflussverhältnisse zeigte, so dass der Patient beschwerdefrei entlassen werden konnte.

Problemanalyse

Da der Stein anamnestisch möglicherweise schon längere Zeit in diesem Harnleiterbereich gelegen hat, wurde nach glatter Passage des Führungsdrahtes nicht versucht, den Stein aus dem Steinbett zu bewegen und erst dann mit dem Dormiakorb einzufangen. Normalerweise ist unsere Erfahrung, dass eine Luxation des Steines aus dem Steinbett in den dilatierten Harnleiter und dann erst Fixierung mittels Dormia der sicherere Weg ist, um nur den Stein und keine Schleimhaut mitzufassen. Die Gefahr, dabei im unteren Harnleiter den Stein bis ins Nierenbecken hochzuspülen, ist relativ gering. So kam es unserer Meinung nach möglicherweise im Steinbett zu einer Schleimhautunterfah-

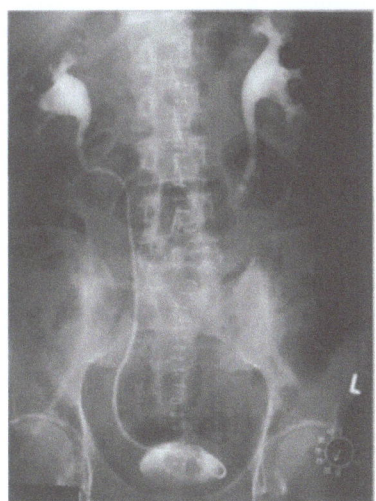

Abb. 2. Urogramm 5. Tag p. OP

rung durch die Dormiaschlinge, welche dann nur unter röntgenologischer Kontrolle ohne Sichtkontrolle oberhalb des Steines geöffnet und wieder geschlossen wurde, so dass hierbei Harnleiterschleimhaut mitgefasst wurde und es zu dem Harnleiterabriss kam.

Schlussfolgerungen

Harnleiterverletzungen bei der Ureteroskopie sind in 8–17% möglich, und in der Regel endoskopisch bei kleineren Läsionen beherrschbar. Schleimhautunterfahrungen durch eingelegte Führungsdrähte oder Doppel-J-Katheter, insbesondere in Höhe des Steinbettes, werden ureteroskopisch öfter nachgewiesen und können in der Regel endoskopisch bzw. durch Einlage eines Doppel-J-Katheters beherrscht werden. Größere Harnleiterläsionen mit Kontinuitätsverlust werden mit 0,5% angegeben; hier ist ein offen operatives Vorgehen unumgänglich [4]. In der Regel kann bei tiefen Harnleiterläsionen eine Ureterneuimplantation mittels Psoas Hitchtechnik oder Boari-Blasenlappenplastik überbrückt werden. Im vorliegenden Fall konnte bei dem doch relativ langen fehlenden Ureterteilsegment nur eine Uretero-Ureterostomie durchgeführt werden. Unserer Meinung nach sollte bei der Ureteroskopie immer die Steingröße in Relation zum Ureterlumen, insbesondere bei Patienten mit einem Prostataadenom auch des intramuralen Harnleiterabschnittes beachtet werden, ebenso wie das sichere Einfangen „nur" des Konkrementes in der Dormiaschlinge.

Literatur

1. Wilbert DM (1992) Ureteroscopy-clinical results after 10 years. Akt Urol 23:38
2. Wechsel HW, Bichler K-H, Schlee-Giehl K, Lahme S (1996) Upper ureteral calculus: Extracorporal shock wave lithotripsy or ureteroscopic stone extraction? In: Tiselius H-G (Hrsg) Renal stones. Akadeitryck, AB Edsbruck
3. Wechsel HW, Bichler K-H (1996) Ureterorenoscopy. In: Bichler, Strohmeier, Wilbert, Mattausch (Hrsg) Urolithiasis, Attempo Tübingen
4. Leitlinien der DGU (1997) Der Urologe A 587

KOMMENTAR R. HIEBL

Ein kompletter Harnleiterabriss ist die schwerste Komplikation während der Ureterorenoskopie. Erfreulicherweise ist seine Inzidenz gering. Weinberg befragte 28 Zentren und ermittelte 1987 eine Quote von 0,5% [6]. Die Entwicklung feinerer Instrumente und besserer Lithotripsiesysteme scheint, wie wir auch im eigenen Patientengut feststellen konnten, diese Komplikation noch seltener auftreten zu lassen [2, 5].

Wir überblicken 2 (partielle) Harnleiterabrisse bei ca. 1000 Ureterorenoskopien, die interessanterweise nicht bei Anfängern, sondern bei in dieser Technik sehr geübten Operateuren auftraten.

Die im vorgestellten Fall beschriebene Indikationsstellung (primäre URS bei distalem Stein) und das technische Vorgehen (Führungsdraht, keine routinemäßige Ostiumbougierung) der Autoren, entsprechen auch unserer Arbeitsweise [1]. Die „Arbeit am Stein" sollte nie im Steinbett selbst erfolgen, da Blutungen mit Sichtbehinderung deutlich häufiger auftreten und der Ureter im Steinbett fragiler ist [3]. Die Autoren haben diesen Umstand bereits in ihrer Problemanalyse kritisch beleuchtet. Es ist aus eigener Erfahrung manchmal schwierig, seinen „Jagdinstinkt" zu bremsen und rational Schritt für Schritt vorzugehen.

Die Autoren glauben, dass eine submuköse Untertunnelung des Harnleiters durch den Dormiakorb stattgefunden hat und diese Ureterverletzung das schwächste Glied bei der Steinextraktion darstellte. Solche nicht erkannten Untertunnelungen können auch zu Spätkomplikationen wie Strikturen und aufgrund ihres devaskulierenden Effekts sogar zur Ureternekrose führen. Insofern hat die vorliegende Frühkomplikation mögliche Spätfolgen verhindert [4].

Ein weiterer einfacherer Pathomechanismus, der jedoch nicht zum segmentalen Harnleiterabriss führt, sollte jedoch nicht unerwähnt bleiben: der Teleskopeffekt. Hierbei wird der Stein mit dem Dormia gefasst. Durch ein Missverhältnis von Steingröße und Harnleitervolumen wird jedoch beim Extraktionsversuch der Harnleiter distal des Steins gestaucht und teleskopartig zusammengeschoben. Der Operateur glaubt, dass der Stein sich bewegt und kann dies ggf. auch unter Durchleuchtung sehen. Lässt man unter Röntgenkontrolle den Dormiakorb los, so sieht man, wie der Stein wieder in seine Ursprungsposition zurückspringt.

Forciert man jedoch den Zug, so kommt es am schwächsten Punkt, dem Steinbett, zum Harnleiterabriss.

Doch wie kann man die Gefahr eines Harnleiterabrisses minimieren?

Zunächst sollte man die goldene Regel der Endourologie einhalten: „**If it doesn't go, don't force it**". Einige Autoren empfehlen die routinemäßige Ureterbougierung, um gerade die intramurale Steinpassage zu erleichtern [3]. Dieser Empfehlung kann ich mich nicht anschließen und gehe einen anderen Weg [1]. Zur Steinextraktion werden nahezu ausschießlich starre Fasszangen eingesetzt. Diese bieten einige Vorteile. Erstens kann der Stein mit Hilfe einer Fasszange ausgerichtet, und so in eine ideale Extraktionsposition gebracht werden. Zweitens ist unter der Extraktion die Zugkraft mit Hilfe der starren Fasszange deutlich besser zu dosieren. Drittens sind sie wiederverwendbar, was gerade im Hinblick auf DRGs die Kosten des Eingriffs senkt, da Dormiakörbchen sehr teuer sind.

Fasszangen haben einen Nachteil, der jedoch die Wahrscheinlichkeit eines Harnleiterabrisses reduziert. Größere Konkremente können nicht gefasst werden, da die Zangenbranchen einen gewissen Platz zwischen Konkrement und Ureterwand benötigen. Hierdurch wird die Indikation zur Lithotripsie etwas großzügiger gestellt. Denn der größte Risikofaktor ist das Missverhältnis zwischen Steingröße und Ureterlumen.

Ein kompletter Ureterabriss oder wie im vorliegenden Fall gar ein segmentaler Ureterausriss wird sich nie sicher verhindern lassen. Neuere, miniaturisierte Instrumente, moderne Lithotripsiesysteme und eine zunehmende Erfahrung der Operateure in dieser noch jungen Technik werden jedoch das Risiko des Harnleiterabrisses in den Promillebereich reduzieren.

Literatur

1. Hiebl R, Langen PH, Haben B, Steffens J (1999) Ureterorenoskopie-Standardvorgehen, Variationen und Trouble-Shooting. Akt Urol 30:433–440
2. Hiebl R, Steffens J (2000) Ureteroscopy in the treatment of ureteral stones: analyses of 804 URS procedures. BJU 86, Supplement 3:16–17
3. Leveillee RJ, Hulbert JC (1996) Complications in Smith's Textbook of Endourology, Quality Medical Publishing, pp 513–525
4. Lytton B (1986) Complications of ureteroscopy. Semin Urol 4:183–190
5. Schuster TG, Hollenbeck BK, Faerber GJ, Wolf JS (2001) Complications of ureteroscopy: Analysis of predictive factors. J Urol 166:538–540
6. Weinberg JJ, Ansorg K, Smith AD (1987) Complications of urteroscopy in relation to experience: report of survey and author experience. J Urol 137:384–385

Proximale Ureterfibrose und distaler Ureterabriss nach ureteroskopischer Steinbehandlung

D. Scheer und J. Schüller

Einleitung

Die Ureterorenoskopie stellt neben der extrakorporalen Stoßwellenlithotripsie die wichtigste interventionelle Therapie des Harnleitersteines dar. Bei insgesamt geringer Morbidität ist der Ureterabriss im Rahmen einer ureteroskopischen Steinbehandlung als schwerwiegendste Komplikation anzusehen.

Kasuistik

Eine 56-jährige Frau wurde nach 3-wöchiger Anamnese unter der Verdachtsdiagnose eines distalen Harnleitersteines links stationär eingewiesen.

Im Ausscheidungsurogramm (AUG) wurde ein Schatten gebendes, prävesical gelegenes Harnleiterkonkrement mit konsekutiver Harnstauungsniere diagnostiziert; 5 cm subpelvin bestand ein Kinking. Aufgrund der erhöhten Retentionswerte und einer Leukozytose entschlossen wir uns nach AUG notfallmäßig zu einem operativ-endoskopischen Vorgehen.

Ureteroskopisch zeigte sich im kranialen Anteil des unteren Harnleiterdrittels ein reiskorngroßes, schwach Schatten gebendes Konkrement, das allerdings nicht dem vorbeschriebenen Konkrement entsprach und nach Fassen mit der Faßzange in mehrere Teile zerbrach. Nach Entfernung sämtlicher Konkrementpartikel war eine äußerst vulnerable Schleimhaut des Steinbettes auffällig. Bei der anschließenden aszendierenden Ureterorenoskopie fand sich im oberen Schenkel des Harnleiterkinkings überraschend ein weiteres, vorher nicht bekanntes erbsgroßes Ureterkonkrement. Die Entfernung mittels Ureteroskop bzw. Zange blieb frustran. Das Konkrement konnte jedoch mit einem Dormia-Körbchen passiert werden und mittels Dormia-Körbchen ins untere Harnleiterdrittel gezogen werden, wo es wegen Missverhältnisses zwischen Steingröße und Ureterlumen innerhalb des Körbchens ultraschalllithotripsiert wurde. Bei Extraktion des noch mit zertrümmerten Steinpartikeln gefüllten Körbchens kam es zum distalen Harnleiterabriss eines ca. 4 cm langen Harnleiterabschnittes mit bis auf 2 cm Länge vollständig erfasstem Querschnitt. Zur Harnableitung wurde sofort eine perkutane Nephrostomie (PCN) über die obere Kelchgruppe angelegt; das Nephrostogramm zeigte einen Kontrastmittelaustritt am Übergang vom oberen zum mittleren Harnleiterdrittel. Auf weitere Manipulationen wurde zunächst verzichtet.

2 Tage später war im Nephrostogramm weiterhin eine ausgedehnte Kontrastmittelleckage in Höhe des oberen Harnleiters erkennbar. Als Ursache hierfür wurde durch antegrade Nephroureteroskopie im oberen Harnleiterdrittel ein ca. 3–4 cm langer Wanddefekt ohne vollständige Unterbrechung der Kontinuität diagnostiziert. Unterhalb der Iliacalgefäße mündete der Harnleiter im paravesicalen Fettgewebe. Über einen antegrad vorgeschobenen und von kaudal gefassten Draht wurde der Harnleiter mit einer 6 F percutan ausgeleiteten Ureterschiene (ohne Schaftlöcher) antegrad geschient und das Nierenbecken durch zusätzliche PCN drainiert.

Am 9. postoperativen Tag wurde ein 30 ml messendes symptomatisches Urinom (subfebrile Temperaturen, Flankenschmerzen) am unteren Nierenpol sonographisch gesteuert aspiriert, in welchem sich – allerdings unter antibiotischer Therapie – keine Keime nachweisen ließen. Auf eine perkutane Ableitung der Urinomhöhle wurde verzichtet. Nachdem ein erneutes Nephrostogramm ein dichtes Hohlsystem zeigt, wurde die Patientin wenige Tage später mit dem Ziel der Konsolidierung des unteren Harnleiterbereiches vor notwendiger offener Revision entlassen.

Während eines erneuten stationären Aufenthaltes führten wir 6 Wochen nach Primäreingriff eine Ureterocystoneostomie mit Psoas-

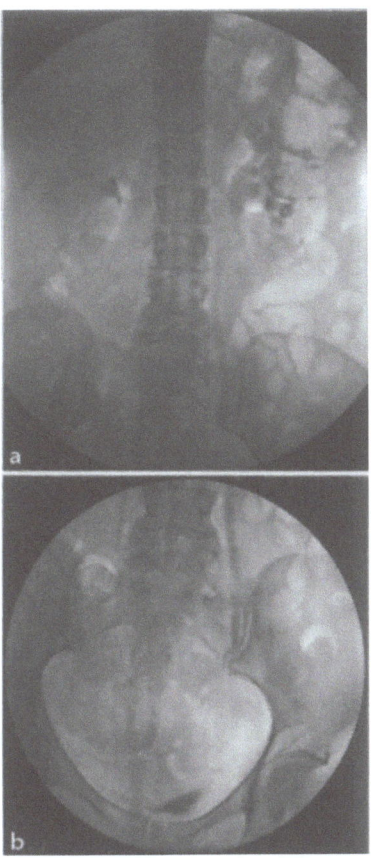

Abb. 1. Präoperatives AUG mit **a** vermeintlichem prävesikalem Ureterkonkrement links und **b** adrenalem Kinking

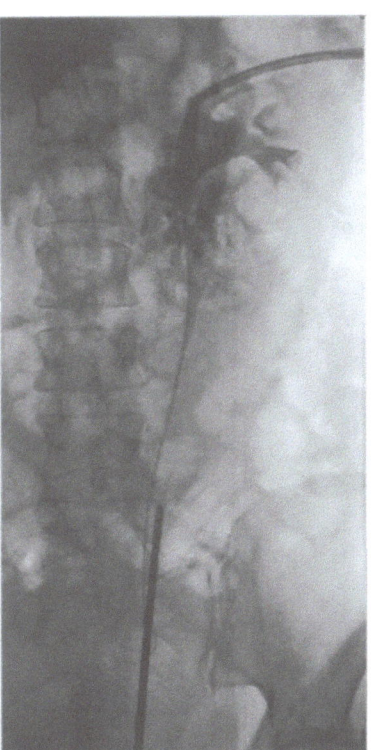

Abb. 2. Pyelogramm unmittelbar nach distalem Ureterabriss und Anlage einer PCN über obere Kelchgruppe. Das Ureteroskop ist über den distalen Ureterdefekt hinaus in den mittleren Harnleiter vorgeschoben, die Niere durch PCN über obere Kelchgruppe entlastet. Kontrastmittelextravasat im Bereich des Ureterabganges

bladder-hitch- und Boariplastik durch. Intraoperativ war der proximale Harnleiterstumpf weitgehend unauffällig, der distale prävesikale Ureteranteil hingegen verdickt und entzündlich verändert bei auffälliger Mangeldurchblutung des periureteralen Gewebes. 4 Wochen später wurde nach Entfernung des Double-J-Ureterkatheters wegen symptomatischer 5 cm langer proximaler Harnleiterstenose bei distal unauffälligen Abflussverhältnissen erneut eine PCN-Ableitung notwendig, die gegen eine Double-J-Ureterkatheter für mehrere Monate ausgetauscht wurde.

Ein Jahr nach primär ureteroskopischer Steinbehandlung erfolgte die transurethrale Ureterotomie der proximalen Ureterstenose und anschließende Ureterschienung mittels Double-J-Ureterkatheter, später – nach frustranem Double-J-Auslassversuch – mittels thermolabilem Ureterstent, der zweifach dislozierte. Da auch nach erneuter endoskopischer Ureterotomie und Harnleiterdilatation weiterhin eine Harntransportstörung fortbestand, die eine kontinuierliche Schienung erforderlich machte, erfolgte anschließend – wieder auf Wunsch der Patientin – erst nach einem weiteren Jahr die offen-operative Revision. Eine Wiederherstellung der Kontinuität war nur durch Ureterocalicostomie möglich. Das gesamte periureterale und peripelvine Gewebe wies eine ausgedehnte Fibrosierung auf, der proximale Harnleiter selbst war ebenfalls vollständig fibrotisch und entzündlich verändert. Nach entsprechender Rekonvaleszenz unter passagerer PCN-Ableitung und Double-J-Ureterschienung zeigten sich radiologisch unauffällige Abflussverhältnisse bis zu einem Nachbeobachtungszeitraum von 4 Jahren.

Problemanalyse

Die Fehlinterpretation des initialen Ausscheidungsurogrammes hatte lediglich einen distalen Ureterstein gezeigt, die Diagnose des zur Stauung führenden prävesikalen und des subpelvinen zusätzlichen Steines wurde erst im Rahmen der

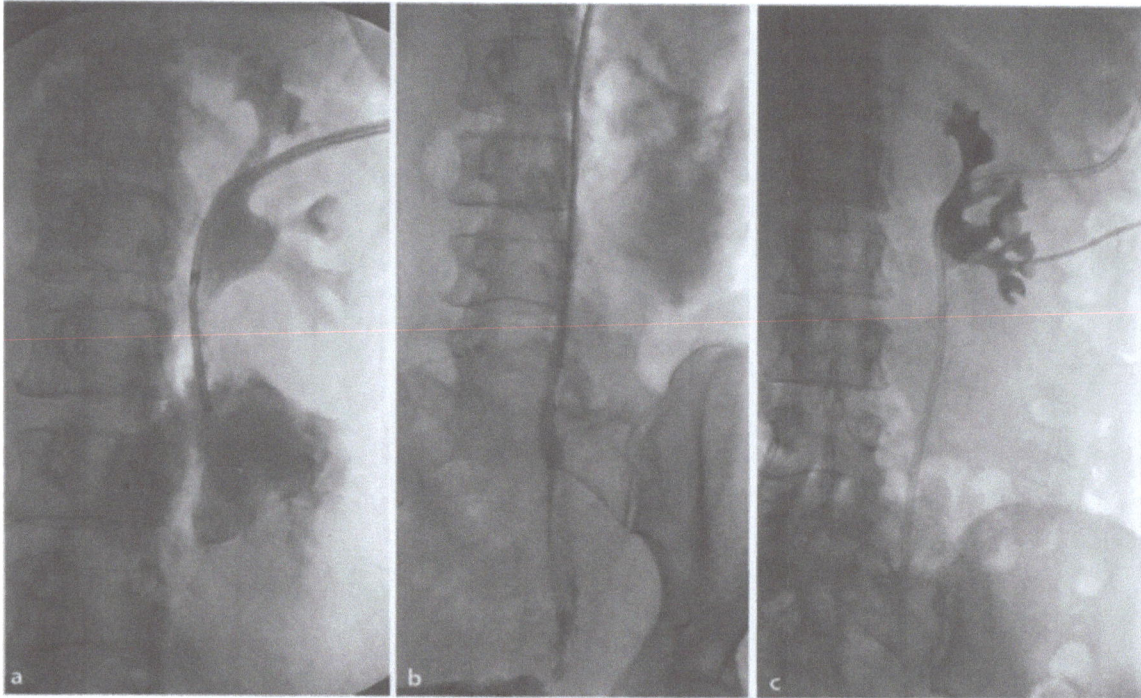

Abb. 3. Antegrades Pyelogramm (2 Tage nach Trauma): **a** Ausgedehnte Kontrastmittelleckage in Höhe des oberen Harnleiterdrittels. **b** Der distale Ureterabriss ist durch Pfeile markiert. **c** Der Harnleiter wird durch perkutan ausgeleitete Ureterschiene geschient, das NBKS zusätzlich durch PCN entlastet

URS gestellt. Ein unmittelbar vor URS durchgeführtes retrogrades Ureteropyelogramm hätte wahrscheinlich eindeutige Klarheit geschaffen.

Die ureteroskopische Lithotripsie des distalen Steines erfolgte problemlos, dennoch hätte die vulnerable Schleimhaut des Steinbettes als Hinweis auf einen locus minoris resistentiae gedeutet werden müssen. Aufgrund dieser Tatsache wäre zunächst die angebrachte Reposition des hohen Uretersteines sinnvoll gewesen, um die Regeneration des distalen Ureters unter zwischenzeitlicher Schienung abzuwarten und den reponierten Stein zu einem späteren Zeitpunkt zu therapieren. Der Repositionsversuch blieb jedoch erfolglos; der Stein hätte somit unter Harnableitung über PCN oder Double-J-Ureterkatheter in situ belassen werden sollen. Das Ausmaß der stein- und ultraschalllithotripsiebedingten Schädigung (Wärmeentwicklung, mechanische Läsion) des distalen Steinbettes war nicht beurteilbar, der Extraktionsversuch des größeren Steines mittels Dormia-Körbchen zu diesem Zeitpunkt obsolet. Aufgrund des Missverhältnisses zwischen Steingröße und distalem Ureterlumen hat sich der Operateur mit dem Extraktionsversuch in Zugzwang gebracht und durch neuerliche Lithotropsie die Schädigung der distalen Ureterwand potenziert. Im vermeintlichen Glauben einer ausreichenden Lithotripsie und folglicher Verringerung des Körbchendurchmessers wurde die Schiene letztendlich gegen Widerstand extrahiert, was zum Abriss führte. Durch die Lithotripsie wurde zwar innerhalb des Körbchens Raum geschaffen, in dem sich Ureterwandanteile jedoch verfangen und der visuellen Kontrolle bei der Extraktion entziehen konnten, so dass eine gefahrlose Dormia-Extraktion unter fraglichen Sichtverhältnissen weiterhin nicht gewährleistet war.

Der distale Harnleiterabriss hätte eine sofortige operative Revision erforderlich machen müssen. Eine Konsolidierung des proximalen Harnleitertraumas wäre dann unter notwendiger innerer Schienung und Drainage des Retroperitoneums wahrscheinlich folgenlos abgeheilt. Das eine Woche später symptomatisch gewordene Urinom hätte – wenn auch unter Antibiotika-Therapie keimfrei – bei fraglich persistierender Urinleckage auch zu diesem Zeitpunkt noch perkutan drainiert werden müssen. Die undrainierte Urinleckage unter gleichzeitiger Schienung führte dann unbemerkt zur fibrotischen Umwandlung von Ureter und periureteralem Gewebe.

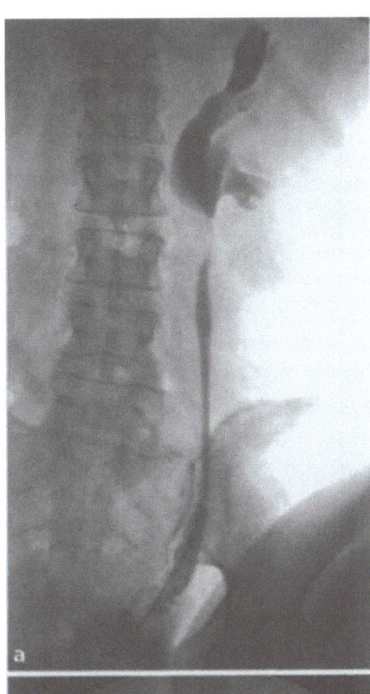

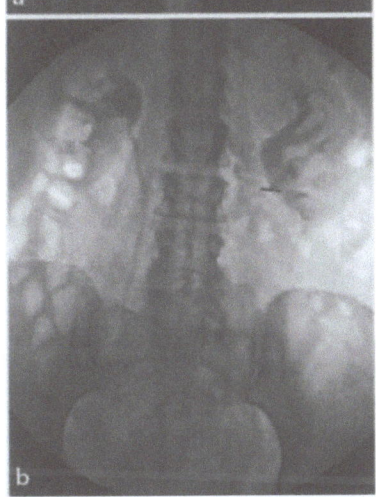

Abb. 4. a Retrogrades Pyelogramm (1 Jahr nach Trauma und zwischenzeitlicher Psoas-bladder-hitch procedure und Boari-Plastik) zeigt 4 cm lange subpelvine Stenose. **b** AUG nach Uretero-Kalikostomie (3 Jahre postop.) zeigt freien Abfluss

Die anschließenden endoskopischen Ureterotomien und Stentimplantationen stellten Verzweiflungstaten zur Behebung eines iatrogenen Schadens dar.

Schlussfolgerung

1. Nach erfolglosem Repositionsversuch gelang es dem Operateur, den Stein mittels geschlossenem Dormia-Körbchen zu passieren. Das Einfangen des Steines entzog sich aber der visuellen Kontrolle, wodurch die ausgedehnte proximale Ureterläsion entstand, die bei der Extraktion zunächst völlig unbemerkt blieb.
   Die Handhabung des Dormia-Körbchens ohne ausreichende Platzverhältnisse für Steinpassage, Öffnen und Zuziehen des Körbchens sollte nur unter ständiger visueller Kontrolle erfolgen.
2. Der Ureterabriss erfordert eine sofortige offen-operative Rekonstruktion mit Wiederherstellung der Ureterkontinuität, ausreichender Drainage des Retroperitoneums um einer Fibrosierung durch persistierende Urinleckage Vorschub zu leisten.
3. Urinleckagen infolge langstreckiger Ureterverletzungen wie z.B. bei der transurethralen Ureterotomie heilen regelhaft folgenlos aus. Persistierende Leckagen führen allerdings zu lokaler Fibrose im Retroperitoneum, wenn nicht frühzeitig ausreichend drainiert wurde, und verschlechtern die Voraussetzungen rekonstruktive Eingriffe entscheidend.

Literatur

1. Hiebl R, Langen PH, Haben B, Steffens J (1999) Ureterorenoskopie – Standardvorgehen, Variationen und Trouble-Shooting. Akt Urol 30:433
2. Mitchinson MJ, Bird DR (1971) Urinary leakage and retroperitoneal fibrosis. J Urol 105:56
3. Morano JU, Burkhalter JL (1985) Percutaneous catheter drainage of post-traumatic urinoma. J Urol 133:319
4. Schmeller NT, Schüller J (1988) Ureteroskopische Behandlung von Harnleiterstenosen. In: Schüller J, Hofstetter G (Hrsg) Endourologie. Thieme, Stuttgart, New York

KOMMENTAR R. Hofmann

Der vorliegende Fall zeigt eindrücklich, dass eine Harnsteintherapie und die daraus resultierenden Folgen ausschließlich endoskopisch angegangen und gelöst wurden. Die nach der Perforation entstandenen Harnleiterverengungen wurden mit verschiedensten endoskopischen Eingriffsversuchen (antegrade Schienung eines 2 cm langen kompletten Defektes, ureteroskopische Harnleiterschlitzung, Platzierung eines Harnleiterstents usw.) offensichtlich von endoskopisch sehr erfahrenen Operateuren rein operationstechnisch erfolgreich durchgeführt, ohne dass durch endoskopische Maßnahmen sich das gewünschte Ergebnis erreichen ließ.

Die vorliegende Arbeit zeigt auch noch unterschiedliche Ansätze zur Therapie des primären Harnleitersteines.

Eine seit 3 Wochen symptomatische Patientin mit einem distalen Harnleiterstein (reiskorngroß) mit Harnstauungsniere und geschlängeltem Harnleiter weist offensichtlich eine bereits längere Steinanamnese auf. Das Kinking des Harnleiters mit einem darin sich befindlichen schwach schattengebenden Stein deutet eher auf eine noch länger bestehende Anamnese hin. Auch die geringfügig erhöhten Retentionswerte (Serumkreatinin 1,3 mg/dl) sprechen für eine Leistungsminderung der Niere aufgrund einer chronischen Stauung bzw. für eine Funktionsminderung aufgrund rezidivierender Koliken. Im Urin wurden 500 Leukozyten/µg nachgewiesen, in der Urinkultur ergab sich allerdings am Folgetag ein steriler Urin.

Auch bei gering erhöhten Retentionswerten und einer Leukozytose im Urin ist als primäres Vorgehen eine perkutane Nephrostomie indiziert. Sie erlaubt bei insgesamt geringer Morbidität eine antegrade Diagnostik, durch die der erbsgroße proximale Harnleiterstein aufgedeckt worden wäre. Alternativ kommt ein primär ureteroskopisches Vorgehen ebenso in Betracht, jedoch sollte intraoperativ, besonders bei Harnstauungsnieren, gefordert werden, dass eine retrograde Darstellung vor Beginn des Eingriffs oder zumindest während der Ureteroskopie durch das Instrument selbst erfolgen sollte.

Bei Harnstauungsniere durch einen obstruierenden Harnleiterstein und einer Leukozytose ist grundsätzlich auch ein retrogrades Vorgehen möglich, wobei bevorzugt eine Passage des Harnleiters mit einem Terumodraht und anschließender Harnleiterschienung mit Doppel-J-Katheter oder Push back des kleinen Harnleitersteines durch den gestauten Harnleiter in die Niere mit konsekutiver Einlage einer inneren Harnleiterschiene indiziert wäre. Eine ureteroskopische Steinentfernung ist kein Notfalleingriff und sollte auch nicht bei Patienten mit Harnstauungsnieren und einer Leukozytose als primärer Eingriff angestrebt werden.

Harnleitersteine, die längere Zeit in situ im Harnleiter obstruktiv wirken, führen zu einer erheblichen Ödembildung. Zusätzlich war bei der beschriebenen Patientin das Hohlsystem offensichtlich infiziert, so dass die ureteroskopisch gesehene vulnerable Schleimhaut im Steinbett gut erklärlich ist. Bei einem entsprechenden Befund bedarf es manchmal keiner großen Gewaltanwendung, um einen Harnleiterabriss zu provozieren. Dies kann sowohl durch ein Missverhältnis des zu extrahierenden Steines in der Zange oder im Dormiakörbchen mit dem Harnleiter – wie beschrieben –, aber auch durch ein Missverhältnis des Harnleiterdurchmessers mit dem Instrument entstehen. Die verwendeten Ureteroskope (meistens 7 Charr. an der Spitze aufsteigend bis 9–10 Charr. am proximalen Schaft) können gelegentlich dazu führen, dass diese fest im Harnleiter sitzen. Beim Zurückziehen des Instrumentes kann der Harnleiter abgerissen werden.

Die proximal entstandene Harnleiterläsion ist offensichtlich ein längerstreckiges (mindestens 5 cm) Stripping des Urothels. Durch das Missverhältnis zwischen Stein und Harnleiterdurchmesser kam es zu einem Ausreißen des Urothels. Offensichtlich wurde die Extraktion auch nicht unter Sicht auf das Körbchen und den Stein durchgeführt, sondern im Kink zunächst blind.

Von den Operateuren wurde ein kompletter Harnleiterabriss distal auf 4 cm Länge, wobei ein 2 cm *kompletter* Abriss beschrieben ist, ureteroskopisch und postoperativ diagnostiziert.

Diese Komplikation erfordert eine operative Freilegung und Rekonstruktion der Harnleiterkontinuität, am besten durch Ureteroneostomie

(Psoas Hitch, Boari-Plastik). Ist der Harnleiter nicht vorgeschädigt und lediglich an einer Stelle abgerissen, so kann bei guter intraoperrativer Durchblutung der Harnleiter eine geschiente End-Zu-End-Anastomose durchgeführt werden. Die deutlich sicherere und komplikationsärmere Methode ist jedoch eine Ureteroneostomie, gerade im Hinblick auch auf ein infiziertes Hohlsystem.

Bei der beschriebenen Patientin wurde in geschickter Weise ein 2 cm langer Totalabriss des Harnleiters antegrad geschient.

Ein nach 9 Tagen postoperativ festgestelltes Urinom (steril!) wurde lediglich punktiert und auf eine Drainage verzichtet. In der Problemanalyse wird von den Autoren auch folgerichtig beschrieben, dass der sterile Befund unter Antibiose nicht unbedingt eine Infektion des Gewebes ausschließt und das Urinom sicherlich fortbestehend war, so dass, wenn man sich schon zum endoskopischen Vorgehen entschlossen hat, hier unbedingt eine dauerhafte Drainage von Vorteil für die Wundheilung gewesen wäre.

Nach längerzeitiger Doppel-J- bzw. perkutaner Harnableitung wurde schließlich nach einem Jahr erneut eine transurethrale ureteroskopische Harnleiterschlitzung und Doppel-J-Kathetereinlage durchgeführt. Ergebnisse der ureteroskopischen Harnleiterschlitzung im Narbengewebe können erfolgreich sein, legen jedoch einen Misserfolg in diesem Fall eher nahe, da sowohl das Urothel auf 5 cm gestrippt wurde, als auch eine größere Extravasation unmittelbar postoperativ bemerkt wurde. Offensichtlich kam es hier zu einem größeren Harnleiterdefekt mit intraureteralem Urothelstripping. Dies sind ungünstige Voraussetzungen für spätere ureteroskopische Manipulationen. Als Folge der ureteroskopischen Schlitzung kam es erneut zu einer Enge. Es wurde ein Ureterstent platziert, der im oberen Harntrakt zweifach dislozierte; eine weitere endoskopische Ureterotomie sowie Dilatation wurden durchgeführt.

Erst ein weiteres Jahr später wurde die offen-operative Revision als Ureterokalikostomie durchgeführt.

Entschließt man sich zu offen-operativer Revision, so kann es bei ausgedehnter Harnleiterschädigung sinnvoll sein, dies zweizeitig durchzuführen (kaudal und kranial), um nicht eine Totalnekrose des Harnleiters durch die offene Revision zu riskieren. Es empfiehlt sich zunächst die distale Harnleiterstenose operativ zu korrigieren und erst sekundär die möglicherweise entstehende proximale Striktur zu beseitigen. Dies kann durch eine Ureterokalikostomie, Resektion des Harnleiters mit Abgangsplastik oder Spirallappenplastik bei ausreichend großem Nierenbecken erfolgen. Ist der Harnleiter im oberen Drittel geschädigt, bieten sich auch ein Ileum-Harnleiterersatz oder eine Autotransplantation der Niere in das kleine Becken an.

Schlussfolgerung

1. Der vorliegende Fall zeigt, dass endoskopische Manipulationen von trainierten und geschickten Operateuren technisch machbar sind, jedoch bei zweifelhafter oder falscher Indikation nicht zum gewünschten Ergebnis für den Patienten führen.
2. Eine Notfallindikation zur Ureteroskopie ist nicht gegeben. Liegt eine Leukozytose oder eine erhebliche Harnstauungsniere vor, so sollte primär immer eine perkutane Nephrostomie oder evtl. auch retrograd eine Harnleiterschiene angestrebt werden. Erst nach Normalisierung der harnpflichtigen Substanzen, einer Leukozytose oder nach Normalisierung der Temperatur des Patienten sollte eine antegrade Diagnostik erfolgen und die Entscheidung zur ESWL oder zur primären Ureteroskopie erfolgen.
3. Eine Harnleiterperforation bei erhaltener Kontinuitität sollte vom Operateur unter Sicht ureteroskopisch überbrückt werden. Anschließend kann eine innere Schienung für mindestens 2 Wochen – abhängig von der Größe der Läsion – unter Antibiotikaschutz des Patienten durchgeführt werden. Kommt es zu einem kompletten Harnleiterabriss, so ist die sofortige primäre operative Versorgung notwendig. Diese erfolgt unter Einlegen von Drainagen.
4. Harnleiterschlitzungen in komplett defekten Harnleitern (Urothel- und periurethrales Gewebe massiv vernarbt) führen selten zum Erfolg. Auch hier sollte eine primäre offene Revision angestrebt werden.
5. Die Autoren hatten das Ausmaß der Schädigung und Komplikationen nach einer Ureteroskopie unterschätzt. Die proximale Läsion

ist konservativ behandelt worden, um der Patientin eine offene Operation zu ersparen, während die Indikation zur offenen operativen Revision der distalen Läsion richtig eingeschätzt wurde.

Literatur

Stoller ML, Wolf JS Jr, Hofmann R, Marc B (1992) Ureteroscopy without routine balloon dilation: an outcome assessment. J Urol 147:1238–1242

Kompletter Harnleiterausriss bei Ureterorenoskopie

B. Schönberger und S. A. Loening

Einleitung

Mit einer steigenden Anzahl von endourologischen Eingriffen muss auch mit einer höheren Zahl von Komplikationen gerechnet werden. Die anfänglichen Vorbehalte bei der Einführung der Ureterorenoskopie in den 70er und 80er Jahren und die Beschränkung dieses Eingriffs auf wenige sehr erfahrene Operateure sind einer großzügigen Indikationsstellung und weitverbreiteten Anwendung gewichen. Dazu haben einerseits die technische Perfektion der Geräte und die Miniaturisierung der Schäfte beigetragen, andererseits aber auch der Anspruch auf eine minimal-invasive Urologie durch Patienten und überweisende Ärzte. Die wahre Inzidenz von intraoperativen Problemen und postoperativen Komplikationen im Zusammenhang mit der Ureteroskopie ist schwer zu schätzen, denn nur die großen Zentren treten mit ihren Zahlen an die Öffentlichkeit [4].

Im folgenden Beitrag wird eine schwere Komplikation bei der Entfernung eines Ureteroskops nach erfolgreicher Steinzertrümmerung und deren operative Versorgung beschrieben.

Kasuistik

Bei dem 54-jährigen Patienten bestand der dringende Verdacht auf ein oberes Harnleiterkonkrement rechts. Der Patient hatte eine Harnstauung rechts. Wegen der schlechten Darstellbarkeit des Steines sollte primär die retrograde Pyelographie und eventuell anschließend die Ureteroskopie mit Steinentfernung vorgenommen werden:

Nach der üblichen Desinfektion erfolgt die Urethrozystoskopie. Befund: Beide Ostien liegen orthotop, kein Anhalt für papillären Tumor. Einlegen eines Ureterkatheters (UK) in den rechten Harnleiter. Anspritzen des Katheters mit Kontrastmittel unter Röntgenkontrolle. Es stellt sich ein schwach schattengebender, oberer Harnleiterstein und ein gestautes Nierenbecken rechts dar. Entschluss zur Ureterorenoskopie: Einführen eines weichen Drahtes über den UK bis ins Nierenbecken. Entfernung des Zystoskops. Einführen eines 8/9,5 Charr. Ureteroskopes in den rechten Harnleiter. Der Harnleiter ist distal eng. Einführen eines weiteren Drahtes über das Instrument. Passage der langstreckigen Enge. Im oberen Harnleiter findet sich ein Konkrement, das sich mit dem Lithoklast problemlos und vollständig desintegrieren lässt. Röntgenkontrastmitteldarstellung des proximalen Harnleiters bei liegendem Ureterorenoskop über den Arbeitskanal. Kein Extravasat und kein Konkrementnachweis. Zurückziehen des Instrumentes bei noch liegendem Führungsdraht ohne erkennbare Probleme möglich. Beim Entfernen des Ureteroskops aus der Harnröhre wird der invaginierte Harnleiter auf dem Instrument aufsitzend sichtbar. Entschluss zur sofortigen Exploration.

Der Patient liegt auf dem Rücken, die Beine in Beinhaltern. Um sich alle Optionen bei der Revision offen zu halten, bleibt der Patient in dieser Lage. Es wird lediglich durch eine starke Seitwärtskippung die rechte Seite nach oben gebracht.

Flankenschnitt rechts zwischen 10. und 11. Rippe beginnend in Richtung Ureterverlauf. Spalten der Fascia retrorenalis. Das ehemalige Ureterbett ist stark unterblutet. Der noch liegende Draht endet etwa 10 cm unterhalb des unteren Nierenpols. Er bleibt zur Orientierung liegen und wird eingeklemmt. Nur wird die Niere freigelegt. Es findet sich jedoch an der Niere nicht der erwartete proximale Ureterstumpf. Auch nach unten zur Blase hin findet sich kein Ureterende. Die einzige Möglichkeit, die Niere zu retten, erscheint die Autotransplantation der rechten Niere zu sein. Die gesamte Niere wird nun freigelegt. Auch das Pyelon erscheint zerrissen. Die Nierengefäße werden aufgesucht und angeschlungen. Es finden sich eine Vene und eine kräftige Arterie. Beide Gefäße haben frühe Aufzweigungen, die aber nicht störend für die geplante Operation sind. Nachdem alles für die Nephrektomie vorbereitet ist, kommt ein weiterer Operateur für die Perfusion der Niere hinzu. Über Satinski-Klemmen werden die Gefäße abgesetzt und die Niere entfernt. Die warme Ischämiezeit beträgt 1 min. Bei der Perfusion wird der obere Pol nicht mitperfundiert. Es wird deshalb mit einer 4 Charr. Ernährungssonde ein früh aus der Arteria renalis abgehender oberer Polast sondiert und die HTK-Lösung nach Bretschneider manuell mit der Spritze in die obere Polarterie gespült. Es kommt langsam zur Entfärbung auch des oberen Pols.

Bei der Besichtigung der Niere zeigt sich, dass das Pyelon partiell abgerissen wurde. Es steht nur noch ein 8–10 mm messender Saum. Nach der Versorgung der Gefäße wird die Flankenwunde mit Tüchern ausgestopft und der Schnitt weiter in Richtung Symphyse fortgeführt. Freilegen der Beckenachse und Anschlingen der rechten Arteria und Vena iliaca externa. Darstellung der Blase und Verfolgen des noch liegenden Drahtes. Auch an der Blase findet sich kein Ureterstumpf mehr. Eröffnen der Harnblase zwischen zwei Haltefäden. Der Harnleiter ist aus der Blasenverbindung herausgerissen worden. Es ist an seinem ehemaligen Eintritt ein Loch in die Blase sichtbar. Es wird gemeinsam beschlossen, eine Blasen-Nierenbecken-Anastomose zu kreieren. Die Niere muss dazu „up side down" implantiert werden, damit der verbliebene kurze Pyelonsaum vor die Gefäßanastomosen zu liegen kommt. Nach 83 min endet die kalte Ischämiezeit der Niere. Ausklemmen der Vena iliaca externa und End-zu-Seit-Anastomosierung mit der Nierenvene.

Wegen der kurzen rechten Vene und des daraus resultierenden kurzen Abstandes zwischen Hilus und Beckenachse erscheint die arterielle End-zu-End-Anastomose zwischen Arteria iliaca interna und Nierenarterie sinnvoller als eine End-zu-Seit-Anastomose. Es erfolgt jetzt die Anastomosierung zwischen der spatulierten Nierenarterie und der rechten Interna mit fortlaufender 5×0 PDS-Naht. Nach 47-minütiger Anastomosenzeit kann der Blutstrom freigegeben werden. Die Niere wird einschließlich des oberen Pols rosa. Die „auf den Kopf gestellte" Niere wird nun in eine quere Position gedreht, damit die Gefäße nicht abknicken. Jetzt wird

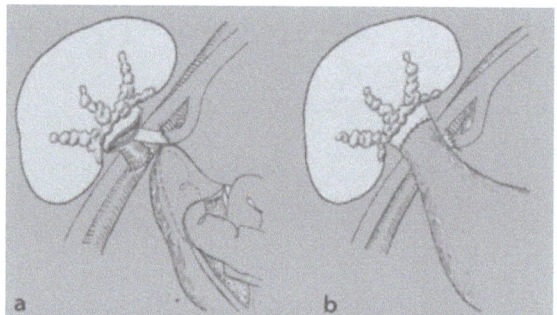

Abb. 1. Schematische Darstellung von Gefäßanschlüssen (**a**) und Pyelo-Vesikostomie (**b**) der autotransplantierten rechten Niere

mit dem Zeigefinger das rechte Blasendach der Niere entgegengebracht. Das deckende Blasenperitoneum wird soweit wegpräpariert, dass sich die Blase spannungsfrei ans Pyelon heranführen lässt.

Auf den Zeigefinger wird zugeschnitten und die entstandene Inzision mit dem Pyelonrest fortlaufend vernäht (5×0 Vicryl). In das Pyelon wird eine Monopigtail-Schiene eingelegt und diese durch die Blasenwand zur Unterbauchhaut des Patienten herausgeleitet. Einlegen einer Epizystostomie in die Blase. Zweischichtiger fortlaufender Blasenverschluss mit Vicryl. An der Pyelon-Blasen-Verbindung zeigt sich bei Prüfung eine Undichtigkeit, die aber von einem eingerissenen Kelch herrührt. Dieser Kelch wird mit 3 Vicrylnähten verschlossen. Zum Abschluss der Operation wird zusätzlich auch noch ein Harnröhrenkatheter eingelegt, so dass die Niere dreifach abgeleitet ist und eine Extravasatbildung vermieden wird. Einlegen zweier 14 Charr. Redondrains in die Nephrektomiewunde bzw. in die Fossa iliaca und Verschluss der Operationswunde.

Postoperativ kam es zu einem Hb-Abfall, aber ohne dass Transfusionen nötig wurden. Die Sonographien des Nierentransplantates am 1., 7. und 11. postoperativen Tag zeigten die autotransplantierte rechte Niere im rechten Unterbauch mit einem Volumen von ca. 210 ccm mit normalem Parenchymsaum und regelrechter Echogenität. Dopplersonographisch war eine gute Durchblutung mit RI von 0,76–0,78 (gemessen an einer Segmentarterie) nachweisbar sowie ein guter venöser Abstrom.

Die durchgeführte retrograde Anastomosendarstellung über die Schiene zeigte keinen Nachweis einer Leckage und einen zügigen Abfluss in die Blase. Das Zystogramm am Folgetag ergab keinen Nachweis eines Extravasats und

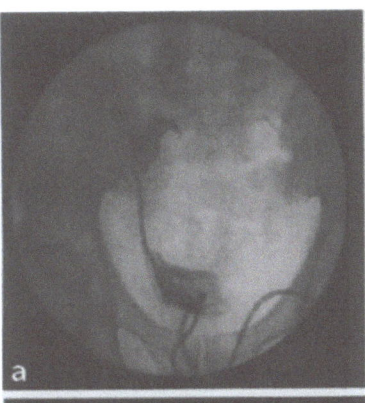

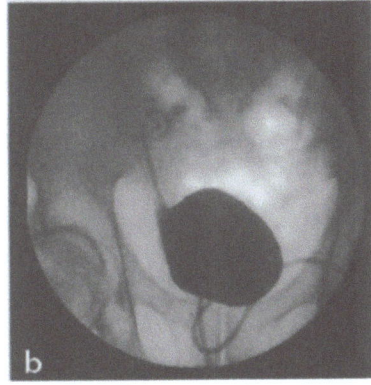

Abb. 2. Darstellung der Niere über die innere Schiene (**a**) und Zystogramm über den suprapubischen Blasenkatheter (**b**) zur Dichtigkeitsprüfung nach Pyelo-Vesikostomie der autotransplantierten Niere

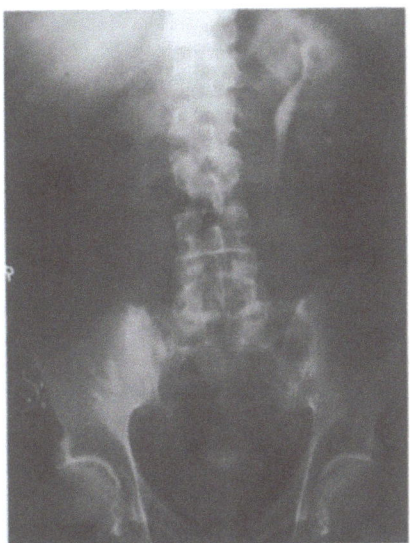

Abb. 3. Postoperatives Ausscheidungsurogramm

kurioserweise keinen Reflux ins Pyelon des Transplantates (Abb. 2).

Entfernung der Drainagen am 2. und 5. postoperativen Tag, der Schiene und der Epizystostomie am 15. bzw. 16. postoperativen Tag. Das postoperative Ausscheidungsurogramm zeigt die gut funktionierende autotransplantierte Niere (Abb. 3).

Problemanalyse

Die ureteroskopische Harnleitersteinbehandlung ist als ein effektives und minimal invasives Therapieverfahren anerkannt. Die potenziellen Gefahren von schwerwiegenden intra- und postoperativen Komplikationen müssen von Arzt und Patient ernst genommen weden. In großen Serien wurde von 4,5–9% Komplikationen berichtet, wovon etwa ein Fünftel einer chirurgischen Intervention bedurften [3]. Unter den intraoperativen Komplikationen lassen sich die Blutungen, Harnleiterperforationen, Schleimhautdissektionen und die Kontrastmittelextravasate zunächst meist konservativ behandeln. Hingegen sind partielle und komplette Ureterabrisse, deren Häufigkeit mit 0,3% angegeben wurde, sofort revisionsbedürftig [5].

Der Operateur berichtete im vorliegenden Fall über eine längerstreckige Enge beim Einführen des Gerätes in den mittleren Harnleiterabschnitt. Es bestand offensichtlich aber kein Missverhältnis von Ureterweite und Ureteroskopdicke, denn sonst hätte der Operateur den Eingriff sicher abgebrochen.

Grundsätzlich ist das Hochführen des Gerätes ohne Nachdruck und mit der Möglichkeit der ständigen Rotation desselben vorzunehmen. Es muss eine unangemessene Dilatation des Ostiums und des Harnleiters, ein Erzwingen der Passage durch Druckanwendung vermieden werden. Schon vor dem Festsitzen des Ureteroskops muss der Rückzug angetreten und ein weiterer Versuch mit einem dünnerkalibrigen Gerät unternommen oder der Eingriff mit einer Harnleiterschienung beendet werden. Ein Abbruch der Prozedur ohne Erfolgsmeldung darf nicht als Versagen empfunden werden.

In unserem Fall steckte offenbar der Schaft des dünnen Ureteroskops (8/9,5 Charr.) fest im Ureter, so dass das Pyelon beim Zurückziehen quer abriss. Der Ureter wurde anschließend in die Blase invaginiert und schließlich aus der Blasenverankerung herausgerissen. Aus der Erfahrung mit der Harnröhrenbougierung wissen wir, wie fest ein Bougierkatheter, der zunächst noch leicht die Striktur passiert, in der Urethra stecken kann – er erscheint förmlich „hineingenagelt". Ähnlich muss man sich die Situation beim Ureteroskop vorstellen. Bekanntermaßen sind die Wände des proximalen Ureters und des Pyelons dünner als die des distalen Ureters. Ein Festsitzen des Ureteroskops in dem mittleren Bereich (gelegentlich an der Gefäßkreuzung) übt Zug an den dünneren Strukturen des oberen Harnleiterabschnittes aus. Die Verletzungsgefahr ist hier deutlich größer als im distalen Anteil [2, 3].

Schlussfolgerungen

Eine ureteroskopische Steintherapie im proximalen Ureter ist ein verantwortungsvoller Eingriff mit einer im Vergleich zum distalen Ureter erhöhten Komplikationsgefahr.

Die Aufklärung für diesen Eingriff muss die Komplikationen des partiellen bzw. kompletten Harnleiterabrisses beinhalten.

Um ein Festklemmen des Ureteroskops auf welcher Ebene auch immer zu vermeiden, muss beim Einführen des Gerätes auf jedes Schieben mit Nachdruck und jedes „Bougieren" verzichtet und ggf. auf ein dünneres oder flexibles Gerät zurückgegriffen werden. Denn schon ein Abreißen „lediglich" des Schleimhautschlauches im Ureter führt zu einer postoperativen Stenose.

Auch der komplette Ureterausriss, so er sich dann trotz Einhaltung aller Vorsichtsmaßregeln nicht vermeiden ließ, muss nicht zwangsläufig mit einer Nephrektomie enden. Eine sofortige Revision mit Autotransplantation einer intakten Niere ist geeignet, das Organ zu retten.

Literatur

1. Biester G, Gillenwater JY (1986) Complications following ureteroscopy. J Urol 136:380–382
2. Carter StC, Cox R, Wickam JEA (1986) Complications associated with ureteroscopy. Brit J Urol 58:625–628
3. Huffman JL (1992) Ureteroscopy. In: Campbell's Urology 6th (ed) Vol 3, W.B. Saunders Comp, Philadelphia ect
4. Lytton B (1986) Ureteroscopy: Editorial. J Urol 136:440
5. Schuster TG, Hollenbeck BK, Faerber GJ, Wolf JS Jr (2001) Complications of ureteroscopy: analysis of predictive factors. J Urol 166:538–540

KOMMENTAR F.J. Marx

Die ureteroskopische Steinentfernung ist insbesondere nach Einführung dünner, semirigider und auch flexibler Instrumente zu einem der häufigsten Eingriffe im urologischen Klinikbetrieb geworden. Während die Behandlung von proximalen Harnleitersteinen eine Domäne der ESWL ist, wird bei weiter distal gelegenen Konkrementen in vielen Kliniken der URS der Vorzug gegeben, wobei die Indikationsentscheidung immer entsprechend der Präferenz des Patienten und der Erfahrung des Urologen zu individualisieren ist.

Die ureteroskopische Entfernung von proximalen Konkrementen hat im Vergleich zu Interventionen im distalen und mittleren Abschnitt eine geringere Erfolgsrate. So betrug die Steinfreiheitsrate in einer Serie von 1082 konsekutiven Patienten 79,0, 90,4 und 93,2% für Konkremente im proximalen, mittleren und distalen Drittel des Harnleiters [1]. In einer anderen Serie von 354 ureteroskopischen Eingriffen lagen die entsprechenden Erfolgsraten bei 73, 94 und 95% [2].

Bei den URS-sekundären Komplikationen besteht ein Trend zu einer höheren Inzidenz bei Eingriffen im mittleren und proximalen Harnleitersegment, wobei die anatomischen Gründe hierfür in der vorliegenden Kasuistik zutreffend dargestellt sind. Schwere Komplikationen, die einen offen-operativen Eingriff erforderlich machen, sind mit etwa 1% relativ selten [3].

Die von den Autoren beschriebene Komplikation einer kompletten Avulsion des Harnleiters ist außergewöhnlich selten und liegt – wie zitiert – im Promillebereich.

Martin et al. berichteten 1998 [4] über 4 Fälle von Ureteravulsionen, die alle bei ureteroskopischen Steinmanipulationen im mittleren und oberen Harnleitersegment aufgetreten waren. Die offen-operative Korrektur erfolgte in jeweils einem Fall durch Boari-Lappen,

Psoaszipfelblase-Ureterimplantation, Ileum-Interposition und bei vollständigem Ureterverlust - wie in vorliegender Mitteilung - durch eine Autotransplantation der Niere.

Was sind die wesentlichen Punkte, die zu berücksichtigen sind, um so gravierende Komplikationen bei der ureteroskopischen Steinentfernung zu vermeiden?

Primär wichtig ist schon die Indikation zur URS, die bei Steinen im proximalen Abschnitt nur sehr zurückhaltend gestellt werden sollte. Im vorliegenden Falle war offenbar eine in-situ-ESWL wegen der schlechten Darstellbarkeit des Konkrementes für inopportun gehalten worden. Der alles entscheidende Aspekt bei der ureteroskopischen Steinentfernung, was Erfolgs- und Komplikationsrate angeht, ist aber die Erfahrung des Operateurs. Während ein noch unerfahrener Operateur sicher nicht in die Verlegenheit kommt oder kommen sollte, mit der ureteroskopischen Entfernung eines proximalen Konkrementes betraut zu werden, fällt es einem erfahrenen Urologen häufig schwer, beim Eingriff die Grenze zwischen „zuviel" und „zuwenig" zu respektieren. Die Autoren umschreiben diese Situation zu Recht mit dem m. E. bei ihrer Problemanalyse entscheidenden Satz: „Ein Abbruch der Prozedur ohne Erfolgsmeldung darf nicht als Versagen empfunden werden".

In diesem Zusammenhang ist die Mitteilung von Schuster et al. [5] von Bedeutung, dass die Gefahr einer Ureterverletzung mit Zunahme der Operationszeit ansteigt, was zwanglos durch das traumabedingt zunehmende Ödem der Harnleiterschleimhaut und die daraus folgende Gewebsstarre zu erklären ist.

Bei der präoperativen Aufklärung sollte der Patient darauf hingewiesen werden, dass der Versuch einer ureteroskopischen Steinentfernung im proximalen Abschnitt in 20–30% der Fälle nicht erfolgreich im Sinne der Steinentfernung oder kompletten Steindesintegration ist, sondern in einem „Kompromiss" enden kann in Form einer Steinrelokation ins Nierenbecken, einer Passage des Steines mit einem Doppel-J-Katheter oder auch einer perkutanen Nephropyelostomie (bei Harnstauung und nicht passierbarem Stein).

Wir selbst haben bei schwierigen hochsitzenden Steinen gute Erfahrungen mit der Einlage einer mittels speziell gleitfähigem Führungsdraht am Stein vorbei platzierten Ureterendoprothese und sekundärer URS einige Tage später. Zur Reduzierung des Schleimhautödems und zur Weitstellung des Ureters ist auch die von Porpiglia et al. [6] ursprünglich zur Beschleunigung des Spontanabgangs distaler Uretersteine angegebene adjuvante medikamentöse Behandlung mit einem Cortisonpräparat und einem Kalziumantagonisten zu diskutieren.

Fazit: Die Schwierigkeit der ureteroskopischen Entfernung eines hochsitzenden Harnleitersteins sollte nicht unterschätzt werden. Bei Auftreten von Schwierigkeiten ist oft der „Weg zurück" der bessere.

Literatur

1. Hamano S, Nomura H, Kinsui H, Oikawa T, Suzuki N, Tanaka M, Murakami S, Igarashi T, Ito H (2000) Experience with ureteral stone management in 1082 patients using semirigid ureteroscopes. Urol Int 65:106–111
2. du Fosse W, Billiet I, Mattelaer J (1998) Ureteroscopic treatment of ureteric lithiasis. Analysis of 354 procedures in a community hospital. Acta Urol Belg 66:33–40
3. Schmeller NT, Schüller J (1988) Ureteroskopische Behandlung von Harnleitersteinen. In: Schüller J, Hofstetter AG (Hrsg) Endourologie. Thieme, S 142–157
4. Martin X, Ndoye A, Konan PG, Feitosa Tajra LC, Gelet A, Dawahra M, Dubernard JM (1998) Des dangers de l'ureteroscopie a l'etage lombaire: a propos de 4 cas d'avulsion de l'uretere. Prog Urol 8:358–362
5. Schuster TG, Hollenbeck BK, Faerber GJ, Wolf JS (2001) Complications of ureteroscopy: analysis of predictive factors. J Urol 166:538–540
6. Porpiglia F, Destefanis P, Fiori C, Fontana D (2000) Effectiveness of Nifedipine and Deflazacort in the management of distal ureter stones. Urology 56:579–583

Autotransplantation der Niere bei Harnleiternekrose nach Ureteroskopie

U. Maier

Einleitung

Die Komplikationsrate nach Ureteroskopie liegt zwischen 0,3 und 6,1%, wobei in den jüngeren Publikationen nur noch 0–4% [1–5] angegeben werden. Nachgewiesen scheint, dass die Komplikationsraten mit der Größe des Steines und Länge des Eingriffs korrelieren [3]. Auch die Erfahrung des Operateurs scheint eine Rolle zu spielen.

An unserer Abteilung werden im Jahr ca. 80 Ureteroskopien von insgesamt 5 Operateuren durchgeführt. In den letzten 3 Jahren lag die Komplikationsrate bei 2,8%, wobei ein Fall berichtenswert erscheint.

Kasuistik

Ein zum Zeitpunkt des Erstkontaktes (November 1998) 61-jähriger Patient zeigte in der Computertomographie Steine in der oberen und mittleren Kelchgruppe der linken Niere. Dieser Befund wurde zufällig bei einer Gesundenuntersuchung (Steine im Ultraschall) erhoben. Der Patient hatte bis dahin keine urologische Symptomatik. Nach Durchführung einer ESWL kam es in der Folge zu Fragmentabgängen. 3 Tage nach der ESWL wurde der Patient wegen Koliken, Hydronephrose und Stauung links bei schwach desintegrierten, anscheinend paktierten Fragmenten in der Höhe von L3/L4 links aufgenommen (Abb. 1).

Im Rahmen des stationären Aufenthaltes wurde dann die Ureteroskopie mit Versuch einer Steinextraktion links durchgeführt. Dabei kam es vermutlich zum Abriss des Schleimhautschlauches des Ureters und zu einer Perforation mit großem Extravasat (Abb. 2). Es gelang aber doch, eine innere Harnleiterschiene zu platzieren. Im Rahmen dieser URS konnten die Steinfragmente nicht entfernt werden. Die Dauer des Eingriffes war mit 75 min weit über der sons-

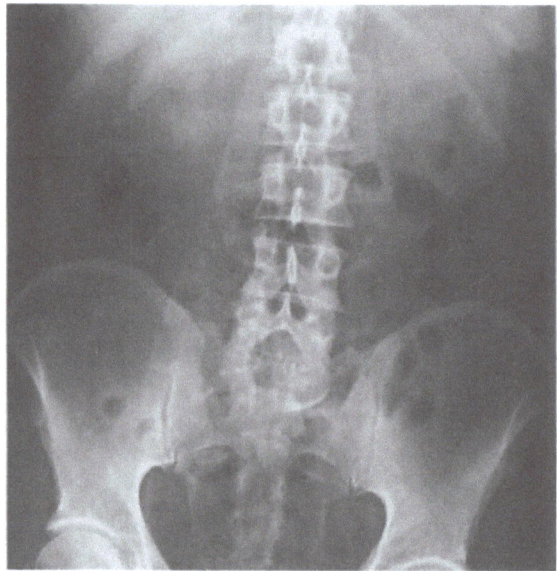

Abb. 1. Blockierende Harnleiterfragmente nach ESWL von Kelchsteinen (3 Tage zuvor) bei L3/4 links

tigen Dauer. Die Operation wurde von einem erfahrenen Operateur durchgeführt.

Die Kontroll-Computertomographie nach 3 Tagen war unauffällig (keine Extravasation), so dass der Patient mit liegender Schiene entlassen werden konnte.

Bei den weiteren Kontrollen zeigten sich immer wieder Steinstraßen im Ureterverlauf.

8 Wochen nach dem Zwischenfall wurde der Splint entfernt. 2 Tage später zeigte die Urographie eine flaue Ausscheidung auf der betroffenen Seite. Klinisch war der Patient zu diesem Zeitpunkt beschwerdefrei. 2 Wochen später ergab die retrograde Pyelographie einen Stopp nach 5 cm, ebenso wie die im Rahmen der PCN durchgeführte antegrade URS (Stopp 4 cm nach dem Ureterabgang). Es war also ca. 15 cm Harnleiter nicht darstellbar.

Eine Woche später erfolgte dann (Basiskreatinin von 1,7) zunächst die Nieren- und Harnleiterfreilegung mit der Bereitschaft der Autotrans-

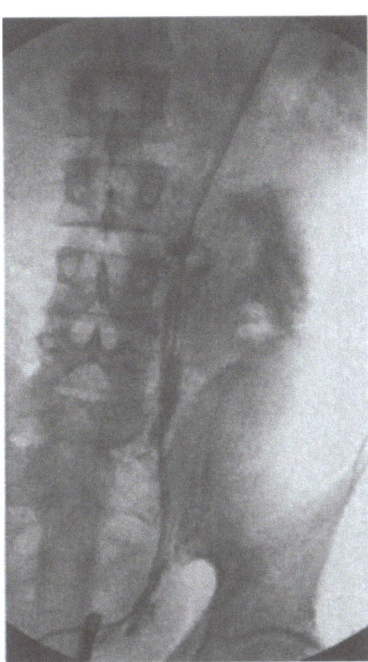

Abb. 2. Großes Extravasat nach Ureterabriss mit doch noch möglicher eingelegter Schiene

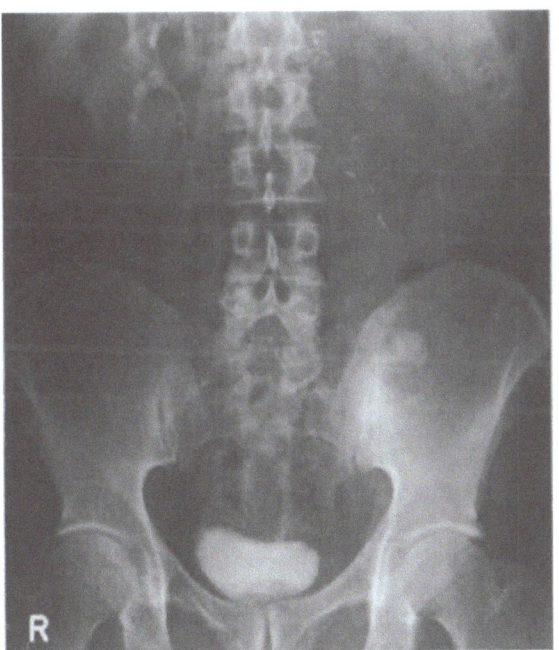

Abb. 3. Urographie nach Autotransplantation der linken Niere 5 Monate nach dem ersten Ereignis (ESWL von Kelchsteinen linke Niere)

plantation. Es zeigte sich dabei eine völlige Nekrose fast des gesamten linken Ureters. In dem fibrösen Strang war kein Lumen zu finden.

Da aufgrund des anamnestischen Morbus Crohn eine Dünndarminterposition nicht durchführbar war, erfolgte in gleicher Sitzung unter Verlängerung des Lumbalschnittes die Autotransplantation durch einen Transplantationschirurgen (AKH – Wien), welche völlig komplikationslos verlief (Abb. 3).

Seit diesem Ereignis ist der Patient steinfrei (nunmehr 30 Monate nach der Transplantation) und beschwerdefrei (Koliken können bei transplantierten Nieren aufgrund der Denervierung ja nicht mehr auftreten). Der Patient ist weiter in regelmäßiger Kontrolle in unserer Ambulanz.

Problemanalyse

Retrospektiv scheint sich die Sachlage so darzustellen, dass trotz Abriss des Schleimhautschlauches vom Muskelmantel eine Schiene gelegt werden konnte. Die Perforationsstelle verheilte relativ rasch, in der Folge kam es aber zu einer Fibrosierung der gesamten Uretermuskulatur, so dass nach Splintentfernung sich das Lumen völlig schloss.

Aufgrund des langen Defektes konnte auch keine plastische Rekonstruktion erfolgen, ebenso war eine Dünndarminterposition wegen eines bekannten Morbus Crohn nicht durchführbar. So war die Autotransplantation eine logische Konsequenz.

Der Patient war im gesamten Verlauf seiner Erkrankung durchaus einsichtig und reichte dann beim Fond der Stadt Wien, welcher für solche Ereignisse gegründet wurde, um einen Schadenersatz ein, der ihm auch mit ATS 150 000,– bewilligt wurde, wobei aber kein Schuldbekenntnis erfolgte, sondern die Auszahlung wegen schicksalhaften Verlaufes auf dem Kulanzwege erfolgte.

Schlussfolgerung

Die Autotransplantation der Eigenniere ist bei unüberbrückbaren Ureterschädigungen eine sehr gute Alternative zur Dünndarminterposition.

Literatur

1. Grasso M, Ficazzola M (1999) Retrograde ureteropyeloscopy for lower pole caliceal calculi. J Urol 162:1904
2. Netto NR Jr, de Almeida Claro J, Estevens SC et al (1997) Ureteroscopic stone removal in the distal ureter: why change? J Urol 157:2081
3. Schuster TG, Hollenbeck BK, Faerber GJ, Wolf JS Jr (2001) Complications of ureteroscopy: analysis of predictive factors. J Urol 166:538
4. Stoller ML, Wolf JS Jr (1996) Endoscopic ureteral injuries. In: McAninch JW (ed) Traumatic and Reconstructive Urology. WB Saunders Co, Philadelphia, p 199
5. Tawfiek ER, Bagley DH (1999) Management of upper urinary tract calculi with ureteroscopic techniques. Urology 53:25

KOMMENTAR B. Schönberger

Der vorgestellte Fall einer Harnleiternekrose mit nachfolgender partieller Harnleiterobliteration 10 Wochen nach Ureteroskopie ist durch den klinischen Verlauf sehr interessant. Im Beitrag wird als Ursache für diese Komplikation von einem Harnleiterabriss gesprochen. Der Kommentator würde die Betrachtung der mitgeteilten Ereignisse folgende Überlegungen anstellen wollen:

Ein Harnleiterabriss geht mit einer Kontinuitätstrennung einher, bei der der Ureter aus seinen bindegewebigen Verankerungen herausreißt, von seinen ihn versorgenden Gefäßen getrennt wird. Dabei reißen sowohl Schleimhaut, Muskularis und Adventitia auseinander. Gelegentlich wird aber auch vom Harnleiterabriss gesprochen, wenn lediglich der Schleimhautzylinder auseinanderreißt und dieser über eine längere Strecke von der muskulären Unterlage gelöst und teleskopartig ineinandergeschoben wird. In einem solchen Fall ist es durchaus noch möglich, nach dem Eingriff eine Schiene platzieren zu können, da ja der Muskelschlauch des Harnleiters noch intakt ist. Die Beobachtung eines großen Extravasates im Röntgenbild spricht zunächst nicht gegen diesen Mechanismus. Die schnelle „Heilung" innerhalb von 3 Tagen, wie die Computertomographie es gezeigt hat, bestätigt die Vermutung des Abrisses nur des Schleimhautzylinders. Beim Schieben des Harnleiterstents ist dieser wieder nach proximal hochgeschoben worden. Die Schleimhaut war aber jeglicher Versorgung beraubt. Nach dem Untergang der losgelösten Schleimhaut ist es dann zum Zusammenwachsen der Muskelschichten mit Obliteration des Ureters gekommen. Die Tatsache, dass bei der Revision ein kompletter fibröser Strang anstelle des ehemals durchgängigen Ureters vorhanden war, scheint dem Kommentator Recht zu geben. Eine langstreckige Harnleiterstenose stellt stets eine chirurgische Herausforderung dar. Der Ureterersatz durch Dünndarm ist auch in jüngsten Publikationen und Kongressbeiträgen empfohlen worden. Eine Harntransportstörung ist durch die Kalibersprünge jedoch nicht vermeidbar. Ein Morbus Crohn ist auch unseres Erachtens eine Kontraindikation. Deshalb war die einzige Option die Autotransplantation. Die Risiken der Autotransplantation einer bereits vorgeschädigten Niere liegen auf der Hand. Aber wenn ein Patient bereits mit einem Kreatinwert von 1,7 mg/dl zur Revisionsoperation kommt, ist der Nierenerhalt bei langstreckiger Ureterstenose besonders wichtig. Der Vorteil war in diesem Falle, dass man die Voruassetzungen für eine Transplantation vorher klären konnte. Alternativ wäre nur noch die Harnableitung über eine permanente Nephrostomie denkbar gewesen.

Der Erfolg gibt dem Operationsteam recht, dass sie mit der Autotransplantation die richtige Entscheidung getroffen haben.

Lebensbedrohliche Blutung nach ureterointestinaler Endoureterotomie

G. PÜHSE und L. HERTLE

Einleitung

Stenosen oder Obstruktionen der ureterointestinalen Anastomose sind nicht seltene Komplikationen operativer Harnableitungen. Die retrograde endoskopische Schlitzung einer solchen Engstelle kann trotz röntgenologischer Kontrolle lebensbedrohliche Folgen haben.

Kasuistik

Bei einem 59-jährigen Mann wurden wegen eines invasiven Blasenkarzinoms auswärts eine Radiochemotherapie durchgeführt. Diese musste bei Unverträglichkeit abgebrochen werden. In unserem Hause erfolgte dann die radikale Zystoprostatektomie mit Anlage einer orthotopen Neoblase. Nach einem Jahr trat eine linksseitige Harnabflussstörung auf. Diese ging ursächlich auf eine Striktur im Bereich der ureterointestinalen Anastomose zurück. Das präoperative Staging war ohne Nachweis eines Lokalrezidives, computertomographisch zeigten sich keine Irregularitäten im Bereich des distalen linken Ureters und der kreuzenden Gefäße. Die linke Niere hatte funktionsszintigraphisch einen Anteil von 31% der Gesamtnierenleistung bei bestehender linksseitiger Obstruktion.

Es wurde eine retrograde Schlitzung der Anastomose durchgeführt [1]: Nach perkutaner Punktion des linken Nierenbeckenkelchsystemes und antegrader Pyeloureterographie zeigten sich zwei Strikturen im distalen linken Harnleiter. Die eine lag in Höhe der Gefäßkreuzungsstelle, die andere etwas weiter distal im Bereich der Anastomose. Nach antegrader Positionierung eines Führungsdrahtes wurde das 14F-Ureterotom transurethral retrograd eingeführt. Unter röntgenologischer Kontrolle wurden zunächst zwei Inzisionen in medioventraler Richtung im sehr rigiden und engen distalen Ureter durchgeführt. Die dritte Inzi-

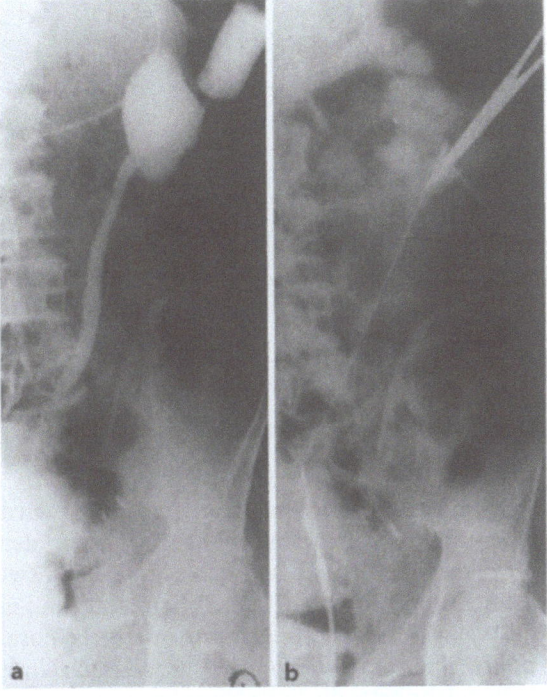

Abb. 1. a Antegrade Pyelographie mit zwei Strikturen im distalen linken Harnleiter; **b** Führungsdraht und Ureterotom in situ

sion etwas weiter proximal musste aufgrund eines technischen Defektes ohne Durchleuchtung und direkter röntgenologischer Kontrolle erfolgen.

Nach etwa einer Minute geriet der Patient in einen Schockzustand. Eine Makrohämaturie zeigte sich nicht. Es erfolgte die sofortige Laparotomie, bei der sich eine ausgeprägte intraabdominale und retroperitoneale Blutung zeigte. Die Exploration der linken Niere einschließlich Pyelotomie war ohne Nachweis einer Nierengefäßläsion. Die weitere Exploration ergab eine Verletzung der linken Iliakalarterie im Bereich der Gefäßkreuzungsstelle. Die Gefäßwand wurde durch einen Gefäßchirurgen rekonstruiert. Der Blutverlust betrug 4 Liter. Die Inzision des linken Ureters erstreckte

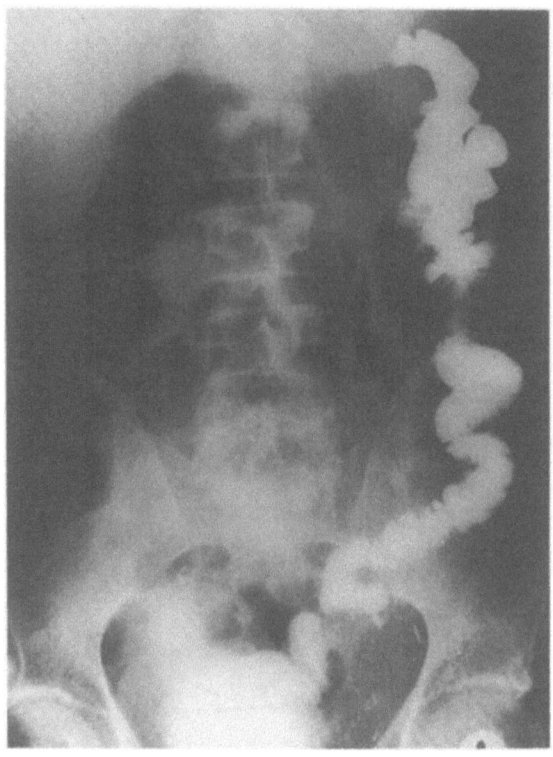

Abb. 2. Ileuminterponat links zwischen Pyelon und Neoblase

tion aus endoskopischer Schlitzung, Ballondilatation und/oder Einbringen eines Silikon-Stents. Die longitudinale Schlitzung einer langen Engstelle oder mehrerer kurzer Strikturen im Bereich der ureterointestinalen Anastomose kann gefährliche Komplikationen in sich bergen. Unkalkulierbar kann das Risiko werden, wenn aufgrund der vorausgegangenen Operationen und den Folgen möglicher weiterer Therapien, wie z. B. der Radiochemotherapie, eine exakte Orientierung im Operationsgebiet nicht mehr möglich ist. In Anbetracht der möglichen Komplikationen und der bisherigen wenigen Langzeitergebnisse der endoskopischen Verfahren sollte die offene Reimplantation des Ureters bei Striktur einer ureterointestinalen Anastomose das Verfahren der ersten Wahl sein und bleiben.

Schlussfolgerung

Die kontinuierliche röntgenologische Kontrolle der endoskopisch geführten Inzisionen mittels Durchleuchtung hätte die Läsion der Iliakalarterie wahrscheinlich verhindert. Die Verlässlichkeit einer röntgenologisch gesteuerten oder sogar blind geführten Inzision ist jedoch insgesamt zweifelhaft. Gerade in einem stark vernarbten Gewebe und bei voroperiertem Situs sollte auf eine direkte visuelle endoskopische Kontrolle der Schnittführung nicht verzichtet werden.

sich über 5 cm und war irreparabel. Es wurde linksseitig ein Ileuminterponat zwischen dem eröffneten Pyelon und der Neoblase angelegt. Zwei Tage postoperativ erhielt der Patient aufgrund eines Verschlusses der linken proximalen Femoralarterie einen aorto-femoralen Bypass. Nach einem halben Jahr hatte die linke Niere bei geringen Zeichen der Dilatation des Nierenbeckenkelchsystems einen Funktionsanteil von 36%.

Problemanalyse

Das Standardvorgehen bei der Behandlung von Engstellen ureterointestinaler Anastomosen ist die offene chirurgische Reimplantation des Ureters mit einer Erfolgsrate von 89% [2]. Die offene Neueinpflanzung kann bei Patienten mit ausgeprägten Verwachsungen durch vorausgegangene Operationen und Radiochemotherapie schwierig sein. Alternative Therapieoptionen wurden durch verfeinerte endourologische Techniken möglich. Hierzu zählt auch die Kombina-

Literatur

1. Kramolowsky EV, Clayman RV, Weyman PJ (1988) Management of ureterointestinal anastomotic strictures: comparison of open surgical and endourological repair. J Urol 139:1195
2. Roth S, Schmidt C, Weyand M, Vestring T, Semjonow A, Hertle L (1996) Nearly fatal injury of iliac artery after inaccurate incision of ureterointestinal stricture in orthotopic neobladder. J Urol 155:640–641
3. Schneider AW, Conrad S, Busch R, Otto U (1991) The cold-knife technique for endourological management of stenoses in the upper urinary tract. J Urol 146:961

KOMMENTAR J. Schüller

Ureterale Obstruktionen nach Harnableitung bei Erwachsenen sind oft das Resultat eines asymptomatischen Stenosierungsvorganges und lassen sich nur anhand einer konsequenten, dem Einzelfall angepassten Nachsorge aufdecken. Ihre fehlende Beachtung hat regelhaft eine progrediente Niereninsuffizienz zur Folge; Bedarf zur Intervention besteht somit meistens. Ureterstenosen treten vor allem im Bereich der ureterointestinalen Anastomose auf, seltener in höheren Abschnitten. Ursächlich sind Rezidivtumore, Ischämie mit konsekutiver Fibrose, radiogene Vorschädigung, Entzündung, undrainierte Urinleckagen mit möglicher Abszess- und Narbenbildung, falsche Anastomosentechnik und Urolithiasis.

Ischämisch bedingte Obstruktionen treten – wie auch im vorliegenden Fall – eher links auf als Folge des retroperitonealen Durchzugs und der damit verbundenen ausgedehnteren Mobilisation des distalen Ureters; zum anderen kann auch eine Ureterabknickung z. B. unter dem Mesenterium bzw. der A. mes. inf. Zug auf die Anastomose ausüben und zu ischämisch bedingter Stenosierung führen.

Bei der Therapieplanung sind die exakte Kenntnis abdomineller Vorerkrankungen einschließlich Bestrahlung sowie das vorausgegangene operative Vorgehen einschließlich intraoperativer Abnormalitäten und der Implantationstechnik zwingend notwendig. Die Operationsindikation muss individuell in Abhängigkeit von der Prognose gestellt werden.

Die Therapieoptionen sind von den Ursachen der Stenosierung, Ureterverlauf, Länge der Stenose und Zeitpunkt ihres Auftretens bestimmt. Sie umfassen heute das Spektrum von konservativer über endourologische bis hin zur ausgedehnt offen-operativen Vorgehensweise. Vor allem die Kenntnis über die anatomischen Verhältnisse ist unabdingbare Voraussetzung für die Entscheidung, ob ein endourologisches oder primär offen-operatives Vorgehen favorisiert werden kann bzw. überhaupt sinnvoll erscheint. Auch muss in die Entscheidung die Erfahrung einfließen, dass durch endoskopische Vorgehensweise notwendige weitere Maßnahmen deutlich erschwert werden können.

Der erste Schritt bei der Therapieplanung besteht in der radiologischen Lokalisation und Längenbestimmung der Stenose anhand Ausscheidungsurographie bzw. retro-/antegrader Ureteropyelographie mit ggf. verschiedenen Projektionsebenen, die im Einzelfall durch Computertomographie mit UK bzw. durch Angio-MRT ergänzt werden müssen.

Der zweite Schritt ist die Endoskopie. Eine verzögerte Heilung (Fäden, Ödem) lässt sich meist bereits endoskopisch von einem Tumorrezidiv unterscheiden; im Zweifelsfall sollte allerdings durch Bürstenzytologie- und Probenentnahme weiter abgeklärt werden. Die postoperativ durch verzögerte Wundheilung bedingte Enge bedarf der engmaschigen Nachsorge, ggf. temporärer Schienung, das Tumorrezidiv in Abhängigkeit von der Prognose keiner Therapie, einer inneren Schienung oder eines offen-operativen reparativen bzw. ablativen Vorgehens.

Die vor allem früh auftretende kurze Striktur (<2 cm) sollte frühzeitig primär ante/retrograd endourologisch angegangen werden. Voraussetzung ist, dass sich die Stenose durch einen Draht überwinden lässt, entlang dessen radiologisch und/oder endoskopisch kontrollierte weitere Manipulationen (Ballondilatation, Inzision, Schienung) erfolgen.

Abhängig von der Lokalisation der Stenose und Art der Harnableitung variiert die Nachbarschaft zu Gefäßen, die bei Inzisionen verletzt werden können. Als solche sind in unterschiedlicher Höhe zu nennen: A. und V. mes. inf. mit ihren Aufzweigungen innerhalb des Mesenteriums, A. iliaca comm. und interna, seltener Aorta abd. und V. cava inf., Testicular- bzw. Ovarialgefäße.

Als Regel bei allen inzidierenden Verfahren muss die Schnittrichtung zur gegenüberliegenden Seite der benachbarten Gefäße weisen. Die intraoperative Identifikation der Gefäße ist nur visuell – in Ausnahmen auch unter Röntgendurchleutung – anhand arterieller Pulsationen möglich; Verwachsungen können dieses Beurteilungskriterium allerdings einschränken. In diesen Fällen ist m. E. die alleinige Ballondilatation mit postoperativ temporärer Schienung indiziert, ansonsten sollte der Inzision der Vorrang gegeben werden.

Im vorliegenden Fall lag der entscheidende Fehler sicherlich in der Wahl der medioventralen Schnittrichtung in Höhe der A. iliaca comm. Der kraniale Abschnitt des pelvinen

Ureters weist bis zur Kreuzung mit den Iliakalgefäßen einen steilen kranioventralen Verlauf auf und ist für das starre Ureteroskop oft schwer passierbar. Bei ausreichender Mobilität des Harnleiters lässt sich die A. iliaca normalerweise überwinden, im Falle einer Fixierung dieses Harnleiterabschnittes durch Voroperation bzw. Radiatio kann diese Passage jedoch verhindert sein. Unter Missachtung dieser Gegebenheit führt eine ventromedial gerichtete Inzision mit starrem Ureterotom unmittelbar kaudal der Gefäßkreuzung in die kreuzende Arterie. Ob einer technisch gelungenen endoskopischen Ureterotomie ein dauerhafter Erfolg beschieden gewesen wäre, ist m. E. bei vorausgegangener Radiatio äußerst zweifelhaft.

In der Regel ist die retrograde Anwendung des starren Ureterotoms (14 F) nur bei Neoblasen sinnvoll, bei Conduits und Pouches sind die Stenosen retrograd mit dem starren Endoskop meist nicht optimal erreichbar. Hier bietet sich das flexible Endoskop über einen antegraden Zugang in Verbindung mit einem schneidenden Laser (z. B. Holmium) an. Die bei der Inzision notwendige exakte Orientierung innerhalb des Ureters setzt allerdings größte Erfahrung voraus, während die Orientierung beim starren Endoskop unproblematisch ist.

Eine Alternative zur visuellen Endoureterotomie stellt die Endoureterotomie mit flexibler „kalter Klinge" (Fa. Olympus, Hamburg) oder der Acucise-Katheter dar. Der Vorteil beider Verfahren besteht darin, dass sie auch bei atypischem Harnleiterverlauf eingesetzt werden können; nachteilig ist die fehlende visuelle Beurteilung des zu behandelnden Gebietes im Harnleiter während der Inzision. Auch bei Anwendung dieser Verfahren gilt, dass die Richtung der Klinge bzw. des zu aktivierenden Acucise-Katheters auf die dem Gefäß entgegengesetzte Zirkumferenz zeigen muss. Ist diese Zuordnung nicht eindeutig möglich, ist eine Inzision obsolet.

Langstreckige Stenosen (>2 cm) deuten auf eine gravierende ischämische Störung hin und sollten daher primär einer offen operativen Revision zugeführt werden. Die Erfolgsrate beträgt 80–90%, beinhaltet allerdings neben der nur selten möglichen einfachen Reimplantation bzw. Reanastomose größere Eingriffe wie Ureterersatz durch Ileum, Transureterostomie, Konversion der Harnableitung in ein Colonconduit bis hin zur Nephrektomie. Bei iliocaecalen Reservoiren kann die Revision von einem Flankenschnitt extraperitoneal erfolgen, womit sich die Komplikation der Laparotomien reduzieren lassen.

Als minimalinvasive Alternative zu endourologischen Verfahren bzw. aufwendigen offen rekonstruktiven Eingriffen stehen verschiedene Formen der inneren Schienung zur Verfügung. Die herkömmlichen inneren Double-J-Schienen mit fixierten Kalibern in verschiedenen Variationen weisen den Nachteil des Refluxes sowie der Keimaszension mit folglicher Inkrustation und Obstruktion auf, sind allerdings in der Handhabung auch bei Dislokation einfach. Die selbst expandierenden Stents weisen diesen Nachteil nicht auf, da sie nur den stenosierten Abschnitt überbrücken, kommen deshalb jedoch nur für Stenosen proximal der ureterointestinalen Anastomose infrage. Die Gefahr der Keimaszension ist gering, ihre Handhabung vor allem im Falle einer Restenosierung schwierig. In diesem Zusammenhang möchte ich auch auf die Implantationsmöglichkeit des Endostent hinweisen, der im subkutanen Fettgewebe fixiert wird, somit nicht dislozieren kann, andererseits durch fehlenden Reflux nicht infiziert und inkrustiert.

Der zweite Fehler lag m. E. in der Fortführung der Operation ohne radiologische Kontrollmöglichkeit. Der Defekt der Röntgenanlage war zwar nicht ursächlich für die Läsion, hat jedoch das Erkennen der Läsion intraoperativ verhindert. Der Ausfall der Röntgenkontrolle bei radiologischem Eingriff am oberen Harntrakt sollte zum Abbruch der Operation führen oder zum Wechsel auf einen OP-Tisch mit entsprechenden Voraussetzungen; gerade derartige technische Ausfälle machen die Notwendigkeit einer präoperativen Sicherung der Zugangswege durch Führungsdrähte offensichtlich.

Literatur

Barbalias GA, Liatsikos EN, Karnabatidis D, Yarmenitis S, Siablis D (1998) Ureteroileal anastomotic strictures: a innovative approach with metallic stents. J Urol 160:1270

Delvecchio FC, Kuo RL, Iselin CE, Webster GD, Preminger GM (2000) Combined antegrade and retrograde endoscopic approach for the mangement of urinary diversion-associated pathology. J Endourol 14:251

Figenshau RS, Stone AM, Claymann RV, Wick MR (1992) Endoureterotomy in an animal model: comparison of electrosurgical, mechanical and balloon treatment modalities. J Urol 147(Suppl):470

Hohenfellner R, Fisch M, Stein R, Thüroff JW (1997) The Mainz-Pouch procedure. In: Hohenfellner R (Hrsg) Ausgewählte urologische OP-Techniken. Thieme, Stuttgart New York

Kabalin JN (1997) Acucise incision of ureteroenteric strictures after urinary diversion. J Endourol 11:37

Korth K, Kuenkel M (1997) Endostent: new device for ureteral strictures. J Endourol 11:449

Poulakis V, Witzsch U, Kollias A, Becht E (2001) Antegrade perkutane endoluminale Therapie der nichtmalignen Strikturen von ureterointestinalen Anastomosen nach Harnableitung. Urologe A 40:29

Vögeli TA, Ackermann R (1996) Ergebnisse nach Endoureterotomie (Acucise) sekundärer Harnleiterstrikturen – 2 Jahre Nachbeobachtung. Urologe A (Suppl):1–4

Vögeli TA (2001) Persönliche Mitteilung

Harnleiter- und Darmverletzung bei laparoskopischer pelviner Lymphadenektomie

D. Fahlenkamp

Einleitung

Die Komplikationsrate bei laparoskopischer pelviner Lymphadenektomie wird in größeren Serien in einer Häufigkeit zwischen 3,7 und 23% angegeben [2, 5]. Die Angaben über Verletzungen des Darms bei lap. PLA gehen von 0,5–3% [2, 5]. Die unmittelbare Nachbarschaft von Darm, Harnblase und Harnleiter bei Lymphknotendissektion in der Fossa obturatoria bergen insbesondere bei Unsicherheiten der Organgrenzen, die schnell durch z. B. kleinere Blutungen oder Adhäsionen nach Voroperationen entstehen können, ein großes Risiko der Verletzung von Nachbarorganen. Zusätzlich kann der unkontrollierte Einsatz der Elektrokoagulation, zur Stillung von intraoperativen Blutungen, insbesondere bei Verwendung monopolaren Stromes, zu schwerwiegenden Folgeschäden führen.

Sowohl Harnleiter- als auch Darmverletzungen gehören zu den schweren Komplikationen laparoskopischer Eingriffe, die insbesondere bei Nichterkennen oder verspäteter Diagnose schwere Krankheitsverläufe, Organverlust oder gar fatale Verläufe zur Folge haben können [4].

Kasuistik

Bei einem 64-jährigen ausgeprägt adipösen Patient, Zustand nach Appendektomie mit Sekundärheilung in der Anamnese, wurde wegen eines Prostatakarzinoms T2G3 PSA 18 in Vorbereitung auf eine Afterloading-Strahlentherapie die pelvine Lymphadenektomie der Lymphknoten der Fossa obturatoria bds. vorgenommen. Intraoperativ von Bedeutung war der durch die Voroperation erschwerte Zugang zu den Lymphknoten der Fossa obturatoria, insbesondere auf der rechten Seite. Dort bestanden erhebliche narbige Adhäsionen zwischen dem Dickdarm und der lateralen Beckenwand. Wegen mehrerer kleinerer venöser Blutungen mussten wiederholt kleinere Blutungsquellen mittels Elektrokoagulation (monopolarer Strom) mit einer 5 mm starken Fasszange gestillt werden.

Der Eingriff wurde ohne weitere Besonderheiten abgeschlossen. Am ersten postoperativen Tag wurde der Patient normal mobilisiert, mit oraler Nahrungsaufnahme konnte am Abend begonnen werden. Ab dem zweiten Tag nach der Operation erschwerten zunehmende Bauchbeschwerden mit Subileus und Erbrechen, geringfügigem Hb-Abfall und Temperaturen bis 38,8° den postoperativen Verlauf. Sonographisch ließ sich im Unterbauch freie Flüssigkeit im Abdomen nachweisen. Unter dem Verdacht auf eine Nachblutung im OP-Gebiet erfolgte eine Laparotomie. Die im Ultraschall diagnostizierte Flüssigkeit erwies sich als vorwiegend Urin, geringfügig auch Darminhalt, ausgehend von einer nekrotischen Wunde medial der Vasa iliaka communis der rechten Seite. Sowohl Harnleiter als auch eine kleine Stelle des Colon aszendens waren offenbar durch Elektrokoagulation verletzt worden. Wir mussten den Harnleiter mittels Boari-Plastik neu mit der Blase anastomosieren. Die Dickdarmläsion wurde mit zweischichtiger Naht versorgt, das Wundgebiet wurde nach ausgiebiger Spülung drainiert. Die Rekonvaleszenz des Patienten wurde durch diese Komplikation erheblich erschwert, der Krankheitsverlauf verlängerte sich um mehr als drei Wochen.

Kasuistik

Offenbar war es während der Lymphadenektomie durch unkontrollierten Einsatz monopolaren Stromes, verwandt zur Blutstillung, zur Verletzung des distalen Harnleiters und des Colon aszendens gekommen. Erschwerend war, dass die Läsion nicht intraoperativ, sondern erst drei Tage später diagnostiziert wurde. Das hatte ei-

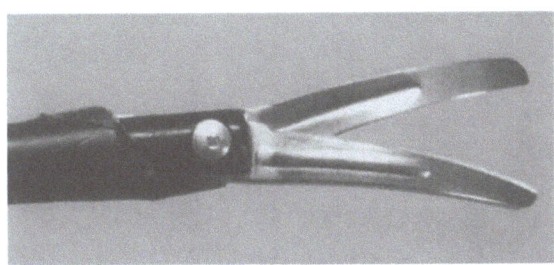

Abb. 1. Defekte Isolierung an einer Endo-Schere: Mögliche Ursache von Kriechströmen beim Elektrokoagulieren, die zu Organläsionen führen können

nen dann protrahierten Krankheitsverlauf zur Folge, der die Komplikationsfolgen zusätzlich erschwerte. Begünstigt werden solche Schäden durch die Einwirkung von Kriechströmen, die entweder durch unkontrollierte Koagulation am unerwünschten Ort oder durch defekte Isolierung von endoskopischen Instrumenten resultieren können [3] (Abb. 1).

Selbst ein letaler Ausgang kann bei weiterer diagnostischer „Verschleppung" einer derartigen Komplikation durchaus die Folge sein [4].

Schlussfolgerung

Jedweder Einsatz von Elektrokoagulation zur Blutstillung darf nur kontrolliert, d.h. unter guter Sicht auf die zu koagulierende Blutungsquelle, erfolgen. Auch dann ist sparsamer Umgang mit dieser gewebedestruierenden, oft jedoch nicht zu umgehenden Technik geboten. Es muss immer bedacht werden, dass nur die Oberfläche der Koagulationsfläche gesehen werden kann. Mögliche Schäden in der Tiefe bleiben dem Auge des Operateurs zunächst verborgen und können sich erst nach Tagen verzögert zu Nekrosen mit entsprechenden Folgeschäden entwickeln. Jedes zur Operation verwandte Instrument muss vor Einsatz im Körper auf seine vollständige Isolierung begutachtet werden, um möglichen Kriechströmen mit Koagulationsschäden an oft vollkommen unerwarteten Organbereichen vorzubeugen. Gerade bei laparoskopischen Eingriffen muss am Ende der Operation eine ausgiebige Kontrolle des Weges vom Trokarzugang bis zum eigentlichen Operationsgebiet erfolgen. Gesucht werden dabei bisher unerkannte Blutungsquellen bzw. Koagulationsschäden. Bedingt durch das oft sehr kleine Operationsfeld, dass zwar mit Lupenvergrößerung, aber eher nur im Ausschnitt gesehen wird, ist der Überblick gegenüber der offen chirurgischen Operation eingeschränkt.

Literatur

1. Caddedu JA, Wolfe JS, Nakada S, Chen R, Shalhav A, Bishoff JT, Hamilton B, Schulam PG, Dunn M, Hoenig D, Fabrizio M, Hedican S, Averch TD (2001) Complications of laparoscopic procedures after concentrated training in urological laparoscopy. J Urol 166:2109–2111
2. Fahlenkamp D, Rassweiler J, Fornara P, Frede T, Loening SA (1999) Complications of laparoscopic procedures in laparoscopy: Experience with 2407 procedures at 4 german centers. J Urol 162:765–771
3. Fahlenkamp D, Türk I, Fornara P, Rassweiler J (1999) Komplikationen laparoskopischer Eingriffe in der Urologie. Min Inv Chir 8:37–42
4. Willson PD, McAnema OJ, Peters EE (1994) A fatal complication of diathermy in laparoscopic surgery. Min Inv Ther 3:19–20
5. Winfield NH (1993) Laparoscopic pelvic lymph node-dissection: technique and experience. In: Fahlenkamp D, Loening SA (Hrsg) Laparoskopische Urologie. Blackwell, Berlin 15–26
6. Parra RO, Hagood PG, Boullier JA, Cummings JM, Mehan DJ (1994) Complications of laparoscopic surgery: Experience at St. Louis University. J Urol 151:681–684

KOMMENTAR T. Sulser

Die iatrogene thermische Schädigung bei laparoskopischen Eingriffen ist selten. Anhand einer retrospektiven Analyse von fast 13 800 laparoskopischen Operationen wurden elektrothermische Komplikationen in etwa 0,1% der Fälle (n = 148) beobachtet [1]. Die unkontrollierte Blutung ist nicht selten Anlass zur Konversion zur offenen Operationstechnik. Ursachen sind in der eingeschränkten Handlungsfreiheit beim Beheben der Blutung zu sehen. Bedingt durch diese Einschränkungen ist während laparoskopischer Operationsverfahren tendenziell die Anwendung monopolarer- oder bipolarer Koagulation häufiger als bei offenen Operationsverfahren nachzuweisen. Bei offen-chirurgischen Operationen wird durch Ligaturen resp. Umstechungen eine effiziente Blutstillung erreicht. Bei der laparoskopischen Technik ist durch die permanente intraabdominelle Druckerhöhung zwischen 12–15 mmHg von einer deutlich geringeren oberflächlichen Suggilationsblutung auszugehen. Durch die optimale Ausleuchtung und visuelle Vergrößerung des Operationsareals sind die zu koagulierenden Gefäße in der Regel größeren Kalibers. Möglichkeiten der Blutstillung stellen endoskopische Clips, Stapler, laparoskopische Nähte, verschiedene Koagulationsmöglichkeiten (monopolar, bipolar, Laser, Ultraschall oder Argon-Beamer) sowie topische Agentien (Fibrin, Kollagen, Gewebekleber etc.) dar [2].

Durch die Anwendung von hochfrequentem monopolarem Strom zur Präparation und Blutstillung, wie im obigen Artikel beschrieben, ist neben einem diffusem Stromfluss im Gewebe – die Stromflussrichtung ist abhängig von der Positionierung der Null-Elektrode –, von einer deutlichen Erwärmung umliegender Gewebeschichten auszugehen. Gerade bei stärkeren Blutungen, die durch monopolaren oder bipolaren Strom behoben werden sollen, sind intermittierende Koagulationszeiten von kumulativ 10–20 s keine Seltenheit. An experimentellen Modellen mit Schweinedünndarm konnte abhängig von der Art der erzeugten Koagulation eine unterschiedliche Ausdehnung der thermischen Gewebeschädigung bewiesen werden. So führte monopolarer Schneidstrom zu einer lateralen Ausdehnung der Nekroseareale von 240 µm–15 mm (!) und bipolarer Koagulationsstrom zu einer Ausdehung von 120 µm–9 mm. Das Harmonic Scalpel®, hochfrequenter Ultraschall von 55 000 Hz, soll hierbei mit 0–1,5 mm die geringste laterale Nekroseausbreitung hervorrufen [3].

Wie im obigen Beitrag hervorgehoben ist es von wesentlicher Bedeutung, eine Kontrolle der Funktionsfähigkeit der laparoskopischen Instrumente vor und nach der Operation durchzuführen. Quellen einer unkontrollierten Applikation von Kriechströmen sind defekte Isolierungen elektrischer Instrumente, vor allem bei Metalltrokaren (!), eine „automatisch" eingestellte bipolare Koagulation, hohe Koagulationsströme und biopolare Fasszangen, die durch Federspannung die Zagenbranchen im geschlossenen „Ruhezustand" halten. Gerade bei letzteren bipolaren Koagulationspinzetten besteht eine außerordentlich hohe iatrogene thermische Verletzungsgefahr umliegender Organsysteme, insbesondere bei Ein- und Herausführen der Instrumente. Als Ursache werden häufig starke Verklebung zwischen den Zangenbranchen erkannt, die einen unkontrollierten Stromfluss in nicht einsehbaren Regionen des OP-Situs auslösen und iatrogene Schäden hervorrufen.

Literatur

1. Lange V, Payne W (1998) Laparoskopische Präparationstechniken und strombedingte Komplikationen. Chirurg 69:552–557
2. McGinnis DE, Strup Se, Gomella LG (2000) Management of hemorrhage during laparoscopy. J Endourol 14:915–920
3. McCarus SD (1996) Physiologic mechanism of the ultrasonically activated scalpel. J Am Assoc Gynecol Laparosc 3:601–608

3 | Blase

Rezidiv-Reflux nach gekreuzt-trigonaler Antirefluxplastik und Kollageninjektion

J. SEIBOLD

Einleitung

Der primäre obstruktive Megaureter entsteht als Fehlbildung mit unterschiedlicher Ausbildung der Dilatation. Eine operative Korrektur ist in der Regel bei klinischer Symptomatik notwendig. Ein geeignetes, standardisiertes Operationsverfahren zur Problembeseitigung ist zu wählen.

Kasuistik

Der Junge kommt am 3. 12. 1995 mit bereits intrauterin festgestellten Hydronephrosen bds. per sectio zur Welt. Postpartal bestätigt sich die Diagnose von Megaureter beidseits. Ein MCU erbringt keinen VUR, keinen Anhalt für Ureterozelen oder Urethralklappen. Ein iv-Pyelogramm vom 21.12.1995 zeigt eine distale Ureterstenose links mit deutlich verzögertem Abfluss, rechts eine leichte Hohlsystemektasie mit normalen Abflussverhältnissen. Aufgrund der Zunahme der Hydronephrose links bei primär obstruktivem Megaureter erfolgt 1/96 die Anlage einer Nephrostomie links 5/96 wird eine Ureterozystoneostomie nach Cohen links durchgeführt. Eine postoperative röntgenologische Kontrolle zeigt nun einen freien Abfluss, jedoch einen neu aufgetretenen VUR links III. Trotz antibiotischer Dauertherapie treten in der Folge 2×Harnwegsdurchbruchinfektionen auf. Es erfolgt daraufhin 12/98 eine Kollagenunterspritzung links endoskopisch. Eine MCU-Kontrolle 8/99 nach Kollagenunterspritzung zeigt einen persistierenden Reflux links III. Eine Nierenfunktionskontrolle 1998 erbringt eine altersentsprechende Gesamtclearance, sowie 56% Funktion rechte Niere und 44% linke Niere.

Eine antibiotische Dauertherapie (ABDT) mit Cephalosporinsaft wird seit 1995 durchgeführt.

Im September 1999 stellt sich die Frage in Bezug auf das Prozedere:

Soll eine 2. Kollagenunterspritzung links erfolgen oder ist eine Re-Ureterozystoneostomie mit Psoas-bladder-hitch links durchzuführen?

Am 10. 2. 2000 erfolgt die HL-Neuimplantation links mit Psoas-bladder-hitch. Der intraoperative Befund bestätigt, dass der primär nach Cohen implantierte Harnleiter auf seiner gesamten submukösen Länge atretisch geworden ist.

Das HL-Ostium ist trichterförmig im Bereich der linken Seitenwand, der intramurale Harnleiter verläuft im Winkel von 90° durch die Blasenwand, das Kollagendepot befindet sich ca. 2 cm medial von der Ostiummündung entfernt.

Der Eingriff und der weitere stationäre Aufenthalt (9.–21. 2. 2000) verlaufen komplikationslos. Die Wunde heilt per primam. Die postoperative Nachkontrolle 6/2000 zeigt ein unauffälliges Nephrosonogramm. Das ebenfalls im Juni 2000 durchgeführte MCU erbringt keinen Reflux mehr, so dass die ABDT beendet wird. Die weitere Nachsorge erfolgt Anfang 2001.

Anamnestisch unauffällige Miktion, Urin steril, sonographisch unauffällige Nieren, kein RH nach Miktion.

Problemanalyse

1. Grundsätzlich stellt sich die Frage, ob die Operationsmethode nach Cohen für eine Ureteroneozystostomie bei obstruktivem Megaureter die geeignete Wahl darstellt.
2. Eine Kollagenunterspritzung bei kleinen Jungen (in diesem Fall mit 3 Jahren) ist aufgrund der endoskopischen Manipulationen kritisch zu betrachten.
3. Die subureterale Kollagenunterspritzung ist im Langzeitverlauf nicht geeignet, vesikoureterale Refluxe zu beseitigen [2]. Zusätzlich steht derzeit keine Substanz mit zufriedenstellenden Langzeitergebnissen zur Verfügung.
4. Die Operationsmethode mit Psoas-bladder-hitch ist bei bekanntem Megaureter und per-

sistierendem VUR für die Rezidivoperation indiziert, da nur dadurch ein ausreichend langer submuköser Verlauf erzielt werden kann [1].
5. Eine röntgenologische Kontrolle mit MCU postoperativ erfolgt derzeit nach internationaler Empfehlung nicht mehr. Bei diesem Patienten wurde sie aufgrund der langen Vorgeschichte auch aus psychologischen Gründen den Eltern gegenüber durchgeführt.

Technik ist erfolgssicher und komplikationsarm und kann sowohl beim primär obstruktiven Megaureter als auch bei Rezidivoperationen angewandt werden [1].

Eine Kollagenunterspritzung bei Jungen sollte aufgrund der endoskopischen Manipulationen wenn überhaupt nur in Ausnahmefällen durchgeführt werden.

Schlussfolgerung

Das Prinzip der antirefluxiven Ureterimplantation in der Psoas-hitch-Technik ist die Bildung eines ausreichend langen submukösen HL-Verlaufes durch einen nach kranial mobilisierenden Blasenlappen. Dieser Blasenlappen wird durch Naht an der Psoasfaszie fixiert und erlaubt eine spannungsfreie Implantation des Ureters. Diese

Literatur

1. Riedmiller H, Becht LE, Hertle L, Jacobi G, Hohenfellner R (1984) Psoas-Hitch Ureteroneocystostomy: Experiences with 181 cases. Europ Urol 10:145
2. Haferkamp A, Dörsam J, Möhring K, Staehler G (2000) Ergebnisse der endoskopischen Refluxtherapie. Urologe B 40:117–120

KOMMENTAR R.-H. Ringert

Der Fallbericht beschreibt die operative Korrektur eines obstruktiven Megaureters durch Ureterozystoneostomie in der Cohentechnik mit der Komplikation eines Refluxes. Dieser wurde frustran mit einer Kollagenunterspritzung angegangen. Die endgültige Versorgung war dann eine Ureterozystoneostomie mit Hilfe der Psoas-hitch-Technik. Primär obstruktive Megaureteren werden heute nur dann einer operativen Therapie unterzogen, wenn die funktionelle Obstruktion mit ausreichender Wahrscheinlichkeit gesichert ist. Die Neueinpflanzung in der Cohen-Technik ist ungewöhnlich, aber wie dargestellt, in der Literatur an 56 Fällen publiziert, dort auch ohne jede Komplikation, ganz gleich, ob man die Cohen-Neoimplantation mit oder ohne Harnleitermodellage durchführte.

Das Risiko jeder Neoimplantation des Harnleiter ist
- die Stenose
- der vesikorenale Reflux.

Der Psoas-hitch gewährleistet eine ausreichend lange submuköse Untertunnelung in korrektem Ureterverlauf. Der Cohen gestattet eine ausreichend lange Tunnelung bei anatomisch mehr „quergestellten" Blasen in unphysiologischem Verlauf. Er wird deshalb gern und gut bei rekonstruierten Blasen nach Blasenekstrophie angewandt. Insgesamt kann ich aus den eigenen Erfahrungen mit dem Cohen-Verfahren beim vesikorenalen Reflux und der Literatur keinen Grund gegen eine Neoimplantation nach dem Cohen-Verfahren finden, auch nicht in geeigneten Fällen eines zu korrigierenden Megaureters.

Die Unterspritzung von Uretermündungen mit unterschiedlichen Materialien zur Behebung eines vesikorenalen Refluxes ist eine geeignete Methode mit schlechteren Ergebnissen als die offen-chirurgische Korrektur. Aus Erfahrungen mit dem sekundären Reflux bei neurogener Blasenentleerungsstörung, mit Refluxen nach Blasenekstrophiekorrektur ist ein Unterspritzungsversuch eine so genannte minimal-invasive Maßnahme, die man unter Abwägung der Risiken vor einer eventuell notwendigen offen-chirurgischen Maßnahme ohne Zweifel durchführen kann.

Literatur

Beseghi U, deCastro R, Messina P, Casolari E, Ghinelli C (1990) Cohen's ureterovesical reimplantation in the treatment of primary obstructive megaureter (in French). Chir Pediatr 31:303–304

Esen T, Riedmiller H, Walz PH, Hohenfellner R (1987) Plastisch chirurgische Korrektur des Megaureter Urologe A 26:189–196

Frankenschmidt A, Katzenwadel A, Zimmerhackl LB, Sommerkamp H (1997) Endoscopic treatment of reflux by subureteric collagen injection: critical review of 5 years' experience. J Endourol 11:343–348

Inoue K, Nakamoto T, Usui A, Usui T (2000) Endoscopic subureteral glutaraldehyde cross-linked collagen injection for the treatment of secondary vesicoureteral reflux: comparison with primary vesicoureteral reflux in adults. J Urol 164:336–339

Keating MA, Escala J, Snyder HM 3rd, Heymann S, Duckett JW (1989) Changing concepts in management of primary obstructive megaureter. J Urol 142:636–640

Liu HY, Dhillon HK, Yeung CK, Diamond DA, Duffy PG, Ransley PG (1994) Clinical outcome and management of prenatally diagnosed primary megaureters. J Urol 152:614–617

Mollard P, Foray P, De Godoy JL, Valignat C (1993) Management of primary obstructive megaureter without reflux in neonates. Eur Urol 24:505–510

Schärli AF, Brulhart K (1988) Chirurgie des kongenitalen Megaureters. Z Kinderchir 43:156–160

Akzidentelle Durchtrennung des Ductus deferens bei der Antirefluxplastik nach Grégoir

P. Strohmenger

Einleitung

Der „Grégoir" ist eine in hohem Maße wirksame Antirefluxplastik, die besonders dadurch besticht, dass die Harnwege nicht eröffnet werden und deshalb postoperativ die Notwendigkeit von Schiene und Katheter entfällt. Komplikationen sind selten; genannt werden die postoperativ bleibende Harnleiterobstruktion, der persistierende Reflux, Urinom durch Ureter- oder Blasenläsion sowie Blasenentleerungsstörungen, letztere besonders nach einzeitig-doppelseitiger Operation [2].

Wir haben eine seltene, in der Literatur bisher nicht beschriebene Komplikation gesehen.

Kasuistik

Bei einem 10 Monate alten Knaben wird wegen eines Refluxes Grad III–IV in beide Teile einer Doppelniere mit tiefem Ureter fissus die Antirefluxplastik nach Grégoir durchgeführt. Bei der Präparation des praevesikalen Ureters sieht der Operateur plötzlich einen feinen, grauweißen Strang, der blind „endet". Bei weiterer Darstellung erkennt er, dass es sich um das kraniale Ende des Ductus deferens handelt, der von hier bogenförmig nach oben in Richtung zum inneren Leistenring verläuft. Das untere, in Richtung Samenblase verlaufende Stück hat sich etwas retrahiert.

Unter Lupenbrillenvergößerung werden die beiden Enden mittels 7–0 Nähten spannungsfrei adaptiert. Auf eine lumengerechte Anastomose kann bei der Kleinheit der Verhältnisse natürlich nicht geachtet werden.

Die Eltern des Kindes wurden von dem Vorfall sofort informiert. Sie erhoben Anspruch auf Schadenersatz. Da die vom Haftpflichtversicherer beigezogenen Gutachter einen ärztlichen Behandlungsfehler nicht konstatierten und wegen der Seltenheit eines solchen Ereignisses auch keine explizite Aufklärungspflicht angenommen wurde, wurden die Vergleichsverhandlungen zwischen Eltern und Versicherer ohne Zahlung von Schmerzensgeld und ohne Anerkennung eines zu entschädigenden Schadens eingestellt.

Problemanalyse

Der Ductus deferens läuft, vom Hoden kommend, gemeinsam mit den Spermatikagefäßen, vom M. Cremaster umhüllt, als Funiculus spermaticus zum äußeren Leistenring. Am inneren Leistenring teilen sich die Verläufe von Gefäßen und Ductus; letzterer biegt nach unten, Richtung Becken ab. Er verläuft im großen Bogen lateral an Blase und Peritonealsack und erreicht in der Tiefe, lateral hinter der Blase, die Samenblase. Kurz vorher ist er nur sehr wenig weit vom terminalen Ureter und dessen Einmündung in die Harnblase entfernt.

Auf diesem Wege ist er bei der Operationen von der Leiste aus mehrfach gefährdet. Nach Durchtrennung der Externusfaszie wird der Leistenkanal eröffnet. Der Samenstrang kann hier leicht durch den Druck von Wundhaken, besonders durch das Einsetzen von selbsthaltenden Haken, geschädigt werden. Beim späteren Nahtverschluss des M. obliquus internus und der Externusfaszie muss genau auf seinen Verlauf geachtet werden, um ihn nicht in eine der Nähte mit einzubeziehen.

Der zweite Gefahrenpunkt liegt in der Tiefe, dort, wo das extrem feine Gebilde – wie beschrieben – der Blasenseitenwand und dem Peritoneum anliegt und in großer Nähe zur Harnleitermündung nach unten zur Samenblase hin abbiegt. Der prä- und intramurale Harnleiter muss bis zu seiner definitiven Einmündung in die Blase präpariert werden. Blutungen aus den Gefäßen des perivesikalen Plexus behindern gelegentlich die Sicht erheblich; Haken werden dann um- und tiefergesetzt. Leicht kann ein solcher die feine Struktur des Ductus zerreissen oder quetschen. Nicht ganz übersichtliche Koagulationsversuche, sei es auch in bipolarer Technik, können zu einer Koagulationsnekrose führen; ein weiterer Zug mit dem eingekrallten Haken mag ihn dann an dieser Stelle auch durchtrennen.

So könnte es auch in unserem Fall geschehen sein; der sehr erfahrene Operateur hat den Augenblick und den Mechanismus der Durchtrennung nicht bemerkt.

Man kann wohl vermuten, dass eine solche Schädigung des Ductus deferens nicht so einzigartig ist, wie es nach der Literatur, nach der eigenen Erfahrung und nach persönlichen Mitteilungen anderer Kinderurologen zu sein scheint. Vielfach wird die Durchtrennung gar nicht registriert, manchmal vielleicht auch verschwiegen worden sein. Symptome gibt es anschließend nicht; funktionelle Ausfälle können erst viel später, im Fortpflanzungsalter relevant werden, wenn – aus welchem Grund auch immer – der gegenseitige Hoden oder sein abführendes System einen Schaden erleiden.

Offen ist dabei noch die Frage, ob die einseitige Durchtrennung eines Ductus deferens Auswirkungen auf die Funktion des gegenseitigen Hodens haben kann. Matsuda berichtet immerhin, dass unter 724 subfertilen Patienten 26,7% waren, die (nach Hernienoperation im Kindesalter) eine unilaterale Obstruktion des Samenleiters hatten [3]. 50% der Betroffenen hatten Antisperma-Antikörper. Chehval et al. untersuchten bei Ratten den Effekt einer unilateralen Verletzung des Vas deferens auf das Hodenparenchym [1]. Sie fanden in *beiden* Hoden morphologische Veränderungen, in 90% bei Hoden erwachsener Tiere, immerhin noch 40% bei unreifen Rattenhoden. Inwieweit sich diese experimentellen Daten auf die Verhältnisse beim Menschen übertragen lassen, ist unklar.

Die Kenntnis von einer solchen operationsbedingten Samenleiterunterbrechung kann deshalb für die spätere Lebensplanung des Betroffenen u. U. von großer Bedeutung sein. Wir empfehlen deshalb dringend, einen solchen Zwischenfall offen mitzuteilen.

Zur Vermeidung dieser Komplikation ist es das Beste, an ihre Möglichkeit zu denken und bei Operationen im kleinen Becken von Knaben sich den Ductus deferens kurz darzustellen, was ohne Präparation möglich ist.

Ob man als Gutachter in einem solchen Fall einen ärztlichen Behandlungsfehler sieht, oder ob man darin eine auch bei ausreichender Sorgfalt des Operateurs schicksalhaft eintreten könnde, nicht immer sicher vermeidbare Komplikation sehen will, muss der Analyse des Einzelfalls vorbehalten bleiben. Der ausführliche Operationsbericht, darin die Schilderung unübersichtlicher anatomischer Verhältnisse, allenfalls auftretende schwer zu lokalisierende Blutungen, das Vorliegen von Entzündungsnarben oder Narben bei einem Rezidiv werden dabei eine wichtige Rolle spielen.

Schlussfolgerung

Die Verletzung und/oder Durchtrennung des Ductus deferens in der Tiefe des Beckens anlässlich einer Operation nach Grégoir – analog natürlich auch bei jeder anderen Freilegung des prä- oder intravesikalen Harnleiters möglich – beim Knaben oder Mann ist bisher in der Literatur nicht beschrieben. Sie mag aber häufiger sein, als bekannt geworden ist.

Zur Vermeidung ist an die enge Nachbarschaft von Ureter und Ductus in diesem Bereich zu denken. Man sollte letzteren, ohne ihn direkt zu präparieren, eben darstellen.

Da das Wissen um einen einseitig nicht intakten Samenweg für die Lebensplanung des Betroffenen u. U. später von erheblicher Bedeutung sein kann, muss man fordern, das Eintreten einer solchen Komplikation offen mitzuteilen.

Literatur

1. Chehval MJ et al (1995) The effect of unilateral injury to the vas deferens on the contralateral testis in immature and adult rats. J Urol 153:1313–1315
2. Hinman F Jr (1994) Atlas urologischer Operationen (Hrsg) Rübben H, Altwein JE. Thieme
3. Matsuda T (1992) Unilateral obstruction of the vas deferens caused by childhood inguinal herniorrhaphy in male infertile patients. Fertil Steril 58: 609–613
4. Strohmenger P (1970) Komplikationen der Antirefluxplastik nach Grégoir. Urol 9:39–41

KOMMENTAR U. HUMKE

Auch nach eigener Kenntnis ist in der internationalen Literatur bislang über die Problematik einer Ductus-deferens-Verletzung im Rahmen einer Antirefluxoperation noch nicht berichtet worden. Gerade erfahrene Operateure würden jedoch in der Tat vermuten, dass solche Verletzungen denkbar sind und vermutlich in der Praxis bei diesem häufig durchgeführten Verfahren auch vorkommen. Zahlreich dokumentiert sind lediglich Verletzungen nach Leistenhernien-Operationen. Insofern ist die vorgestellte Kasuistik bedeutsam.

Der Ductus deferens kreuzt den Ureter ventralseitig in dessen distalem Drittel. Beide Strukturen liegen extraperitoneal und haben hier eine sehr enge anatomische Beziehung. Die exakte Lage der Kreuzungsstelle ist variabel. Als sichere Orientierung kann gelten, dass der Ductus im Bereich des intramuralen Harnleiterverlaufes und des Ostiums in anterior-posteriorer Projektion dorso-medial des Ureters, aber auch der Samenblasen liegt. Die Samenblasenspitze gilt in den meisten anatomischen Darstellungen als Landmarke, in deren Höhe der Ductus nach ventro-lateral strebt und dann den kaudal verlaufenden Ureter kreuzt. Der weitere Verlauf kreuzt dann sowohl die Arteria umbilicalis bzw. das Ligamentum umbilicale laterale als auch über die epigastrischen Gefäße, wobei der Ductus hier direkt zwischen Peritoneum und den genannten Strukturen gelegen ist (besonders gut aus laparoskopischer Sicht von intraperitoneal her zu beobachten). Vom offenen extraperitonealen Zugang her kommend bedeutet dies, dass sowohl Ureter als auch Ductus unter bzw. hinter dem Ligamentum umbilicale laterale, welches bei Antirefluxoperationen regelmäßig durchtrennt wird, liegen.

Beim extraperitonealen Zugang bleibt der Ductus deferens nach Mobilisieren und Abschieben des Peritonealsackes immer am Peritoneum liegen. Das unbedachte Einsetzen von Haken und übermäßiger Zug zur Medialisierung des Peritoneums können daher, wie vom Autor beschrieben, mechanische Noxen für den Ductus deferens darstellen. Darüber hinaus kann bei der Durchtrennung des Ligamentum umbilicale laterale und beim Verfolgen des Harnleiters zur Blase durch direkte Einwirkung der Schere oder des Koagulationsstromes eine Schädigung des Ductus verursacht werden. Die Feinheit der Struktur, seine markroskopische Ähnlichkeit zu banalen Bindegewebszügen und das fehlende Bewusstsein des Operateurs für die Nähe des Samenleiters stellen weitere, nicht unbedeutende Risikofaktoren für seine Verletzung dar.

Entsprechend dieser anatomisch-technischen Risiken muss man darüber hinaus davon ausgehen, dass nicht nur die Antireflux-Operation nach Lich-Grégoir, sondern auch die Ureterozystoneostomie in der Psoas-Hitch-Technik, wie aber auch die transvesikale Ureterozystoneostomie nach Politano-Leadbetter für den Ductus deferens nicht ungefährlich sind. Somit sollte bei all diesen Eingriffen durch bewusstes Umsetzen der anatomischen Kenntnisse und Darstellung die Verletzung bzw. Durchtrennung des Samenleiters vermieden werden.

Ob nach einer Durchtrennung eine Anastomosierung der Samenleiterenden mit dem Ziel der Rekanalisierung sinnvoll ist, muss offen bleiben. Tierversuche an der Ratte zu dieser Frage im Zusammenhang mit den Herniotomie-bedingten Ductus-Verletzungen zeigen, dass mit Schienung des Lumens durch einen resorbierbaren Faden und Adaptation der Muskularis eine Durchgängigkeit erreicht werden kann [1]. Andererseits ist eine Übertragbarkeit der Verhältnisse auf den Menschen fraglich. Hingegen ist die erfolgreiche mikrochirurgische Vasovasostomie auch 20 Jahre nach iatrogener Samenleiterdurchtrennung (65% Druchgängigkeit, 39% Schwangerschaftsrate) beschrieben, so dass auch eine Spätkorrektur im Einzelfall in Erwägung gezogen werden kann [2, 3].

Literatur

1. Pryor JL, Fusia T, Mercer M, Mills SE, Howards SS (1991) Injury to the pre-pubertal vas deferens. II. Experimental repair. J Urol 146:477–480
2. Sheynkin YR, Hendin BN, Schlegel PN, Goldstein M (1998) Microsurgical repair of iatrogenic injury to the vas deferens. J Urol 159:139–141
3. Weber CH (1986) Successful restoration of fertility twenty-nine years after bilateral vasal injury in infancy. Urology 28:299–300

Punktion der Vena iliaca communis bei der Zystostomie

H. van Randenborgh und J. Breul

Einleitung

Die Einlage einer suprapubischen Blasenfistel in Lokalanästhesie und unter Ultraschallkontrolle ist vor allem bei Männern eine sehr gute und in der Regel sicher durchzuführende Maßnahme zur Harnableitung, insbesondere als Alternative zum transurethralen Blasenkatheter.

Mögliche, insgesamt sehr seltene Komplikationen stellen eine Blutung der Blasenschleimhaut mit konsekutiver Blasentamponade, Verletzungen benachbarter Organe wie Darm und Peritoneum sowie die Läsion von Nerven und Gefäßen dar.

Kasuistik

Ein 65-jähriger Patient wird aufgrund eines Larynxkarzinoms im Operations-Saal der HNO-Klinik operiert. Während der Operation ist der Versuch einer transurethralen Kathetereinlage frustran. Daher wird intraoperativ ein Urologe hinzugezogen mit der Bitte um Einlage eines Blasenkatheters. Der Urologe erfährt, dass bei dem Patienten Jahre zuvor eine radikale retropubische Prostatektomie bei Prostatakarzinom mit adjuvanter Strahlentherapie durchgeführt wurde. Bei V. a. Anastomosenenge erfolgt zunächst ein Bougierungsversuch, der allerdings frustran bleibt.

Operateure und Anästhesisten drängen trotz fehlender Aufklärung des Patienten dazu, eine Harnableitung im Sinne einer suprapubischen Blasenfistel durchzuführen, damit der Patient während der längeren Operation (neck dissection) bilanziert werden kann. Daher fällt die Entscheidung, zunächst eine forcierte Diurese durchzuführen, um die Blase für eine suprapubische Blasenpunktion aufzufüllen. Zwei Stunden später soll die Einlage der suprapubischen Blasenfistel erfolgen. Der Patient wird weiterhin operiert, er ist bis zum Penis abgedeckt. Daher ist die Sonographie der Blase nur erschwert möglich, diese erscheint nicht suffizient aufgefüllt mit ca. 200 ml. Daher wird die Blase zunächst mit einer dünnen Punktionsnadel anpunktiert und klarer Urin aspiriert. Über die liegende Punktionsnadel werden zusätzlich ca. 200 ml in die Blase gefüllt, während der Auffüllung tritt Urin über die Harnröhre aus. Daher Anlegen einer Penisklemme, erneutes Auffüllen über die noch liegende Punktionsnadel der Blase auf insgesamt 450 ml.

Schon beim Punktionsversuch der Blase und Palpation des Narbengebiets bei Z. n. radikaler Prostatektomie zeigt sich, dass eine breite, derbe Narbenplatte im Bereich der medianen Unterbauchlaparotomie vorliegt. Sonographisch können keine Darmschlingen prävesikal abgegrenzt werden.

Nach Stichinzision der Haut unter Ultraschallkontrolle wird zwei Querfinger oberhalb der Symphyse in der Medianlinie ein Punktionsversuch unternommen. Nach Durchdringen der Narbenschichten lässt sich die Nadel ohne weiteren Widerstand in einen spürbaren Hohlraum einführen. Es erfolgt das übliche Vorschieben des Katheters und Entfernen der Torkarnadel. Der suprapubische Blasenkatheter wird nun mit 1,5 ml Glyzerinlösung aufgeblockt. Über die suprapubische Blasenfistel entleert sich unmittelbar venöses Blut, wobei bei Z. n. Vorpunktion zwischen einer Blaseneinblutung und Punktion eines größeren venösen Gefäßes nicht genau differenziert werden kann. Eine sofortige, intraoperative, radiologische Kontrolle ist aus technischen Gründen nicht möglich, daher fällt in Absprache mit den Anästhesisten die Entscheidung zu regelmäßigen Hb-Kontrollen.

Bei der Aspiration des frei anspülbaren Katheters lässt sich weiterhin dunkel gefärbtes Blut absaugen. Daher erfolgt die radiologische Darstellung der Fistel mit KM-Gabe. Unter Durchleuchtung stellt sich die Vena iliaca communis rechts dar (Abb. 1). Der hinzugezogene Konsiliarius aus der Gefäßchirurgie empfiehlt, den geblockten Katheter zunächst zu belassen. Da-

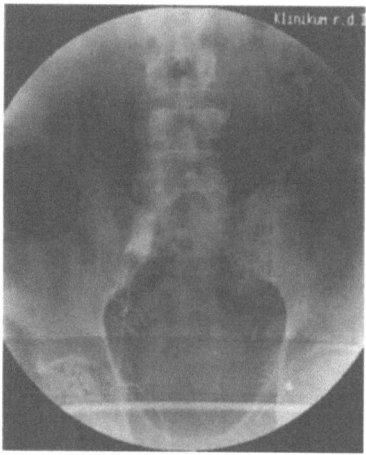

Abb. 1. Fistelfüllung über liegenden suprapubischen „Blasenkatheter": Fehllage in V. iliaca communis re.

her Entschluss zur zystoskopischen Einlage eines Dauerkatheters, die wegen einer punktförmigen Blasenhalsenge erst nach retrograder Inzision des Blasenhalses gelingt.

Dopplersonographisch kann eine periphere Thrombosierung bei liegendem geblockten Katheter in der Vena iliaca communis nicht ausgeschlossen werden. In der Computertomographie nach Kontrastmittelanspritzung der Vene am Fuß zeigt sich kein Hinweis auf eine periphere Thrombosierung im Bereich der tiefen Beinvenen und kein Hämatom im kleinen Becken. Bei dem kreislauf- und Hb-stabilen Patienten wird der Katheter nach Entblockung entfernt und das Gefäß für ca. 25 min perkutan komprimiert. Danach erfolgt eine zweite Computertomographie, auch hier ergibt sich nach Kontrastmittelgabe kein Hinweis auf ein Kontrastmittelextravasat im Bereich der Vena iliaca communis und auch kein Anhalt für eine Thrombosierung.

Der weitere postoperative Verlauf des Patienten war komplikationslos, auch spätere dopplersonographische Kontrollen erbrachten keinen Hinweis für eine Thrombosierung der Vena iliaca communis. Der transurethrale Blasenkatheter konnte nach Rekonvaleszenz des Patienten entfernt werden.

Problemanalyse

Die Harnableitung mittels suprapubischer Blasenfistel wird in Anbetracht der möglichen Problematik eines transurethralen Dauerkatheters zunehmend angewandt. O'Kelly [1] beschrieb 1995 in einer prospektiv randomisierten Studie den eindeutigen Vorteil einer suprapubischen Harnableitung im Gegensatz zu einer transurethralen. Insbesondere hinsichtlich der Induktion von Harnröhrenstrikturen durch einen transurethralen Dauerkatheter, der beim Mann die häufigste Strikturursache darstellt, als auch die Induktion von katheterbedingten Infektionen durch den Katheterismus stellen wiederum die Vorteile der Harnableitung mittels suprapubischer Blasenfistel dar [2]. Die gefürchtetste Komplikation bei der Einlage einer suprapubischen Blasenfistel ist die Verletzung eines Darmabschnittes, die allerdings sehr selten und mit einer Häufigkeit von weniger als 1% auftritt. Zu nennen sind noch eine Makrohämaturie in 1–4% und eine Katheterdislokation oder Materialdefekte in 4–20%.

Sowohl O'Kelly [1] als auch Sethia [3] beschreiben in ihren beiden prospektiven Studien, dass die häufigsten Komplikationen bei Einlage einer suprapubischen Blasenfistel auftreten, wenn die Blase nicht ausreichend füllbar ist und/oder die äußeren Bedingungen (z.B. erschwerter Zugang zum Unterbauch des Patienten, fehlende Möglichkeit einer Sonographie) dem Urologen die Einlage einer suprapubischen Blasenfistel deutlich erschweren.

Beide Autoren beschreiben auch die Problematik eines voroperierten Unterbauches mit konsekutiver Narbenplatte, auch hierdurch können gehäuft Komplikationen auftreten.

Schlussfolgerung

Die Gründe für die Fehleinlage der suprapubischen Blasenfistel ist aus unserer Sicht in zwei Punkten zu sehen:
1. In diesem Fall war die körperliche als auch sonographische Untersuchung des Patienten deutlich erschwert, da die sterile Hautabdeckung im Rahmen der HNO-Operation dem Urologen nur wenig Handlungsspielraum ließ.
2. Bei Z.n. Unterbauchlaparotomie und einer konsekutiven Narbenplatte ist bei gleichzeitig deutlich eingeschränktem Handlungsspielraum das Risiko einer Fehlanlage einer suprapubischen Blasenfistel deutlich erhöht.

Daher sollte aus unserer Sicht die Einlage einer suprapubischen Blasenfistel nur unter optimalen Bedingungen erfolgen, insbesondere sollte Wert darauf gelegt werden, dass die Blase maximal gefüllt ist und das Operationsfeld dem Urologen gut zugänglich ist.

Literatur

1. O'Kelly TJ, Mathew A, Ross S, Munro A (1995) Optimum method for urinary drainage in major abdominal surgery: a prospective randomized trial of suprapubic versus urethral catheterization. Br J Surg 82:1367–1368
2. Ratnaval CD, Renwick P, Farouk R, Monson JR, Lee PW (1996) Suprapubic versus transurethral catheterization of males undergoing pelvic colorectal surgery. Int J Colorectal Dis 11:177–179
3. Sethia KK, Selkon JB, Berry AR, Turner CM, Kettlewell MG, Gough MH (1987) Prospective randomized controlled trial of urethral versus suprapubic catherization. Br J Surg 74:624–625

KOMMENTAR R. Vorreuther

Die Anlage einer suprapubischen Harnblasenfistel gehört zu den häufigsten urologischen Eingriffen. Absolut indiziert ist die suprapubische Harnableitung wie im geschilderten Fall bei unmöglicher transurethraler Katheteranlage, oft liegt im ambulanten und stationären Bereich die Indikation aus pflegerischen Gründen vor.

Aufgrund der Verkaufszahlen ist in der Bundesrepublik Deutschland mit einer jährlichen Häufigkeit von ca. 200000 Anlagen suprapubischer Harnableitungen in Form eines Ballonkatheters zu rechnen. Hinzu kommt eine wahrscheinlich höhere Zahl suprapubischer Fistelungen mittels einfacher Pigtail-Katheter, der häufiger in anderen operativen Fächern zum Einsatz kommt.

Auch bei einer relativ geringen Rate schwerer Komplikationen von etwa 1%, wie sie aus der bereits von den Autoren angeführten Literatur ersichtlich ist, sollte man daher eine hohe absolute Zahl von Komplikationen erwarten. Eine Anfrage bei den Gutachterkommissionen der Ärztekammer Nordrhein und der Schlichtungsstelle Norddeutschland ergab wider Erwarten jedoch eine verschwindend geringe Zahl diesbezüglich bearbeiteter Fälle, worin sich möglicherweise das hinsichtlich der Komorbidität selektierte Patientenklientel widerspiegelt.

In der eigenen Institution werden pro Jahr über 200 suprapubische Harnableitungen überwiegend als Ballonzystostomie über einen Trokar gelegt. Dabei beobachteten wir in den letzten zwei Jahren zweimal eine Darmläsion und einmal das Abscheren der Katheterspitze gegen den Trokar beim fehlerhaften Rückzug des Katheters mit Verlust der Katheterspitze im extravesikalen Raum. Es erfolgte jeweils die offen operative Revision. In allen Fällen unklarer Symptomatik nach Katheteranlage und vor einer Revision ist eine adäquate bildgebende Diagnostik, in der Regel eine Computertomographie, indiziert.

Den von den Autoren aufgeführten Gründen für die beschriebene Fehlanlage der suprapubischen Blasenfistel wie unzureichende periinstrumentelle Bedingungen und Narbenbildung im Unterbauch ist nichts hinzuzufügen.

Lent et al. [1] stellen in ihren Ausführungen zu Behandlungsfehlern auf urologischem Gebiet zurecht fest: „Da jeder operative Eingriff mit Komplikationen verbunden sein kann, die sich trotz aller Sorgfalt nicht immer vermeiden lassen, bedarf er einer klaren Indikationsstellung. Stellt sich bei der Überprüfung einer Behandlung heraus, dass eine Indikation dafür gefehlt hat, fallen aufgetretene Komplikationen, auch wenn sie unvermeidbar waren, der fragwürdigen Indikationsstellung und damit dem Operateur zur Last."

Hier ergibt sich nach unserer Erfahrung im klinischen Alltag häufig die Problematik der urologischen „Dienstleistung" für andere Abteilungen, wenn die Anlage einer suprapubischen Harnableitung aus pflegerischen Gründen erfolgen soll. Neben einer entsprechenden Aufklärung, die juristischen Anforderungen genügt, ist dabei oft die Überprüfung der Indikation schwierig. Dies geschieht im Spannungsfeld zwischen maximaler Effizienz und gebotener medizinischer Sorgfalt, das sich in Zukunft mit steigendem wirtschaftlichen Druck noch ausweiten wird.

Auch bei richtiger Indikationsstellung ist immer eine Risiko-Nutzen-Abwägung zu treffen. Zu erwartende Schwierigkeiten, wie eine kleine Blasenkapazität, Adipositas, Voroperationen, ein nicht kooperationsfähiger Patient oder erschwerte Lagerungsbedingungen z. B.

aufgrund von Kontrakturen sind in die Überlegungen einzubeziehen.

Die Sorgfaltspflicht kann es gebieten, von dem an sich einfachen Eingriff im Einzelfall Abstand zu nehmen.

Literatur

1. Lent V, Lent H, Baumbusch F (1999) Behandlungsfehler auf urologischem Gebiet; Entscheidungen der Gutachterkommission für ärztliche Behandungsfehler bei der Ärztekammer Nordrhein von 1975–1998. Urologe B 39:348–354

Persistierende postoperative Harninkontinenz

H. J. Peters

Einleitung

Bei hypermobiler Urethra und Stressinkontinenz sind die operativen Frühergebnisse in der Regel gut. Ein Jahr nach einer Inkontinenz-Operation, z.B. der Kolposuspension nach Burch, sind noch 65–80% der Patienten kontinent [2, 5]. Deutlich schlechtere Früh- und Langzeitergebnisse sind bei einer intrinsischen Sphinkterinsuffizienz (Typ III nach Blaivas und Olsson) zu registrieren [1]. Der vorliegende Fall soll die Problematik der präoperativen Diagnostik und Indikationsstellung beleuchten.

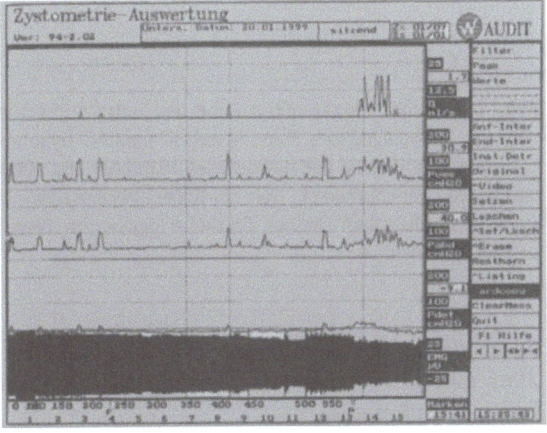

Abb. 1. Zystoflowmetrie mit Beckenboden-EMG: normale Kapazität und Compliance, Urinverlust ohne nachweisbare Detrusoraktivität. Während der Miktion geringe Detrusoraktionen mit Nachpressen

Kasuistik

Eine 74-jährige Patientin stellte sich hier zur urodynamischen Untersuchung vor. Anamnestisch gab sie an, vor 19 Jahren sei eine vaginale Hysterektomie und Suspensionsplastik vorgenommen worden. Seit 9 Jahren habe sie nun zunehmende unfreiwillige Urinverluste beim Husten, Niesen und Lachen, aber auch im Gehen und sogar im Liegen. Sie benutze 6–8 dicke, sich durchfeuchtende Vorlagen.

Bei der urodynamischen Untersuchung wurde eine normale Blasenkapazität von ca. 600 ml festgestellt. Bereits bei kleineren Füllungsvolumina kam es unter Hustenstößen zu tropfenweisem Urinverlust. Die Compliance der Harnblase war normal. Die Blase wurde mit einer Detrusoraktivität von 30 cm Wassersäule restharnfrei entleert (Abb. 1). In einer Druckflussanalyse ließen sich kompressive oder kontriktive subvesikale Obstruktionen ausschließen. Im lateralen Zystogramm betrug der urethrovesikale Winkel 170°. Beim Pressen trat die Harnblase 3 cm unter die SCIPP-Linie. Die Patientin war sonst in ausreichendem Allgemeinzustand. Wegen eines AV-Blocks zweiten bis dritten Grades war ein Herzschrittmacher gelegt worden. Am 9. 2. 1999 wurde daraufhin eine Kolposuspension nach Burch in der Modifikation Cowan und Morgan und wegen einer Rektozele eine hintere Kolporrhapie vorgenommen. Der Introitus vaginae war relativ eng. Die hintere Kolporrhapie war daher schwierig durchführbar. Sonst war der Operationsverlauf regelrecht. Der Harn wurde zunächst suprapubisch abgeleitet. Nach Abklemmen des suprapubischen Fistelkatheters am 5. postoperativen Tag war die Patientin völlig harninkontinent. Endoskopisch sah man einen deutlichen Suspensionseffekt am Blasenhals, allerdings klaffte die Urethra. Das jetzt durchgeführte Urethradruckprofil zeigte nur einen maximalen Harnröhrenverschluss von 10 cm Wassersäule (Abb. 2).

Im Transmissionsdiagramm lag der Transmissionsfaktor in weiten Strecken unter 50%. Der Leak point pressure betrug 6 cm Wassersäule.

Eine Faszienzügelplastik wurde erwogen, wegen des sehr engen Introitus vaginae nicht durchgeführt. Am 25. 2. 1999 wurden daher als minimal invasiver Eingriff 4 Mikroballons Urovive implantiert. Die Patientin wurde kontinent

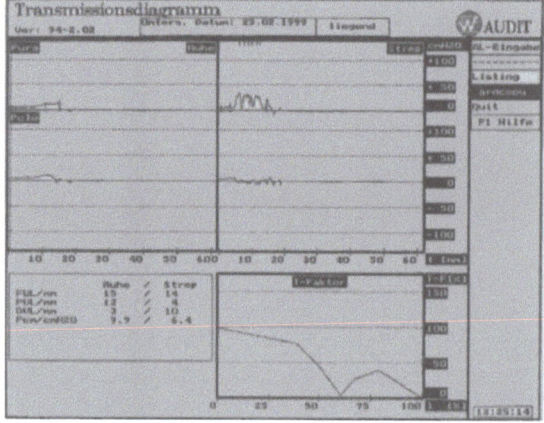

Abb. 2. Harnröhrendruckprofil in Ruhe und unter Stresssituation mit Bestimmung des Transmissionsdiagramms: Hypotone Urethra mit Verkürzung der funktionellen Harnröhre und einem maximalen Verschlussdruck von 6–10 cm Wassersäule. Im Transmissionsdiagramm geringe Druckübertragung im Bereich des Beckenbodens

dann nach Hause entlassen. Sie klagte jedoch über eine leichte Blasenentleerungsstörung und Drangsymptomatik.

Problemanalyse

Es gibt keine einheitliche Meinung über das Ausmaß der präoperativen Diagnostik bei einer Harninkontinenz und noch weniger eine daraus abzuleitende Indikation zu einem speziellen Therapieverfahren [1, 3, 4]. Einige Autoren beschränken sich auf den sogenannten Stresstest, d. h. visuelle Beurteilung des mit dem Hustenstoß abgehenden Urins. Dies kann auch computerunterstützt als Leak point pressure gemessen werden [3]. Die hypermobile Urethra lässt sich mit dem Q-Tip-Test nachweisen.

In der Regel wird jedoch eine Zystoflowmetrie zum Ausschluss einer instabilen Blase oder einer subvesikalen Obstruktion gefordert [3, 4]. Die urodynamische Untersuchung kann durch eine gleichzeitige radiologische Darstellung der Blase in Ruhe und beim Pressen, im ap- und seitlichen Strahlengang komplettiert werden. Vor allem durch Gynäkologen wird ein Urethradruckprofil in Ruhe und unter Stressbedingungen durchgeführt.

Die Messung des Stressprofils wie auch des Leak point pressure erlaubt die Unterscheidung zwischen einer intrinsischen Sphinkterinsuffizienz und einer hypermobilen Urethra (Typ I–III nach Blaivas und Olsson) [1, 3]. Die radiologischen Kriterien eines Inkontineztyps III lagen bei dem vorgestellten Fall nicht vor. Radiologisch war unter Pressen ein Deszensus zu beobachten und daher wurde auf ein Urethradruckprofil verzichtet. Möglicherweise lag jedoch eine Kombination zwischen hypermobiler Urethra und intrinsischer Sphinkterinsuffizienz vor, oder die hypotone Urethra war Folge der vorgenommenen Kolposuspension nach Burch. Durch die Kolposuspension nach Burch wird eine mediane Zystozele reponiert, die mit dem s. g. Quetschhahn-Phänomen zur Kontinenz beitragen kann. Nach erfolgreicher Reposition einer Zystozele kann sich eine Stressinkontinenz stärker auswirken.

Im vorliegenden Fall hätte man wegen Rezidiv-Inkontinenz und des höheren Lebensalters präoperativ besser ein Urethradruckprofil in Ruhe und unter Stressbedingungen gemessen und bei einer hypotonen Urethra die Harninkontinenz besser mit einer Faszienzügelplastik, evtl. in Kombination mit einer Kolposuspension behandelt.

Schlussfolgerung

Bei Rezidiv-Inkontinenz und in höherem Lebensalter sollte eine Urethradruckprofilmessung neben einer videographischen Zystoflowmetrie zur präoperativen Standarddiagnostik gehören.

Literatur

1. Blaivas JG, Olsson CA (1988) Stress incontinence: classification und surgical approach. J Urol 139: 727–731
2. Hoang-Böhm J, Jünemann KP, Krautschick A, Braun PM, Marx C, Alken P (1997) Vergleich Burch vs Stamey. Langzeitergebnisse von zwei konkurrierenden Operationsverfahren. Urologe (A) 36: 400–404
3. Höfner K, Oelke M, Wagner T, Wefer J, Jonas U (1999) Computerunterstützte Messung und Standardisierungen des Leak-Point-Pressure beim Husten (Cough Leak Point Pressure – CLPP) zur Diagnostik der Stressinkontinenz. Akt Urol 30:321–328
4. McGuire EJ, Cespedes RD (1996) Proper diagnostics: a must before surgery for stress incontinence. J Endourol 10:201–205
5. Müller G (2000) 222 Blasenhalssuspensionen n. Stamey und Burch: Eine Erhebung. Langzeitergebnisse durch Fragebogen. J Urolog Urogynäkol 7: 46–51

KOMMENTAR S.C. MÜLLER

Der bei diesem Fall anamnestisch angegebene Urinverlust konnte in der Zystometrie bei stabilen Detrusor-Verhältnissen objektiviert werden. Bei Hustenstößen mit intravesikalen Drücken von mehr als 100 cm Wasser kam es zum spritzerartigen Urinabgang aus der Harnröhre. Die Miktionseinleitung erfolgte synerg durch schwachen Anstieg des Detrusordrucks bei gleichzeitigem Abfall der Aktivität des externen Sphinkters. Durch gleichzeitige Betätigung der Bauchpresse stieg der intravesikale Druck während der Miktion auf über 100 cm Wassersäule an, die max. Harnflussspitzen dadurch erreichten etwa 20 ml/s. Die Blasenentleerung erfolgte restharnfrei, was ein Quetschhahnphänomen bei rotatorischem Deszensus weitgehend ausschließt.

Im Falle einer hypotonen Harnröhre hätte man jedoch allein durch Relaxation des Beckenbodens (bei nur geringem Detrusor-Druck) eine eher „sturzbachartige" Entleerung der Blase erwartet. Die Miktiometrie dieser Messung schließt also einen infravesikalen Widerstand in Sinne eines Quetschhahnphänomens nicht unbedingt aus.

Vom klinischen Untersuchungsbefund her wird zwar eine Rektozele beschrieben, allerdings erhält man keine Information über die Morphologie der vorderen Vaginalwand in Ruhe und bei Betätigen der Bauchpresse. Der allein auf radiologischen Daten beruhende Verdacht auf Hypermobilität wurde klinisch nicht durch z.B. den Q-Tip-Test verifiziert. Bei klinisch deutlicher Zystozele hätte eventuell der sog. Bonney-Test weitergeholfen. Durch Einführen von 2 Fingern in die Vagina mit Elevation und Stabilisierung der vorderen Vaginalwand lässt sich ein Quetschhahnphänomen beseitigen und letztendlich die postoperative Situation simulieren. Im Falle einer primär vorhandenen hypotonen Urethra (z.B. infolge der vorausgegangenen vorderen Kolporrhapie) wäre dann die postoperativ gefundene verstärkte Harninkontinenz offensichtlich gewesen.

Obwohl die vordere Kolporrhaphie von Gynäkologen immer mit der vaginalen Hysterektomie kombiniert wird, ist sie per se ungeeignet zur Korrektur einer Harninkontinenz, sondern in Einzelfällen sogar für funktionelle Einbußen und narbige Veränderungen der Harnröhre verantwortlich. In diesem Falle halte ich dies jedoch für sehr unwahrscheinlich, da vaginale Hysterektomie und vordere Kolporrhaphie 19 Jahre zurückliegen und die Rezidivharninkontinenz erst seit etwa 9 Jahren vermehrt in Erscheinung trat.

Die Hypotonie der Harnröhre hätte man sicherlich durch ein sogenanntes Ruhedruckprofil und ein zusätzliches „Arbeitsprofil" (Wiederholung des Harnröhrendruckprofils unter maximaler Anspannung des Beckenbodens) besser objektivieren können. Die Literatur ist sich jedoch nicht einig, inwieweit der Erfolg einer Kolposuspension durch eine hypotone Harnröhre negativ beeinflusst wird. Hier gibt es durchaus widersprüchliche Meinungen, wenngleich einhellig Schlingenplastiken in solchen Fällen favorisiert werden.

Es ist bei diesem Fall anzunehmen, dass der gewählte operative Eingriff (Kolposuspension in Kombination mit einer hinteren Kolporrhaphie) die Funktion der Harnröhre negativ beeinflusst hat. Es ist durchaus denkbar, dass zuvor bestehende narbige Veränderungen und zusätzliche nervale Läsionen bei dem kombinierten retropubischen und vaginalen Eingriff eine Rolle spielen.

Das resultierende Problem der klaffenden, hypotonen Harnröhre mit einer Stressinkontinenz Grad III wurde in diesem Fall jedoch individuell elegant durch Implantation von 4 Mikroballons gelöst. Allerdings bleibt das Langzeitergebnis der Methode abzuwarten.

Der geschilderte Fall zeigt eindrücklich, dass die Problematik der Rezidivharninkontinenz vielfältig sein kann und ein erfahrener Untersucher unter Einsatz klinischer Untersuchungsmethoden oft bessere OP-Indikationen stellen kann als es mit einer Routine-Urodynamik möglich ist. Vor operativen Eingriffen wegen Harninkontinenz sollten folgende 3 Aspekte diagnostisch abgeklärt sein:

1. Blasenfunktion:
   Ausschluss einer Detrusor-Instabilität durch Zystometrie
2. Urethrale Funktion:
   Ausreichende Vaskularisation (submuköser Venenplexus!) durch Östrogensubstitution
   Ausschluss einer „starren" Harnröhre (Hypotonie)

3. Anatomie des Beckenbodens:
   Hypermobilität der Urethra
   Hypermobilität des Vaginalstumpfes
   bis hin zum Vaginalprolaps
   Zystozelen bzw. Rektozelen.

Unter Beachtung der richtigen Indikationsstellung haben urethrale Schlingenplastiken zweifellos die besten Langzeiterfolge in der Therapie der Rezidiv-Harnstressinkontinenz.

Literatur

1. Stein R, Müller SC (1993) Das Krankheitsbild der Harninkontinenz. Urologe B 33 (Suppl):10–12
2. Elia G, Bergman A (1995) Genuine stress urinary incontinence with low urethral pressure. Five-year Ball-Burch procedure. J Reprod Med 40:503–506
3. Kjolhede P, Ryden G (1997) Clinical and urodynamic characteristics of women with recurrent urinary Burch colposuspension. Acta Obstet Gynecol Scand 76:461–467
4. Kjolhede P, Ryden G (1994) Prognostic factors and long-term results of the Burch colposuspension. A. Acta Obstet Gynecol Scand 73:642–647

Komplikationen nach TVT-Plastik

W. Merkle

Einleitung

Das Verfahren mit einem spannungsfreien Vaginalband (Tension-free Vaginal Tape = TVT) wurde erstmals 1996 von Ulmsten und Mitarbeitern [1] beschrieben. In der Literatur überbieten sich inzwischen die Autoren mit Adjektiven wie „einfach, schnell (OP-Zeiten werden in Minuten angegeben!), effektiv, komplikationsarm", so dass mittlerweile mehrere 100 000 dieser Operationen durchgeführt worden sind, wenn man Herstellerangaben glauben darf. Wissenschaftlich ausgewertet sind aber nur vergleichsweise kleine Serien und mit – für Inkontinenzproblematiken – kurzer Beobachtungsdauer [2, 7]. Angesichts der erst kürzlich zurückliegenden Erstveröffentlichung ist dies zwar verständlich, umso mehr verwundert aber die rasante Verbreitung des Verfahrens vor allem unter Gynäkologen.

Was bedeutet nun komplikationsarm? Die Harnretentionsrate postoperativ ist nach den vorliegenden Ergebnissen gering und dauert nur maximal ein paar Tage. Oft werden die Patientinnen ohne Katheter belassen. Schwerwiegende Blasenfunktionsstörungen sollen die Ausnahme sein [2]. Wichtiger sind zwei andere, relativ häufige Komplikationen: Blasenperforation [2, 3] in etwa 5% der Fälle (bis zu 10% nach [4]), und in immerhin 0,5% eine kreislaufrelevante, revisionsbedürftige Blutung [2]. Weiterhin wird über de-novo-Urgency, Überkorrekturen, Infektionen, Dislokation und Bandschrumpfung berichtet [2]. Angesichts dieser z. T. doch schwerwiegenden Komplikationen sollte über diese Methode doch noch einmal nachgedacht werden.

In unserer Abteilung wurden in den letzten 6 Monaten 3 Patientinnen mit erheblichen Problemen nach auswärtiger TVT-Plastik vorstellig, die alle Korrektureingriffe benötigten.

Kasuistik

Eine 74-jährige Patientin wurde im März 2000 wegen einer damals zweit- bis drittgradigen Stressinkontinenz in einem auswärtigen Krankenhaus einer TVT-OP unterzogen. Dabei wurde intraoperativ als „Zufallsbefund" eine Vesikovaginalfistel gefunden. Diese wurde zusätzlich verschlossen. Postoperativ mit „gynäkologisch normalem Verlauf" Kreislaufprobleme (Hb 8,3!), deshalb internistische Zwischenbetreuung. Erheblich verzögerte Miktion mit hohem Restharn und einer Therapie aus Dibenzyran® und Doryl®.

Im Mai 2000 dann erneut hohe Restharnmengen, weshalb eine TVT-Durchtrennung durchgeführt worden ist. In der Untersuchung vom August 2000 berichtet die Patientin dann über erneute Harninkontinenz, weshalb ihr zu einer Beckenbodengymnastik geraten wurde. Sie erhielt zusätzlich Detrusitol® wegen neu aufgetretener Urgesymptomatik.

Bei der Vorstellung in unserem Hause bestand weiterhin eine Darmentleerungsstörung mit zusätzlich vorhandener Senkung des hinteren Kompartiments, was eine Hemikolektomie links und Rektopexie erforderlich machte.

Urologischerseits konnte eine motorische Urgeinkontinenz ausgeschlossen werden. Es fanden sich folgende Befunde: Rezidivstressinkontinenz, große Zystozele mit Restharnbildung, hypotone Urethra. In gleicher Narkose wie der chirurgische Eingriff erfolgte ein Kombinationseingriff aus Faszienzügelplastik und Kolposuspension, wodurch die Patientin kontinent wurde und nach einigen Wochen nun restharnfrei miktionieren kann. Die Darmentleerungsproblematik ist ebenfalls zufriedenstellend beseitigt.

Problemanalyse

Auffallend ist bei dieser Patientin die präoperativ nicht entdeckte Vesikovaginalfistel. Dies lässt darauf schließen, dass die präoperative Diagnostik unvollständig war. Die Indikationsstellung zu einer Harninkontinenzoperation erfordert aber grundsätzlich eine Zystoskopie, auch wenn es sich um einen angeblich so einfachen Eingriff wie die TVT-Plastik handelt. Die Kriterien der Indikationsstellung zu einer Inkontinenzoperation, die man an Burch und Faszienzügelplastik stellt, müssen für alle Inkontinenzeingriffe gelten.

Das nächste Problem ist die wohl übersehene Blutung. Diese erfolgt retrosymphysär und kann kreislaufrelevante Mengen erreichen, bevor sie klinisch erkennbar wird. Eine sorgfältige, am besten sonographische Nachkontrolle des kleinen Beckens erscheint Pflicht. Dies widerspricht der Favorisierung des Eingriffs als out-patient-surgery. Die Nachkontrolle wäre dann kaum noch gewährleistet. Angesichts der relativ hohen Blutungsrate lässt dies erwarten, dass es zu spät erkannten Blutungen kommen könnte [9]. Immerhin wird mit einem groben Spieß blind retrosymphysär eingegangen. Bei nicht strikter Passage entlang der Symphysenrückfläche ist die Verletzung von Beckenvenen fast unvermeidbar. Dies ist auch von Stamey-Pereira- und Raz-Operationen bekannt.

Analog kommt es auch zu Blasenperforationen. Wenn man diese rechtzeitig, d.h. intraoperativ erkennt, sind diese harmlos, sofern keine Blutung eingetreten ist. Die Zystoskopie muss also integraler Bestandteil der Operation sein. Und wie bei Stamey-Pereira und Raz kann man dabei bei gering gefüllter Blase Fäden bzw. das Band übersehen.

Das Problem einer Zystozelenbildung wird in der Literatur unterschiedlich gesehen, wobei es nur zwei Arbeiten gibt, die dazu Stellung beziehen. Nach Migliari et al. [6] kann eine moderate Zystozele mit dem TVT-Band korrigiert werden, nach Jomaa [5] dagegen sollte eine Kolporrhaphie zum TVT-Verfahren kombiniert werden.

Die Erfahrung bei den 3 eigenen Patientinnen zeigt, dass das TVT-Band Zystozelen eher schlecht zu korrigieren scheint. Jedenfalls musste bei allen eine Korrektur erfolgen, zweimal mittels Kolporrhaphie zusätzlich zum Inkontinenzkorrektureingriff, einmal durch eine Kolposuspension nach Burch, da die Zystozele sehr ausgeprägt war.

Eine Zystozele ist bei Beckenbodeninsuffizienz nicht überraschend, wenn die Anhebung der Urethra in deren Mitte erfolgt, wie Ulmsten [1] dies beschreibt. Es gehört deshalb ebenfalls zur Vordiagnostik, durch Röntgentechnik (laterales Zystogramm) oder ein dynamisches Beckenboden-MRT, eine solche Zystozele nachzuweisen bzw. auszuschließen und die individuelle Operationsindikation dann festzulegen. Eine Kolposuspension scheint dann jedenfalls eine bessere Alternative zu sein als die TVT-Plastik.

Bei einer unserer 3 Patientinnen war es zusätzlich zu einer Rektumscheidenfistel gekommen, die in unserem Hause dann verschlossen worden war. Eine solche Komplikation ist im Schrifttum zur TVT-Plastik meines Wissens bisher nicht beschrieben worden.

Schlussfolgerung

- TVT ist kein einfaches, komplikationsarmes Operationsverfahren, sondern gehört in die Hand Erfahrener.
- TVT erfordert die gleiche sorgfältige präoperative Vorbereitung wie jedes andere Inkontinenzop-Verfahren auch [9].
- Eine sorgfältige Nachkontrolle gerade im Hinblick auf Blutungskomplikationen muss gewährleistet sein [9].

TVT ist ein Proleneband. Die Schrumpfung dieses Bandes intrakorporal ist bekannt [2] und muss berücksichtig werden, weshalb man eben keinen Zug auf das Band intraoperativ ausüben darf, um eine Überkorrektur zu vermeiden. Zwar fehlen Angaben zur Verträglichkeit in klinischen Studien fast immer. Lediglich Fischer et al. [2] machen sich Gedanken, haben aber eine solche Komplikation noch nicht gesehen. Bei anderen Materialien ist sie beschrieben [8], bei Prolene (noch?) nicht.

Die Methode ist jedoch noch so jung, dass man angesichts der Erfahrungen mit dem Zoedlerband sehr vorsichtig sein muss, ob nicht nach 10 und mehr Jahren die entscheidenden Komplikationen erst noch kommen. Petri et al. [10] haben jedenfalls klar zusammengefasst, wie eine scheinbar gute Operationsmethode mit guten Anfangserfolgen und Kontinenzraten, die zum Standardverfahren geworden war, durch schwere und schwerste Spätkomplikationen völlig aufgegeben werden musste. Eine unkritische Anwendung von TVT darf es deshalb nicht geben, den Marketinginteressen der Industrie zum Trotz.

Den folgenden Zitaten ist nichts hinzuzufügen:

Siebert, Eggenfelden, Schriftleitung von Gynäkolog. Praxis ([25], 2001): „Vor einer unkritischen Anwendung durch unerfahrene Operateure ist zu warnen – die Methode muss erst noch evaluiert werden."

Petri und Kölbl [9]: „...so droht der Methode eher Gefahr durch falsche Operateure und falsche Technik, als durch ihre Grundidee selbst."

Addendum: *Ca. 6 Monate nachdem dieser Beitrag geschrieben worden ist, findet sich die erste Publikation, die eine Perforation eines TVT-Bandes beschreibt [11]. Angesichts der Perforationen, die seinerzeit bei den Zoedlerbändern auch erst nach mehreren Jahren erstmals beschrieben worden sind, bedeutet dieser Fallbericht, dass TVT mit noch mehr Vorsicht zu betrachten ist als bisher.*

Literatur

1. Ulmsten U, Hendriksson L, Johnson P, Varhos G (1996) An ambulatory surgical procedure under local anaesthesia for treatment of female urinary incontinence. Int Urogynecol J 7:81–86
2. Fischer A, Arnold B, Meghil S, Hoffmann G (2001) Probleme nach TVT-Implantation. Gynäkol Prax 25:67–82
3. Bettin S, Fischer W, Tunn R (2000) TVT-Plastik bei Harninkontinenz, Erfahrungen der Charité-Frauenklinik. Gynäkol Prax 24:305–320
4. Soulie M, Delbert-Julhes F, Cuvillier X, Mouly P and the study group (2000) Repair of female urinary incontinence with prolene "TVT": preliminary results of a multicenter and prospective survey. Prog Urol 10:622–628
5. Jomaa M (2001) Combined tension-free vaginal tape and prolapse repair under local anaesthesia in patients with symptoms of both urinary incontinence and prolapse. Gynecol Obstet Invest 51:184–186
6. Migliari R, de-Angelis M, Madeddu G, Verdacchi T (2000) Tension-free vaginal mesh repair for anterior vaginal wall prolapse. Eur Urol 38:151–155
7. Jacquetin B (2000) Use of "TVT" in surgery for female urinary incontinence. J Gynecol Obstet Biol Reprod (Paris) 29:242–247
8. Falconer C, Ekman-Ordeberg G, Malmström A, Ulmsten U (1996) Clinical outcome and changes in connective tissue metabolism after intravaginal sling in stress incontinent women. Int Urogynecol J 7:133–137
9. Petri E, Kölbl H (2000) Spannungsfreie Vaginalschlinge (TVT) – eine kritische Standortanalyse. CF Journal 4:32–34
10. Petri E, Frohneberg D, Thüroff JW (1981) Problematik der Schlingenplastiken. Akt Urol 12:31–33
11. Haferkamp A, Steiner G, Müller SC, Schumacher S (2002) Urethral erosion of tension-free vaginal tape. J Urol 167:250

KOMMENTAR E. Petri

Nach ausgedehnten anatomischen und tierexperimentellen Voruntersuchungen haben Ulmsten und Petros ein neues Konzept zur operativen Behandlung der weiblichen Sphinkterinkompetenz entwickelt, welches davon ausgeht, dass das Punctum maximum der Druckübertragung auf die Harnröhre unter Belastungsbedingungen im Bereich des Überganges des mittleren zum äußeren Urethraldrittel liegt. Anatomisch ist diese Region gleichzusetzen mit der Verankerung der Urethra durch die Ligg. pubourethralia, welche z. B. im Rahmen des Geburtsvorganges durch tangentiale Scherkräfte abreißen, somit die Harnröhre einer suffizienten Verankerung verlustig geht. Auf dem Boden dieser funktionellen und anatomischen Untersuchung entwickelten sie die Technik der „spannungsfreien Vaginalschlinge" (tension free vaginal tape – TVT), welche weder eine Elevation noch Obstruktion bewirken soll, sondern lediglich als Matrix für eine Neufixation der Urethra durch Einsprossen von Fibroblasten dient. Bei über 250 000 bisher durchgeführten Operationen weltweit sind die bisherigen Erfolge ermutigend, in der eigenen Erfahrung unter fast ausschließlicher Durchführung in Lokalanästhesie (>500 Eingriffe) liegen die Erfolge im Bereich der Kolposuspension, wobei die geringe Invasivität und kurze Hospitalisation für diese neue Technik sprechen [6–8, 12, 14]. In den Händen mit dieser Technik erfahrener Operateure ist es sicher möglich, auch Kombinationen einer Beckenbodenrekonstruktion oder z. B. Hysterektomie in Regional- oder Allgemeinanästhesie durchzuführen; grundsätzlich würde ich persönlich in der Lernphase vor allem Anfängern und Kollegen mit geringer Operationsfrequenz dringend raten, beim „Kochbuch" zu bleiben und die Methode auf jene Frauen zu beschränken, bei denen eine reine Stressinkontinenz ohne korrekturbedürftige Begleitpathologie besteht und eine Durchführung in Lokalanästhesie möglich ist. Die vor wenigen Monaten publizierten ersten 5-Jahres-Studien zeigen bei Erfolgsraten über 80% sehr ermutigende Ergebnisse aus Skandinavien und Italien. Es muss für Deutschland allerdings bezweifelt werden, ob z. Zt. ähnlich gute Resultate erzielt werden können: die minimal-invasiven Schlingentechniken werden sehr häufig ohne ausreichende urogynäkologische Vordiagnostik und Erfahrung in der Beckenchirurgie durchgeführt, Indikationen durch die Patientin oder den Druck der Laienpresse gestellt, und vor allem – und am gefährlichsten – die exzellente Originalmethode unzulässig und fatal modifiziert. „See one, do one, teach one" lässt die Zahl der z. T. folgenschweren Komplikationen deutlich ansteigen.

Was ist zu beachten:

1. Die Platzierung des Bandes erfolgt um den Übergang des mittleren zum distalen Urethraldrittel – nicht um den Blasenhals, wie die traditionellen Schlingen! Ein Editorial von Sökeland im UROLOGE (2001), der „alten Wein in neuen Schläuchen" beklagte, zeigt, dass das Prinzip der TVT leider nicht überall verstanden wird [13]! Die Mehrzahl der in unserer Klinik korrigierten Komplikationen auswärtiger Operateure (>40 Revisionen bisher) waren durch fehlerhafte Platzierung des Bandes verursacht. Die Einlage erfolgt um das distale bis max. mittlere Urethraldrittel (letztlich ca. 1 cm vom Meatus urethrae externus entfernt) und spannungsfrei („…bis gerade noch etwas Urin verloren geht!") und nicht um den Blasenhals und unter Zug (…um ein möglichst gutes Ergebnis zu erreichen).

2. Auch bezüglich der Einlage des Katheters und des Führungsstabes, aber auch der urethrozystoskopischen Kontrolle sollte es kein Abweichen vom „Kochbuch" geben. Wie der Beitrag von Gottfried zeigt, wurde dort offenbar mehrfach gegen dieses Prinzip verstoßen. Das vollständige Durchziehen des Bandes sollte erst nach endoskopischer Lagekontrolle erfolgen, nicht nur, weil der Metalltroikar in der Blase besser zu sehen ist als das Band und seine durchsichtige Hülle, sondern auch, weil bei Perforation der Blase bei durchgezogenem Band kein Rückzug mehr möglich ist (damit das Band nur abgeschnitten und nicht wiederverwendet werden kann). Als Gutachter würde ich jedes Abweichen von der Originalbeschreibung eindeutig ablehnen!

3. Der Zugang ist ein retrosymphysärer mit stetem Kontakt zum Periost. Für laterale Stichtechniken oder Mitfassen von Beckenbodenstrukturen gibt es keine Indikation bzw. keinen Beleg ihrer Sinnhaftigkeit, aber viele unangenehme Komplikationen! Kasuistisch be-

schriebene, z. T. letale Komplikationen an der Beckenwand sind nicht nachvollziehbar. Eine Verletzung der iliakalen Gefäße, aber auch des M. oder N. obturatorius sind bei korrekter Lagerung und Beachtung des Zugangsweges nicht möglich, drohen aber bei den neuen Strategien der Mitkorrektur von Beckenbodendefekten durch die „Dreipunkt-Schlingentechnik" (Papa Petros 2001 zitiert in [5]).

4. Die Feinjustierung des Bandes erfolgt locker, bis gerade „noch etwas" Urin verloren geht, nicht bis zur völligen Kontinenz; schon die Durchführung des Eingriffes in Steinschnittlage ist unphysiologisch und führt spätestens beim Ablagern der Beine zu einer ersten Obstruktion – wir bevorzugen die auch von A. Fischer et al. [4, 5] beschriebene Lagerung!

5. Wie die Kasuistik von W. Merkle zeigt, muss von der von den Krankenkassen natürlich gerne aufgenommenen Formulierung „ambulatory procedure" in der Originalarbeit von Ulmsten gewarnt werden. „Ambulatory" in Schweden ist nicht gleichzusetzen mit „ambulant" in Deutschland. Obstruktive Miktionsbeschwerden mit relevanten Restharnmengen und vor allem Hämatome im retrosymphysären Raum treten fast immer erst nach 36–48 Stunden auf, so dass ein zumindest 2–3-tägiger Aufenthalt mit postoperativer Überwachung zu empfehlen ist, um relevante Hb-Abfälle oder Restharnmengen erfassen zu können.

Der große Erfolg der TVT-Methode weltweit hat natürlich schnell Nachahmerprodukte auf den Plan gerufen. Der Mitbeschreiber der Originalmethode P. Petros propagiert den „IVS-Tunneler" (Tyco Health-care), der ein Zwischenstadium der TVT-Entwicklung darstellte, wobei ein gewirktes Polyprophylenband durch eine Hohlnadel durchgeführt wird. Das Band ist deutlich starrer und scharfkantiger als das gewebte Proleneband des TVT.

Bisher liegt nur von Petros selbst eine kleine Studie vor, ansonsten keinerlei Daten zu den Erfolgsraten. Neben der prinzipiell guten Handhabung der Hohlnadel ist die Adhäsionskraft des Bandes deutlich geringer, das härtere Material ähnelt dem Zoedler-Band und lässt bei scharf geflochtenem Rand ein höheres Risiko der Immigration bzw. Penetration der Nachbarorgane erwarten. Über erste definitive Harnableitungen wegen zerstörtem unterem Harntrakt wird berichtet.

Die zusätzlichen Indikationen der simultanen Rekonstruktion des Beckenbodens müssen kritisch betrachtet werden. Schon bei der TVT-Technik kann es bei lateralem Mitfassen des M. levator ani zu unangenehmen Schmerzsensationen in das Becken, z. T. ausstrahlend bis in die Beine, kommen, extreme Schmerzen bei der Kohabitation waren schon Anlass für mühsame partielle Extirpationen des Bandes.

Diese zusätzlichen Techniken oder Indikationen sollten bei völlig fehlenden Daten kontrollierten Studien mit erfahrenen Operateuren vorbehalten sein und können sicher nicht als „Allgemeingut" empfohlen werden.

Ein weiteres neues Verfahren mit der „Sparc"-Technik (AMS) wählt den Zugang mit einem Punktionsset von abdominal nach vaginal mit dem Postulat, damit Verletzungen der Beckenorgane besser zu verhindern. Wesentliche Einwände gegen Sparc sind die Punktion auf den vagianlen Finger und die völlig unklare Vorherbestimmung der Austrittstelle paraurethral, welche aber für den Erfolg von entscheidender Bedeutung ist.

Zwei weitere Entwicklungen mit neuen Kunststoffband-Varianten und Platzierungstechniken sind in den USA und Frankreich in Erprobung und lassen bei erster Begutachtung Zweifel aufkommen, ob wesentliche Vorteile gegenüber dem TVT-Band bestehen.

Die vorgestellten Fallberichte zeigen, dass ein vermeintlich einfaches Operationsverfahren bei Missachtung der notwendigen diagnostischen Sorgfalt, damit Auswahl des geeigneten Verfahrens, bei ungeprüften individuellen Abweichungen von der Originaltechnik und persönlichen Modifikationen durchaus relevante Komplikationen zeitigen kann. Das TVT-Verfahren bietet einen neuen Zugangsweg mit guten Behandlungserfolgen, ohne bei paravaginalem Abriss, Reoperationen, hypotoner Urethra und notwendigen abdominalen Zugängen wegen anderer Pathologie alle anderen Methoden ersetzen zu können [10, 11]. Bei korrekter präoperativer klinischer, morphologischer und funktioneller Diagnostik findet sich ein weites Spektrum an anatomischen und funktionellen Störungen, die zur adäquaten Korrektur ein Repertoire an vaginalen und abdominalen Verfahren verlangen; die eine Operationsmethode zur Heilung aller Probleme existiert nicht.

Literatur

1. Bettin S, Fischer W, Tunn R (2000) TVT-Plastik bei Harninkontinenz. Gynäkol Prax 24:305–320
2. Dapunt O (1991) Typische Operationstechniken bei vaginalen Eingriffen an Uterus, Tuben und Ovarien und am Beckenboden. In: Zander J, Graeff H (Hrsg) Gynäkologische Operationen. 3. Aufl, Springer, Berlin, pp 247–287
3. Fischer A, Hoffmann G (1999) TVT – ein neues Implantat zur Behandlung der weiblichen Harninkontinenz. Gynäkol Prax 23:281–297
4. Fischer A (2001) TVT und die nächste Generation. Frauenarzt 42:968–971
5. Fischer A, Arnold B, Meghil S, Hoffmann G (2001) Probleme nach TVT-Implantationen. Gynäkol Prax 25:67–82
6. Haab F, Sananas S, Amarenco G et al (2001) Results of the tension-free vaginal tape procedure for the treatment of type II stress urinary uncontinence at a minimum follow-up of 1 year. J Urol 165:159–162
7. Meschia M, Pifarotti P, Bernasconi F et al (2001) Tension-free vaginal type: Analysis of outcomes and complications in 404 stress incontinent women. Int Urogynecol J 12:S24–S27
8. Nilsson CG, Kuuva N, Falconer C et al (2001) Long-term results of the tension-free vaginal tape (TVT) procedure for surgical treatment of female stress urinary incontinence. Int Urogynecol J 12:S5–S8
9. Petri E (2000) Neue Techniken der Inkontinenzchirurgie. Gynäkologe 33:269–275
10. Petri E (2001) Wird die TVT-Plastik zur Modeoperation? Geburtsh Frauenheilk 61:424–425
11. Petri E, Koelbl H, Eberhard J (2001) Operative Konzepte der weiblichen Harninkontinenz. Zbl Gynäkol 38:689–698
12. Rezapour M, Ulmsten U (2001) Tension-free vaginal tape (TVT) in women with recurrent stress urinary incontinence – a long-term follow-up. Int Urogynecol J 12:S9–S11
13. Sökeland J (2001) TVT und „Zoedler-Band" – Alter Wein in neuen Schläuchen? Urologe (B) 41:160
14. Wang AC, Chen M (2001) Randomized comparison of local versus epidural anesthesia for tension-free vaginal tape operation. J Urol 165: 1177–1180

3.6

Vermeidbare Probleme bei der TVT-Plastik

H. W. Gottfried

Einleitung

In der operativen Behandlung der Stressharninkontinenz der Frau hat es in den letzten Jahren so etwas wie eine technische Revolution gegeben. Der Name dieser Revolution lautet „TVT" (tension free vaginal tape). Dieses neue minimalinvasive Behandlungskonzept wurde von Ulmsten eingeführt [1] und beruht auf den Prinzipien der von ihm und Petros entwickelten Integritätstheorie [2].

Das Prinzip dieser Methode besteht im Wesentlichen darin, durch ein Prolene-Band, welches locker unter der Urethra platziert wird, die in ihrer Funktion gestörten pubo-urethralen Bänder zu ersetzen. Dieses Behandlungskonzept hat in sehr kurzer Zeit eine weltweite Akzeptanz gefunden. So wurden zwischenzeitlich weit mehr als 250 000 dieser Operationen zwischen 1997 und 12/2000 durchgeführt [3].

Vor allem die offensichtliche Unkompliziertheit und Einfachheit dieses operativen Verfahrens hat zu seiner rasanten Bedeutung beigetragen. Die bisher zu diesem Verfahren publizierten Ergebnisse mit Kontinenzraten von deutlich über 80% [4-7] die sich auch in den 5 Jahres-Nachkontrollen bestätigen [8], zeigen die Effektivität dieses neuen Therapiekonzeptes. Trotzdem zeigt sich auch bei diesem Verfahen, dass ein wirksames und erfolgreiches Behandlungskonzept nie grundsätzlich ohne ein gewisses Potenzial an unerwünschten Ereignissen sein kann. Möglicherweise ist gerade die auf den ersten Blick verblüffende Einfachheit dieser Methode nicht unschuldig daran, dass es zu einem in manchen Fällen unkritischen Einsatz dieses Verfahrens durch nicht ausreichend geschulte operativ tätige Gynäkologen und Urologen gekommen ist.

Ziel dieses Beitrages ist es, darauf hinzuweisen, dass auch bei diesem Verfahren ein Schädigungspotenzial besteht, und der behandelnde Arzt und insbesondere der Operateur sich der möglichen Komplikationen im Klaren sein sollte. Beachtet der Operateur einige Landmarken des operativen Vorgehens und ist sich über möglicherweise auftretende Probleme von vornherein im Klaren, dann lassen sich eine Vielzahl von Komplikationsmöglichkeiten vermeiden. Dies scheint vor allem vor dem Hintergrund der wirklich hervorragenden Möglichkeiten in der operativen Therapie der Stressharninkontinenz, die das TVT-Verfahren birgt, von herausragender Bedeutung. Ein wirklich gutes operatives Konzept sollte nicht durch „schlechte Operateure" diskreditiert werden.

Kasuistik I

Es wird uns eine 68 Jahre alte Patientin mit rezidivierenden Harnwegsinfekten und ausgeprägter Drangsymptomatik vorgestellt. Bei dieser Patientin wurde 6 Monate zuvor bei einer klinisch eher geringfügig ausgeprägten Stressharninkontinenz (Grad I nach Ingelmann-Sundberg) eine TVT-Plastik in einem ambulanten operativen Zentrum durchgeführt. Bei der Urinuntersuchung findet sich nach vorangegangener antibiotischer Therapie durch den behandelnden Hausarzt eine deutliche Leukozyturie und mäßiggradige Erythrozyturie. Bereits in der Übersichtssonographie bei mäßig gefüllter Harnblase ergibt sich der deutliche Verdacht auf das Vorliegen von intravesikalem Fremdmaterial. Die vaginale Einstellung der Patientin zeigt eine unauffällige Vaginalwand. Insbesondere findet sich kein Hinweis für eine vaginale Defektheilung nach dem vorangegangenen Eingriff. Bei der Urethrozystoskopie zeigt sich dann der bereits aus der Übersichtssonographie erwartete Befund. Es finden sich partiell inkrustierte Prolene-Bänder, die vom Blasenboden auf beiden Seiten frei in der Blase bis zum Blasendach ziehen (Abb. 1).

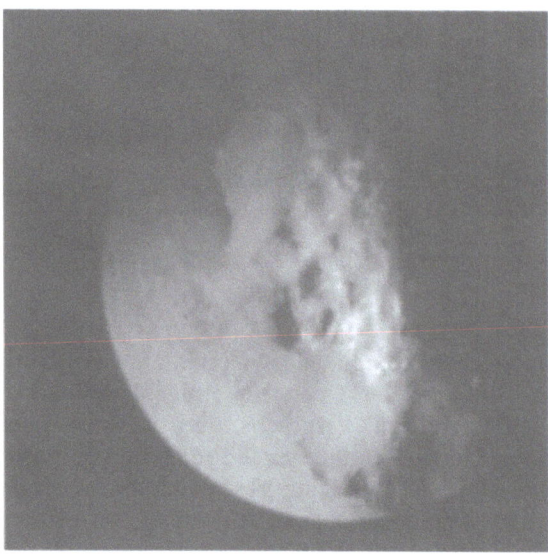

Abb. 1. Endoskopisches Bild eines in der Blase liegenden partiell inkrustierten TVT-Bandes

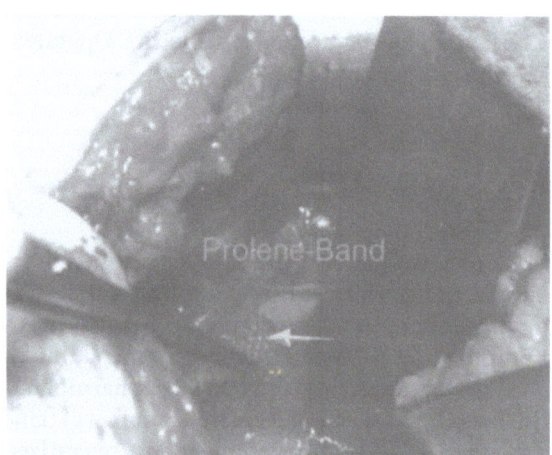

Abb. 2. Offener Situs mit eröffneter Harnblase und dargestelltem Prolene-Band (Pfeil)

Die Entfernung des Fremdmaterials ist letztendlich nur über einen ausgedehnten abdominalen Eingriff mit Eröffnung der Harnblase und größtenteils scharfem Ausschneiden der fehlplatzierten TVT-Bänder möglich (Abb. 2).

Aufgrund ihrer Struktur sind die Prolene-Bänder in den Bereichen, in denen sie Gewebekontakt hatten, durch ein narbiges Einheilen zementartig mit dem umgebenden Gewebe verbacken. Dies hat bei der Explantation der Bänder letztendlich einen erheblichen operativen Aufwand zur Folge, d.h. die Korrektur dieses primär minimalinvasiven Eingriffes zieht als Korrekturoperation ein doch deutlich invasiveres Vorgehen nach sich. In dem beschriebenen Fall gelingt die komplette Explantation der Prolene-Bänder. Die postoperative Wundheilung ist glücklicherweise problemlos. Nach einer Reevaluierung der Patienten 4 Wochen nach der Explantation besteht wie vor dem Eingriff eine gering ausgeprägte, die Patientin weder subjektiv noch objektiv belastende I° Stressharninkontinenz. Diese ließ sich im Gefolge allein durch eine lokale Östrogenapplikation in Kombination mit einem intensiven Beckenbodentraining komplett beherrschen.

Problemanalyse

Seit Einführung der TVT-Plastik in das Armentarium der operativen Therapie der weiblichen Stressharninkontinenz hat dieses Verfahren in kurzer Zeit eine rasante Verbreitung gefunden [9]. Trotz der Vielzahl von durchgeführten Operationen finden sich bei Durchsicht der relevanten Publikationen zu diesem Thema nur wenig Hinweise über postoperative Komplikationen [7, 10–13]. Dies spricht sicher für dieses Verfahren. Es muss jedoch angemerkt werden, dass die meisten der zum TVT erschienenen Arbeiten aus Arbeitsgruppen stammen, die sich intensiv mit dieser Methodik auseinandergesetzt haben. Auch ist davon auszugehen, dass diese Berichte alle aus Institutionen stammen, die über erhebliche operative Erfahrung in der Therapie der Stressharninkontinenz verfügen. Die von diesen Zentren berichteten Komplikationen sind sowohl was ihre Häufigkeit, wie auch ihren Schweregrad anbelangt, als eher geringfügig einzustufen. Insbesondere in den Berichten über größere Serien, die alle aus operativen Zentren stammen, finden sich kaum Hinweise auf schwerwiegende Komplikationen. Damit kann insgesamt das Nebenwirkungsprofil dieses Eingriffes als klein eingeschätzt werden.

Aber es gibt sie, die Komplikationen nach TVT. Schwerwiegende Komplikationen wie Darmverletzung, Verletzung der Iliacalgefäße und ähnliches sind nach kritischer Durchsicht der Literatur offensichtlich sehr selten und werden von Ulmsten in einer Häufigkeit von weniger als 1‰ angegeben [7]. Häufiger beobachtet werden (in 3–5%) Blasenperforationen [7], vor allem bei Rezidiveingriffen, bei denen sie in 19%! beschrieben werden [14]. Diese lassen sich, wenn sie rechtzeitig erkannt werden, problemlos behandeln [14]. Die in unserem Fall eingetretene intravesikale Lage der TVT-Bänder ist letztendlich auf eine Blasenperforation zurückzuführen. Es zeigt sich an unserem Fall klassisch, dass offensichtlich nicht ausreichend nach „Kochbuch" vorgegangen wurde. Die intraoperative Zystoskopie gehört zum TVT-Eingriff dazu wie das Salz in der Suppe. Solange die Prolene-Bänder noch mit ihrer Schutzhülle armiert sind, sollte eine wirklich ausgiebige und auch gekonnte Zystoskopie durchgeführt werden. Dabei lassen sich Fehlplatzierungen der Bänder immer erkennen. Eine Entfernung und ein Neueinstechen des Applikationssets ist, solange die Armierung der Prolene-Bänder noch vorhanden ist, kein Problem. Es ist jedoch erforderlich, dass der Operateur über eine ausreichende Erfahrung und entsprechendes Instrumentarium für eine Urethrozystoskopie verfügt. Dabei sollte auch an den Prolene-Bändern auf beiden Seiten etwas Zug ausgeübt werden, so dass diese durch Wackelbewegungen in der Harnblase leichter identifizierbar sind. Es ist schlichtweg erforderlich, eine komplette Zystoskopie, mit besonderer Berücksichtigung der lateralen Anteile und auch des Blasendaches, durchzuführen. Es vereinfacht sich dieses Vorgehen durch die Verwendung einer 70°-Optik. Zeigt die Zystoskopie intraoperativ eine intravesikale Bandlage, lässt sich zu diesem Zeitpunkt (solange die Bänder noch mit der Schutzhülle armiert sind) das Problem ohne großen Aufwand lösen. Später ist zur operativen Korrektur ein ungleich größerer operativer Aufwand, verbunden mit einer deutlich erhöhten Morbidität, erforderlich, um eine intravesikale Bandlage zu korrigieren.

Kasuistik II

Eine 63 Jahre alte, recht adipöse Patientin stellt sich mit einer persistierenden Harninkontinenz und einer deutlichen Drangkomponente, kombiniert mit einer Leibesschmerzsensation, vor. Eine TVT-Plastik wurde bei dieser Patientin 8 Monate vor der Vorstellung durchgeführt. Bei der orientierenden Ultraschalluntersuchung, einschließlich einer Untersuchung der vollen Harnblase, finden sich keine Auffälligkeiten. Die Urinuntersuchung zeigt keinen pathologischen Befund. Bei der Urethrozystoskopie finden sich unauffällige Verhältnisse. Bei vaginaler Einstellung, zunächst auf den ersten Blick, zeigen sich keine sicher pathologischen Veränderungen. Bei digitalem Austasten der Vaginalvorderwand findet sich

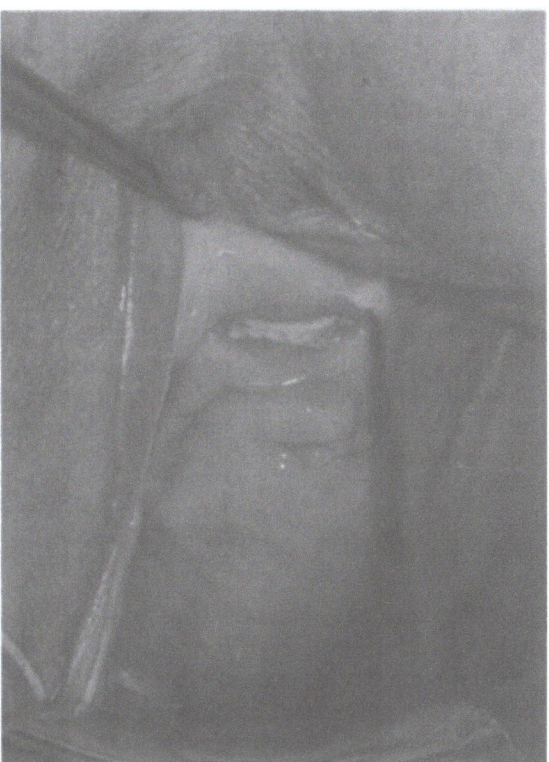

Abb. 3. Vaginale Einstellung mit in Projektion auf den Blasenhals sichtbarem TVT-Band bei vaginaler Defektheilung

jedoch dann in Höhe des Blasenhalses eine Resistenz, die bei genauerem Hinsehen als in die Vagina hineinreichendes TVT-Band mit vaginaler Defektheilung identifiziert werden kann (Abb. 3). Bei dieser Patientin wird im Rahmen eines vaginalen Eingriffes bis ins Cavum Rezii das Band auf beiden Seiten entfernt, ein erneuter Verschluss der Vaginalwand durchgeführt. 6 Monate nach diesem Eingriff wird dann, bei persistierender Stressharninkontinenz, eine erneute TVT-Plastik durchgeführt. Die Patientin zeigt jetzt eine perfekte Kontinenz ohne Hinweis für eine Defektheilung oder persistierende Schmerzzustände.

Problemanalyse

Das operative Vorgehen bei der TVT-Plastik erfordert eine **Aufhängung der Urethra**. Dies ist von Ulmsten als das wirksame Prinzip dieser Operation im Sinne der von ihm und Petros entwickelten Integritätstheorie identifiziert worden [2]. Gerade Urologen neigen in ihrer Vorgehensweise dazu, bei der TVT-Plastik Analogien zur Blasenhalssuspension in der von Pereyra [15] und anderen beschriebenen Technik zu sehen. Ein entsprechendes Vorgehen führt zwangsweise zur Fehlplatzierung des Bandes in Richtung Blasenhals. Bei Einlage in diesem Bereich zeigt sich kein Erfolg. Andererseits kommt es in dieser Lokalisation offensichtlich vermehrt zu Defektheilungen, die bei der TVT-Plastik ansonsten nicht beschrieben werden. Auch dieses Problem lässt sich dadurch lösen, dass man operativ streng nach „Kochbuch" vorgeht. Die TVT-Plastik ist, wie ihr Name sagt, keine Blasenhalssuspension. Eine zu blasenhalsnahe Applikation der Prolene-Bänder führt zu postoperativen Problemen, die durch richtiges Vorgehen zu vermeiden sind.

Kasuistik III

Eine 84 Jahre alte Patientin wird uns mehrfach wegen rezidivierender Harnwegsinfekte mit wechselndem Keimspektrum bei deutlicher Restharnbildung vorgestellt. Bei dieser Patientin liegt eine TVT-Plastik 14 Monate zurück. Die Patientin berichtet selber, dass seit dem Eingriff eine erheblich erschwerte Miktion besteht. Auch sei über einen längeren Zeitraum eine Harnableitung mittels suprapubischer Fistel nach dem Eingriff durchgeführt worden. Es finden sich bei ihr über Monate hinweg rezidivierende Harnwegsinfekte. Eine Restharnsonographie zeigt, mehrfach kontrolliert, deutliche Restharnwerte von über 100 ml. Bei orientierender Sonographie keine Auffälligkeiten. Nach antibiotischer Behandlung im Urin kein pathologischer Befund. Die Kalibrierung vor Zystoskopie zeigt eine recht straffe Harnröhre, die nur forciert überwunden werden kann. Bei Zystoskopie kein Anhalt für eine intravesikale Bandlage. Bei vaginaler Einstellung kein Hinweis für eine Defektheilung bei ansonsten unauffälligen vaginalen Verhältnissen. In der urodynamischen Untersuchung finden sich zwei interessante Befunde. Zum einen Nachweis von deutlichen Detrusorinstabilitäten, zum anderen eine deutliche Obstruktion im Sinne eines Schäfer-Grad IV in der Druckflussmessung. Bei dieser Patientin liegt letztendlich eine Obstruktion durch ein zu stark angezogenes TVT-Band vor. Es wurde deshalb die Indikation zur vaginalen Revision gestellt. Dabei zeigte sich ein straffes, die Harnröhre obstruierendes Band. Aufgrund fehlender Infektzeichen des Bandes entschlossen wir uns zu einem möglichst minimalinvasiven Vorgehen (Patientin ist 84 Jahre alt), durchtrennten das einliegende Band und resezierten lediglich die paraurethralen Anteile. Bei neu auftretender Harninkontinenz nach der Banddurchtrennung erfolgte auf ausdrücklichen Patientenwunsch eine erneute TVT-Plastik, unter Berücksichtigung der von Ulmsten empfohlenen Richtlinien zur Bandanlage. D.h., es wurde ein spannungsfreies TVT-Band eingelegt. Danach war die Patientin kontinent und zeigte auch keine Instabilitäten mehr.

Problemanalyse

Eine passagere Hyperkontinenz nach TVT-Anlage findet sich in bis zu 10% der Patientinnen [7] in der unmittelbar postoperativen Phase. Im Regelfall bildet sich diese jedoch innerhalb eines Zeitraumes von maximal 12 Wochen vollständig zurück [14]. Bei persistierender Hyperkontinenz oder nachweisbarer persistierender Obstruktion mit deutlicher Restharnbildung ist dies im Regelfall Folge eines zu stark angezogenen TVT-Bandes. Ulmsten nennt seine Methode „tension free (spannungsfreies) vaginal tape". Dies impliziert, die Notwendigkeit zu vermeiden, dass das TVT-Band zu stark angezogen wird. Dies lässt sich z.B. dadurch vermeiden, dass darauf geachtet wird, dass in jedem Fall noch eine Scherenbreite zwischen Harnröhre und Band platzierbar ist. Insbesondere, wenn dieser Eingriff wie üblich in Lokalanästhesie durchgeführt wird, sollte das Straffen des TVT-Bandes anhand des individuellen klinischen Befundes durchgeführt werden. Die „mitarbeitende Patientin" zeigt durch Hustenstöße zu diesem Zeitpunkt, inwieweit eine kontinente Versorgung erreicht wird. Es empfiehlt sich jedoch dabei, in **keinem Fall** das Band so anzuziehen, dass bei deutlicher Pressprovokation überhaupt kein Urinabgang bei gefüllter (Minimum 200 ml) Harnblase mehr auftritt.

Schlussfolgerung

Die TVT-Plastik in der Behandlung der weiblichen Stressharninkontinenz ist ein äußerst effektives Verfahren mit geringer Morbidität [7, 8, 16–19]. Die erstaunlich guten Ergebnisse aus vielen publizierten Studien [3, 5, 7, 8, 16, 19, 20] erklären die vehemente Verbreitung dieses Verfahrens in den letzten Jahren. Die Morbidität dieses Eingriffes ist, bei Durchsicht der zur

Verfügung stehenden Literatur, als sehr gering einzuschätzen [7, 8, 16–19]. Wie aber an den von uns aufgeführten Kasuistiken dargestellt, gibt es sie, die Komplikationen der TVT-Plastik.

Typischerweise werden sie nur selten an operativen Zentren beobachtet, die über entsprechende Erfahrung in der Behandlung der weiblichen Harninkontinenz verfügen. Die scheinbare Einfachheit des operativen Vorgehens bei der TVT-Plastik hat diesen Eingriff mittlerweile derart verbreitet, dass auch eine Vielzahl von weniger erfahrenen Operateuren dieses Operationsverfahren anwendet. Gerade in diesen Händen scheint jedoch die Komplikationsrate bedeutend höher. Dies erklärt auch, meiner Ansicht nach, die Diskrepanz zwischen den relativ geringen beschriebenen Komplikationen in den publizierten Studien und der eigenen Beobachtung von TVT-bedingten Komplikationen im Einzugsbereich unserer Klinik.

Das bedauerliche an den meisten Komplikationen nach TVT ist die Tatsache, dass sie vermeidbar wären! Ist der Operateur mit dem Verfahren vertraut und kennt die bei dieser Technik möglichen Probleme, so treten sie meist nicht auf. Ein Vorgehen abweichend von der von Ulmsten vorgegebenen Vorgehensweise mag im Einzelfall sinnvoll und begründbar sein. Im Regelfall jedoch führt es zu einer deutlichen Zunahme der Morbidität dieses Eingriffes. Das Vorgehen nach „Kochbuch" lässt die meisten von uns beschriebenen Komplikationen der TVT-Plastik vermeiden. Dies gilt natürlich auch für die Platzierung der Applikationsspieße. So wurden bei Fehlplatzierung schwerwiegende Komplikationen wie Darmverletzung und Gefäßverletzung der Iliaca externa sowie heftige, transfusionspflichtige Blutungen im Cavum Rezii beobachtet [11–13, 16]. Diese extrem seltenen Komplikationen sind zugegebenermaßen die Ausnahme. Sie sollten dem Operateur jedoch zu bedenken geben, dass auch bei einem an sich minimalinvasiven Eingriff mit der entsprechenden Überlegung und Sorgfaltspflicht vorgegangen werden muss, um die Ausbildung von Komplikationen zu vermeiden.

Literatur

1. Ulmsten U, Petros P (1995) Intravaginal slingplasty (IVS): an ambulatory surgical procedure for treatment of female urinary incontinence. Scand J Urol Nephrol 29:75–82
2. Petros P, Ulmsten U (1990) An integral theory of female urinary incontinence. Experimental and clinical considerations. Acta Obstet Gynecol Scand (Suppl) 153:7–31
3. Ethicon Deutschland (2001) Persönliche Mitteilung
4. Ulmsten U, Falconer C, Johnson P, Jomaa M, Lanner L, Nilsson CG, Olsson I (1998) A multicenter study of tension-free vaginal tape (TVT) for surgical treatment of stress urinary incontinence. Int Urogynecol J Pelvic Floor Dysfunct 9:210–213
5. Bettin ST, Fischer W, Tunn R (2000) TVT-Plastik gegen die Harninkontinenz. Erfahrungen der Charité-Frauenklinik. Gynäkol Prax 24:305–320
6. Olsson I, Kroon U (1999) A three-year postoperative evaluation of tension-free vaginal tape. Gynecol Obstet Invest 48:267–269
7. Ulmsten U (2001) The basic understanding and clinical results of tension-free vaginal tape for stress-urinary incontinence. Urologe [A] 40:269–273
8. Rezapour M, Ulmsten U (2001) Tension-free vaginal tape (TVT) in women with mixed urinary incontinence – a long-term follow-up. Int Urogynecol J 12:S15–S18
9. Gottfried HW, Juenemann KP (2001) Operative Therapie der weiblichen Stressinkontinenz TVT – was sonst? Urologe A 40:267–268
10. Peyrat L, Boutin JM; Bruyere F, Haillot O, Fakfak H, Lanson Y (2001) Intestinal perforation as a complication of tension-free vaginal tape procedure for urinary incontinence. Eur Urol 39:603–605
11. Vierhout ME (2001) Severe hemorrhage complicating tension-free vaginal tape (TVT): a case report. Int Urogynecol J Pelvic Floor Dysfunct 12:139–140
12. Zilbert AW, Farrell SA (2001) External iliac artery laceration during tension-free vaginal tape procedure. Int Urogynecol J Pelvic Floor Dysfunct 12:141–143
13. Wyczolkowski M, Klima W, Piasecki Z (2001) Reoperation after complicated tension-free vaginal tape procedures. J Urol 166:1004–1005
14. Azam U, Frazer MI, Kozman EL, Ward K, Hilton P, Rane A (2001) The tension-free vaginal tape procedure in women with previous failed stress incontinence surgery. J Urol 166:554–556
15. Pereyra AJ, Lebherz TB (1967) Combined urethrovesical suspension and vaginourethroplasty for correction of urinary stress incontinence. Obstet Gynecol 30:537–546
16. Meschia M, Pifarotti P, Bernasconi F, Guercio E, Maffiolini M, Magatti F, Spreafico L (2001) Tension-free vaginal tape: analysis of outcomes and complications in 404 stress incontinent women. Int Urogynecol J Pelvic Floor Dysfunct (Suppl 2) 12:S24–S27

17. Tamussino K, Hanzal E, Kolle D, Ralph G, Riss P (2001) Austrian Urogynecology Working Group. The austrian tension-free vaginal tape registry. Int Urogynecol J Pelvic Floor Dysfunct (Suppl 2) 12:S28–S29
18. Klutke JJ, Klutke CG (2001) The tension-free vaginal tape procedure: innovative surgery for incontinence. Curr Opin Obstet Gynecol 13:529–532
19. Moran PA, Ward KL, Johnson D, Smirni WE, Hilton P, Bibby J (2000) Tension-free vaginal tape for primary genuine stress incontinence: a two-centre follow-up study. BJU Int 86:39–42
20. Haab F, Sananes S, Amarenco G, Ciofu C, Uzan S, Gattegno B, Thibault P (2001) Results of the tension-free vaginal tape procedure for the treatment of type II stress urinary incontinence at a minimum follow-up of 1 year. J Urol 165:159–162

KOMMENTAR E. Petri

Siehe Kommentar 3.5, Seite 138 ff.

# Präsakraler Abszess mit konsekutiver Spondylodiszitis und Harnstauungsniere rechts nach Sakrovaginopexie mit Goretex®-Band

M. Lehnhardt und G. Hofmockel

Einleitung

Die transperitoneale Vaginosakropexie ist ein bekanntes Verfahren zur Behandlung eines Vaginalprolapses. Zur Fixation der Scheide am Bandapparat des Promontoriums oder Os sacrum werden wahlweise synthetische Materialien wie Goretex®, Marlex®, Prolene® oder Eigengewebe wie z. B. Faszien verwendet [3, 6–8].

Um eine postoperativ auftretende Stressinkontinenz zu verhindern, wird dieser Eingriff häufig mit einer Kolposuspensionsplastik nach Burch kombiniert.

Es wird hier der seltene Fall einer Infektion des Fremdmaterials (hier Goretex®) mit präsakraler Abszedierung, destruierender Spondylitis, Diszitis und entzündungsbedingter Harnstauungsniere rechts beschrieben.

Kasuistik

Eine 68-jährige Frau wurde mit Harnstauungsniere beidseits bei einem seit längerem bekannten Vaginalprolaps stationär eingewiesen. Bis auf eine medikamentös eingestellte Hyperurikämie und einen behandelten arteriellen Hypertonus waren keine Vorerkrankungen bekannt, Voroperationen hatten nicht stattgefunden. Bei der vaginalen Untersuchung zeigte sich ein ausgeprägter Vaginalprolaps (ca. 10 cm unterhalb der Ebene des Introitus vaginae), der sich beim Husten noch verstärkte. Eine Harninkontinenz fand sich nicht. Zystoskopisch war die Blase unauffällig.

Sonographisch zeigten beide Nieren eine erstgradige Dilatation der Nierenbeckenkelchsysteme und mehrere, bis 3 cm große Nierenzysten beidseits. Der Kreatininwert war mit 1,82 mg/dl erhöht.

Am nächsten Tag erfolgte die Laparotomie, die abdominelle Hysterektomie und die Vaginosakropexie, wobei der Vaginalstumpf mit einem Goretex®-Band am Bandapparat des Os sacrum fixiert wurde. Anschießend erfolge die Kolposuspension nach Burch. Der postoperative Verlauf gestaltete sich komplikationslos. Die bereits präoperativ begonnene Antibiose mit Cotrimoxazol wurde am 6. postoperativen Tag abgesetzt. Eine vaginale Einstellung am 8. postoperativen Tag zeigte eine feste vordere Vaginalwand ohne Deszensus beim Pressen und ohne Harninkontinenz. Die Patientin wurde beschwerdefrei entlassen.

Neun Tage nach Entlassung stellte sich die Patientin mit Rückenschmerzen und Flankenschmerzen rechts erneut vor. Im Urin zeigten sich keine Infektzeichen. Sonographisch waren beide Nieren bis auf die bekannten Zysten unauffällig. Unter der Verdachtsdiagnose einer Lumboischialgie erfolgte nach neurologischer Vorstellung eine Schmerztherapie und eine physiotherapeutische Behandlung. Darunter wurde die Patientin beschwerdefrei, so dass sie nach Hause entlassen werden konnte.

Vier Wochen später wurde die Patientin wegen zunehmender Schmerzen im Bereich der Lendenwirbelsäule (LWS), jetzt mit Ausstrahlung in das linke Bein, sowie Appetitlosigkeit und allgemeiner Abgeschlagenheit und seit 2 Tagen bestehender Durchfälle eingewiesen. Bei der Untersuchung fand sich ein Klopfschmerz über der LWS, das linke Bein war nur unter Schmerzen zu bewegen. Sensible Störungen im linken Bein konnten bei einer neurologischen Untersuchung ausgeschlossen werden. Ein Mehrphasen-Skelettszintigramm zeigte eine Mehranreicherung im Bereich L5/S1 im Sinne einer Spondylitis. Eine computertomographische Untersuchung des lumbosakralen Überganges zeigte den Befund einer Spondylodiszitis LWK 5/S1 mit Destruktionen der angrenzenden Wirbelkörperabschlussplatten LWK 5 bzw. S1 und einen präsakralen Abszess. In der Eingangsebene des kleinen Beckens war der rechte

Harnleiter in den Entzündungsprozess mit einbezogen. Ein retrogrades Ureteropyelogramm rechts zeigte an dieser Stelle eine ca. 2 cm lang filiforme Enge. Proximal davon bestand eine Ektasie des Harnleiters und des Nierenbeckenkelchsytems. Der Harnleiter wurde mit einem Doppel-J-Katheter geschient.

Es wurde dann in einer Gemeinschaftsoperation mit den Orthopäden das infizierte Goretex®-Band und der Abszess entfernt, der Zwischenwirbelraum L5/S1 ausgeräumt und nach Anfrischung der Wirbeldeck- und -bodenplatte kortikospongiöse Späne, die aus dem Beckenkamm entnommen wurden, eingebracht. Anschließend erfolgte die Umlagerung der Patientin in Bauchlage und die dorsolaterale Spondylodese L5/S1 mit Stealth. Die Patientin erhielt eine intravenöse Antibiose mit Metronidazol und Cefuroxim für 14 Tage.

Der weitere postoperative Verlauf gestaltete sich komplikationslos. Die Patientin konnte beschwerdefrei entlassen werden. Der eingelegte Doppel-J-Katheter konnte nach ca. 6 Wochen entfernt werden. Radiologische und sonographische Kontrollen zeigten keinerlei Harnabflussstörungen aus dem rechten Nierenbeckenkelchsystem. Ein Rezidiv des Vaginalprolapses besteht nicht. Die Patientin ist kontinent. Orthopädische Kontrolluntersuchungen ergaben ebenfalls unauffällige Befunde. Das Fixationsmaterial der Wirbelsäule war reizlos, eine Entfernung ist nicht geplant.

Problemanalyse

Die abdominale Sakropexie ist eine erfolgreiche Operation zur dauerhaften Verankerung einer prolabierten Scheide bzw. eines prolabierten Scheidenstumpfes [1]. Sie beseitigt die Beschwerden und stellt die Anatomie wieder her. Unabhängig vom verwendeten Interponatmaterial (synthetisch, allogen oder autogen) ist die Rezidivrate gering [3, 6]. Es wird jedoch über eine gelegentliche Abstoßung und Infektion des Interponates berichtet [2]. Eine Osteomyelitis des Os sacrum ist selten.

In der Literatur werden bestehende Harnwegsinfekte, eine fehlerhafte Operationstechnik, die Verwendung von Fremdmaterial zur Fixation und das Bestehen von degenerativen Wirbelsäulenveränderungen als prädisponierende Faktoren für eine Osteomyelitis gesehen [5]. Unbedingt sollte daher ein vor dem Eingriff bestehender Harnwegsinfekt behandelt werden. Präoperativ sollte bereits routinemäßig, wie bei der urologischen Prothetik, mit einer prophylaktischen Antibiose begonnen werden. Welches Antibiotikum verwendet werden soll, wird meist in der Literatur nicht näher ausgeführt. Da bei Revisionsoperationen häufig Staphylococcus aureus, Streptokokken der Gruppe B und gramnegative Bakterien nachgewiesen werden, ist eine antibiotische Abdeckung dieses Keimspektrums sinnvoll [4, 5]. Unklar ist auch die Dauer der routinemäßigen antibiotischen Behandlung. Entsprechend der Vorgehensweise bei der urologischen Prothetik erscheint eine Therapie für 5 Tage empfehlenswert.

In der Literatur besteht auch Uneinigkeit über das zu verwendende Material des Interponats zwischen Scheidenstumpf und Os sacrum. Fremdmaterial scheint den Nachteil einer erhöhten Infektionsgefahr aufzuweisen. Aus diesem Grunde könnte die Verwendung von körpereigenem Gewebe (z. B. Faszie) Vorteile bieten. Auch die Art des eingesetzten synthetischen Fremdmaterials ist umstritten. So sollen die relativ scharfen Kanten von netzartigen Interponaten ein mögliches Verletzungsrisiko des umliegenden Gewebes beinhalten. Goretex® hingegen wird von manchen Autoren eine erhöhte Infektionsgefahr zugeschrieben. Die Frage nach dem zu verwendenden Material des Interponates ist sicherlich nicht eindeutig zu beantworten.

Ein weiterer wichtiger Punkt stellt die operative Technik dar. Es sollte darauf geachtet werden, dass die Fixation des Interponates lediglich am ventralen Bandapparat oder Periost des Os sacrum erfolgt [5]. Das Miterfassen der avaskulären Bandscheibe erhöht das Risiko einer Infektion erheblich. Durch den geringen Sauerstoffpartialdruck des Gewebes besteht die Gefahr einer signifikanten Vermehrung eingeschleppter Keime, wodurch es zu einer Diszitis mit Sequestrierung kommen kann.

Unklare Rückenschmerzen, auch in einem gewissen zeitlichen Abstand zur Sakropexie (z. B. 4–8 Wochen postoperativ), sollten daher Anlass zum Ausschluss eines Infektes oder einer Abszedierung im Bereich des Os sacrum geben, auch wenn wie in dem dargestellten Fall Fieber und Leukozytose fehlen. Eine computertomographische Abklärung ist dann empfehlenswert. Bei Verdacht auf ein infiziertes Interponat ist dieses sofort operativ zu entfernen. Bei ausgeprägter Osteomyelitis sind ein operatives Debridement und – je nach Ausmaß – aufwändige rekonstruktive orthopädische Maßnahmen notwendig.

Schlussfolgerung

In den einschlägigen Operationslehren ist die vaginale Fixation mittels Sakropexie nur selten berücksichtigt [7]. Eine eindeutige Empfehlung bzgl. des Interponatmaterials besteht nicht.

Wir haben bei diesem Eingriff unter der Verwendung eines Goretex®-Bandes erstmalig eine derartige Infektion beobachtet. Zur Vermeidung einer solchen schwerwiegenden Komplikation sollten unserer Meinung nach folgende Punkte beachtet werden:

Ein präoperativ bestehender Harnwegsinfekt sollte behandelt werden. Routinemäßig ist eine präoperativ beginnende antibiotische Therapie für 5 Tage empfehlenswert. Günstig ist die Verwendung der Kombination eines β-Lactamase-resistenten Penicillins und eines Cephalosporins.

Die Fixation des Interponates sollte unbedingt nur am Bandapparat des Os sacrum erfolgen. Tiefer greifende Nähte mit möglichem Erfassen der Bandscheibe sind zu vermeiden.

Bei postoperativen Infektzeichen oder unklaren Rückenschmerzen ist eine frühzeitige computertomographische Abklärung der entsprechenden Region empfehlenswert. Bei Verdacht auf einen Infekt im Bereich des synthetischen Interponates sollte dieses umgehend entfernt und eine breit angelegte intravenöse Antibiose verabreicht werden.

Obwohl die Osteomyelitis des Os sacrum eine seltene Komplikation der Sakrovaginopexie darstellt, empfehlen wir, die beschriebene Infektion des synthetischen Materials und die möglichen Folgen im präoperativen Aufklärungsgespräch zu erwähnen.

Literatur

1. Anthuber C, Hepp H (2000) zum Thema: Behandlungskonzepte beim komplexen Genitalprolaps. Gynäkol 33:261–268
2. Anthuber C, Schüssler B, Hepp H (1996) Die operative Therapie des Scheidenblindsackvorfalles. Die abdominale Sakrokolpopexie. Gynäkol 29:652–658
3. Backer MH Jr (1992) Success with sacrospinous suspension of the prolapsed vaginal vault. Surg Gynecol Obstet: 419–420
4. Cailleux N, Daragon A, Laine P, Deshayes P, Lelaet X, Duval C (1991) Infections spondylodiscitis after a cure for genital prolaps. Five cases. J Gynecol Obstet Biol Reprod: 1074–1978
5. Cranney A, Feibel R, Toye BW, Karsh J (1994) Osteomyelitis subsequent to abdominal-vaginal sacropexy. J Rheumatol: 1769–1770
6. Diana M, Zoppe C, Mastrangeli B (2000) Treatment of vaginal vault prolapse with abdominal sacral colpopexy using prolene mesh. Am J Surg: 126–128
7. Petry E (2001) Gynäkologische Urologie. 3. Auflage. Thieme, Stuttgart, S 236, 238
8. Wetzel O, Katmeh S, Plougastel-Lucas ML, Bourdon J (1995) The treatment of genito-urinary prolapse with promonto-fixation using a prosthetic material combined with complete hysterectomy: complications ans results apropos of a series of 55 cases. Prog Urol: 221–230

KOMMENTAR C. Karl

Die abdominale Sakrokolpopexie ist eine sehr übersichtliche Operation aufgrund des geräumigen abdominalen Zugangsweges [1, 3]. Daher sind Blasen- und Darmverletzungen äußerst selten und die perioperative Morbiditätsrate ist gering. Die Hauptgefahr besteht in der Verletzung von Sakralgefäßen. Als Spätkomplikation findet man die Abstoßung des künstlichen Interponantatmaterials. Die Häufigkeit wird mit 0–7% angegeben. Sie kann Monate bis Jahre später auftreten [6].

Im vorliegenden Fall wude bei einer 68-Jährigen mit seit längerem bekanntem Vaginalprolaps eine abdominale Hysterektomie und Vaginosakropexie mittels Goretex®-Band durchgeführt. Als Spätkomplikation kam es zur Infektion des Fremdmaterials [2, 4] mit präsakraler Abszedierung und destruierender Spondylitis, sowie Diszitis und entzündungsbedingter Harnstauungsniere rechts. Eine zweite operative Intervention war erforderlich.

Die in dem Beitrag gezogenen Schlussfolgerungen tragen ganz sicher dazu bei, die beschriebene Komplikation zu vermeiden und wären aus meiner Sicht wie folgt zu ergänzen:

Atrophes Scheidengewebe sollte präoperativ durch ausreichend lange und intensive lokale oder systemische Östrogengaben vorbehandelt werden. Dadurch kommt es zu einer Zunahme der Dicke der Vaginalwand. Damit vermindert sich die Gefahr des Durchstechens einer eventuell dünnen Vaginalwand und damit die Gefahr einer Interponatinfektion. Der Scheidenblindsack sollte aufgrund des dann besseren physiologischen Verlaufes der Vagina in Höhe von S3/S4 am Ligamentum longotudinale anterius des Os sacrum und am Periost des Os sacrums fixiert werden. Ein weiterer wichtiger Faktor ist die spannungsfreie Verankerung des Interponates.

Obwohl die Frage der erhöhten Abstoßungsrate bei simultaner Hysterektomie noch nicht geklärt ist, ist die Gefahr eine Interponatinfektion durch den passager offenen Scheidenblindsack zu bedenken.

Ein weiterer Schritt zur Prävention einer Interponatinfektion wäre eine perioperative Antibiotikaprophylaxe und/oder die Verwendung von auto- oder allogenen Materialien, wie z.B. Dura mater [5] oder Fascia lata.

Literatur

1. Birnbaum SJ (1973) Rational therapy for the prolapsed vagina. J Obstet Gynecol 115:411–419
2. Drutz HP, Cha LS (1987) Massive genital and vault prolapse treated by abdominal-vaginal sacropexy with use of Marlex mesh: review of the literature. J Obstet Gynecol 156:387–392
3. Hüsch HA, Käser O, Ihlé FA (1995) Atlas der gyn. Operationen. Thieme, Stuttgart New York, S 285
4. Josif CS (1992) Abdominal sacral colpopexy with use of synthetic mesh. Acta Obstet Gynecol Scand 72:214–217
5. Lausmann HH (1984) Posthysterectomy vault prolapse: sacral colpopexy with dura mater graft. Obstet Gynecol 63:577–582
6. Timmons CM, Addison AW, Addison SB, Cavenar MG (1992) Abdominal sacral colpopexy in 163 women with posthysterectomy vaginal vault prolapse and enterocele 37:323–327

Lokalrezidiv nach Blasenteilresektion bei Divertikelkarzinom

R. Hofmann und A. Heidenreich

Einleitung

Strategien zum Blasenerhalt wie transurethrale Resektion von Blasentumoren, systemische Chemotherapie, externe Radiotherapie sowie Kombination der vorgenannten Methoden sind deutlich schlechter als die radikale Zystektomie, um einen vorhandenen Blasentumor zu entfernen und ein Lokalrezidiv im kleinen Becken zu verhindern. Die besten Protokolle zum Blasenerhalt eliminieren den Blasentumor in 10–20% bei T3b-Tumoren und in 50–80% bei T2-Tumoren, wobei Rezidive in 40–60% gefunden werden. Die radikale Zystektomie führt in 10–25% bei T2 bzw. T3b zum Lokalrezidiv [1]. Rezidivierende multifokale Tumoren nach Blasenerhaltstherapien sind in den allermeisten Fällen Rezidive des ursprünglichen Tumors [2]. Mindestens 50% davon sind invasive Karzinome. Eine frühzeitige radikale Zystektomie stellt die beste Möglichkeit dar, den Primärtumor zu entfernen. Besonders verbesserte chirurgische Techniken, die Bildung einer orthotopen Neoblase mit akzeptablen Langzeitkomplikationen und einer guten Lebensqualität erscheinen attraktiv [3–7].

Der primäre Impetus für eine multimodale blasenerhaltende Therapie ist die verbesserte Lebensqualität bei erhaltener nativer Blase, jedoch beinhaltet diese Therapie ein komplexes Behandlungsschema mit signifikanter Morbidität und Mortalität [8]. Unabhängige Prognosefaktoren in einer Multivarianzanalyse beim Blasentumor sind lediglich Tumorstadium und Lymphknotenbefall [9]. Das biologische Verhalten des Tumors erscheint jedoch weitaus unberechenbarer zu sein als derzeit beurteilt werden kann, was sich auch in der Serie von Thrasher zeigt, wo Patienten ohne residuellen Tumor im Zystektomiepräparat, das gleiche Überleben aufwiesen wie Patienten mit noch vorhandenen Primärtumorresten [10]. Die Subjektivität des histologischen Grading lässt erklären, dass zwar in den meisten Fällen ein Zusammenhang zwischen Tumorgrading und Überleben gefunden wurde, jedoch manche Studien das Tumorgrading als nicht unabhängigen Prediktor für Überleben bewerten [10].

Kasuistik

Ein 62-jähriger Patient wurde uns aus einer Rehabilitationsklinik, wo er sich zur Erholung bei Zustand nach Totalhüftendoprothesen beidseits befand, wegen starker Flankenschmerzen rechts zugewiesen. Der Patient gab an, dass er sich in den letzten Wochen zunehmend müde und abgeschlagen gefühlt habe. Der Patient berichtete über unauffällige Miktionsverhältnisse, insbesondere keine Makrohämaturie. In der Vorgeschichte war eine transurethrale Resektion eines Divertikelkarzinoms (damalige Histologie pT1 G2) zwei Jahre zuvor durchgeführt worden. Wegen der fraglichen kompletten Resektion des ausgedehnten Karzinoms in einem Divertikel mit engem Blasenhals war eine Woche nach der transurethralen Resektion eine Blasenteilresektion und linksseitig pelvine Lymphadenektomie durchgeführt worden. Histologisch fand sich im Präparat des Blasendivertikels lediglich eine Urozystitis, kein Anhalt für einen residuellen Blasentumor. Die pelvinen Lymphknoten (Iliaca externa und interna sowie Obturatorius links) waren tumorfrei.

Nach unkompliziertem postoperativen Verlauf war der Patient in regelmäßigen 1/4-jährlichen zystoskopischen Kontrollen. Es fand sich lediglich 6 Monate nach der Blasenteilresektion ein kleines oberflächliches Rezidiv an der linken Blasenseitenwand, das durch eine transurethrale Resektion entfernt wurde (Histologie: pTa G1). Weitere zystoskopische Kontrollen in dreimonatlichen Abständen waren bis zum Zeitpunkt der stationären Aufnahme unauffällig, ebenso sonographische Untersuchungen des Harntraktes.

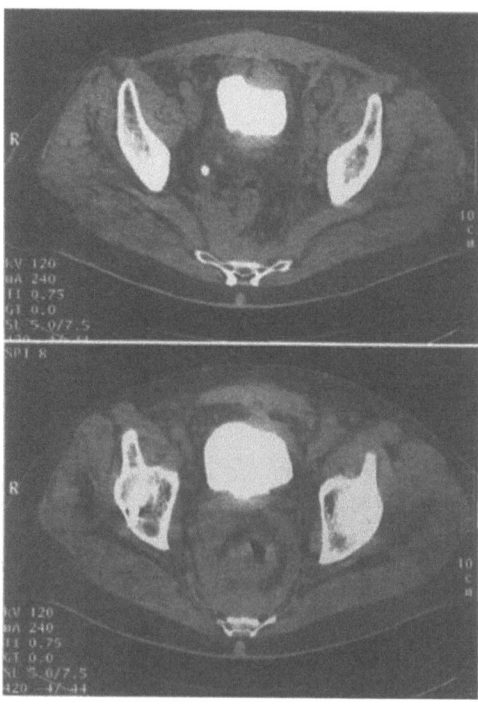

Abb. 1. CT-Becken: Ausgedehnte Lymphknotenmetastasierung sowie Lokalrezidiv im kleinen Becken, beidseits inguinale Lymphknotenmetastasen

Bei der körperlichen Untersuchung fielen bei dem Patienten deutlich palpable inguinale Lymphknoten auf. Der Unterbauch war mit einer großen Tumormasse palpabel.

Sonographisch zeigte sich eine zweitgradige Harnstauungsniere rechts, die linke Niere war unauffällig. Beidseits inguinal bis 3 cm große echoarme Raumforderung im Sinne von Lymphknotenmetastasen, retrovesikal und um das Rektum herum multiple echoarme Raumforderungen. Der Patient erhielt eine perkutane Nephrostomie rechts. Eine antegrade Darstellung zeigte ein deutlich dilatiertes Nierenbeckenhohlsystem und einen dilatierten Harnleiter mit einer kompletten Obstruktion im distalen Ureterdrittel. Eine durchgeführte Computertomographie des Abdomens zeigte einen aufgestauten Ureter rechts, der vor der Harnblase abbricht. Die Blasenwand insgesamt inhomogen, massives Tumorwachstum im Spatium ischiorectale mit Verdacht auf Einbruch in die Rektumwand. Massive Lymphknotenmetastasen im gesamten kleinen Becken sowie vergrößerte inguinale Lymphknoten beidseits. Zystoskopisch zeigte sich an der Blasenhinterwand ein etwa erbsgroßer, solider Tumor sowie ein kleinerer papillärer Tumor am Blasenboden. Die Rektoskopie ergab unauffällige Verhältnisse, insbesondere keinen Einbruch in die Rektumwand von extraluminal. Die weitere Metastasensuche wie Sonographie der Leber, Knochenszintigraphie und CT-Thorax waren unauffällig.

Zur weiteren Aufklärung des zunächst noch unbekannten Tumors erfolgte eine inguinale Lymphknotenexstirpation sowie eine transurethrale Resektion der kleinen Blasentumoren. Histologisch zeigten sich inguinale Lymphknotenmetastasen eines mäßig differenzierten papillären Karzinoms, am ehesten eines Urothelkarzinoms. Die Histologie aus der Blase ergab ein gering differenziertes Urothelkarzinom mit Invasion der Lamina propria sowie Lymphangiosis carcinomatosa. Der Patient erhielt eine Chemotherapie mit Taxol und Gemcitabine, wobei sich nach zwei Zyklen eine geringgradige Remission zeigte, so dass zwei weitere Zyklen angeschlossen wurden. Da immer noch das gesamte kleine Becken mit Tumor ausgemauert schien, wurden drei weitere Zyklen Chemotherapie mit Taxol, Biphosphamid und Cisplatin zum präoperativen Down-*Staging* durchgeführt. Hierunter kam es zu einer Verkleinerung der Tumormassen, insbesondere des Tumors um das Rektum herum. Fünf Monate nach der primären Vorstellung erfolgte bei dem Patienten eine Zystoprostatektomie mit ausgedehnter pelviner und retroperitonealer sowie beidseitiger inguinaler Lymphadenektomie. Der Patient erhielt ein Ileumconduit. Das Rektum wurde belassen, da perirektal unauffälliges Gewebe makroskopisch und mikroskopisch gefunden wurde. Histologisch fand sich in den Tumormassen des kleinen Beckens ein gering differenziertes Urothelkarzinom mit Infiltration des Beckenbodens und ausgedehnter Infiltration in sämtliche Lymphknoten des kleinen Beckens (pT3b, G3, klinisch T4 G3). Sechs Wochen nach vorderer Beckenexenteration und einer anschließenden Rehabilitationsmaßnahme erfolgte ein CT, das unauffällige Verhältnisse im kleinen Becken zeigte, insbesondere keine Lymphknotenvergrößerungen oder Tumore. Der Patient erhält derzeit eine adjuvante Strahlentherapie.

Problemanalyse

Zielsetzung der operativen Therapie von Blasentumoren ist die komplette Tumorentfernung entweder durch transurethrale Resektion oder die Zystoprostatektomie. Zusätzlich wird mindestens die Ausräumung von regionalen Lymphknoten im Bereich der Obturatoriusloge, der Iliaca externa- und interna-Bereiche bis zur Bifurkation gefordert. Divertikelkarzinome können in Ausnahmefällen durch eine Blasenteilresektion entfernt werden. Das hier vorgestellte massive Rezidiv mit ausgedehnter Lymphknotenmetastasierung zwei Jahre nach Blasenteilresektion kann verschiedene Ursachen haben.
1. Tumorspilling bei der Blasenteilresektion mit konsekutivem Tumorwachstum zwischen Blase und Rektum sowie das Rektum ummauernd.
2. Unvollständige Blasenteilresektion mit extramuralem Wachstum.
3. Unvollständige Lymphadenektomie mit konsekutivem Tumorwachstum im kleinen Becken.

Die Ausbreitung des Tumors extravesikal von einem primär intravesikal wachsenden, undifferenzierten Tumor ist in diesem Falle unwahrscheinlich, da rezidivierende zystoskopische Kontrollen unauffällige Verhältnisse gezeigt haben, lediglich einmal wurde ein oberflächlicher pTa-G1-Tumor reseziert. Bei der Zystoskopie unmittelbar präoperativ fand sich ein kleiner solider sowie ein oberflächlicher papillärer Tumor, so dass am ehesten von einer extravesikalen Infiltration in die Blase hinein ausgegangen werden muss. Wird, wie im beschriebenen Falle, eine Balsenteilresektion und Divertikelabtragung bei einem oberflächlichen Blasentumor durchgeführt, so sollten folgende Kautelen beachtet werden:

Der Resektionsrand der Blasenteilresektion sollte mindestens 1 cm von der Resektionsfläche der vorausgegangenen transurethralen Resektion entfernt sein. Bedingt durch postoperatives Ödem könnte sonst residueller Tumor am Schnittrand leicht übersehen werden. Von der verbliebenen Blase ist überall am Schnittrand ein kompletter Resektionsrand zur histologischen Aufarbeitung zu entfernen. Lediglich Biopsien verschiedener Resektionsareale sind ungenügend. Es sollte eine pelvine Lymphadenektomie beidseits mit Resektion der Lymphknoten im Obturatoriusbereich, Arteria und Vena iliaca externa, interna sowie communis durchgeführt werden. Bei der Blasenteilresektion sollte eine Abdeckung des kleinen Beckens mit Bauchtüchern erfolgen, die anschließend sorgfältig entfernt werden. Des Weiteren ist eine ausgiebige Spülung des kleinen Beckens mit Wasser durchzuführen. Eine Blasenteilresektion sollte nur in Ausnahmefällen bei kleinen Divertikelkarzinomen und sicherer Tumorfreiheit der gesamten residuellen Blase durchgeführt werden.

Schlussfolgerung

Eine Blasenteilresektion bietet sich lediglich für Patienten mit kleinen oberflächlichen Blasentumoren in kleineren Divertikeln als definitive Therapie an. Handelt es sich um größere Tumormassen, so ist als operative Therapie immer eine Zystektomie mit ausgedehnter Lymphadenektomie sowie großzügiger Spülung des kleinen Beckens durchzuführen. Bei insgesamt inkurablem Tumor unseres Patienten sind die neoadjuvante Chemotherapie, anschließende Zystoprostatektomie und Tumordebulking sowie adjuvante Radiotherapie als palliative Maßnahmen zu sehen.

Literatur

1. Montie JE (1999) Against bladder sparing: surgery. J Urol 162:452–457
2. Sidransky D, Frost P, von Eschenbach A, Oyasu R, Preisinger AC, Vogelstein G (1992) Clonal origin of bladder cancer. New Engl J Med 326:737
3. Lerner SP, Skinner DG, Lieskovsky G, Boyd SD, Groshen SL, Ziogas A, Skinner E, Nichols P, Hopwood B (1993) The rationale for en bloc pelvic lymph node dissection for bladder cancer patients with nodal metastases: long-term results. J Urol 149:193, 758
4. Vieweg J, Whitmore WF Jr, Herr HW, Sogani PC, Russo P, Sheinfeld J, Fair WR (1994) The role of pelvic lymphadenectomy and radical cystectomy for lymph node positive bladder cancer. Cancer 73:3020
5. Hautmann RE, Paiss T (1998) Does the option of the ileal neobladder stimulate patient and physician decision toward earlier cystectomy? J Urol 159:1845
6. Skinner DG, Lieskovsky G (1984) Contemporary cystectomy with pelvic node dissection compared to preoperative radiation therapy plus cystectomy in management of invasive bladder cancer. J Urol 131:1069

7. Skinner DG, Stein JP, Lieskovsky G et al (1998) 25-year experience in the management of invasive bladder cancer by radial cystectomy. Eur Urol (Supp)33:25
8. Einstein AB Jr, Wolf M, Halliday KR et al (1996) Combination transurethral resection, systemic chemotherapy, and pelvic radiotherapy for invasive (T2–T4) bladder cancer unsuitable for cystectomy: a phase I/II Southwestern Oncology Group study. Urology 47:652
9. Lee SE, Park MS (1996) Prognostic factors for survival in patients with transitional cell carcinoma of the bladder-evaluation by histopathological grade, pathologic stage and flowcystometric analysis. Eur Urol 29:193
10. Thrasher JB, Frazier HA, Robertson JE, Paulson DF (1994) Does stage pT0 cystectomy specimen confer survival advantage in patients with minimally invasive bladder cancer? J Urol 152:393

KOMMENTAR S. Roth

Die Fallbeschreibung ist interessant, auch wenn die Nachbeobachtungszeit nach scheinbar erfolgreicher adjuvanter Chemotherapie leider zu kurz ist. Andererseits geht es nicht um die Frage der Effektivität einer neo-/oder adjuvanten Chemotherapie, sondern die Frage der möglichen Genese des Lokalrezidivs nach vorangegangener Blasenteilresektion bei infiltrativem Urothelkarzinom in einem Blasendivertikel.

Es ist bekannt, dass Blasenkarzinome in einem Divertikel eine besondere Problematik aufweisen. Da Blasendivertikel keine muskuläre Wand besitzen, kann das Karzinom direkt vom Urothel in das perivesikale Gewebe infiltrieren. Ob im Falle dieses Patienten eine primär extravesikale Tumorausbreitung vorlag, die dann später rezidivierte, kann zwar letztlich nicht bewiesen werden, erscheint jedoch entsprechend der Argumentation der Autoren plausibel. Denn im Falle eines späteren – nach der Divertikelresektion – aufgetretenen intravesikalen Rezidivs mit perivesikaler Infiltration wäre dies mit großer Wahrscheinlichkeit bei der endoskopischen Nachsorge entdeckt worden.

Die von den Autoren diskutierten Möglichkeiten eines intraoperativen Tumorspillings oder einer unvollständigen Tumorresektion oder inkompletten Lymphadenektomie sind wahrscheinlicher. Wie groß hierbei das Risiko der intraoperativen Tumorstreuung (sog. Tumorspilling) ist, kann nur gemutmaßt werden. Auf die Gefahr als solche wurde mehrfach in Form von Kasuistiken hingewiesen [1–3].

Ich stimme mit den Schlussfolgerungen der von den Autoren dargestellten Problemanalyse überein. Dies betrifft sowohl den limitierten Wert der Blasenteilresektion als operative Option als auch die geforderten intraoperativen Sicherheitsmaßnahmen in Form eines ausreichend weiten Sicherheitsabstandes mit Schnellschnittuntersuchung und die Sicherung des operativen Wundbettes durch Bauchtücher und sorgfältige intraoperative Spülung. Bei Anwendung dieser Maßnahmen erscheint im Falle eines solitären und intradivertikulären Karzinoms eine Divertikelresektion gerechtfertigt. Denn trotz aller Erfolge der rekonstruktiven operativen Therapie in Form von kontinenten Harnableitungen handelt es sich weniger um Neoblasen, die eine erneuerte Funktion suggerieren, sondern vielmehr immer „nur" um Ersatzblasen mit allen potenziellen Komplikationen und realen Nachteilen im Vergleich zum originären Organ.

Literatur

1. Chakravarti A, Day DW, MacDermott S (2000) Extravesical transitional cell carcinoma as a result of implantation after perforation of the bladder. BJU Int 85:1150–1151
2. Yap WT, Richi JP (1980) Metastasis from transitional cell carcinoma of bladder masquerading as psoas abscess. J Urol 123:959–960
3. Masters JG, Cumming JA, Jennings P (1996) Psoas abscess secondary to metastasis from transitional cell carcinoma of the bladder. Urology 77:155–156

Blasenverletzung bei laparoskopischer pelviner Lymphadenektomie

D. FAHLENKAMP

Einleitung

Die pelvine Lymphadenektomie als Stagingoperation bei Patienten mit lokalisiertem Prostatakarzinom ist ein Eingriff, der zur alleinigen Lymphknotenentnahme, also ohne Prostatektomie in gleicher Sitzung, zunehmend laparoskopisch durchgeführt wird. Das Lymphknotenentnahmegebiet hat in Analogie zur Technik der offenen Lymphadenektomie klare anatomische Grenzen. Für die Orientierung des Operateurs sind dabei folgende anatomische Strukturen quasi als Leitstrukturen im kleinen Becken maßgebend: Distal der Ductus deferens mit dem inneren Leistenring, proximal die Kreuzung des Harnleiters mit den Iliakalgefäßen, medial das Lig. umbilikale laterale der entsprechenden Seite und lateral die Vena iliaka externa (Abb. 1 u. 2).

Während distale, mediale und laterale Grenzen relativ leicht zu identifizieren sind, bereitet die Orientierung nach proximal, insbesondere bei adipösen oder voroperierten Patienten, nicht selten Mühe.

Zu den typischen und insgesamt auch häufigsten Komplikationen der pelvinen Lymphadenektomie bei retroperitoneoskopischem Zugangsweg zählen in erster Linie Lymphozelen. Unabhängig von der Art des Zuganges, aber deutlich seltener, finden sich der Häufigkeit nach Blutungen, Verletzungen der Organe des Beckens einschließlich der Gefäße und Nerven. Verletzungen von Harnleiter und Harnblase werden von verschiedenen Autoren in einer Häufigkeit zwischen 0,6 und 1,0% angegeben [1–7].

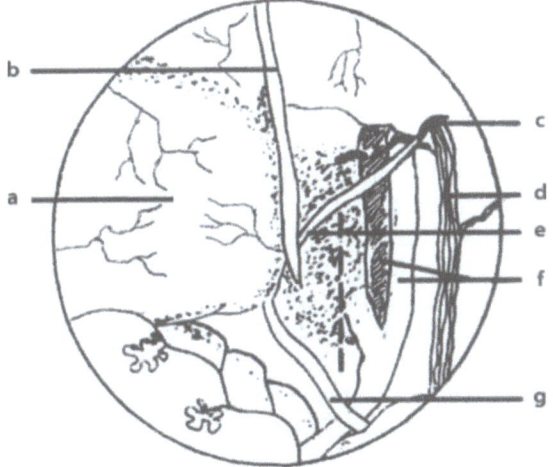

Abb. 1. Darstellung der anatomischen Lage des Dissektionsfeldes zur lap. PLA auf der rechten Seite mit Inzisionslinie (gestrichelte Linie) des parietalen Peritoneums: **a** Harnblase, **b** Plica umbilikalis, **c** innerer Leistenring, **d** testikuläres Gefäßbündel, **e** Ductus deferens, **f** A.V. iliaca externa, **g** Ureter

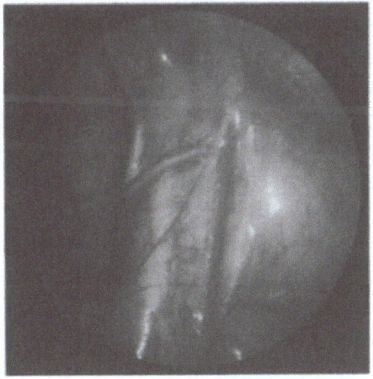

Abb. 2. Laparoskopische Sicht auf das Dissektionsfeld zur lap. PLA auf der rechten Seite

Kasuistik

Bei einem 65-jährigen Patienten erfolgte wegen eines Prostatakarzinoms T3G2 PSA 20,7 die laparoskopische Lymphadenektomie aus beiden Fossa obturatoria. Der Patient war wegen eines malignen Darmtumors abdominal voroperiert worden (kontinenzerhaltende Rektumamputation), so dass wie zu erwarten auf beiden Seiten erhebliche Adhäsionen zwischen Dickdarm und der lateralen Beckenwand zu lösen waren. Auf der rechten Seite war es zunächst schwierig, die laterale Begrenzung des OP-Feldes, die Vena iliaka externa darzustellen. In der berechtigten Sorge, beim Präparieren der Lymphknoten der Fossa obturatoria lateral die Vena iliaka zu verletzen, wurde das Lig. umbikale laterale durchtrennt, um so etwas mehr Bewegungsfreiheit nach medial zu schaffen. Die Lymphknotenentnahme verlief dann auch ohne Probleme. Es konnten auf dieser Seite 7 Knoten zur histologischen Aufarbeitung gewonnen werden. Beim Präparieren beobachteten wir jedoch eine Hämaturie über den präoperativ eingelegten Dauerkatheter. In der Annahme, eine Harnleiterverletzung verursacht zu haben, führten wir eine Zystoskopie mit retrograder Ureterographie des rechten Harnleiters durch: Oberhalb der rechten Harnleitermündung hatten wir die Harnblase auf einer Länge von etwa 1 cm eröffnet. Es erfolgte der zweischichtige Verschluss der Läsion in der gleichen Sitzung, Ableitung der Harnblase mit einem DK über 7 Tage. Der Heilungsverlauf wurde durch die Verletzung der Harnblase um ca. 5 Tage verlängert.

Problemanalyse

Harnblasenverletzungen bei pelviner Lymphadenektomie gehören zwar zu typischen, aber selteneren Verletzungen. Sie können bei laparoskopischem Zugangsweg schon bei zu kaudalem Einführen des suprasymphysären Trokars resultieren, oder, was bei oben beschriebener Komplikation passierte, bei zu medialer Präparation der Lymphknoten der Fossa iliaka. Hier wurden die anatomischen Grenzen des Resektionsgebietes bei z. T. unübersichtlichen Organstrukturen, wie es nicht selten bei voroperierten Patienten der Fall ist, nicht eingehalten. Die Distanz zwischen den Plicae umbilikales bds. und der dazwischen liegenden Harnblase beträgt nur wenige Millimeter. Vernarbungen wie bei oben beschriebenem Fall lassen die Schicht zwischen parietalem Peritoneum, den Plicae umblikales und der Harnblase noch dünner werden, so dass selbst geringstes Abweichen von den Resektionsgrenzen zur Verletzung der Harnblase führen kann.

Werden Lokalisation und Ausmaß der Verletzung unmittelbar bemerkt, lässt sich durch eine in gleicher Sitzung durchgeführte Naht der Harnblase mit anschließender Harnableitung über einen Dauerkatheter für mindestens 7 Tage der Schaden in Grenzen halten.

Schlussfolgerung

Den wichtigsten Hinweis auf eine mögliche Läsion der harnableitenden Wege gab uns die intraoperativ beobachtete Makrohämaturie. Wahrscheinlich hätten wir das entstandene Blasenleck ohne diesen Hinweis intraoperativ nicht entdeckt. Jedes Abweichen von den zur Resektion festgelegten anatomischen Leitmarken erfordert das besondere Augenmerk des Operateurs auf das Vorliegen eventueller Organverletzungen. Besteht der Verdacht auf eine Läson des Harntraktes, muss durch geeignete Diagnostik (Zytoskopie, ggf. retrograde Ureterographie) eine Verletzung ausgeschlossen bzw. genau lokalisiert werden. Der entstandene Schaden lässt sich dann durch geeignete Interventionen zumeist begrenzen.

Literatur

1. Paul DB, Loening SA, Narayana DA, Culp DA (1983) Morbidity from pelvic lymphadenectomy in staging carcinoma of the prostate. J Urol 129:1141–1144
2. Fahlenkamp D, Müller W, Schönberger B, Loening SA (1997) Laparoskopische pelvine Lymphadenektomie (LPLA) in der Diagnostik des lokoregionären Prostatakarzinoms. Akt Urol 28:35–42
3. Das SM, Tashima M (1993) Extraperitoneal laparoscopic staging pelvic lymph note dissection. J Urol 149:1488–1491
4. Winfield HN (1993) Laparoscopic pelvic lymph node-dissection: technique and experience. In: Fahlenkamp D, Loening SA (Hrsg) Laparoskopische Urologie. Blackwell, Berlin, pp 15–26
5. Fahlenkamp D, Rassweiler J, Fornara P, Frede T, Loening SA (1999) Complications of laparoscopic procedures in laparoscopy: experience with 2407 procedures at 4 german centers. J Urol 162:765–771
6. Parra RO, Hagood PG, Boullier JA, Cummings JM, Mehan DJ (1994) Complications of laparoscopic surgery: Experience at St. Louis University. J Urol 151:681–684
7. Caddedu JA, Wolfe JS, Nakada S, Chen R, Shalhalv A, Bishoff JT, Hamilton B, Schulam PG, Dunn M, Hoenig D, Fabrizio M, Hedican S, Averch TD (2001) Complications of laparoscopic procedures after concentrated training in urological laparoscopy. J Urol 166:2109–2111

KOMMENTAR P. FORNARA

Die von Herrn Kollegen Fahlenkamp beschriebene Blasenverletzung im Rahmen einer laparoskopischen pelvinen Lymphadenektomie ist als sehr seltene Komplikation einzustufen.

Bei synoptischer Durchsicht der hierzu in der Literatur verfügbaren Datenlage finden sich diesbezüglich lediglich vereinzelte Kasuistiken. Die größte hierzu veröffentlichte Übersicht wurde von F.D. Loffer 1977 publiziert [4]. Der Autor untersuchte über 50 000 gynäkologische Patientinnen, die sich einem laparoskopischen Eingriff im kleinen Becken unterziehen mussten. In diesem sehr großen Kollektiv kamen lediglich zwei Blasenverletzungen vor. R.H. Fitzgibbons veröffentlichte 1995 [3] eine multizentrische Studie an 686 Patienten, die eine laparoskopische Hernioplastik erfahren hatten; hier fand sich in einem Fall eine Blasenverletzung. Weitere Einzelfälle wurden von R.O. Parra 1994, J.G. Tucker 1995 sowie von Fahlenkamp selbst 1996 als Fallbeschreibungen veröffentlicht [2, 5, 6].

Unklar ist ob Blasenverletzungen als Folge der laparoskopischen Präparationstechnik oder eher im Rahmen der Einführung der Trokare zustande kommen.

Bei der von Herrn Fahlenkamp beschriebenen Komplikation wurde noch intraoperativ der Verdacht auf eine Blasenverletzung abgeklärt und folgerichtig nach Konversion mittels Übernähung versorgt. Übereinstimmend wird von allen Autoren im Fall eines Verdachtes auf eine Blasenperforation eine weitere Abklärung, z.B. durch eine intraoperative Instillation von Indigokarmin oder Methylenblau empfohlen. Einig sind sich die verschiedenen Autoren auch über die Notwendigkeit einer Konversion mit offener Übernähung der Blasenverletzung. Lediglich im Einzelfall sind konservative oder aber minimalinvasive Maßnahmen sinnvoll. Doehn und Coautoren berichteten 1998 [1] über einen Patienten, bei dem es im Rahmen einer bilateralen laparoskopischen Hernioplastik zu einer akzidentellen Perforation der Blase gekommen war. Bei diesem Patienten kam es postoperativ zur Ausbildung einer Anurie mit deutlichem Kreatininanstieg, vor dem Hintergrund einer intraabdominellen Urinextravasation mit konsekutiver Resorption. In diesem Falle gelang es, durch transurethral eingelegte Mono-J-Katheter und Einlage eines transurethralen Blasenverweilkatheter die Problematik zu beheben und gezielt eine offene Revision zu vermeiden. Dieser Weg wurde elektiv gewählt, da bei dem Patienten eine bilaterale Herniorrhaphie unter Verwendung eines Netzes durchgeführt worden war und bei einer offenen Revision eine Infektion des alloplastischen Materials möglich gewesen wäre.

Zusammenfassend bleibt festzuhalten, wie von Herrn Fahlenkamp auch vorgeschlagen, dass der geringste Verdacht auf eine akzidentelle Blasenverletzung bei einem laparoskopischen Eingriff obligat weiter abzuklären ist und eventuell umgehend behandelt werden muss. Eine Blasenverletzung bei einem laparoskopischen Eingriff ist als sehr seltene und nicht typische Komplikation einzustufen, dies gilt sowohl für das eigene Fach als auch für laparoskopische Eingriffe im kleinen Becken in der Gynäkologie und Visceralchirurgie.

Literatur

1. Doehn C, Fornara P, Miglietti G, Jocham D (1998) Uraemia after laparoscopic bilateral hernia repair. Nephr Dial Transpl, pp 1265–1267
2. Fahlenkamp D, Loening SA, Türk J, Lindeke A, Müller W, Deger S (1996) Komplikationen laparoskopischer Eingriffe in der Urologie. Urologe (A) 35:238–245
3. Fitzgibbons RH Jr, Camps J, Cornet DA et al (1995) Laparoscopic inguinal herniorrhaphy. Ann Surg 221:3–13
4. Loffer FD, Pent D (1977) Statistics. In: Philips JM (ed) Laparoscopy. Williams & Wilkins, Baltimore, pp 243–246
5. Parra RO, Hagood PG, Boullier JA, Cummings JM, Mehan DJ (1994) Complications of laparoscopic urological surgery: experience at St Louis University. J Urol 151:681–684
6. Tucker JG, Wilson RA, Ramshaw BJ, Mason EM, Duncan TD, Lucas GW (1995) Laparoscopic herniorrhaphy: technical concerns in prevention of complications and early recurrence. Am Surg 61:36–39

4 | Harnröhre

Kompliziertes Harnröhrendivertikel

H. Keller

Einleitung

Angeborene Divertikel der penilen Harnröhre sind charakterisiert durch einen Defekt des corpus spongiosum und eine konsekutive sackartige Ausstülpung des betreffenden Harnröhrensegmentes.

Die Öffnung der Urethra ist meist schmal, bei Miktion komprimiert das sich füllende Divertikel die Harnröhre und führt zu Obstruktion und Nachträufeln [2]. Üblicherweise erfolgt die Diagnose und Therapie im Kindesalter, aber gelegentlich, wie in dem folgenden Fall, wird die Diagnose verschleppt und kompliziert die chirurgische Behandlung.

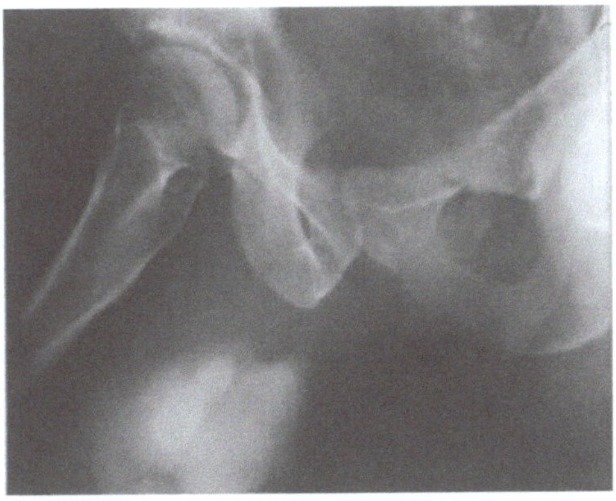

Abb. 1. Beckenübersichtsaufnahme mit ausgeprägter Weichteilverschattung sowie zwei kalkdichte Verschattungen in Projektion auf die Harnröhre

Kasuistik

Vorgestellt wird ein 30-jähriger geistig retardierter Mann mit akutem Harnverhalt, der angibt bis vor 10 Tagen eine normale Miktion gehabt zu haben.

Klinisch findet sich eine tumoröse Schwellung und Rötung des Penisschaftes und Skrotums mit einem Durchmesser von 8 cm, wobei sich die Hoden palpatorisch abgrenzen lassen. Im Bereich der penilen Harnröhre tastet sich ein ca. 6 cm großer derber Tumor. Der Meatus ist unauffällig und liegt nach Zirkumzision frei. Die Prostata tastet sich klein und unauffällig. Sonographisch findet sich eine volle Harnblase, ein unauffälliger oberer Harntrakt und eine massive Auftreibung der Hodenhüllen. Die Hoden und Nebenhoden sind unauffällig. Ein Abszess findet sich nicht.

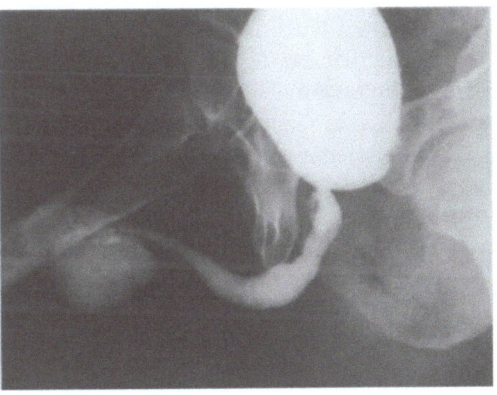

Abb. 2. Antegrades Urethrogramm: Harnröhrendivertikel mit zwei Konkrementen

■ **Laborchemisch.** Leukozyten 13,7/nl, CRP 127 mg/l, ansonsten Normwerte für Gerinnung, Butbild, Leberenzyme, Nierenretentionswerte.

Die Beckenübesichtsaufnahme zeigt eine Verschattung in Projektion auf Skrotalansatz und Penisschaft mit zwei 3×2 cm großen kalkdichten Strukturen in Projektion auf die Harnröhre (Abb. 1). Körpertemperatur 37,2 °C. Es erfolgt die Anlage eines suprapubischen Fistelkatheters.

Eine entnommene Urinkultur ist bei einer bereits auswärts begonnenen Antibiose unauffällig.

Ein Urethrogramm weist ein ca. 5–6 cm im Durchmesser großes Harnröhrendivertikel und zwei 3×2 cm große Steine im Divertikel nach (Abb. 2). Unter konservativer antibiotischer

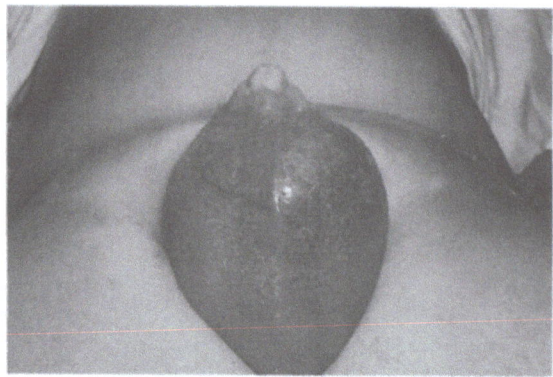

Abb. 3. Abszedierendes Harnröhrendivertikel

Therapie, lokaler Kühlung und Bettruhe kommt es dann zu einer zunehmenden Fluktuation, so dass nach 48 Stunden eine Abszessdrainage durchgeführt wird (Abb. 3). Es entleeren sich ca. 500 ml rahmiger Eiter, nach Divertikeleröffnung können die beiden bereits diagnostizierten Steine entfernt werden.

Die Harnröhre zeigt auf einer Strecke von ca. 6 cm einen Defekt des corpus spongiosum. Auf Grund der massiven Entzündung ist die Marsupialisation und das Einnähen der Divertikelränder in die Haut nicht möglich.

Nach offener Wundbehandlung und unkompliziertem Verlauf wird der Patient mit suprapubischer Harnableitung für insgesamt 6 Monate nach Hause entlassen.

Eine ambulante Kontrolle nach 3 Monaten zeigt eine komplett verschlossene Inzisionswunde, aber endoskopisch noch einen ungefähr 5 mm großen Divertikeleingang.

Nach 6 Monaten erfolgt die Divertikelteilresektion und Rekonstruktion der Harnröhre über einem Ch. 22 Katheter mit fortlaufender Naht 6,0 Monocryl und eine mehrschichtige Deckung mit gestieltem fascia dartos Lappen von der Penisdorsalseite.

Die Wundheilung erfolgt per primam. Ein antegrades Urethrogramm nach 3 Wochen zeigt noch ein ausgeprägtes Leck, so dass eine Ableitung für weitere 2 Wochen erfolgt. Bei radiologisch weiterbestehender Leckage findet sich urethroskopisch eine komplette Nahtdehiszenz bei völlig reizlosen Wundrändern.

Nach weiterer suprapubischer Ableitung erfolgt nach 3 Monaten erneut eine Divertikelresektion und fortlaufende Naht der Harnröhre wie bei der letzten Rekonstruktion, da aufgrund mangelnder Penisschafthaut eine Rekonstruktion mit gestielten Lappen nicht möglich ist.

Auch jetzt kommt es zu einer Wundheilung per primam und einer erneuten Dehiszenz der Harnröhrennaht.

6 Wochen nach diesem Eingriff wird eine Urethrocutaneostomie angelegt, wobei die Harnröhrenränder bis in den gesunden Anteil in die Schafthaut und Skotralhaut eingenäht werden.

Die Harnröhre liegt danach auf einer Strecke von ca. 6 cm komplett frei. Der Patient miktioniert jetzt via naturalis im Sitzen. Der Katheter wird entfernt. In 6 Monaten ist geplant, das Divertikel weitgehend komplett zu resezieren und die Harnröhrenrekonstruktion mit einem freien Mundschleimhauttransplantat in der Onlay-Technik durchzuführen. Der Penisschaft soll vorübergehend in das Skrotum eingebettet werden.

In einer weiteren Sitzung wird der Penis 3 Monate später aus dem Skrotalbett ausgelöst.

Problemanalyse

Als Ursachen für die fehlgeschlagene Rekonstruktion sind möglich: Die starken entzündlichen Veränderungen bei der Abszessdrainage haben ein Einnähen der Divertikelränder in die Haut unmöglich gemacht. Somit war die Gewebssituation der verbleibenden Harnröhre beim ersten Rekonstruktionsversuch nicht zu beurteilen.

Die Fehlanlage des corpus spongiosum und die damit verbundene eingeschränkte Vaskularisation dieses Harnröhrensegmentes, sowie die schwere Gewebsschädigung durch den chronisch abszedierenden Entzündungsprozess machen die Verwendung des divertikeltragenden Harnröhrenabschnittes ungeeignet zur Rekonstruktion.

Ein gestielter Penisschafthautlappen zum Einsatz des destruierten Harnröhrensegmentes war aufgrund der vorangegangenen Zirkumzision und der starken Vernarbung der Penisschafthaut nicht möglich.

Nach Scheitern des ersten Rekonstruktionsversuches, der auf die schlechte Gewebsdurchblutung der Harnröhre zurückzuführen war, ist ein weiterer gleichartiger Versuch nicht sinnvoll. Ein Harnröhrenersatz mit gesundem Gewebe (z.B. einem freien Mundschleimhauttransplantat) wäre vorzuziehen gewesen.

Schlussfolgerung

Das Gewebe eines angeborenen Harnröhrendivertikels der vorderen Harnröhre mit fehlangelegter Vaskularisation sowie einer chronisch-rezidivierenden abszedierenden Entzündung eignet sich nicht für einen plastisch rekonstruktiven Eingriff und muss durch gesundes Gewebe ersetzt werden. Die Deckung der rekonstruierten Harnröhre erfordert ein gut vaskularisiertes Gewebe, was z. B. durch die passagere Einbettung des Penisschaftes in das Skrotum möglich ist.

Literatur

1. Hinman F (1994) Pediatric Urologic Surgery. WB Saunders Company
2. Stephens FD, Smith ED, Hutson JM (1996) Congenital anomalies of the urinary and genital tracts. ISIS Medical Media, Oxford

KOMMENTAR S. Perovic und N. Djakovic

Das angeborene Harnröhrendivertikel der penilen Harnröhre ist sehr selten. Die Diagnose ist abhängig von seiner Größe. Kleinere können verkannt werden, während größere Divertikel eine Blickdiagnose sind. Wenn keine Komplikationen, wie der Abszess, eingetreten sind, besteht die Behandlung in seiner Eröffnung, Überschlagen seiner Wandungen und dem Versuch des Aufbaus einer Pseudospongiosa aus subkutanen Lappen (Dartoslappen) des Präputiums. Ein elastischer Verband, der mehrere Wochen belassen wird, kann hilfreich sein.

Ist aber bereits eine Komplikation eingetreten, so ist das uns zur Verfügung stehende Divertikelmaterial ungeeignet zur Rekonstruktion und man muss – wie es der Autor suggeriert – nach alternativen Methoden suchen.

Die Mundschleimhaut ist sicherlich eine gute Wahl. Die Rekonstruktion sollte in 2 Sitzungen erfolgen. In der ersten kann die Mundschleimhaut als Inlay auf die Schwellkörper ausgebreitet werden, um in der zweiten Sitzung tubularisiert zu werden. Die Einbettung in das Skrotum kann eine Möglichkeit sein für eine spätere Rekonstruktion der Penisschafthaut. Man muss aber bedenken, dass ein behaarter Penis ein ästhetisches Problem ist.

4.2 Urethradivertikel nach Hypospadiekorrektur

S. Perovic und N. Djakovic

Einleitung

Kongenitale Harnröhrendivertikel sind sowohl bei Kindern als auch bei Erwachsenen selten [2, 4, 8]. Zu den erworbenen Formen zählen auch Harnröhrendivertikel, die postoperativ entstehen und zu den bekannten Komplikationen nach dem Harnröhrenaufbau bei den Hypospadien gehören [1, 6, 7]. Das Harnröhrendivertikel manifestiert sich mit ventraler Aussackung der Neoharnröhre bei der Miktion (Abb. 1), abgeschwächtem Harnstrahl, und Palmurie. Harnwegsinfekte und Harnröhrensteine können sekundär auftreten [4, 8].

Die Langzeitergebnisse der Urethroplastik in der Hypospadiechirurgie, wie auch bei der offenen Harnröhrenchirurgie wegen Strikturen sind bekannt und leider häufig enttäuschend. Die Komplikationsrate ist abhängig von der initialen Ausprägung der Hypospadie, der Auswahl der dem präoperativen Befund angemessenen Operationsmethode, der Operationstechnik selbst und von der Erfahrung des Operateurs [1, 3, 6, 7].

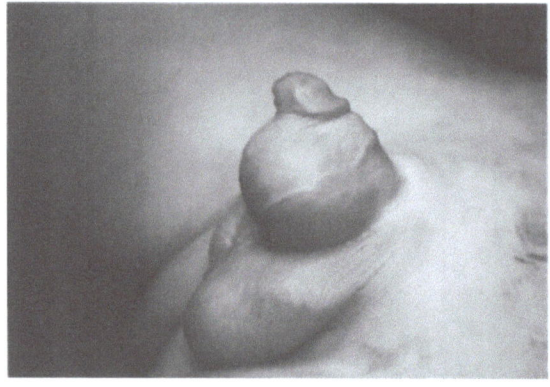

Abb. 1. 6 Monate nach tubularisierter Urethroplastik bei peniler Hypospadie. Großes erworbenes Harnröhrendivertikel, entstanden wenige Tage nach passagerer Obstruktion in der glandulären Harnröhre

Kasuistik

Zwischen Februar 1995 und Mai 2000 haben wir 267 Patienten wegen proximaler Hypospadie im Alter zwischen 6 Monaten und 18 Jahren (Mittelwert 2,4 Jahre) operiert. Bei 44% war wegen kurzer oder nicht vorhandener Urethralplatte eine tubularisierte Urethroplastik notwendig. Der Harnröhrenaufbau erfolgte bei den restlichen Patienten mit einer Onlay-Urethroplastik. Ein Harnröhrendivertikel entwickelten 24 Patienten (9%). 17 nach der tubularisierten Urethroplastik, aber auch 7 nach einer Onlay-Urethroplastik.

Bei dem vorliegenden Fall handelt es sich um einen 2 1/2-jährigen Jungen, der wegen proximaler peniler Hypospadie mit 90%-iger ventraler Peniskurvatur operiert worden war. Dabei musste die zu kurze Urethralplatte durchtrennt werden; es wurde eine tubularisierte Onlay-Urethroplastik durchgeführt. Die Neourethra wurde mit der „glans groove" Technik versenkt. Der operative und unmittelbar postoperative Verlauf gestaltete sich komplikationslos, mit primärer Wundheilung. Nach der Entfernung des passageren Harnröhrensplints wurde die Harnröhre bis 10 Ch kalibriert. Bei der Kontrolluntersuchung zwei Wochen später war die glandiale Harnröhre knapp für 8 Ch durchgängig. Die Eltern lehnten eine von uns empfohlene passagere Harnröhrenbougierung ab. Bei erneuter Kontrolle zwei Wochen darauf zeigte sich ein Harnröhrendivertikel im Bereich der Neourethra, die Harnröhre war aber wieder für 10 Ch durchgängig. Das Kind hatte zu diesem Zeitpunkt keine wesentliche klinische Symptomatik. 6 Monate später entschlossen wir uns zur Divertikulektomie. Bei der Operation konnten wir keine pathoanatomisch relevante Stenose nachweisen. Nach der Divertikulektomie folgte der Aufbau einer Pseudospongiosa.

Problemanalyse

Für das Auftreten eines Harnröhrendivertikels können mehrere Faktoren verantwortlich sein, die häufig auch gemeinsam zu dieser sackartigen Erweiterung der Neoharnröhre bzw. der rekonstruierten Harnröhre führen. Distale Stenosen mit proximaler Dilatation führen zum Beispiel zum Divertikel. Aber bei 19 operierten Patienten konnten wir zum Zeitpunkt der Divertikulektomie keine signifikante Stenose feststellen. In den meisten Fällen führt eine temporäre Erhöhung des Auslasswiderstandes in der penilen Harnröhre, überwiegend in der Eichel, zur konsekutiven Aussackung der Neourethra. Die Diagnose der temporär erhöhten Resistance kann durch die Harnröhrenkalibrierung gestellt werden und ist meistens nur wenige Wochen nach der Versenkung der Neoharnröhre in die Eichel nachweisbar. Wegen der fehlenden Unterstützung durch das Corpus spongiosum reicht aber diese passagere Obstruktion aus, binnen weniger Tage ein Divertikel zu verursachen.

Ein weiterer wichtiger Mechanismus, der die Entstehung eines Harnröhrendivertikels begünstigt, ist ein überproportional großer Lappen, der für die Neourethra verwendet wird.

Eine Divertikelbildung ist aufgrund der Operationstechnik eher bei der tubularisierten Urethroplastik zu erwarten. Aber auch bei Onlay flap-Urethroplastiken treten Divertikel auf. Die Gestaltung des Lappens ist ein kritischer Moment bei der Urethroplastik, zu eng gewählte Flaps führen zu Stenosen, sehr weite dilatieren durch den Harnstrahl wegen der fehlenden Unterstützung durch das Corpus spongiosum.

Die Abwesenheit des Corpus spongiosum scheint demnach in der Ätiologie des Divertikels ein wichtiger Faktor zu sein, der zum Nachgeben und zur Aussackung der Neourethra nach ventral führt. Nach dorsal erhält die Neourethra ihre Stabilität durch den Schwellkörper. Aus diesem Grund muss bei der Urethroplastik, vor allem bei der Hypospadiekorrektur, großer Wert auf den Aufbau einer unterstützenden Schicht, das Neospongiosum, gelegt werden [3, 5–7].

Gleiches gilt auch für die chirurgische Behandlung eines Divertikels. Nach der Divertikulektomie muss der Aufbau einer Neospongiosa folgen, will man ein Rezidiv verhindern [2].

Ein mögliches operatives Vorgehen zum Aufbau einer Neospongiosa zur mechanischen Unterstützung der Neoharnröhre bei der Divertikulektomie ist, dass nach der Mobilisierung der Penisschafthaut das Divertikel in der Mittellinie sagittal eröffnet (Abb. 2) wird. Die Divertikulektomie besteht aus der Deepithelialisierung der überschüssigen Wandanteile (Abb. 3). Auf diese Weise entstehen zwei vaskularisierte

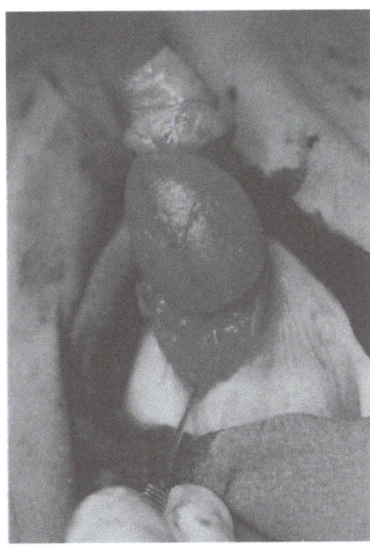

Abb. 2. Nach der Mobilisierung der Penisschafthaut und Einspritzung von Gel in die Harnröhre zeigt sich das Divertikel in voller Größe. Bei der Operation konnten wir keine anatomisch relevante Stenose mehr nachweisen

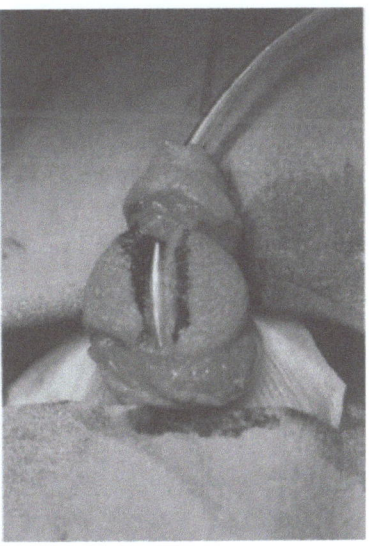

Abb. 3. Der Streifen zwischen den beiden Markierungen stellt die zukünftige Harnröhre dar. Zu beiden Seiten der Markierungen sind die überschüssigen Divertikelwände, die deepithealisiert werden

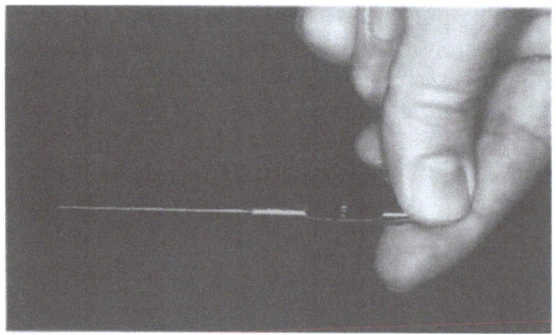

Abb. 4. Metallbougies die zur Harnröhrenkalibrierung und Bougierung verwendet werden können. Sie haben eine atraumatische Spitze, sind kurz und haben einen Kalibersprung der als Abgrenzung vom Handstück zum Dilatator dient, so dass nur die penile Harnröhre passiert werden kann

subkutane Gewebsflügel. Nach dem Harnröhrenverschluss können die beiden Flügel übereinander geschlagen werden und überdecken die Neourethra. Es entstehen dadurch 2 gut vaskularisierte Schichten, die ein Neospongiosum bilden und der Harnröhre mechanische Unterstützung geben.

Wie auch immer, Prävention ist besser als Behandlung der Komplikation.

Beim Harnröhrenaufbau ist es wichtig, dass die Neourethra einen guten Halt durch ihr eigenes Mesenterium und gut durchblutetes Subkutangewebe hat. Eine distale Harnröhrenenge, wenn auch nur passager, muss rechtzeitig erkannt und therapiert werden. Aus diesem Grund sollte postoperativ nach der Entfernung des Splints oder eines Katheters eine Harnröhrenkalibrierung erfolgen. Patienten mit einem Harnröhrenkaliber unter der altersentsprechenden Norm oder einem Kalibersprung im Lumen sollten einer temporären Harnröhrenbougierung bzw. weiteren Kalibrierungen unterzogen werden, um ein normales Harnröhrenkaliber während des Vernarbungsprozesses zu erreichen. Mit einfach gestalteten Bougies kann die Dilatation durchgeführt werden. Nach entsprechender Instruktion sind die meisten Patienten, bzw. die Eltern in der Lage, die Kalibrierung oder Bougierung durch das Einführen von Metallbougies (Abb. 4) so oft wie benötigt selbst durchzuführen. Trotz neuer Entwicklungen in der Harnröhrenchirurgie, gibt es weiterhin Indikationen zur postoperativen Dilatation der Neourethra als Stenosenprävention und Stenosenbehandlung.

Schlussfolgerung

Dem Corpus spongiosum kommt die Hauptrolle bei der Prävention einer Divertikelbildung zu. Aus diesem Grund ist seine Rekonstruktion bei jeglicher Harnröhrenchirurgie wie auch bei der Divertikulektomie essentiell.

Literatur

1. Barroso U Jr, Jednak R, Spencer BJ, Gonzalez R (2000) Further experience with the double onlay preputial flap for hypospadias repair. J Urol 164(3Pt2):998–1001
2. Bhatnagar V, Lal R, Mitra DK (1999) Primary reconstruction of a congenital anterior urethral diverticulum. Pediatr Surg Int 15(3–4):294–295
3. Elbakry A (1999) Complications of the preputial island flap-tube urethroplasty. BJU Int 84(1):89–94
4. El-Mekresh M (2000) Urethral pathology. Vurr Opin Urol 10(5):381–390
5. Perovic SV, Vukadinovic V (1994) Onlay island flap urethroplasty for severe hypospadias: A variant of the technique. J Urol 155:711–714
6. Perovic SV, Vukadinovic V, Djordjevic ML, Djakovic N (1998) The penile disassembly technique in hypospadias repair. Br J Urol 81(3):479–487
7. Perovic SV, Djordjevic M (1998) A new approach in hypospadias repair. World J Urol 16(3):195–199
8. Zia-ul-Miraj M (1999) Congenital anterior urethral diverticulum in children. Pediatr Surg Int 15(8): 567–569

KOMMENTAR M. Fisch

Ein Urethradivertikel ist eine typische Komplikation nach Harnröhrenrekonstruktion unter Verwendung eines tubularisierten Hautlappens. Es kann aber auch, wie von den Autoren beschrieben, nach Onlay-Urethroplastiken mit Haut auftreten. Einer der Hauptgründe für das Auftreten eines solchen Divertikels ist – wie von den Autoren angemerkt – das fehlende Corpus spongiosum. Nicht erwähnt und genauso entscheidend ist das Gewebe, das für die Harnröhrenrekonstruktion verwendet wurde. Ich kenne keine Publikation, die über die Entstehung eines Divertikels nach Verwendung von Mundschleimhaut berichtet. Mundschleimhaut ist ein festes Material, das auch im Langzeitverlauf bisher keine Tendenz zur Erweiterung zeigt. Bezüglich der Rekonstruktion des Corpus spongiosum wäre es wünschenswert, vergleichbares Material zur Verfügung zu haben. Dies ist bei den meisten Rekonstruktionen aber nicht der Fall und alle Alternativen (die epithelialisierte Haut, Subcutangewebe) sind in meinen Augen insuffizient.

Die Bougierung nach Harnröhrenrekonstruktion ist umstritten. Aus der Erwachsenenurologie wissen wir, dass Bougierungen ein Rezidiv einer Striktur nicht verhindern können. Im Gegenteil, jede Manipulation an der Harnröhre setzt neue Narben. Wer einmal versucht hat bei Kindern mehrfache Harnröhrenbougierungen durchzuführen, kann den Satz „nach entsprechender Instruktion sind die meisten Patienten bzw. Eltern in der Lage, die Kalibrierung oder Bougierung so oft wie benötigt, selbst durchzuführen" nicht ganz nachvollziehen. Vielleicht wäre es sinnvoller, den Meatus nicht mit allen Mitteln an die Spitze der Glans zu positionieren und die Glansbäckchen zu verschließen, sondern ihn glandulär hypospad zu belassen. Das Risiko einer Meatusstenose ist niedrig, nach der allgemeinen Erfahrung unter 2%. Bei keinem der Kinder, die an der urologischen Universitätsklinik in Mainz oder an der Abteilung für Urologie und Kinderurologie des AK Harburgs eine Harnröhrenrekonstruktion erhalten haben, war eine Harnröhrenbougierung notwendig.

2-zeitige Meshgraft-Plastik nach frustraner Mundschleimhaut-Rekonstruktion einer Neo-Urethra-Striktur

T. Pottek und M. Hartmann

Einleitung

Die vita von Männern mit angeborenen Hypospadien ist häufig geprägt durch zahlreiche stationäre Krankenhausaufenthalte aufgrund erforderlicher operativer Korrekturen von Engenbildungen und Fisteln nach stattgehabten chirurgischen Interventionen. Langstreckige Stenosen und ausgeprägte Fistelbildungen wird man in Kenntnis des aktuellen wissenschaftlichen Standards grundsätzlich zweizeitig operieren, da gut vaskularisierte Haut des Penisschaftes meistens nicht mehr zur Verfügung steht. Was soll man aber tun, wenn sich im Bereich einer „alten Anastomose" eine zwar kurzstreckige, aber urodynamisch wirksame Striktur zeigt? Man kann der Versuchung erliegen, hier einen relativ kleinen Eingriff unter Nutzung eines „buccal mucosa"-grafts zu wagen. Das Ergebnis eines solchen Versuches wird hier dargestellt.

Fallbeschreibung

Ein 35-jähriger Mann wird eingewiesen, weil er eine extreme Enge der Harnröhre, lokalisiert im peno-skrotalen Winkel, hat. Der Mann hatte ursprünglich eine angeborene penile Hypospadie, die inzwischen 14-mal operativ – in verschiedenen Krankenhäusern – behandelt wurde. Soweit es die verfügbaren Unterlagen rekonstruieren lassen, wurde eine Urethroplastie aus freiem tubularisiertem inneren Vorhautblatt vorgenommen, danach mehrere Sachse-Urethrotomien aufgrund von Anastomosenengen, später eine Bengt-Johannson-Operation aufgrund zunehmender Strikturierung der proximalen und bulbären Harnröhre und schließlich eine gestielte Penisschafthaut-Transposition für den peripheren Anteil. Anastomosenengen wurden auch danach noch mehrfach nach Sachse geschlitzt. Das äußere Erscheinungsbild des Penis ist in Kenntnis der Anamnese erstaunlich normal. Es gibt zwar einige Narbenzüge, es besteht aber nicht das Bild eines „Hypospadie-Krüppels". Die Beschwerdesymptomatik zentriert sich auf einen sehr schwachen Harnstrahl und ein Restharngefühl. Die Harnstrahlmessung erbringt ein Miktionsvolumen von 360 ml, das bei einem Maximalfluss von 3,2 ml/sec mit ca. 200 ml Restharn entleert wird. In der kombinierten Urethrografie zeigt sich eine extreme, sehr kurzstreckige Enge der penilen Urethra im penoskrotalen Winkel, wobei die proximale bulbäre und penile Urethra extrem dilatiert sind. Die periphere Urethra ist wieder weit, der Neomeatus liegt koronar.

Aufgrund der an sich gering erscheinenden Befundkonstellation erfolgt der Entschluss zu einem „kleinen" Eingriff. Die Enge wird durch eine senkrechte Inzision dargestellt und längs gespalten. Sowohl die periphere Neourethra aus ehemals gestielter Penisschafthaut wie auch der proximale Anteil aus der früheren Bengt-Johannson-Plastik erscheinen vital. Daher wird ein graft aus der Unterlippe gewonnen, das völlig fettfrei präpariert wird und um 30% überdimensioniert ist. Das graft wird als onlay mit Monocryl 5-0-Nähten spannungsfrei über einem 18-F-Katheter eingenäht, der anschließend durch einen 12-F-Silikonkatheter ausgetauscht wird. Aus der Peripherie des Skrotalansatzes lässt sich leicht zur Deckung subcutanes Gewebe einschwenken, über dem die Haut völlig spannungsfrei adaptiert werden kann. Eine suprapubische Ableitung wird angelegt.

Die Wundheilung verläuft primär, der Harnröhrenkatheter wird am 5. Tag entfernt. Die erste Dichtigkeitsprüfung wird mittels eines Miktionszystourethrogrammes am 15. Tag vorgenommen. Schon jetzt zeigt sich ein schmaler Fistelgang vom proximalen Ende des grafts zum penoskrotalen Winkel. Unter weiterer suprapubischer Ableitung verschließt sich dieser Gang nicht. Das proximale Ende des onlays wird da-

4.3 2-zeitige Meshgraft-Plastik nach frustraner Mundschleimhaut-Rekonstruktion einer Neo-Urethra-Striktur

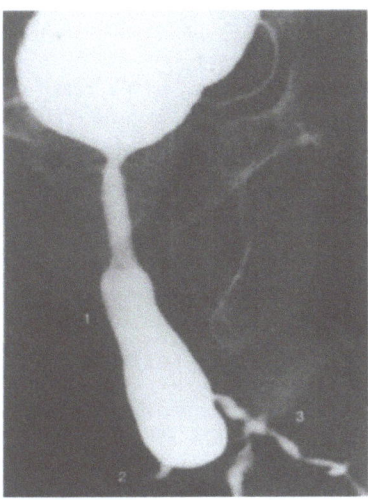

Abb. 1. Urethrogramm nach buccal-mucosa onlay. 1 = skrotale „Neo-Urethra"; 2 = Fistel nach buccal-mucosa onlay; 3 = distale „Neo-Urethra"

gegen immer enger, bis nach sechs Wochen das Miktionsbild dem präoperativen gleicht, allerdings kommt die Fistel verschlimmernd hinzu (Abb. 1).

Nach weiterer suprapubischer Ableitung wird daher 12 Wochen nach der buccal-mucosa-Plastie der Entschluss zu einem radikalen zweizeitigen Vorgehen analog der von Schreiter [11] beschriebenen „mesh-graft-Technik" gefasst.

Die Harnröhre wird vom Neomeatus bis zum „Neo"-Bulbus unter Teilung des Skrotums gespalten. Die periphere Neourethra ist papierdünn, die proximale teilweise behaart. Diese Anteile werden komplett reseziert. Es bleibt eine Deckung der Tunicae albugineae durch eine vitale Faszie stehen, wobei aufgrund der Voroperationen unklar bleibt, um welche ursprüngliche anatomische Struktur es sich handelt. Zwischen dem Neomeatus und dem belassenen haarfreien Anteil der Neourethra ergibt sich eine Strecke von ca. 8 cm. Dieses weite Bett wird mit einem 1:1,5 gemeshten, 0,4 mm dicken split-graft von der Oberschenkelinnenseite gedeckt. Die Wunde wird mit einer Perubalsam-getränkten Gaze tamponiert und mit definiertem Druck verbunden. Nach 5 Tagen erfolgt der erste Verbandwechsel, nach 10 Tagen werden Sitzbäder vorgenommen. Unter dieser Behandlung ergibt sich eine reizlose Deckung des großen Defektes (Abb. 2), die dann nach 16 Wochen zu einer Neourethra rekonstruiert wird.

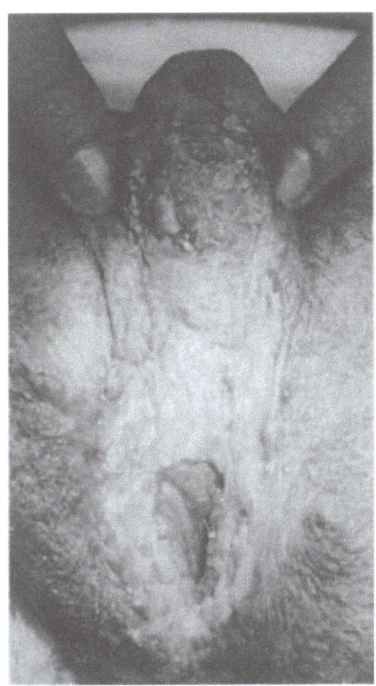

Abb. 2. Aspekt nach mesh-graft I

Problemanalyse

Die Krankheitsgeschichte von Patienten mit angeborenen Hypospadien lässt den Operateur, der zu einer Revision aufgefordert wird, leicht an ein wenig invasives Verfahren denken. Wenn man zudem positive Erfahrungen mit der Transposition von Mundschleimhaut bei Harnröhrenstrikturen gemacht hat, kann man sich verleiten lassen, diese auch auf Strikturen zwischen oder in Neourethrae zu nähen. Wenn auch der intraoperative Befund dieser Eingriffe zunächst befriedigend erscheint, liegt das Problem wahrscheinlich in der doch nur mäßigen Vaskularisierung der Anastomosen zu den zuvor konstruierten Neourethrae.

Im geschilderten Fall hat sich gezeigt, dass die transponierte Mundschleimhaut durch eine flächige Gewebedeckung zwar in ihrer peripheren Strecke vaskularisiert wurde. Die Anastomose zur proximalen Neourethra dagegen blieb avital, wodurch sich Fistel und neue Striktur bildeten. Erst die radikale zweizeitige Rekonstruktion führte zum Ziel.

Schlussfolgerung

Für den mit allen Techniken der Harnröhrenchirurgie vertrauten Operateur ergibt sich gelegentlich die „Qual der Wahl" [2], gerade bei multipel voroperierten Patienten mit angeborenen Hypospadien. Sofern genügend mobilisierbare Penisschafthaut zur Deckung einer kurzstreckigen Rezidiv-Enge vorhanden ist, erscheint ein gestielter Lappen als ideale Lösung. Bei den multipel Voroperierten ist aber gerade dieses Material meistens nicht mehr vorhanden, so dass ein freies „grafting" erforderlich erscheint. Die Mundschleimhaut hat sich in der Harnröhrenchirurgie mittlerweile als ein ideales Material erwiesen [3, 8, 9]. Zahlreiche Fälle wurden in ventraler oder dorsaler „onlay"-Technik komplikationsarm und mit langzeitigem Erfolg operiert [1, 4–6]. Bei allen Autoren finden sich Angaben über Fistelbildungen und Strikturen bei bis zu 20% der Fälle. Ein Fallstrick ist dabei, dass für die Neovaskularisierung einerseits ein vitales Bett bereitet werden muss, andererseits aber auch die Anastomosen zur vorbestehenden Harnröhre gut durchblutet sein müssen. Bei multipel voroperierten Hypospadie-Patienten mit Neo-Urethra liegt hier das entscheidende Problem. Die Anatomie der Durchblutung des Penis [7] ist häufig schwer verändert. Wie im vorgestellten Fall kann man eben nicht mit Sicherheit davon ausgehen, dass der präparierte freie Rand der früher konstruierten Neo-Urethra eine ausreichend vaskularisierte Anastomose mit dem Mundschleimhaut-graft eingeht. Daher bilden sich hier aufgrund von Fibrosierungen neue Engen oder es kommt aufgrund einer Nekrose zu einer frühen Fistelbildung [12].

Als Lösung des Problems bleibt das zweizeitige Vorgehen [10]: Ein bindegewebiges Bett wird mit einem mesh-graft gedeckt. Ist dieses nach einer ausreichenden Zeit vollständig epithelialisiert, wird das Neo-Epithel zu einer Neo-Urethra geformt. Mit diesem Verfahren lassen sich viele Probleme vermeiden, die aufgrund mangelhaften Gewebes in der Nähe des Defektes bestehen und die Vaskularisierung an der Grenze zwischen „alter" und „neuer" Neo-Urethra spielt keine wesentliche Rolle.

Aus der Erfahrung dieses Falles plädieren wir dafür, bei ähnlichen Situationen keinen Versuch der einzeitigen Rekonstruktion mit Mundschleimhaut vorzunehmen, sondern eine zweizeitige „mesh-graft"-Urethroplastie zu planen.

Literatur

1. Ahmed S, Gough DC (1997) Buccal mucosal graft for secondary hypospadias repair and urethral replacement. Br J Urol 80(2):328–330
2. Borer JG, Retik AB (1999) Current trends in hypospadias repair. Urol Clin North Am 26(1):15–37
3. Burger RA, Muller SC, el-Damanhoury H, Tschakaloff A, Riedmiller H, Hohenfellner R (1992) The buccal mucosal graft for urethral reconstruction: a preliminary report. J Urol 147(3):662–664
4. Caldamone AA, Edstrom LE, Koyle MA, Rabinowitz R, Hulbert WC (1998) Buccal mucosal grafts for urethral reconstruction. Urology 51 (5A Suppl):15–19
5. Duckett JW, Coplen D, Ewalt D, Baskin LS (1995) Buccal mucosal urethral replacement. J Urol 153(5):1660–1663
6. Fichtner J, Fisch M, Filipas D, Thuroff JW, Hohenfellner R (1998) Refinements in buccal mucosal grafts urethroplasty for hypospadias repair. World J Urol 16(3):192–194
7. Heitz M, Pottek T, Schreiter F (1998) Anatomie und Blutversorgung von Penis und Harnröhre. Urologe A 37(1):2–7
8. Payne CE, Sumfest JM, Deshon GE Jr, Deshon GE (1998) Buccal mucosal graft for hypospadias repairs. Tech Urol 4(4):173–176
9. Riccabona M (1999) Reconstruction or substitution of the pediatric urethra with buccal mucosa: indications, technical aspects, and results. Tech Urol 5(3):133–138
10. Schreiter F (1998) Die zweizeitige Urethraplastik. Urologe A 37(1):42–50
11. Schreiter F, Noll F (1989) Mesh graft urethroplasty using split thickness skin graft or foreskin. J Uro 142(5):1223–1226
12. Yerkes EB, Adams MC, Miller DA, Brock JW 3rd, Brock JW (1999) Coronal cuff: a problem site for buccal mucosal grafts. J Urol 162(4):1442–1444

KOMMENTAR H. KELLER

Harnröhrenrekonstruktionen nach multiplen frustranen Hypospadiekorrekturversuchen stellen eine große Herausforderung für den plastisch-rekonstruktiv tätigen Urologen dar. Wenngleich auch durch große Fortschritte in der Verwendung vaskularisierter Lappen und der Technik des Gewebetransfers vieles leichter wurde, befinden sich diese Patienten aufgrund stärkster Vernarbungen und Mangel an lokalem Gewebe häufig in einer ungünstigeren Situation als vor den Rekonstruktionsversuchen.

Typisch hierfür ist auch der hier vorgestellte Patient, bei dem zu Beginn wohl eine penile Hypospadie vorlag. Über ursprünglich assoziierte Missbildungen, wie Penisschaftdeviation, Glanskonfiguration etc. ist nichts dokumentiert. Nach einem frustranen Korrekturversuch folgte eine Odyssee von insgesamt 13 Eingriffen, multiplen Urethrotomien sowie offenen Rekonstruktionsversuchen der sekundär aufgetretenen Harnröhrenstrikturen, in der proximalen und distalen Harnröhre.

Aktuell fand sich nun eine radiologisch nachgewiesene hochgradige kurzstreckige Rezidivstriktur im Bereich des penoskrotalen Übergangs. Proximal und distal der Striktur war die Harnröhre dilatatiert. Der Meatus lag koronar, Penisschafthaut für eine Korrektur mittels vaskularisiertem Lappen stand nicht mehr zur Verfügung. Der endoskopische Befund der Harnröhre ist nicht bekannt.

Nach offener Strikturspaltung und Implantation eines freien kurzen Mundschleimhauttransplantates (MSHT) kommt es zu einer Restriktur mit Fistelbildung, so dass nach Abheilung die Harnröhre bis in den gesunden Anteil längs gespalten und mittels einem mesh-graft-Transplantat in zwei Sitzungen erfolgreich korrigiert wird.

Die Autoren kommen zu dem Schluss, dass primär ein zweizeitiges Vorgehen mit meshgraft der einzeitigen Rekonstruktion mit einem MSHT vorzuziehen wäre.

Dies impliziert, dass zum einen das verwendete Material und zum andern der einzeitige Korrekturversuch für das Scheitern verantwortlich sei.

Die eigentlichen Gründe für den Misserfolg werden aber im Rahmen des zweiten Korrekturversuches evident. Die distale Harnröhre er- scheint „papierdünn" und in der proximalen Harnröhre finden sich Haare. Somit wurde das Transplantat in die schlecht vaskularisierte fibrotische Urethra implantiert.

Wird aber das graft lediglich an die aktuelle Länge der Striktur angepasst, so ist dies die häufigste Ursache für einen Misserfolg. Entscheidend für eine erfolgreiche Rekonstruktion ist die Implantation des Transplantates bis in den gesunden Harnröhrenanteil [8].

Die radiologisch nachgewiesene Striktur zeigt dabei nie das wirkliche Ausmaß der Strikturerkrankung. Die Länge der zu rekonstruierenden Harnröhrenstrecke hätte endourologisch präoperativ (mittels Ch 7,5 URS-Gerät) oder intraoperativ bestimmt werden können [5].

Wenngleich die Gewebeeigenschaften eher für die Verwendung von Mundschleimhaut gegenüber Spalthaut in der mesh-graft-Technik sprechen [1, 3] sind sowohl mit der Verwendung von Spalthaut als auch von MSHT gute bis exzellente Ergebnisse mit Langzeiterfolgen bis über 90% zu erzielen [2, 6, 7].

Vorteil der Verwendung von MSHT ist der einzeitige Eingriff gegenüber einem häufig nicht nur zweizeitigen sondern mehrzeitigen bei der Verwendung von mesh-graft [2]. Wir beschränken daher den Einsatz von mesh-graft auf den äußerst seltenen Fall des kompletten Gewebeverlustes oder bei assoziierten Infekten, bei dem eine Graft-Deckung mit gesundem und gut vaskularisiertem Gewebe nicht möglich ist.

Wichtig an dem vorgestellten Fall ist aber vor allem, dass nach 14 vorangegangenen operativen Eingriffen nahezu nie ein sogenanntes „minor-problem" vorliegt, sondern vielmehr meist ein Harnröhrenneuaufbau erforderlich ist. Somit gilt, was bereits Horton und Devine 1973 formuliert haben, „once complications have occurred in hypospadias repairs, the surgeon has a tendency to attempt small operations, hoping to convert failure to success with a minimum of effort. This generally makes matters worse. In these cases, extensive resection of scarring, major shifts of tissues and meticulous reconstruction will usually be found necessary to transform a difficult problem into a therapeutic success" [4].

Literatur

1. Brock III JW, Nelson E (1999) Buccal mucosa reconstruction of urethra. In: Ehrlich RE, Alter GJ (eds) Reconstruction and plastic surgery of the external genitalia. WB Saunders, Philadelphia, pp 126–128
2. Carr LK, Macdiarmid SA, Webster GD (1997) Treatment of complex anterior urethral stricture with mesh graft urethroplasty. J Urol 157:104–108
3. Duckett JW, Coplen D, Ewalt D et al (1995) Buccal mucosal urethral replacement. J Urol 153:1660
4. Horton CE, Devine CJ Jr (1973) Hypospadias cripples. In: Horton CE (ed) Plastic and Reconstructive Surgery of the Genital Area. Little, Brown Co, Boston, p 392
5. Jordan GH, Devine PC (1982) Management of urethral stricture disease. Urol Clin North Am 15:277–289
6. Keller H, Linder M, Horsch R (2001) Ergebnisse nach Rekonstruktion langstreckiger Harnröhrenrekonstruktionen mittels Gewebetransfer. Urologe A, 40:64
7. Schreiter F, Noll F (1989) Mesh graft urethroplasty using split thickness skin graft or foreskin. J Urol 142:1223
8. Turner-Warwick R (1988) Urethral stricture surgery. In: Munday AR (ed) Current operative surgery urology. Baillière Tindal, London, pp 160–220

Harnröhrenkrüppel nach Mundschleimhaut-Tubus-Flap

J. SEIBOLD

Einleitung

Zur operativen Korrektur unterschiedlicher Hypospadieformen stehen heutzutage verschiedene standardisierte Operationsmethoden zur Verfügung. Wenn notwendig, bietet der Einsatz von Wangenschleimhaut als Harnröhrenersatz die Möglichkeit zur Rekonstruktion. Dabei sind jedoch einige Besonderheiten zu beachten, um postoperativ ein zufriedenstellendes kosmetisches und funktionelles Ergebnis zu erhalten.

Kasuistik

Bei einem jetzt 33-jährigen Patienten wird im Januar 1999 wegen einer distal penilen Hypospadie mit Penisschaftverkrümmung in einer ersten Sitzung die Chordektomie und Penisbegradigung durchgeführt. Es kommt dadurch zu einer Verlagerung des Meatus urethrae nach proximal. In einer zweiten Sitzung erfolgt die Rekonstruktion der distalen Harnröhre durch tubularisiertes Mundschleimhauttransplantat. Der Meatus wird dabei an seiner proximalen Stelle belassen. In einer dritten Operation erfolgt dann die Anastomosierung des Mundschleimhauttubus an den distalen Harnröhrenstumpf. Im weiteren Verlauf kommt es rezidivierend zu Harnröhrenstrikturen im Anastomosenbereich, so dass über mehrere Monate eine regelmäßige Bougierungsbehandlung erfolgt. Eine urethrokutane Fistel im distalen Harnröhrenbereich wird ohne Erfolg 2-mal zu verschließen versucht. Im September 2000 muss der Patient 3-mal am Tag mit einem Metallbougie Ch 14 eine HR-Dehnung durchführen, um spontan miktionieren zu können.

Im September 2000 stellt sich die Frage in Bezug auf das Procedere:

Soll eine Urethrotomie sowie ein erneuter lokaler Verschluss der urethrokutanen Fistel erfolgen oder soll ein kompletter erneuter Harnröhrenaufbau mit Wangenschleimhaut (Onlay-Technik) und skrotalem Tunica vaginalis-Flap durchgeführt werden?

Am 7. 11. 2000 erfolgt die komplette Harnröhrenrekonstruktion mit Wangenschleimhaut aus der anderen Wange. Intraoperativ zeigt sich eine fast komplette Striktur des distalen buccalen Harnröhrenanteils. Das Wangenschleimhauttransplantat aus der anderen Wangenseite wird diesmal als Onlay auf den belassenen dorsalen Urethralrest anastomosiert. Die Naht erfolgt zweischichtig. Als zusätzliche Gewebsschicht wird nach Präparation ein skrotaler Tunica vaginalis-Flap über die neugebildete Harnröhre gelegt. Ein ventraler Hautverschluss des Penisschaftes gelingt problemlos. Stationärer Aufenthalt des Patienten 7 Tage. Eine Harnröhrenschiene aus Silikon verbleibt für 5 Tage, ebenso ein Druckverband. Die Urinableitung erfolgt 15 Tage über Cystofix, dann wird das Cystofix bei restharnfreier Spontanmiktion entfernt. Die Wundheilung ist primär, es kommt zu keiner erneuten Fistelbildung. Eine HR-Kalibrierung 1/01 zeigt eine mit Ch 16 problemlos weite distale Harnröhre. Die Miktion erfolgt restharnfrei.

Problemanalyse

1. Bei einer distalen Hypospadie, auch wenn mit einer Penisschaftverkrümmung vergesellschaftet, sollte eine Hypospadiekorrektur in einer Sitzung erfolgen. Eine dreizeitige Operation beinhaltet durch Narbenbildung ein erhöhtes Fistelrisiko.
2. Eine Harnröhrenrekonstruktion mit Wangenschleimhaut bietet die gute Möglichkeit eines Schleimhautersatzes. Auf eine Tubularisierung sollte aus Schrumpfungsgründen wenn möglich verzichtet werden. Bei der Onlay-Technik ist diese Schrumpfungstendenz mit ca.

10–20% deutlich geringer. Zusätzlich bietet eine belassene dorsale Urethralplatte eine bessere Gefäßversorgung des freien Transplantates. Ein skrotaler Tunica vaginalis-Flap dient als Zwischenschicht ebenfalls der besseren Gefäßversorgung.

3. Eine geplante dorsale Urethrotomie (vergleichbar mit Snodgrass-Technik) des narbig geschrumpften distalen Harnröhrenanteiles erscheint nicht sinnvoll, da keine normale Urethralschleimhaut vorhanden ist.
4. Ein erneuter Fistelverschluss nach 2 vorangegangenen frustranen Versuchen ist erfolglos, da die distale Harnröhre zu eng ist und somit ein erhöhter Druck für eine erneute Fistelbildung verantwortlich ist.

Schlussfolgerung

Eine Hypospadiekorrektur soll heutzutage ein funktionell und kosmetisch überzeugendes Ergebnis bringen. Dazu stehen verschiedene operative Methoden zur Verfügung. Eine einzeitige Operation ist zu preferieren, zwei- oder mehrzeitige Verfahren bleiben extrem schwierigen Primärbefunden oder Hypospadiekrüppeln vorbehalten. Die Harnröhrenrekonstruktion mit Wangenschleimhaut bietet die Möglichkeit, eine Harnröhre neu zu bilden. Als freies Transplantat kommt es immer zu einer zu beachtenden Schrumpfung, die bei einer Tubularisierung im Vergleich zur Onlay-Technik deutlich ausgeprägter ist.

Literatur

Baskin LS, Duckett JW (1995) Buccal mucosa grafts in hypospadias surgery. Br J Urol 3:20–23

Fichtner J, Fisch M, Filipas D, Thüroff JW, Hohenfellner R (1998) Refinements in buccal mucosa graft urethroplasty for hypospadias repair. J Urol 16: 192–194

KOMMENTAR M. Fisch

Die vorliegende Kasuistik zeigt in eindrucksvoller Weise die möglichen Komplikationen bei Verwendung eines freien Mundschleimhauttransplantates in *Tubustechnik*. Dies steht in Analogie zu den Erfahrungen, die mit gestielten Vorhautlappen in der Vergangenheit gesammelt wurden. Die sehr enthusiastische Publikation von Duckett mit einer relativ niedrigen Komplikationsrate bei Verwendung eines tubularisierten Vorhautrohres konnte von anderen nicht nachvollzogen werden. Komplikationen wie Stenose der proximalen Anastomose, Divertikelbildung, Meatusstenose und Fistelbildung wurden in bis zu 50% der Fälle berichtet. Duckett selbst propagierte in den 90er Jahren dann die Onlay-Technik ohne nochmalige Publikation der Ergebnisse nach tubularisiertem Vorhautlappen.

Die Forderung nach der Verwendung von Mundschleimhaut ausschließlich in *Onlay-Technik* zur Reduktion postoperativer Komplikationen impliziert den Wechsel in ein zweizeitiges Verfahren, wenn die Harnröhrenrinne nicht erhalten werden kann. Für ein dreizeitiges Verfahren besteht heute nur eine seltene Indikation: Bei Hypospadiekrüppeln, bei denen nicht ausreichend Gewebe zur Deckung des freien Transplantates zur Verfügung steht, kann es notwendig werden, das Glied zur Deckung ins Scrotum einzugraben (in Analogie zur alten Cecil-Technik). In einem 3. Schritt wird dann die Gliedausgrabung nach Einwachsen des Mundschleimhauttransplantates erforderlich. Alternativ kann, wie in der Kasuistik geschehen, die Mundschleimhaut mit einem scrotalen Subcutanlappen gedeckt werden.

Die zusätzliche Verwendung von *Tunica vaginalis* halte ich nur beim Fistelverschluss für sinnvoll, da von der Serosaoberfläche des Peritoneums eine schlechtere Vaskularisierung eines freien Transplantates zu erwarten ist, als von gut vaskularisierter Scarpa'scher Faszie.

Die in der Kasuistik angesprochene *Schrumpfung* des freien Mundschleimhauttransplantates ist auf eine fehlende Revaskularisierung mit Narbenbildung zurückzuführen. Im Gegensatz zu freien Hauttransplantaten, die eine deutliche Schrumpfungstendenz zeigen, konnte im Tierversuch nachgewiesen weden, dass die Mundschleimhaut im Gegensatz zur Haut nicht schrumpft.

Bougierungen oder mehrfache Schlitzungen der Harnröhre stellen ein erhebliches Trauma dar, führen zur Verlängerung der Striktur und zu einer Spongiofibrose. Einer frühzeitigen, offenen Intervention ist der Vorzug zu geben.

Ein *Fistelverschluss* ist nur dann sinnvoll, wenn die distal der Fistel gelegene Harnröhre ein ausreichendes Kaliber aufweist. Häufig sind Meatusstenosen oder Harnröhrenstrikturen in diesem Bereich die eigentliche Ursache für die Ausbildung der Fistel. Beim Fistelverschluss hat sich ein Tunica vaginalis Patch – entweder gestielt oder als freies Transplantat – als Zwischenschicht bewährt.

Pseudo-Harnröhrenklappe nach gekreuzt-trigonaler Cohen-Antirefluxplastik

P. Sauvage

Einleitung

Die Antirefluxplastik nach Cohen gehört neben den Techniken von Lich-Gregoir und Politano-Leadbetter zu den etablierten und komplikationsarmen Verfahren, die sich durch geringe Obstruktions- und Refluxpersistenzraten auszeichnen. Eine postoperative infravesikale Obstruktion wurde unseres Wissens bisher nicht beschrieben.

Kasuistik

Ein fünfjähriger Junge wurde wegen rechtsseitigem Reflux IV° bilateral nach Cohen operiert. Nach Katheterentfernung entwickelte das Kind einen Harnverhalt mit distendierter Blase und bilateral gestautem oberen Harntrakt (Abb. 1). Dieser persistierte auch nach mehrmaligen Katheterauslassversuchen. Sieben Wochen nach der Operation wurde der Junge in unserer Klinik vorgestellt. Radiologisch und zystoskopisch zeigte sich eine pseudoklappenartige Blasenhalsobstruktion durch den submukösen Tunnel der weit lateral reimplantierten Ureteren (Abb. 2). Intraoperativ bestätigte sich der Befund einer iatrogenen Klappenbildung (Abb. 3 a, b). Nach Beseitigung der Obstruktion durch Entfernung der submukösen Ureteranteile erfolgte die Reimplantation (Abb. 3 c). Der postoperative Verlauf mit restharnfreier Spontanmiktion am 10. postoperativen Tag war komplikationslos. Ein Urogramm 10 Jahre postoperativ zeigt unauffällige Verhältnisse. Das Isotopennephrogramm ergab eine identische Seitenverteilung zum präoperativen Befund (36 vs 64%).

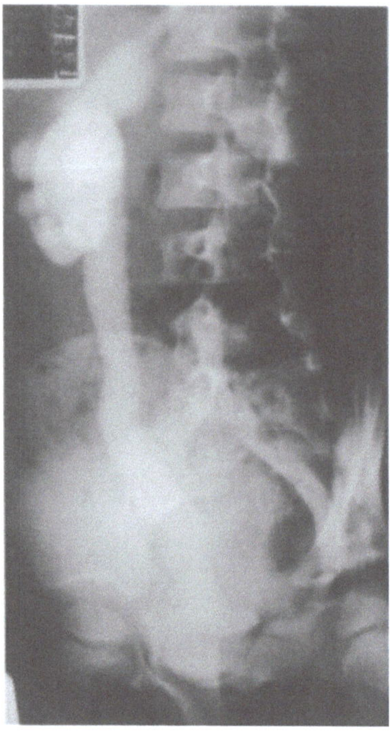

Abb. 1. Postoperatives AUG: Stauungsnieren beidseits

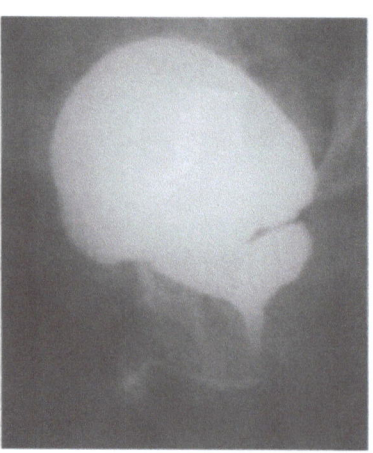

Abb. 2. Postoperatives MCU: Blasenerweiterung und die Cohen-Klappe

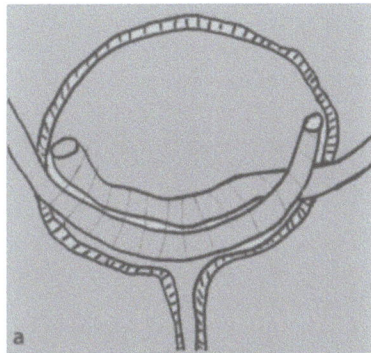
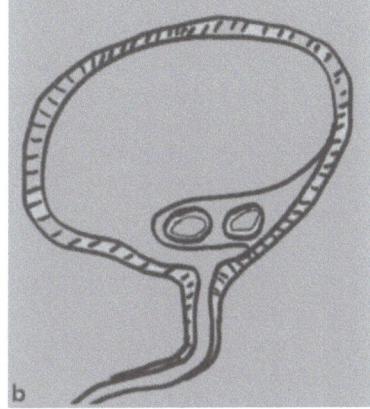

Abb. 3a,b. Intraoperativer Befund ap. und seitlich

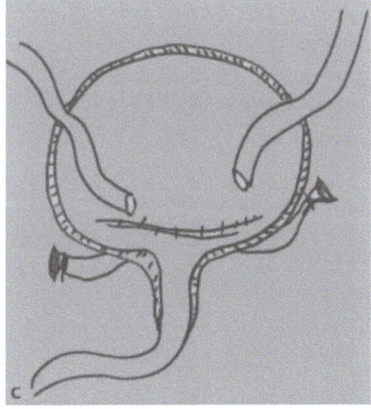

Abb. 3c. Verhältnisse nach Korrektur

Problemanalyse

Die Ursache der Klappenbildung war eine Antirefluxplastik mit viel zu langem submukösen Tunnel, zu lateraler Neoostiumbildung und daraus resultierender Überlagerung beider Ureteren. Nachdem das Kind bei Erstvorstellung bereits 2 Monate Krankenhausaufenthalt hinter sich hatte, entschieden wir uns gegen ein weiteres abwartendes Verhalten unter Einlage eines suprapubischen Katheters. Der intraoperative Befund bestätigte unsere Skepsis gegenüber einem konservativ erfolgreichen Verhalten. Die breite obstruktive Klappe sowie die weit lateral fest vernähten Ostien hätten sicherlich zu einer persistierenden Obstruktion geführt.

Schlussfolgerung

Alle etablierten Antirefluxplastiken setzen eine subtile Kenntnis und Erfahrung in der jeweiligen Operationstechnik voraus. Im vorliegenden Fall ergab sich aus dem Wunsch nach einem möglichst langen submukösen Tunnel und/oder der Unerfahrenheit des Operateurs eine schwerwiegende Komplikation mit der Notwendigkeit der Reoperation. Der submuköse Tunnel einer Antirefluxplastik sollte etwa dem 4–5fachen Harnleiterdurchmesser entsprechen. Ist er kürzer, erhöht sich das Risiko des persistierenden Refluxes, ist er länger, treten vermehrt mechanische Komplikationen wie Obstruktion auf. Dass diese auch subvesikal auftreten kann, zeigt dieser außergewöhnliche Fall.

KOMMENTAR D. Kröpfl

Die zuerst durch Cohen 1975 beschriebene gekreuzt-trigonale Harnleiterneueinpflanzung hat sich im Laufe der Zeit zur populärsten und möglicherweise am häufigsten angewandten operativen Methode zur Beseitigung des vesiko-ureteralen Refluxes bei Kindern entwickelt [1]. Dazu hat beigetragen die einfache operative Technik, niedrige Rate postoperativer Komplikationen und gute Langzeitergebnisse. So beschrieben Kennelly und Mitarbeiter anhand einer retrospektiven Studie bei 110 Kindern, die Cohen'schen Operationen unterzogen wurden, nach einer Beobachtungszeit von mehr als 3 Jahren das Sistieren des Refluxes bei 98,3% der Patienten. Als postoperative Komplikationen wurden bei 18% der Kinder nicht rezidivierende und bei 3% der Kinder rezidivierende Harnwegsinfekte beschrieben. Eine Obstruktion im Bereich der Einpflanzungsstelle wurde nicht beobachtet. Die Cohen'sche Technik fand insbesondere ihre Indikation bei Patienten mit neurogener Blase, bei denen aufgrund der Blasenfunktion und der Harnblasenwandbeschaffenheit die Implantation im Bereich des in der Regel veränderten Trigonums besondere Vorteile bietet. So konnten Kaplan und Firlit bei 33 Harnleiterneueinpflanzungen (20 Kinder) eine Erfolgsquote von 96% beobachten. Auch in dieser Gruppe der Patienten wurde eine Obstruktion nicht beobachtet [4]. Auf das nicht seltene Auftreten eines contralateralen Refluxes bei nur einseitiger Neueinpflanzung weisen Hoening et al. hin [2], die bei 21% der Patienten nach Cohen'scher einseitiger Neueinpflanzung einen contralateralen Reflux beobachtet haben. Die Autoren suggerieren aufgrund dieser Beobachtung, dass bei Patienten, bei denen primär ein bilateraler Reflux diagnostiziert wurde, im Falle einer operativen Korrektur beide Einheiten immer neu eingepflanzt werden sollen.

Postoperative Blasenentleerungsstörungen, die die bilaterale Antirefluxplastik nach Lich-Grégoir häufig begleiten [3], wurden in der mir zugänglichen Literatur bei Cohen'scher Neueinpflanzung nicht beobachtet.

Die Autoren beschreiben eine sehr ungewöhnliche Komplikation, für die in der Literatur kein Pendant gefunden werden konnte. So entwickelte der kleine Junge nach einer beidseitigen Harnleiterneueinpflanzung eine durch eine Klappenbildung im Bereich des Blasenhalses bedingte, über mehrere Wochen persistierende Blasenentleerungsstörung. Diese hier aufgrund eines solchen Mechanismus aufgetretene komplette Obstruktion im Bereich des Blasenhalses wird sicherlich eine extreme Rarität bleiben und ist nach Meinung des Kommentators entweder durch einen allzu weiten Harnleiter oder tatsächlich, wie der Autor des Beitrages berichtet, aufgrund der Unerfahrenheit des ersten Operateurs verursacht, der den submukösen Tunnel praktisch im Bereich des Trigonums am Rande des Blasenhalses durchführte.

Das zuerst zögerliche Abwarten der erstbehandelnden Ärzte ist verständlich, da diese vermutlich eher an eine neurogen-bedingte Blasenentleerungsstörung wie beim Lich-Grégoir gedacht haben und weniger an eine in der Literatur nicht erwähnte Möglichkeit der Obstruktion durch diese operative Technik. Die Entscheidung, nach 7 Wochen eine Re-Operation durchzuführen und das Kind aus dem Krankenhaus-Ambiente herauszuholen ohne den Versuch einer noch längeren suprapubischen Ableitung, ist nach Meinung des Kommentators richtig, so solche Verläufe für das Kind und für die Familie extrem belastend sind. Der Kommentator persönlich sieht die Indikation zur Cohen'schen Antirefluxplastik nur bei Kindern und Erwachsenen mit einer neurogenen Blase, da die quer durch das Trigonum durchgezogenen Harnleiter eine spätere endoskopische ureterale Manipulation fast unmöglich machen. Unabhängig von der Weiterentwicklung der flexiblen Endoskope ist dies ein Problem und wird ein Problem bleiben. Die exzellenten Ergebnisse der Lich-Grégoir-Operation machen diese für den Kommentator des Textes zum Verfahren der Wahl bei allen Patienten, bei denen eine Harnleiter-Modellage oder eine Eröffnung der Harnblase nicht zwingend notwendig sind.

Literatur

1. Cohen SH (1975) Ureterozystoneostomie. Eine neue Antirefluxtechnik (A new technique for reflux prevention). Aktuel Urol 6:1
2. Hoenig DM, Diamond DA, Rabinowitz R, Caldamone AA (1996) Contralateral reflux after unilateral ureteral reimplantation. J Urol 156(1):196–197

3. Houle AM, McLorie GA, Heritz DM et al (1992) Extravesical nondismembered ureteroplasty with detrusorraphy: A renewed technique to correct vesicoureteral reflux in children. J Urol 148: 704–707
4. Kaplan WA, Firlit CF (1983) Management of reflux in the myelodysplastic child. J Urol 129: 1195–1197
5. Kennelly MJ, Bloom DA, Ritchey ML, Panzl AC (1995) Outcome analysis of bilateral Cohen cross-trigonal ureteroneocystostomy. Urology 46:3993–3995

Harnröhrenklappenresektion mit Rektumperforation

A. Pycha

Einleitung

„Katastrophe" findet sich bei einer computergestützten Literatursuche nicht als Schlagwort. Auch ähnlich gelegene Fallbeschreibungen sind nicht bekannt. Insofern bietet der geschilderte Fall sicher Einblick in die Untiefen der Medizin und wie viel Leid durch inkompetentes ärztliches Handeln entstehen kann. Die Kenntnis um solche Katastrophen erzeugt Betroffenheit und das ist gut so.

Kasuistik

Am 2. 4. 1980 wird ein 2,7 kg schwerer Knabe entbunden. Anfängliche Gedeihstörungen führen zu weiteren Abklärungen, die zu folgenden Diagnosen führen: Phimose, erschwerte Miktion und beidseitige Hydronephrose bei Verdacht auf eine subvesicale Obstruktion.

Der beigezogene Kinderchirurg veranlasst die zytoskopische Abklärung. Am 5. 8. 1980 erfolgt die Aufdehung der Vorhaut mittels Klemme, die distale Urethra wird bis Hegar 5 aufgedehnt und daraufhin zystoskopisch inspiziert. Dabei zeigt sich eine unauffällige Harnröhre bis zum Colliculus. Daran schließt sich eine Colliculushypertrophie an und der Eingang in die Blase ist durch eine Blasenhalssklerose eingeengt. Die Blase selbst zeigt zwei orthotope Ostien und eine leichte Trabekulierung. Es erfolgt die Blasenhalsschlitzung und Schlitzung des Colliculus, abschließend wird ein Dauerkatheter 8 Charr. gelegt.

Da nach Entfernung des Katheters die Hydronephrose fortbesteht erfolgt am 13. 8. 1980 die Reintervention. Dabei zeigt sich ein weit offener Blasenhals mit blanden Verhältnissen nach Schlitzung. Es wird aber zusätzlich ventral in der Fossa navicularis eine Klappe aufgefunden, die mit der Schlinge reseziert wird. Zudem wird die Phimose mittels Erweiterungsplastik behoben.

Nach Entfernung des Blasenkatheters persistiert die Hydronephrose. Im Miktionszystogramm zeigt sich ein beidseitiger höhergradiger Reflux und eine proximale Harnröhrenklappe. Die Diagnose einer Colliculushyperplasie wird zugunsten einer proximalen Harnröhrenklappe korrigiert.

Am 9. 10. 1980 wird die proximale Urethralklappe durch den Kinderchirurgen reseziert, wobei in das Rektum perforiert wird. Aus diesem Grunde wird der Patient laparotomiert, eine Kolostomie und Zystostomie angelegt. Am 22. 10. 1980 macht ein Dünndarmileus eine Relaparotomie notwendig. Davon erholt sich der Patient in den nächsten Wochen gut, aber die urethrorektale Fistel bleibt bestehen, zumal die proximale Harnröhre nicht trocken gelegt werden kann. Zu diesem Zwecke wird am 13. 11. 1980 eine bilaterale Ureterocutaneostomie angelegt.

Im darauffolgenden Jahr schließt sich die Urethrorektalfistel. Es bildet sich aber eine Urethrastriktur von 3 cm Länge von der Pars diaphragmatica bis zur Pars pendulans urethrae. Ab 19. 4. 1982 wird die Harnröhrenstriktur wöchentlich in Narkose bougiert und mit Kortisonkremen behandelt. Dies wird bis zum 12. 5. 1982 fortgeführt, anschließend ein Dauerkatheter Charr. 8 belassen.

Am 28. 9. 1982 erfolgt der beidseitige Ureterocutaneostomieverschluss. Die rechte Ureteranastomose leckt weswegen der Kolostomieverschluss erst am 24. 1. 1983 erfolgt.

3. 2. 1983 Entfernung eines Blasensteines, der sich um ein Katheterfragment als Nidationsherd gebildet hatte.

Wegen einer akuten Schmerzsymptomatik in der linken Leistenregion wird am 14. 10. 1983 operativ eine linksseitige Inguinalhernie korrigiert, wobei eine Orchidopexie und Hodenbiopsie links angeschlossen wird.

Am 6. 6. 1984 erfolgt wegen einer Hodenretention rechts eine Orchidolyse und Orchidopexie.

Die weiteren regelmäßigen Kontrollen ergeben ein Fortbestehen der Hydronephrosen und es wird die Diagnose eines sekundären refluxiven Megaureters beidseits Grad III–IV gestellt.

Am 24. 5. 1985 wird beidseits eine Antirefluxplastik nach Leadbetter-Politano durchgeführt. Am 10. postoperativen Tag werden die Uretersplits entfernt, wobei der linke abreißt und das verbliebene Fragment im distalen linken Ureter radiologisch geortet werden kann. Die endourologische Splintentfernung scheitert mehrfach.

Die radiologische Abklärung zeigt nun obstruktive Abflussverhältnisse im linken Ureter wobei dies mit dem verbliebenen Splintfragment erklärt wird. Rechts hingegen persistiert der Reflux.

Am 1. 5. 1987 wird links eine Ureterocutaneostomie nach Sober angelegt und in gleicher Sitzung das Splintfragment entfernt. Der postoperative Verlauf kompliziert sich durch einen Dünndarmileus weswegen der Patient relaparotomiert und eine Dünndarmschienung angelegt wird und gleichzeitig wird eine Ureterolyse links vorgenommen. Der weitere Verlauf ist komplikationslos.

Nachdem die Urethrastriktur fortbesteht wird die wöchentliche Harnröhrenbougierung in Narkose wieder aufgenommen. Zusätzlich wird eine Sectio alta gelegt um das Bougierungsverfahren zu erleichtern. Dabei wird bis Charrier 14 dilatiert. Zu diesem Zeitpunkt beträgt der Kreatininwert 0,8 mg%. Die urologische Situation wird jetzt aber durch rezidivierende Harnwegsinfektionen mit Enterokokken und Pseudomonas kompliziert.

Eine antegrade Ureterfüllung des distalen Anteiles zeigt eine Uretermündungsstenose links. Am 26. 6. 1989 wird der distale linke Ureteranteil nach Leadbetter-Politano neuerlich reimplantiert. In gleicher Sitzung wird ein Blasenstein entfernt.

Zu diesem Zeitpunkt ist der Patient 9 Jahre alt und noch immer nicht kontinent.

Wegen einer neuerlichen Ureterstriktur im linken intramuralen Abschnitt wird am 15. 6. 1994 neuerlich laparotomiert, eine Ureterolyse durchgeführt und die Implantationsstenose offen bis 16 Charr. bougiert und anschließend mit einem 14 Charr. Katheter geschient.

Am 27. 6. 1994 wird die Sober-Ureterocutaneostomie links verschlossen.

Auf weitere chirurgische Maßnahmen wird seither verzichtet. In der Folge wird der Splint links gezogen und danach zeigt sich wiederum ein Reflux Grad IV links.

Die Betreuung übernimmt nunmehr der Kindernephrologe bei steigenden Kreatininwerten, beidseitigem Reflux Grad IV Blasenrestharnbildung zwischen 100–150 ml und Harninkontinenz Grad III. Der Patient trägt immer noch Windeln. Zusätzlich treten in Zweimonatsintervallen Harnwegsinfekte auf.

Im Jahre 1998 wird das Kinderspital geschlossen und der Patient an unser Haus an die Nephrologische Abteilung überwiesen. Über diesen Umweg gelangt der Patient erstmals in urologische Betreuung.

Im März 1999 wird der Patient zur Begutachtung vorgestellt.

Bei einem Körpergewicht von 59 kg und 172 cm Körpergröße beträgt sein Kreatininwert 2,3 mg% bei einer Clearance von 41 ml/min. Im 24 Stundenharn sind 1,48 g Eiweiß nachweisbar. Seit zwei Jahren leidet er unter einer behandlungsbedürftigen arteriellen Hypertonie.

Es zeigt sich eine reduktive Nephropathie beidseits im Reflux Grad V beidseits, die beiden Ureter weisen einen Durchmesser von 2,3 cm auf und sind sonographisch bis zur Blase verfolgbar.

Die Zystoskopie zeigt eine annähernd starre Harnröhre im penilen Bereich, im bulbären und diaphragmalen Abschnitt befinden sich spinnwebenartige Strukturen, die bei der Zystoskopie sofort zerreißen. Hydrodynamisch ist kein Sphinkter zu identifizieren, ebenso wenig wie ein Collicel. Danach folgt eine Art Vorblase, die sich zeltartig gegen das Rektum erstreckt. Der Blasenhals ist weit offen, die Blasenschleimhaut trabekuliert und die Ureterostien beidseits weit klaffend und können mit dem Kompaktzystoskop 16 Charr. problemlos entriert werden.

Im Zystogramm zeigt sich ein Niederdruckreflux bds. Grad V der ab einem Blasenfüllungsvolumen von 60 ml auftritt.

In der urodynamischen Abklärung zeigt sich eine Low-Compliance Blase bei reduzierter Detrusoraktivität und eine Sphinkterinkompetenz mit Inkontinenz Grad II–III bei gleichzeitiger Restharnbildung.

Im Nierenultraschall zeigt sich beidseits eine mächtige Hydronephrose mit reduzierter Parenchymdicke auf 6 mm beidseits.

Subjektiv sehr störend sind die rezidivierenden Harnwegsinfekte, die in 2-Monatsintervallen auftreten. Zum Zeitpunkt der Vorstellung steht der Patient unter Augmentintherapie. Wegen der Inkontinenz trägt der Patient Windeln. Beruflich steht er vor dem Abschluss der mittleren

Reife. Sozial führt er, laut Mutter, ein zurückgezogenes Leben, nimmt am Dorfleben kaum teil und hatte bisher noch keine Partnerin.

Am 15. 12. 1999 wird eine Harnableitung mittels Kolonkonduit angelegt. Der postoperative Verlauf ist erstaunlicherweise völlig komplikationslos. Unter Ureterenkatheterdrainage sinkt der Kreatininwert bis 1,6 mg% ab, stabilisiert sich aber später um Werte zwischen 1,9–2,2 mg%.

Der Patient steht heute vor dem Abitur. Laut Mutter, sei er lebensfroher und kontaktfreudiger geworden. Er ist lokalen Vereinen beigetreten, praktiziert aktiv Fußball und bietet die gängigen Probleme adoleszenter Jugendlicher. Er habe auch das Stoma gut akzeptiert, technisch habe er damit nie Probleme gehabt. Längerfristig, bei Aufnahme einer Partnerschaft, möchte er sich das Konduit in einen katheterisierbaren Pouch umwandeln lassen.

Problemanalyse

Der entscheidende Fehler wurde bereits beim ersten operativen Eingriff gemacht. Nach dem Motto „Weniger ist oft mehr" hätte man zunächst nur eine suprapubische Fistel legen oder eine offene Zystostomie anlegen sollen, um danach 4–6 Monate zu warten.

Nach der initialen Entlastung durch Zystostomie richtet sich die weitere Therapie nach der Dilatation des oberen Harntraktes und dem Serumkreatinin. Der Patient hat anfangs nie eine konsequente Entlastung der Blase erhalten, da spätestens nach 3 Tagen der Katheter wieder entfernt wurde, worauf die Hydronephrose rezidivierte.

Die Harnröhre eines 4 Monate alten Knabens bis auf Hegar 5 zu dehnen erscheint kühn und kann wohl kaum ohne Trauma erfolgen. Vielleicht erklärt sich dadurch die zeitverzögert diagnostizierte distale Urethralklappe.

Die Diagnose einer Blasenhalssklerose bei einem Neugeborenen wäre publikationswürdig und ist bis heute nicht geschehen.

Am ehesten erscheint die Colliculushyperplasie mit einer Urethralklappe vereinbar zu sein, obschon die sich meist im ventralen Anteil der Urethra einem Diaphragma ähnlich manifestiert. Es ist kaum verständlich, dass bei der dritten Intervention, nachdem bereits zweimal mit einem Resektoskop manipuliert wurde, retrograd eine Klappe gefunden werden kann.

Ein radiologischer Diagnoseversuch mittels Miktionszystogramm wurde nie unternommen.

Die Resektion des Blasenhalses, des distalen Sphinkters, die Colliculusspaltung und die Perforation ins Rektum zeugen von großer technischer Fertigkeit.

Was danach kommt, ist eine einzige Abfolge eines Horrorkabinetts und ein unbeschreiblicher Leidensweg.

Die Therapie der Sekundärveränderungen beim Urethralklappensyndrom gestaltete sich sehr unkonventionell. 53% aller Patienten zeigen einen Reflux, der in bis zu 60% nach Beseitigung der Obstruktion und Normalisierung der intravesicalen Drücke spontan sistiert [1]. Wiederum fällt hier auf, dass vorschnell gehandelt wurde, ohne eine konsequente Entlastung vorzunehmen und das Ergebnis abzuwarten.

Nach der Rektumperforation hatte die Blase keine Chance mehr, eine normale Funktion aufzunehmen. Mit jedem Eingriff näherte sie sich einem Low-Compliance Reservoir, das zusätzlich eine Schädigung des Gangliums pelvicums erfahren hatte. Damit kombinierte sich eine Sphinkterläsion (Inkontinenz) mit einer myogenen Schädigung (Low-Compliance) mit einer neurogenen Blasenentleerungsstörung (Läsion des Ganglium pelvicum). Als Draufgabe gesellte sich eine Urethrastriktur und eine Refluxnephropathie dazu. Irgend wann ist der Point of no return überschnitten, wo keine Rehabilitation möglich ist.

Schlussfolgerung

Einmal mehr zeigt dieses Beispiel, dass Kinder mit urologischen Problemen in die Hand eines erfahrenen Kinderurologen gehören. Unkenntnis über die Primär- und Sekundärpathologie haben zu einer unheilvollen Kette von Interventionen geführt, an deren Endpunkt ein urologischer Invalide steht. Unabsehbar sind die psychosozialen Folgen dieses Wirkens. Bemerkenswert ist die Tatsache, dass der gleiche Kinderchirurg alle Eingriffe bis auf einen durchgeführt hat. Lediglich bei der Kolostomieanlage assistierte er. Ebenso bemerkenswert erscheint die Tatsache, dass die Eltern des Kindes trotz aller Misserfolge nie eine zweite Meinung einholten oder gar den Arzt wechselten. Nur so ist es erklärbar, dass über 16 Jahre eine solch eigenwillige, unkonventionelle und teilweise fahrlässige

Therapie durchgeführt werden konnte. Bemerkenswert auch, dass der behandelnde Arzt trotz aller Komplikationen gerichtlich nicht belangt werden konnte. Auch das gibt zu denken und fügt sich lückenlos in die Betroffenheit, die dieser Fall hervorruft, ein.

Literatur

1. Close CE, Carr CM, Burns MW, Mitchell ME (1997) Lower urinary tract changes after valve ablation in neonates and infants: Its early diversion warranted. J Urol 157:984–988

KOMMENTAR R. HOHENFELLNER

Die Literatur über die Therapie der Urethralklappe ist umfangreich und, wie in der Arbeit zitiert, belebte M. Mitchell [1] die Diskussion 1997 mit der Theorie der „healing bladder" aufs Neue. Dementsprechend erholt sich die Blase nach alleiniger Klappenresektion durch die intermittierende Füllung und Entleerung. Dieses Konzept wurde von vielen aufgegriffen, wobei Langzeitergebnisse wie so häufig fehlen. Diesen zuzuordnen sind *Urethrogramme*, um die Folgen der instrumentellen Einwirkung auf die Harnröhre von *Neugeborenen* beurteilen zu können, wie der Fallbericht zeigt.

Funktionelle Obstruktionen des inneren Blasenmundes als „Antwort" auf die distal davon gelegene Klappe wurden erst nach Entdeckung des Phenoxybenzamines durch Stockamp [4] pharmakologisch therapierbar und bis dahin fälschlich als „bladderneck obstruction" durch Schlitzung behandelt. Die moderne Therapie mit $\alpha 1$ Blockern muss über lange Zeit erfolgen und dürfte für die „healing bladder" die entscheidende Rolle überhaupt spielen.

1980 waren kleinstkalibrige, urethrale Instrumente nur begrenzt verfügbar und die Optiken mit den heutigen nicht vergleichbar. Dementsprechend unsicher war die Endoskopie hinsichtlich der Differentialdiagnose: „urethral folds" oder „urethral valves". Ausschlaggebend war das hier nicht durchgeführte Miktions-Zystourethrogramm. Es unterbleibt offenbar häufiger als angenommen, wie die Publikationen über „späte Klappen" [3] zeigen.

Die Operation von „Röntgenbildern", d. h. tapering von im Refluxzystogramm z. T. dünndarmdick auffüllbaren Ureteren war ein häufig geübter Eingriff, der nicht selten im „Bricker" endete. Das Risiko von Läsionen des Ganglion pelvicums bei wiederholten Antirefluxoperationen wurde verkannt, da zur Restharnbestimmung moderne Ultraschallgeräte fehlten [2].

Unabhängig von diesem historischen Rückblick sind die in den folgenden Jahren durchgeführten therapeutischen Maßnahmen, wie z. B. die wöchentliche Harnröhrenbougierung ein von kinderchirurgischer Seite auch heute noch keineswegs selten anzutreffendes Konzept, dem auch fehlgeschlagene Hypospanden zum Opfer fallen. Den letzten verbliebenen Fachärzten für die gesamte Heilkunde fällt es offenbar schwerer, sich in den Einzeldisziplinen weiter- und fortzubilden.

Das Schicksal von Kindern mit Urethralklappen und einem Kreatininwert über 0,5 mg% nach suprapubischer bzw. bei weiter bestehender Erhöhung/Entlastung über eine Pyelokutaneostomie entscheidet sich nach der Pubertät.

Sogenannte neurogene bladder dysfunctions sind häufig Folge der Polydipsie unter Polyurie. Der Colon Conduit ist auch als intermediäre Harnableitung eine gute Lösung, insbesondere dann, wenn nach zahllosen Fehlschlägen eine sozial verträgliche Lösung gesucht wird. Der Weg zur Nierentransplantation wird damit nicht verbaut und das Dickdarmsegment kann in kontinente Formen der Harnableitung inkorporiert werden. Eine refluxive, direkte Anastomose der wandverdickten Ureteren schützt vor dem Risiko der postoperativen Obstruktion.

Literatur

1. Close CE, Carr CM, Burns MW, Mitchell ME (1997) Lower urinary tract changes after valve ableation in neonates and infants: Its early diversion warranted. J Urol 157:984–988
2. Leissner J, Althoff EP, Wolff W, Feja C, Höckel M, Black P, Hohenfellner R (2001) The pelvic plexus and antireflux surgery: topographical findings and clinical consequences. J Urol 165:1652–1655
3. Parkkulainen KV (1986) Harnröhrenklappen. In: Hohenfellner R, Thüroff JW, Schulte-Wissermann H (Hsg) Kinderurologie in Klinik und Praxis. Thieme
4. Stockamp K (1975) Treatment with Phenoxybenzamine of upper urinary tract complications caused by intravesical obstruction. J Urol 113:128–131

5 | Prostata

Prävesikales Hämatom nach transrektaler Prostatabiopsie

P. Mayer und D. Bach

Einleitung

Die Prostatastanzbiopsie im Sinne einer Aspirationsbiopsie oder Stanzbiopsie transrektal oder perineal gilt als obligate Untersuchungsmethode zur Bestätigung eines Prostatakarzinom-Verdachts. Derzeit werden in Deutschland ca. 20000 Prostatabiopsien/Jahr durchgeführt. Als typische Komplikationen gelten Infektionen oder Blutungen, meist in Form einer Hämaturie oder Hämospermie, aber auch als transanale Blutung.

Im vorgestellten Fall wird über eine sehr seltene, massive Blutung in Form eines prävesikalen Hämatoms nach transrektaler Prostatastanzbiopsie berichtet.

Kasuistik

Ein 57-jähriger Patient wurde notfallmäßig mit akuten abdominellen Beschwerden eingewiesen. Vorangegangen war eine transrektale Prostatabiopsie bei einem niedergelassenen Urologen am Vormittag ca. 6 Stunden vor Aufnahme bei einer PSA-Erhöhung auf 13,78 ng/ml. Nach der Prostatabiopsie war es zu in der Intensität zunehmenden Unterbauchschmerzen gekommen. Die Miktion war zunächst unauffällig. Eine Makrohämaturie bestand nicht. Der Patient stellte sich etwa 4 Stunden nach der Biopsie erneut beim behandelnden niedergelassenen Urologen wegen unerträglicher Bauchschmerzen vor. Dieser wies den Patienten daraufhin mit „akutem Abdomen" stationär ein.

Bei der klinischen Untersuchung bestanden ausgeprägte diffuse Schmerzen im gesamten Unterbauch. Sonographisch fand sich eine große Raumforderung im kleinen Becken, die wie eine Blasentamponade imponierte. Laborchemisch fiel eine Leukozytose mit 19300/µl auf, CRP 0,6 mg/dl. Thrombozytenaggregationshemmer waren nicht eingenommen worden. Da der Patient nicht miktionieren konnte, bestand der dringende Verdacht auf eine Blasentamponade als seltene mögliche Komplikation einer Prostatabiopsie. Daraufhin erfolgte in Narkose die Urethrocystoskopie. Hierbei fand sich jedoch überraschenderweise eine völlig unauffällige Blase. Daraufhin wurde notfallmäßig ein CT-Abdomen veranlasst. Hier stellte sich ein großes prävesikales Hämatom dar, das sonographisch das Bild einer Blasentamponade imitiert hatte.

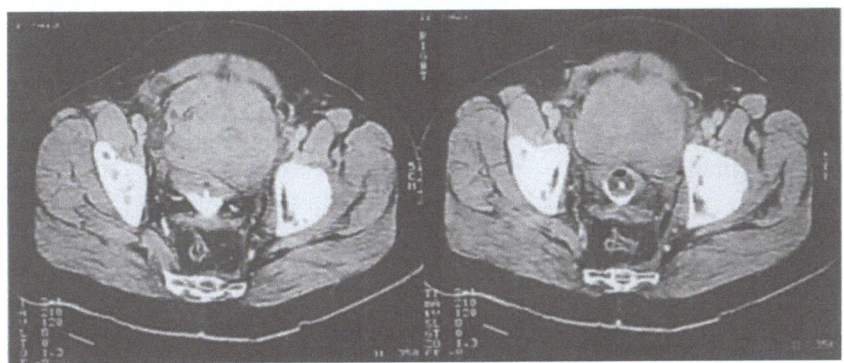

Abb. 1. Spiral-CT des kleinen Beckens. Links: Großes Hämatom prävesikal, Durchmesser ca. 15 cm. Die Blase ist dahinter kontrastmittelgefüllt komprimiert erkennbar. Rechts: Hinter dem großen Hämatom ist der Katheterballon in der komprimierten Blase erkennbar

Bei der sich anschließenden offenen Operation wurde ein 500 ml großes prävesikales Hämatom aus dem kleinen Becken evakuiert. Ursache war eine akute Blutung aus dem Bereich des Plexus santorini, die umstochen wurde. Der weitere Wundheilungsverlauf war komplikationslos. Ein Harnwegsinfekt trat nicht auf. Der Uroflow war bei einem Miktionsvolumen von 177 ml, einem max. Flow von 18,4 ml/s und einem mittleren Flow von 9,9 ml/s normal. Die Wunde heilte per primam. Die Hautklammern wurden zeitgerecht am 8. Tag entfernt. Die PSA-Kontrolle am 10. postoperativen Tag ergab ein Gesamt-PSA von 7,4 ng/ml, freies PSA 0,99 ng/ml, PSA ratio 0,126. Das angeforderte histologische Ergebnis des 3-teiligen Stanzzylinders ergab lediglich periprostatisches Weichteilgewebe ohne Anhalt für Malignität. Prostatisches Gewebe kam nicht zur Darstellung.

Problemanalyse

Die Prostatabiopsie gilt als Standardverfahren bei der Diagnostik eines Prostatakarzinoms. Die Komplikationshäufigkeit der perinealen Biopsie liegt zwischen 2,3 und 8,3% (bei 1–2 Punktionen) und zwischen 6,9–16% bei transrektalem Vorgehen. Mit der „biopty gun" (6 Biopsien transrektal) tritt in 58% eine Hämaturie auf, die – in der Regel harmlos – innerhalb von max. 12 Tagen abklingt und keiner weiteren Behandlung bedarf. Hämospermie ist in ca. 30% zu erwarten, eine rektale Blutung zwischen 2,8 und 37%. Ein Harnwegsinfekt tritt in 4–5% nach Prostatabiopsie auf, Fieber in 1–4%, eine lebensbedrohliche Sepsis in unter 1%. Harnverhalte sind selten (0,2–1%) [1–3].

Eine ernste Komplikation, wie im vorliegenden Fall ein großes prävesikales Hämatom, mit dem Bild eines akuten Abdomens dürfte eine Rarität darstellen. Da in der histologischen Untersuchung prostatisches Gewebe bei 3-maliger Biopsie nicht nachgewiesen werden konnte, wurde offensichtlich die Nadel retropubisch entlang der Prostatavorderfläche oder durch prostatisches Gewebe hindurch gestochen und hierbei periprostatisches Gewebe biopsiert. Mit diesem Manöver wurde dann eine Vene des Plexus santorini verletzt, die zur Hämatombildung im kleinen Becken führte. Obwohl die Untersuchung in der Hand eines geübten Urologen lag, der selbst keine Auffälligkeiten bei der Punktion zu berichten wusste, hatte sich diese seltene Komplikation nach Prostatabiopsie ergeben.

„Harnverhalt", Unterbauchschmerzen und das sonographische Bild ließen bei der notfallmäßigen stationären Aufnahme eine Blasentamponade erwarten. Erst die unauffällige Urethrocystoskopie mit anschließender Computertomographie des Abdomens führten zur richtigen Diagnose.

Schlussfolgerung

Ein großes Hämatom im kleinen Becken nach transrektaler Prostatastanzbiopsie ist eine Rarität. Bei ausgeprägten abdominellen Beschwerden, möglicherweise bei unauffälligen Miktionsverhältnissen, ist es differenzialdiagnostisch zu berücksichtigen. Ob sich diese Komplikationen bei ultraschallgesteuertem Vorgehen hätte vermeiden lassen, muss offen bleiben.

Literatur

1. Collins GM et al (1993) Multiple transrectal ultrasound-guided prostatic biopsies – true morbidity and patient acceptance. Brit J Urol 71:460–463
2. Enlund A-L, Varenhorst E (1997) Morbidity of ultrasound-guided transrectal core biopsy of the prostate without prophylactic antibiotic therapy. A prospective study in 415 cases. Brit J Urol 79:777–780
3. Rodriguez L, Terris M (1998) Risks and complications of transrectal ultrasound-guided prostate needle biopsy: a prospective study and review of the literature. J Urol 160:2115–2120

KOMMENTAR K.G. NABER

Die transrektale Mehrfachbiopsie (meist 6 oder mehr Biopsien) der Prostata mit schmalkalibiger Nadel gilt heute als Standardmethode bei der Diagnostik eines Prostatakarzinomes. Die Biopsie kann digital- oder ultraschallgesteuert erfolgen. Die Art und Häufigkeit der Komplikationen sind in beiden Berichten ausführlich geschildert. Die Bildung eines größeren Hämatoms oder Abszesses gehört zu den seltenen Komplikationen.

Da in beiden Fällen die Blutung wenige Stunden nach der Biopsie klinisch bemerkbar wurde, ist die Verletzung des Plexus Santorini, wie in einem Fall nachgewiesen und in dem anderen Fall vermutet, naheliegend. Die vorherige Einnahme von Thrombozytenaggregationshemmern – in einem Fall ja, in dem anderen Fall nein – spielen dabei sicher nicht die entscheidende Rolle. Da zunehmend gefordert wird, dass neben der Sextantenbiopsie auch gezielte Biopsien aus dem Apex und den Kapselregionen entnommen werden sollten, ist damit zu rechnen, dass solche Blutungskomplikationen zunehmen werden.

Schwieriger ist die Deutung, wie es nach der Prostatabiopsie zu der Abszessbildung im kleinen Becken mit Nachweis von β-hämolysierenden Streptokokken aus dem Wundabstrich (Hämatom?) und Koagulase-negativen Staphylokokken aus der Blutkultur gekommen ist. Da die transrektale Prostatabiopsie immer durch ein kontaminiertes Gebiet erfolgt, wird in allen Empfehlungen eine perioperative Prophylaxe empfohlen. Dabei gibt es allerdings keinen Konsens bezüglich der Dauer und der Antibiotikaauswahl. Übereinstimmung besteht jedoch darin, dass die Antibiotikagabe bereits vor dem Eingriff verabreicht werden sollte. In dem vorliegenden Fall wurde mit der Antibiotikatherapie erst begonnen, als der Patient Unterbauchbeschwerden und Fieber hatte.

Unter der 10-tägigen Therapie mit Ciprofloxacin waren die klinischen Infektionszeichen zwar rückläufig, traten aber wenige Tage nach Absetzen der Antibiotikatherapie wieder deutlich auf. Die weitere Diagnostik ergab einen Abszess im kleinen Becken, der chirurgisch drainiert wurde.

Am ehesten handelt es sich um ein infiziertes Hämatom. Bei 6 Biopsieproben wurde nur extraprostatisches Gewebe gefunden. Eine Verletzung des Plexus Santorini ist damit wahrscheinlich.

Mikrobiologisch ergeben sich folgende Fragen: Sind die unter 10-tägiger Antibiotikatherapie aus dem Abszess angezüchteten β-hämolysierenden Streptokokken tatsächlich auch die Infektionserreger? Welche Bedeutung kommt den Koagulase-negativen Staphylokokken aus der Blutkultur zu?

Koagulase-negative Staphylokokken sind häufige Kontaminanten bei der Blutkultur. Deshalb werden sie in der Regel nur dann als Erreger gewertet, wenn sie in mindestens zwei von unterschiedlichen Stellen entnommenen Blutproben nachgewiesen worden sind. Dies trifft im vorliegenden Fall nicht zu. Dazu kommt, dass sie auch im Wundabstrich nicht nachweisbar waren. Koagulase-negative Staphylokokken sind häufig Ciprofloxacin resistent. Aus diesem Grunde spricht alles dafür, dass die aus der Blutkultur angezüchteten Staphylokokken nicht die Infektionserreger waren.

β-hämolysierenden Streptokokken kommen als Standortflora im anogenitalen Bereich vor; sie sind aber keine „klassischen" Abszessbildner. Dies trifft eher auf Staphylokokken zu. Deshalb spricht auch dieser Befund für die Entstehung des Abszesses auf dem Boden eines infizierten Hämatoms, falls die Streptokokken als Infektionserreger angesehen werden. Es könnte aber auch sein, dass zu Beginn auch andere Erreger, z. B. E. coli, gegen die Ciprofloxacin sehr aktiv ist, an der Infektion beteiligt waren und die dann durch die 10-tägige Antibiotikatherapie eliminiert wurden.

Der klinische Verlauf spricht aber dafür, dass die Streptokokken zumindest auch als Infektionserreger in Frage kommen – unter der Voraussetzung, dass die anaeroben Wund- und Blutkulturen steril waren, was nach Rückfrage bestätigt wurde. Die antibakterielle Aktivität von Ciprofloxacin gegen Streptokokken ist nämlich nur schwach. Da bei einem infizierten Hämatom ohnedies eine Erregerelimination erschwert oder sogar unmöglich ist – abhängig von der Größe des Hämatoms –, spricht der klinische Verlauf und der Nachweis von Streptokokken im Abszess durchaus dafür. Der weitere Verlauf mit Bauchwandabszess vor Einleitung der späteren resistenzgerechten Therapie mit Piperacillin/Tazobactam passt zusätzlich in diese Argumentationskette.

Es bleibt die Frage, ob die Abszessbildung als Folge eines infizierten Hämatoms durch die allgemein empfohlene perioperative Antibiotika-Prophylaxe hätte verhindert werden können. In manchen Empfehlungen wird auch Ciprofloxacin zur Prophylaxe empfohlen, was durch Studien belegt ist [1]. Da Ciprofloxacin zwar gegen Escherichia coli und anderen Enterobakterien sehr aktiv, aber gegen Anaerobier, die naturgemäß in diesem Gebiet vorkommen, und auch gegen Streptokokken wenig aktiv bzw. unwirksam ist, gäbe dieser Fall Anlass, die Empfehlungen zu überdenken. Ein Aminopenicillin in Kombination mit einem β-Laktamaseinhibitor, z.B. Amoxicillin/Clavulansäure oder Ampicillin/Sulbactam, wäre sowohl gegen die häufigsten Enterobakterien als auch gegen Streptokokken, inkl. Enterokokken, und Anaerobier antibakteriell aktiv. Diese Alternative wird in der Leitlinie der Deutschen Gesellschaft für Urologie [2] ebenfalls angeboten, wenn auch die Studienlage dazu relativ dürftig ist.

Zusammenfassung

Eine Hämatombildung nach Prostatabiopsie ist selten und tritt wahrscheinlich durch eine Verletzung des Plexus Santorini auf. Falls das Hämatom infiziert ist, kann sich daraus ein Abszess bilden. Die allgemein empfohlene perioperative Antibiotika-Prophylaxe sollte auch durchgeführt werden. Aufgrund dieses Falles sollte bei der Auswahl der Antibiotika auch auf eine Antistreptokokkenwirksamkeit Wert gelegt werden.

Literatur

1. Kapoor DA et al (1998) Single-dose oral ciprofloxacin versus placebo for prophylaxis during transrectal prostate biopsy. Urology 52:552–558
2. Naber KG et al (2001) Leitlinie zur perioperativen Prophylaxe bei Eingriffen an den Harnwegen und im männlichen Genitalbereich. Urologe A 40:73–80

5.2

Hämatom/Abszess im kleinen Becken nach transrektaler Prostatapunktion

H. Daum und H. Oesterwitz

Einleitung

Die transrektale Prostatapunktion bzw. -biopsie erfolgt digital- oder ultraschallgestützt und ist die Methode der Wahl zur histologischen Abklärung eines karzinomsuspekten Befundes (PSA, DRE, TRUS). Die Einführung der Biopty-Stanzpistole mit schmalkalibrigen 18 G-Nadeln ermöglichte erstmals die Durchführung von randomisierten (meist 6) Prostatabiopsien schmerzfrei und komplikationsarm [2–4].

Wir berichten über 2 Fälle von schweren Komplikationen dieses überwiegend ambulant durchgeführten diagnostischen Eingriffs, die in dieser Intensität bisher in der Literatur nicht beschrieben worden sind – ein transfusionsbedürftiges Hämatom und einen operationspflichtigen Abszess im kleinen Becken.

Fall 1.
Bei einem 78-jährigen Patienten (Schrittmacher, Z. n. Myokardinfarkt, ASS-Dauermedikation 150 mg/d) wurde wegen eines suspekten Tastbefundes beim PSA-Wert von 11 µg/l die Sextantenbiopsie der Prostata durchgeführt. Die ASS-Medikation wurde nicht abgesetzt. Am Folgetag der Biopsie bemerkte der Patient eine dunkle Verfärbung der Haut des Unterbauches, die ihn bei weiterer Ausdehnung und zunehmenden Schmerzen rechts inguinal am 8. Tag zum Hausarzt führte. Bei der sofort erfolgten stationären Einweisung zeigte sich ein ausgedehntes subkutanes Hämatom im Bereich des rechten Unterbauches, des Perineums und des rechten Oberschenkels sowie suprapubisch und penil.

Die transrektale Sonografie ergab eine inhomogene Prostata von 20 cm³ Volumen und rechts kranial der Prostata sowie lateral der Harnblase ein 5,3×3,0×5,2 cm großes Hämatom als liquide Raumforderung (Abb. 1).

Die Computertomografie konnte dieses Hämatom ventrolateral der Harnblase bis inguinal mit Verdrängung der Harnblase in einer max.

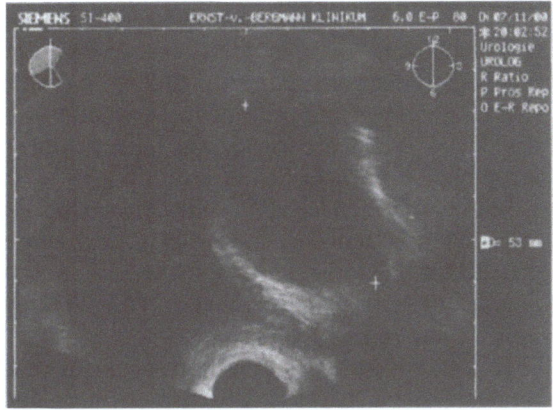

Abb. 1. Transrektale Sonografie, Hämatom rechts lateral der Harnblase

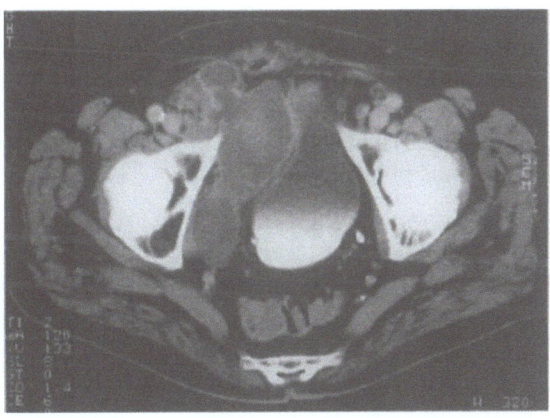

Abb. 2. CT kleines Becken, Hämatom verdrängt Harnblase

Ausdehnung von 7 cm sowie nach dorsal der Beckenwand anliegend von 4×3 cm Größe bestätigen (Abb. 2). Auffällige Laborwerte waren: Hb 4,7 mmol/l, Hk 0,25, Leuko 10,1 Gpt/l, CRP 57 mg/l.

Die eingeleitete konservative Therapie (Umstellung der ASS-Medikation auf s.c. Mono-Embolex-Applikation, Bettruhe, lokale Kühlung, Unacid-Gabe, Transfusion von 2 Ery-Konzentraten) führte zur subjektiven Beschwerdefreiheit und stabilen lokalen Befunden, so dass der Patient nach 10 Tagen in die ambulante Kontrolle entlassen werden konnte.

■ **Fall 2.** Bei diesem 65-jährigen Patienten wurde die Sextantenbiopsie der Prostata ebenfalls wegen eines suspekten Tastbefundes bei einem PSA-Wert von 6,4 µg/l durchgeführt. Der Pathologe fand allerdings in allen 6 Proben nur extraprostatisches Gewebe.

Wegen nach der Punktion aufgetretenen Unterbauchbeschwerden und Fieber bis 39°C erhielt der Patient ambulant für 10 Tage eine Antibiotikatherapie mit Ciprobay. Darunter war das Fieber zunächst rückläufig, die Schmerzsymptomatik blieb jedoch unverändert.

Zwei Wochen nach der Punktion suchte der Patient mit hohem Fieber von 40°C und Unterbauchschmerzen die Rettungsstelle auf. Auffällige Laborwerte waren ein CRP von 243 mg/l und Leukos von 19,1 Gpt/l.

In der Sonografie konnte ein ca. 4 cm messender Abszess mit Lufteinschlüssen links lateral der Symphyse dargestellt werden, transrektal zeigte die Prostata von 30 cm^3 Volumen keine liquiden Areale im Sinne einer Abszedierung und war palpatorisch nur wenig dolent.

Die Computertomografie (Abb. 3) ergab eine abszessähnliche Struktur mit Lufteinschlüssen links im kleinen Becken mit diffuser Infiltration des umgebenden Mesenteriums und Verdrängung der Harnblase nach kranial (infiziertes Hämatom? phlegmonös?).

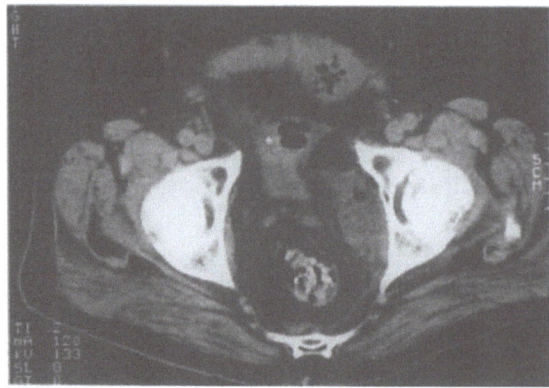

Abb. 3. CT kleines Becken, Abszess links mit Lufteinschlüssen und Verdrängung der Harnblase

Bei der operativen extraperitonealen Revision zeigte sich links im kleinen Becken ventral der Iliakalgefäße eine etwa 5 cm große Abszesshöhle, die nach Eiterevakuierung gespült und drainiert wurde. Im Wundabstrich wurden β-hämolysierende Streptokokken, in der Blutkultur koagulase-negative Staphylokokken nachgewiesen.

Nachdem am 6. Tag noch ein Bauchwandabszess inzidiert und drainiert werden musste, kam es unter resistenzgerechter Antibiotikatherapie (Tazobac 3×4,5 g/d) und lokaler Wundbehandlung zur langsamen Besserung des Allgemeinzustandes mit protrahierter Wundheilung, so dass am 25. postop. Tag die Entlassung in die Ambulanz erfolgen konnte.

■ **Problemanalyse**

Die Morbidität der Prostatastanzbiopsie umfasst ein bekanntes Spektrum [1, 2, 5]: temporäre Hämaturie 14–27%, Hämospermie 5%, rektale Blutung 0–2%, infektiöse Komplikationen (Harnwegsinfekt bis Sepsis) 0,6–0,7%. Die Antibiotikaprophylaxe erfolgt überwiegend mit Gyrasehemmern 30–60 min vor Punktion und 8–48 h nach Punktion. Gerinnungshemmende Medikamente (z. B. ASS) sollten zuvor mit einem Intervall von 7 Tagen abgesetzt werden.

Ein symptomatisches Hämatom dieser Ausdehnung wie im Fall 1 ist in der Literatur nicht beschrieben. Neben der Punktionstechnik leistete hier sicher auch die unveränderte ASS-Medikation einen blutungsfördernden Beitrag. Zwischenzeitlich haben wir einen weiteren Patienten mit dieser Komplikation stationär behandelt.

Die Rate septischer Komplikationen liegt in der Literatur unter 1% [3, 4]. Hammerer und Huland [2] beschrieben bei insgesamt 419 Biopsien 3 septische Komplikationen, die alle unter Prophylaxe mit Trimethoprim/Sulfamethoxazol auftraten. Bei Anwendung von Ofloxacin fehlte dagegen diese Komplikation.

Der ungewöhnliche septische Verlauf mit operativer Interventionsnotwendigkeit im Fall 2 macht neben einer effektiven Antibiotikaprophylaxe und adäquaten Punktionstechnik aber auch die Notwendigkeit einer wirksamen Behandlung und engmaschigen Kontrolle des Behandlungserfolgs bei infektiösen Komplikationen der Prostatastanzbiopsie deutlich.

Schlussfolgerung

Die Morbidität der Prostatastanzbiopsie kann minimiert und die von uns beschriebenen schweren Komplikationen können vermieden werden, wenn das ärztliche Handeln folgende Mindestanforderungen berücksichtigt:
- zeitgerechtes Absetzen gerinnungshemmender Medikamente
- ausreichende Erfahrungen mit einer adäquaten Punktionstechnik
- effektive Antibiotikaprophylaxe
- Nachkontrolle des Patienten am 1. oder 2. Tag und
- frühzeitige stationäre Behandlung septischer Komplikationen.

Die Risikoaufklärung des Patienten sollte die beschriebenen seltenen, aber schwerwiegenden Komplikationen einschließen.

Literatur

1. Bruins JL, Lycklama AB, Beekhuis-Brussee JAM (1989) The value of fine needle aspiration biopsy in comparison with core biopsy histology. World J Urol 7:2–26
2. Hammerer P, Huland H (1995) Stellenwert von rektaler Palpation, PSA und transrektaler Sonografie. In: Becker H, Peding WB (Hrsg) Fortschritte in Diagnostik und Therapie des Prostatakarzinoms. Springer, Berlin, S 5–25
3. Hodge KK, McNeal JE, Terris MK, Stamey TA (1989) Random systematic versus directed ultrasound guided transrectal core biopsy of the prostate. J Urol 142:71–75
4. Rifkin MD (1988) Ultrasound of the prostate. Raven, New York
5. Stenzl A, Dekernion JB, Layfield L (1991) Routine or ultrasound-guided biopsy for a benign prostatic lesion. In: Altwein JE, Faul P, Scheider W (Eds) Incidental carcinoma of the prostate. Springer, Berlin, S 32–40

KOMMENTAR K.G. Naber

Siehe Kommentar 5.1, Seite 189

Verletzung des Harnleiterostiums bei transurethraler Elektroresektion der Prostata

R. M. Kuntz

Einleitung

Auch wenn die Mortalität der TUR-P während der letzten 30 Jahre weitgehend eliminiert werden konnte, so liegt die Morbidität nahezu unverändert bei ca. 15–20% [3]. Die häufigsten Komplikationen sind transfusionspflichtige Blutungen [1]. Die intraoperative Verletzung des Harnleiterostiums, über die hier berichtet werden soll, ist extrem selten.

Kasuistik

Wegen ausgeprägter obstruktiver Symptomatik wurde bei einem 64-jährigen Mann die TUR-P durchgeführt. Der transrektale Ultraschall zeigte eine vergrößerte Prostata von ca. 70 g Gewicht mit weit endovesikal vorgewachsenem Mittellappen. Bei der endoskopischen Inspektion erschwerte dieser sehr prominente Mittellappen die Identifizierung der beiden Harnleiterostien, die beidseits sehr nah am Mittellappen mündeten, ganz erheblich. Zusätzlich ließ die deutliche Trabekulierung der Blasenwand auch die Ureterenleisten beidseits nur schwer erkennen. Die TUR-P begann mit der Resektion des Mittellappens. Dazu wurde unter Sicht die Schlinge ostiennah, jedoch eindeutig vom Ostium entfernt, im Sulcus zwischen Mittellappen und linkem Seitenlappen mit dem Prostatagewebe in Kontakt gebracht, das Prostatagewebe vom Blasenboden weg nach ventral angehoben und erst dann die Schlinge unter Strom gesetzt und unter Sicht in den Schaft gezogen (sog. „Schnitt mit kontrolliertem Einsatzpunkt") [2]. Dieser Schnitt wurde zunächst verlängert, danach verbreitert und bis auf das Niveau der chirurgischen Kapsel vertieft. In analoger Weise wurde auch ein Graben im Sulcus zwischen Mittellappen und rechtem Seitenlappen reseziert. Auch hier erfolgte das Ansetzen der Schlinge zwar sehr nah am Ostium, jedoch eindeutig vom Ostium entfernt und unter endoskopischer Kontrolle. Nach Abtragen des Mittellappens wurden der linke und der rechte Seitenlappen reseziert, insgesamt wurden 50 g Prostatagewebe entfernt. Da der Mittellappen nicht nur weit in die Blase hineinragte, sondern auch weit nach rektal vorgewachsen war, ergab sich am Ende der Resektion eine Prostataloge, die am Übergang zur Blase relativ steil von rektal nach ventral anstieg. Aus diesem Grunde gelang es am Ende der Operation trotz digitaler rektaler Führung des Katheters mit Anheben der Katheterspitze zunächst nicht, die Katheterspitze über diesen steilen Anstieg zum Blasenboden anzuheben und in die Blase vorzuschieben. In diesem dorsalen Prostatalogenbereich zeigte dann die erneute endoskopische Inspektion eine beginnende Unterfahrung des Blasenbodens, aus der es so stark blutete, dass hier eine Nachkoagulation erforderlich schien, mit folgender Nachresektion koagulationsbedingter Gewebenekrosen. Zu spät wurde die Lokalisation der Harnleiterostien überprüft: nicht vor, sondern nach erfolgreicher Blutstillung. Das rechte Harnleiterostium war nicht mehr zu erkennen und die intravenöse Gabe von Indigocarmin zeigte, dass der rechte Harnleiter im Bereich der sekundären Blutstillung mündete. Erstaunlicherweise gelang es problemlos, den Harnleiter mit einem DJ-Katheter zu sondieren und zu schienen. Nach Legen des DJ-Katheters wurde über das Endoskop ein Lunderqvist-Draht mit gebogenem flexiblen Ende in die Blase vorgeschoben und dann über diesen als Führungsdraht dienenden Lunderqvist-Draht ein 20 Charr.-Dauerspülkatheter mit gebogener Spitze eingeführt. Der Katheter konnte bis weit in die Blase vorgeschoben werden, der Lunderqvist-Draht wurde entfernt, der Ballon des Katheters mit 10 ml gefüllt und in die Prostataloge zurückgezogen und hier mit 70 ml gefüllt. Der postoperative Verlauf war unauffällig. Der DJ-Katheter wurde nach vier Wochen entfernt.

Auch nach zwei Jahren ließ sich weder ein Reflux noch eine Obstruktion des rechten oberen Harntraktes nachweisen.

Problemanalyse

1. Die akzidentelle Verletzung des Harnleiterostiums bei der TUR-P ist am ehesten möglich, wenn die Harnleiter nicht nur sehr nah an der Prostata (und somit an der Resektionsgrenze), sondern auch sehr weit medial münden und ein prominenter, weit in die Blase hineingewachsener Mittellappen bei der endoskopischen Inspektion des Blasenbodens die Harnleiterostien verdeckt. Dies ist umso mehr der Fall, je weiter medial die Harnleiter münden (Abb. 1 a, b) und je weniger mobil der Mittellappen ist. Die Identifizierung der Ostien wird noch zusätzlich erschwert, wenn bei massiver Trabekulierung der Blase die Ureterleisten kaum von einem Blasentrabekel unterschieden werden können und somit als „Leitstrukturen" für das Aufsuchen der Ostien entfallen.
2. Bei einem weit endovesikal vorgewachsenen Mittellappen ist es für die Suche nach den Harnleiterostien grundsätzlich erforderlich, die Blase ausreichend zu füllen. Dies gilt auch für den Beginn der Resektion des Mittellappens. Denn mit zunehmender Blasenfüllung expandiert die Blase, und der Abstand zwischen Harnleiterostien und Mittellappen wird vergrößert (Abb. 2 a, b).
3. Die meisten Resekteure beginnen die Mittellappenresektion im Sulkus zwischen Seiten- und Mittellappen, da in diesem Bereich wegen der geringen Gewebedicke die sogenannte Prostatakapsel schnell erreicht und dort die endgültige Blutstillung durchgeführt werden kann. Wegen der Nähe zu den Harnleiterostien sollte dabei das Prostatagewebe zunächst mit der Schlinge gefasst und ausreichend weit vom Blasenboden und den Harnleiterostien weg angehoben werden. Erst dann darf die Schlinge unter Strom gesetzt werden und der Schnitt erfolgen. Falls auch nach intravenöser Gabe eines blauen Farbstoffes die

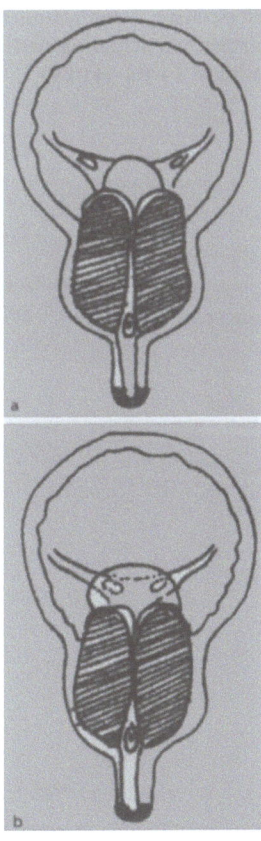

Abb. 1. Topographische Beziehung zwischen Prostata und Harnleiterostien. Frontalschnitt. **a** Endovesikaler Mittellappen mit schmaler Basis. Die Harnleiterostien münden lateral und sind einsehbar. **b** Endovesikaler Mittellappen mit breiter Basis. Die Harnleiter münden medial und sind vom Mittellappen verdeckt

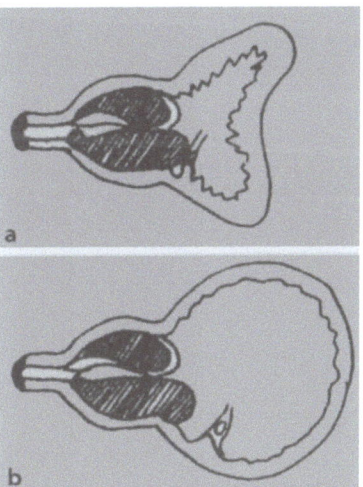

Abb. 2. Topographische Beziehung zwischen Prostata und Harnleiterostien. Sagitalschnitt. **a** Ausgeprägter endovesikaler Mittellappen. Bei leerer Blase verdeckt der Mittellappen die Harnleiterostien. Das Risiko der akzidentellen Ostiumverletzung ist hoch. **b** Bei voller Blase vergrößert sich der Abstand zwischen Mittellappen und Harnleiterostien. Das Risiko einer akzidentellen Ostiumverletzung ist reduziert

Identifizierung der Ostien nicht gelingt, sollte in Abweichung der oben beschriebenen Technik die Konvexität des Mittellappens von ventral nach dorsal abgetragen werden, bis die Harnleiterostien einsehbar werden.
4. Zu jedem Zeitpunkt der Resektion sollte der Operateur immer wieder die Lage der Harnleiterostien identifizieren, besonders wenn die Harnleiter nahe am Resektionsbereich münden.
5. Wir empfehlen grundsätzlich, bei einer über die Schleimhaut hinausgehenden Verletzung des Harnleiters je nach Tiefe der Verletzung den betreffenden Harnleiter für 2–4 Wochen mit einem DJ-Katheter zu schienen, um einer postoperativen, narbigen Stenosierung des Harnleiterostiums vorzubeugen. Allerdings ist es intraoperativ wegen unzureichender Sicht häufig schwierig, einen Harnleitersplint zu platzieren. Es empfiehlt sich dann, statt eines Resektoskopes mit Arbeitseinsatz ein weitlumiges Zystoskop zu benutzen, da es über eine größere Spülleistung verfügt und somit die Sichtverhältnisse verbessert.

Schlussfolgerung

Die Harnleiterverletzung bei der TUR-P ist grundsätzlich auf einen Fehler des Operateurs zurückzuführen. Sie kann nur vermieden werden, wenn sich der Operateur vor Beginn der Operation eindeutig über die Lokalisation der Harnleiterostien im klaren ist und diese während der Operation im Auge behält.

Literatur

1. Barba M, Leyh H, Hartung R (1998) Perioperative Morbidität der transurethralen Elektroresektion der Prostata (TUR-P). Urologe (A) (Suppl 1):20
2. Mauermayer W (1983) Transurethral Surgery. Springer, Berlin Heidelberg New York, S 160
3. Mebust WK, Holtgrewe ATK, Cockett PC, and the writing committee (1989) Transurethral prostatectomy: immediate and postoperative complications. A cooperation study of thirteen participating institutions evaluating 3885 patients. J Urol 141:243

KOMMENTAR zu 5.3 und 5.4   H. SCHULZE

Gemeinsamer Kommentar zu 5.3 und 5.4 siehe unter 5.4.

Verletzung des Harnleiterostiums bei transurethraler Holmium-Laser-Enukleation der Prostata

R. M. Kuntz

Einleitung

Bei der Suche nach Alternativverfahren zur klassischen transurethralen Elektroresektion der Prostata (TUR-P), wurde die HoLEP bzw. HoLRP entwickelt. Im Gegensatz zur Wellenlänge des Neodym:YAG-Lasers, die nur wenig vom Wasser absorbiert wird, deshalb tief in das Gewebe eindringt und wegen der daraus resultierenden geringen Energiedichte im Prostatagewebe lediglich zu einer Gewebsnekrose führt, wird die Wellenlänge des Holmium:YAG-Lasers sehr gut vom Wasser absorbiert. Die Eindringtiefe ist mit weniger als 0,5 mm sehr gering und die Energiedichte deshalb entsprechend hoch. Bei direktem Kontakt der Laserfaser mit dem Prostatagewebe wird dieses auf über 100 Grad erhitzt und vaporisiert. Dadurch ist es möglich, Prostatagewebe mit der Laserfaser zu schneiden. Die von der Schnittfläche in das Gewebe abstrahlende Hitze führt auf etwa 2–3 mm Tiefe zu einer Koagulation von Gefäßen. So ist es möglich, mit nur geringem Blutverlust unter endoskopischer Kontrolle obstruierendes Prostatagewebe bis zur chirurgischen Kapsel abzutragen, ähnlich wie bei der TUR-P. Als Endergebnis resultiert eine identisch konfigurierte ausresezierte Prostataloge (Abb. 4) [1]. Als Komplikation dieser Operationstechnik kann es in Einzelfällen zur Verletzung eines Harnleiterostiums kommen, über die hier berichtet werden soll.

Kasuistik

Bei einem 58-jährigen Patienten mit Blasenauslassobstruktion als Folge einer benignen Prostatahyperplasie wurde die HoLEP als Alternative zur klassischen TUR-P durchgeführt. Der präoperative transrektale Ultraschall ergab eine trilobäre Prostata von etwa 60 g Gewicht mit deutlich endovesikal gewachsenem Mittellappen.

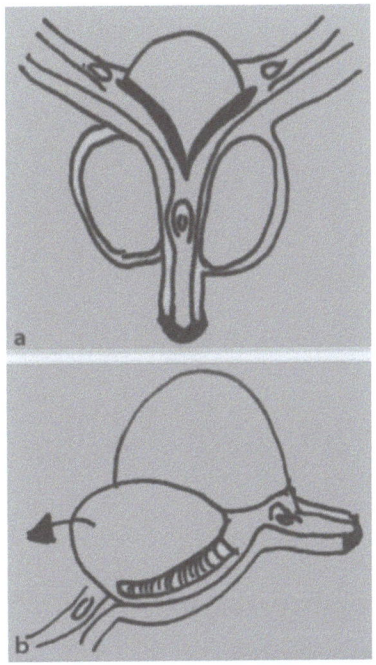

Abb. 1. Resektion des Mittellappens. **a** Blasenhalsinzision bei 5 und 7 Uhr. **b** Retrograde Abtragung auf Niveau der chirurgischen Kapsel

Wie bei der klassischen TUR-P beginnt auch die HoLEP mit der Entfernung des Mittellappens (Abb. 1). Nach Identifizierung beider Harnleiterostien wird der Blasenhals bei 5 Uhr und 7 Uhr inzidiert. Nach präcolliculärer querer Verbindung beider Inzisionen wird der Mittellappen auf dem Niveau der chirurgischen Kapsel retrograd vom Colliculus seminalis zur Blase hin abgetragen. Die Faser befindet sich dabei in derselben Schicht wie der Zeigefinger des Operateurs bei der offenen Adenomenukleation. Nach der Entfernung des Mittellappens werden die Seitenlappen enukleiert (Abb. 2, 3), indem zunächst paracolliculär im apikalen Gewebe des linken (rechten) Seitenlappens eine Inzision von 5 Uhr über 4 Uhr nach 3 Uhr (von 7 Uhr über 8 Uhr nach 9 Uhr) und nach Drehen des Instru-

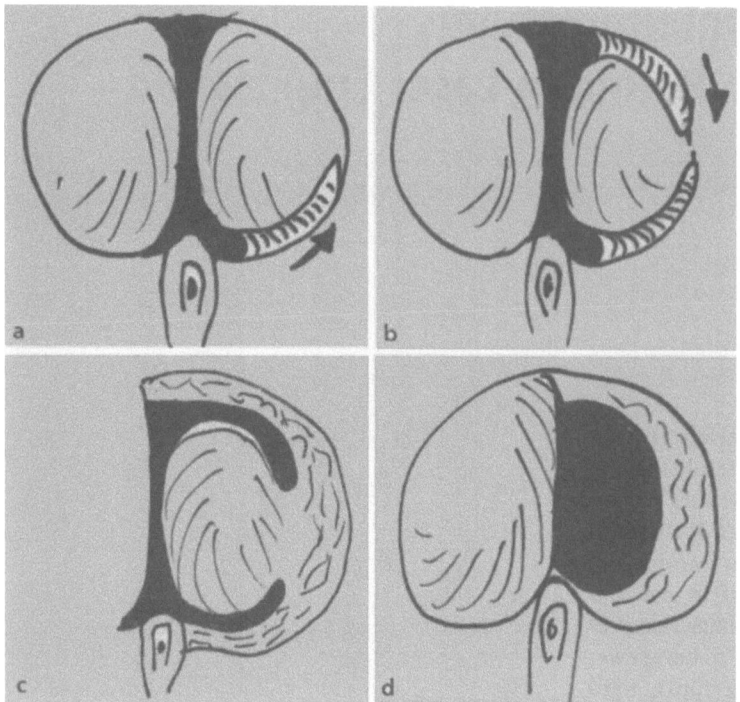

Abb. 2. Resektion des linken Seitenlappens. **a** Apikale Inzision zwischen 5 und 3 Uhr. **b** Apikale Inzision zwischen 12 und 3 Uhr. **c** Subtotale Resektion des Seitenlappens auf Niveau der chirurgischen Kapsel. **d** Zustand nach Entfernung des Seitenlappens

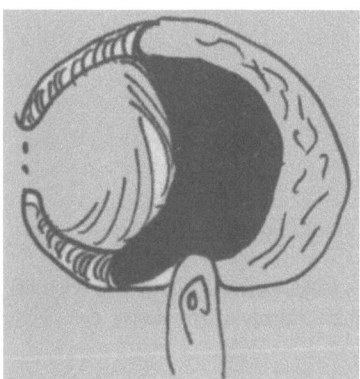

Abb. 3. Resektion des rechten Seitenlappens. Apikale Inzidion zwischen 7 und 3 Uhr und zwischen 12 und 8 Uhr

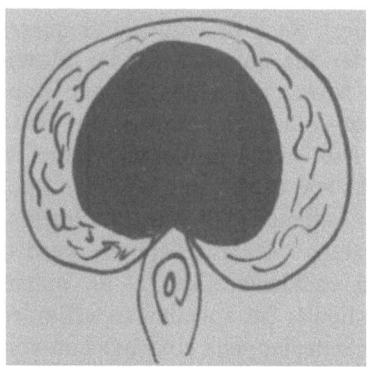

Abb. 4. Ausresezierte Prostataloge nach HoLEP

mentes um 180° von 1 Uhr über 2 Uhr nach 3 Uhr (von 11 Uhr über 10 Uhr nach 9 Uhr) geführt wird. Nach Verbindung beider semizirkulärer Inzisionen bei 3 Uhr (9 Uhr) und Vertiefung der Inzisionen bis zur chirurgischen Kapsel werden dann auch die Seitenlappen auf Niveau der chirurgischen Kapsel retrograd vom Apex prostatae zur Blase hin abgetragen [2].

Beim o. g. Patienten wurden insgesamt 40 g Prostatagewebe entfernt. Allerdings erfolgte die Schnittführung der Lasersonde bei der Abtragung des rechten Seitenlappens zu weit in die Blase hinein, so dass das rechte Harnleiterostium bei der Resektion mit erfasst wurde. Trotz guter Blutstillung mit entsprechend guten Sichtverhältnissen ließ sich kein DJ-Katheter in den rechten Harnleiter vorschieben, so dass auf eine intraoperative Harnleiterschienung verzichtet werden musste. Der intraoperativ gelegte transurethrale Blasenspülkatheter wurde am nächsten Tag entfernt und der Patient am übernächsten Tag mit kontrollierter restharnfreier Miktion entlassen. Postoperativ bildete sich jedoch eine sonographisch und radiologisch nachweisbare Dilatation des oberen Harntraktes aus. Auch der postoperative Versuch, einen DJ-Katheter in das rechte Harnleiterostium zu platzieren, scheiterte. Deshalb wurde der Patient zur Therapie der Obstruktion mit einer perkutanen Nierenfistel versorgt. Da auch vier Wochen postoperativ eine

Perfusionsstudie den eindeutigen Nachweis einer weiterhin bestehenden Obstruktion ergab, verursacht durch eine Strikturierung des verletzten Harnleiterostiums, wurde der rechte Harnleiter antegrad geschient. Dazu wurde unter Röntgenkontrolle ein Lunderqvist-Draht über die liegende Nierenfistel ins Nierenbecken platziert, die Nierenbeckenfistel entfernt und über den Lunderqvist-Draht der flexible Führungsstab eines perkutanen Nephrostomie-Sets in den proximalen Harnleiter vorgeschoben. Über diesen flexiblen Führungsstab konnte ein Teflondraht mit flexibler Spitze in den Harnleiter und durch das Harnleiterostium in die Blase vorgeschoben und über den Teflondraht ein 4,8 Charr.-DJ-Katheter in die Blase gelegt werden. Der DJ-Katheter wurde für zwei Wochen belassen, danach transurethral ein 6 Charr.-DJ-Katheter platziert und für weitere 4 Wochen belassen. Ein Jahr nach Entfernung des DJ-Katheters zeigt der obere Harntrakt keine Anzeichen einer Obstruktion oder eines Refluxes.

Problemanalyse

1. Die Harnleiterostium-Verletzung im Rahmen einer HoLEP oder HoLRP ist eine seltene Komplikation. In unserem Krankengut von über 430 Patienten trat sie bisher viermal (<1%) auf.
2. Eine Harnleiterverletzung bei HoLRP oder HoLEP kann durch drei operationstechnische Fehler bedingt sein:
   a) Wenn bei der Abtragung des Mittellappens im Bereich des Übergangs von Prostata zur Blase die Laserfaser zu weit nach dorsal, also in Richtung des Rektums geführt wird, wird ein Teil des Trigonums abgetragen, wobei das Harnleiterostium verletzt werden kann (Abb. 1b).
   b) Ähnliches kann passieren, wenn bei der retrograden Enukleation der Seitenlappen zu weit in die Blase reseziert und das Ostium erfasst wird (Abb. 2c).
   c) Auch bei der Zerkleinerung der Prostatalappen in Fragmente, die klein genug sind, um durch den Resektionsschaft abgesaugt werden zu können, kann das Harnleiterostium verletzt werden. Die Fragmentation der Prostatalappen kann erfolgen, wenn nach subtotaler Enukleation die Prostatalappen nur noch durch einen dünnen Gewebsstiel mit der chirurgischen Kapsel verbunden und praktisch devaskularisiert sind (Abb. 2c). Da die Zerkleinerung mit der Laserfaser wegen des relativ langsamen Schneidevorgangs viel Zeit in Anspruch nehmen würde, kann zur Beschleunigung der Fragmentation nach Wechsel der Spülflüssigkeit von Kochsalzlösung auf elektrolytfreie Zuckerlösung der subtotal resezierte Prostatalappen mit der elektrischen Schlinge zerkleinert werden. Bei der Resektion des sehr mobilen Prostatalappens ist es möglich, das Harnleiterostium zu erfassen und zu verletzen. Bei der Fragmentierung kann der Prostatalappen auch ungewollt von seinem Gewebsstiel abgetrennt werden und dann frei auf dem Blasenboden flottieren. Bei der Zerkleinerung mit der Schlinge kann es dann zur Verletzung des Blasenbodens bzw. des Harnleiterostiums kommen.

   Eine Harnleiterverletzung kann dadurch verhindert werden, dass die Fragmentierung eines größeren frei flottierenden Gewebsstückes nur mit Klemmschnitten vorgenommen wird, d.h. das Stück wird in die Schlinge eingeklemmt und mit dem Instrument vom Blasenboden abgehoben. Erst dann wird die Schlinge unter Strom gesetzt.

   Werden die Prostatalappen nach kompletter Enukleation in die Blase befördert und dort mit einem Morcellator in der Blase zerkleinert, so ist unbedingt darauf zu achten, dass das Fenster des Morcellatorschaftes, in den das Prostatagewebe hineingesaugt wird, nicht seitlich oder gar in Richtung Blasenboden zeigt. Ansonsten könnte das Harnleiterostium angesaugt und vom Shaver verletzt werden.
3. Bei einer tiefen Verletzung der Wand des Harnleiterostiums ist eine Schienung des Harnleiters für mehrere Wochen anzustreben. Falls dies zystoskopisch nicht gelingt, sollte das oben beschriebene antegrade Manöver durchgeführt werden.

Schlussfolgerung

Eine seltene Komplikation der HoLEP bzw. HoLRP ist die Verletzung des Trigonums im Mündungsbereich des Harnleiters. Dies ist dadurch zu vermeiden, dass der Operateur zu Beginn der Operation die Harnleiterostien einwandfrei identifiziert. Um eine Verletzung der Harnleiterostien bei retrograder Enukleation des Mittellappens zu vermeiden, sollte schon bei Beginn der Blasenhalsinzision bei 5 Uhr und 7 Uhr der Mittellappen seitlich unterminiert und damit die proximale Resektionsgrenze zur Blase hin festgelegt werden. Bei der Enukleation der Seitenlappen sollte primär vom Boden zum Dach der Prostataloge geschnitten werden, denn dann ist bei der Enukleation der Seitenlappen immer auch die Blase und das Harnleiterostium sichtbar. Werden im Gegensatz dazu die Seitenlappen vom Dach zum Boden der Prostataloge reseziert, verdecken die Seitenlappen die Sicht zum Blasenboden und damit auch zum Harnleiterostium

Literatur

1. Kuntz RM, Gilling PJ, Frauendorfer MR (1998) Transurethrale Holmium-Laser-Resektion der Prostata (HoLRP) und Holmium-Enukleation der Prostata (HoLEP). Akt Urol 29:139–148
2. Kuntz RM, Fayad A, Lehrich K, Pramono St (2001) Transurethral holmium laser enucleation of the prostate (HoLEP) – a prospective urodynamic controlled study on 100 patients with one year follow-up. Med Laser Appl (Lasermedizin) 16 (im Druck)

KOMMENTAR H. SCHULZE

Ostium-Verletzungen bei transurethralen Eingriffen der Prostata sind selten und, wie von dem Autor dargestellt, häufig auf eine Unachtsamkeit des Operateurs zurückzuführen. In der Regel treten solche Verletzungen bei Vorliegen eines weit vorwachsenden Mittellappens auf, der zu Operationsbeginn den Blick auf die Ostien verhindert. Eine ausgeprägte Trabekulierung der Blase kann die Lokalisierung der Ostien weiter erschweren, die intraoperative Gabe von Indigokamin oder Methylenblau mag hilfreich sein, strapaziert aber die Nerven des Operateurs, da der Zeitraum bis zur renalen Ausscheidung lang ist.

Kommt es trotz aller Vorsichtsmaßnahmen zur Verletzung des Ostiums, so besteht generell Einigkeit darin, als Erstmaßnahme einen DJ-Stent über mehrere (4–6) Wochen einzulegen. Ob solch eine Harnleiterschienung den gewünschten Erfolg bringt und eine Strikturierung vermieden werden kann, scheint auch von der verwandten Stromart abhängig zu sein. So sollte nach einer versehentlichen Überresektion des Ostiums mit Schneidstrom möglichst keine Koagulation anschließend durchgeführt werden [1]. Die hier beschriebene Kasuistik zeigt jedoch, dass auch im umgekehrten Fall der Ausgang positiv sein kann.

Ob und wie Ostium-Verletzungen bei Holmium-Laser-Anwendungen durch unterschiedliche Faktoren beeinflusst werden, ist mir unbekannt. Als Besonderheit dieses Fallberichtes ist sicherlich zu werten, dass die vierwöchige perkutane Ableitung ohne innere Harnleiterschienung das positive Ende nicht negativ beeinflusst.

Literatur

1. Sokoloff MH, Michel K, Smith RB (2001) Complications of transurethral resection of the prostate. In: Taneja SS, Smith RB, Ehrlich RM (Hrsg) Complications of urologic surgery, prevention and management. W.B. Saunders Company, S 229–243

Penisdeviation nach transurethralen Eingriffen

P. Strohmenger

Einleitung

Das Vorkommen narbiger Harnröhrenstrikturen als Komplikation transurethraler Eingriffe unterschiedlichster Art ist allgemein bekannt und auch nicht selten. Weniger geläufig ist dagegen das Auftreten von bogenförmigen Deviationen des Penis (mit, aber auch ohne gleichzeitige Striktur der Harnröhre). Kelâmi hat jedoch schon 1984 solche Fälle erstmals beschrieben und die Bezeichnung UMS (urethrales Manipulationssyndrom) vorgeschlagen. Spätere Autoren [1, 4] haben diese Entität dann sogar als Kelâmi-Syndrom bezeichnet.

Kasuistik

Ein 40-jähriger insulinpflichtiger Diabetiker wird wegen eines kirschgroßen Blasensteines eingewiesen; der niedergelassene Urologe wollte wegen einer „relativen Harnröhrenenge" das Konkrement nicht transurethral entfernen und schlug eine Sectio alta vor. Die routinemäßige Urethrocystoskopie in der Klinik zeigte tatsächlich im Verlauf der Harnröhre mehrere zirkuläre und halbzirkuläre Einengungen, die die Passage mit dem 17 CH-Instrument jedoch nicht behinderten. Der Blasenhals wies eine hohe, derbe Querbarre auf, die erst nach tiefem Senken des Okularanteils des Cystoskops überwunden werden konnte. Im retrograden Urethrogramm war, diesem endoskopischen Befund entsprechend, eine nur sehr dünne, dazu noch abgewinkelte Kontrastmittelstraße am Harnröhren-Blasenübergang zu erkennen.

Trotz dieser so nachgewiesenen Engen wurde der transurethrale Weg der vom Einweisenden vorgeschlagenen Sectio alta vorgezogen. Zum Einführen des Steinpunchinstrumentes (23 CH) musste zunächst wegen einer engen distalen, glandulären Strecke eine OTIS-Urethrotomie durchgeführt werden. Über weitere Schwierigkeiten, den Lithotriptor in die Blase einzuführen, ist im Operationsbericht nichts dokumentiert und wird auch vom Operateur nachträglich nichts berichtet. Der Stein wird zertrümmert, die Reste werden ausgespült. Bei Blutfreiheit 20 CH-Verweilkatheter, der schon 2 Tage später wieder entfernt wird. Restharnfreie Entleerung der Harnblase. Schon 4 Wochen nach dem Eingriff war dann aber die Blasenentleerung für den Patienten wieder so schwierig geworden, dass man regelmäßig bougieren musste. Zur gleichen Zeit bemerkte der Patient bei der Erektion ein Abkippen der Glans um fast 90° nach ventral, das erhebliche Immissionsprobleme verursachte.

Zur Strikturbehandlung wurden mehrere endoskopische Operationen, alle ohne bleibenden Erfolg, durchgeführt. Letztlich konnte die Striktur erst durch einen offenen Eingriff beseitigt werden. Die Penisdeviation blieb, soweit bekannt, weiterhin unbehandelt und unverändert.

Zwei Gutachter namhafter Kliniken verneinten ärztliches Fehlverhalten und bezeichneten die Komplikation als seltene Möglichkeit, deren Entstehen aber als schicksalhaft angesehen werden müsse. Dennoch verurteilte das Landgericht die Klinik zur Zahlung von Schmerzensgeld (DM 20 000,-). Entscheidungsgrund war, den Gutachtern folgend, nicht ein ärztlicher Fehler bei Indikation oder Durchführung des Eingriffes; vielmehr wurde ein Aufklärungsversäumnis gerügt: man hätte den relativ jungen Mann auch über die Möglichkeit einer narbigen Penisverkrümmung aufklären müssen, weil ernsthafte Störungen im sexuellen Bereich für seine persönliche Situation und künftige Lebensweise als nachhaltige Belastung anzusehen seien.

Problemanalyse

Ventrale Penisdeviationen kommen nach allen Arten von diagnostischen und therapeutischen Eingriffen in der und durch die männliche Harnröhre vor, und zwar sowohl in Kombination mit einer Striktur als auch isoliert, ohne eine solche. So berichten nach der Erstbeschreibung eines UMS (urethralen Manipulationssyndroms) durch Kelâmi 1984, Afsar u. Sozduyar 1992 über 4 Fälle nach einfacher Urethrocystoskopie. Grossfeld, Ginsberg u. Boyd fanden 4 Fälle nach radikaler, suprapubischer Prostatektomie, bzw. nach Cystektomie mit Neoblase. In diesen Fällen kann also allein der transurethrale Katheter die Ursache gewesen sein. Gleiches gilt für die 5 Fälle (von 116 Operierten) von Bodo et al., die nach einer transvesikalen oder transurethralen Adenomektomie der Prostata auftraten. Marx beschreibt einen 54-jährigen Patienten, bei dem es in Folge einer Urethrotomia interna mit anschließender TUR der Blase zu einer ventralen Penisdeviation ohne Striktur kam. Hier ist nicht erkennbar, welcher der Eingriffe dafür verantwortlich war. Auch in unserem Fall ist nicht klar zu entscheiden, ob die Ursache der Verkrümmung in der Otis-Urethrotomie der distalen Harnröhre oder in dem Gesamttrauma der Urethra durch ein zu großes Instrument, relativ zu dem geringen Harnröhrenkaliber, bestand.

Nach Meinung von Altwein muss bei der internen Urethrotomie einer narbigen Harnröhrenenge eine Penisdeviation fast zwangsläufig entstehen, wenn man „zu tief", d. h., bis ins Corpus cavernosum, schneidet. Unser Fall zeigt hingegen, dass dies nicht die alleinige Ursache sein kann, wenn man berücksichtigt, dass schon ein Harnröhrenkatheter allein oder eine einfache Urethrocystoskopie zu einer derartigen Komplikation führen können.

Aus dem analytischen Verständnis der diffizilen und empfindlichen Strukturen der männlichen Harnröhre empfehlen wir, die Indikation zur transurethralen Therapie von Blasen- und Prostataerkrankungen streng zu stellen und präoperativ zu überprüfen, ob nicht ein transvesikales Vorgehen schonender sein würde (Zertrümmerung und Entfernung großer oder multipler Blasensteine mit zu erwartender längerer Operationszeit oder zu befürchtenden Zweiteingriffen; Eingriffe bei relativer Enge, d. h. im Verhältnis zum für die Operation notwendigen Instrument; Eingriffe bei Knaben wie z. B. die endoskopische Refluxbehandlung durch Unterspritzung der Ostien).

Bisher schon bekannte und anerkannte Maßnahmen zur Vermeidung von Strikturen, die logischerweise auch die Häufigkeit einer traumatischen Penisdeviation reduzieren müssten, müssen strikt beachtet und im Rahmen einer Ausbildungsklinik auch überprüft werden: Kaliber von Katheter und/oder Instrument so klein wählen, wie es eben geht, um den gewünschten Zweck noch zu erfüllen; Katheterzeit reduzieren, so weit wie eben möglich; ausreichend Gleitmittel verwenden; kein Einführen eines Instrumentes mit Gewalt, lieber eine präliminare interne Urethrotomie, blind oder unter Sicht, als ein stumpfes Sprengen einer relativen Enge.

Die Möglichkeit der Entstehung einer *Striktur* nach transurethralen Eingriffen, zumindest nach Operationen, wird sicher überall präoperativ aufgeklärt werden. Wie soll man bezüglich einer *Deviation* verfahren? Zur Frage der Aufklärung bei transurethralen Operationen an Harnblase und Prostata hat Marx, am Beispiel eines eigenen Falles einer ventralen Penisverkrümmung nach OTIS und TUR, beachtenswerte Überlegungen und Richtlinien publiziert. Man sollte erwägen, in einem Aufklärungsgespräch, das der Patient nicht nur der Form halber über sich ergehen lässt und pauschal zustimmt, sondern in dem er vielmehr wirklich Informationsbedarf hat und auch erkennen lässt, die Penisdeviation als seltene Komplikationsmöglichkeit mit aufzuführen. Wenn sie auch selten ist, bedeutet sie doch eine ganz erhebliche Beeinträchtigung, besonders dann, wenn der Patient noch in einem sexuell aktiven Alter ist. Wie bekannt, sind jedoch Wunsch nach Sexualität und ein mehr oder weniger aktives Sexualleben nicht an ein kalendarisches Alter gebunden. Für die Notwendigkeit der Aufklärung wird man deshalb keinesfalls eine zahlenmäßige Altersgrenze fixieren können.

Zu berücksichtigen ist auf jeden Fall die grundsätzliche Rechtsprechung des BGH (1970), nach der für die Pflicht zur präoperativen Aufklärung nicht die zahlenmäßige Komplikationsdichte, vielmehr die „Erheblichkeit des Risikos für den betroffenen Patienten in seiner *persönlichen* Situation und Lebensführung" maßgeblich ist.

Schlussfolgerung

Die ventrale Penisverkrümmung nach diagnostischen und therapeutischen Manipulationen jeglicher Art an der männlichen Harnröhre ist die Folge einer umschriebenen Entzündung des Corpus spongiosum mit nachfolgender verstärkter Narbenbildung, die wiederum eine Verkürzung und verminderte Dehnungsfähigkeit der Harnröhre bedingt. Der Entzündungs- und Narbenprozess kann auf die Tunica albuginea des Penisschwellkörpers, ja auf diesen selbst übergehen. Entsprechend der Lokalisation dieser Umwandlung ist die Verkrümmung – im Gegensatz zu der bei der angeborenen Form oder bei der Induratio penis plastica – immer nach ventral gerichtet.

Zur *Vermeidung* ist die höchstmöglich atraumatische Behandlung der Harnröhre die wichtigste Voraussetzung: Instrumente, einschließlich Katheter, müssen so klein wie eben möglich gewählt und so kurz wie eben nötig belassen werden. Bei relativ zum notwendigen Instrument enger Harnröhre ist u. U. eine offen-operative Therapie in der Blase oder an der Prostata einer transurethralen vorzuziehen.

Die *Behandlung* kann in einer dorsalen Raffung des Penis (Nesbit, Essed-Schröder), einer Urethrolyse, evtl. verbunden mit Inzisionen des narbigen Corpus cavernosum, evtl. auch verbunden mit Überbrückung durch Graftmaterial, oder in der Streckung des Penis durch eine Schwellkörperprothese bestehen.

Die ventrale Penisdeviation als Teil eines urethralen Manipulationssyndroms ist sicher häufiger, als bekannt wird; die Dunkelziffer könnte hoch sein. Es wird vorgeschlagen, ihre Möglichkeit im Rahmen einer erweiterten, qualifizierten *Aufklärung* zusammen mit der möglichen Harnröhrenstriktur zu erwähnen. Alter und vermutete oder bekannte sexuelle Aktivität spielen dabei eine wesentliche Rolle.

Trotz Beachtung aller Vorsichtsmaßnahmen ist letztlich diese Komplikation nicht immer vermeidbar, ihr Auftreten – zumindest nicht grundsätzlich – als ärztlicher Behandlungsfehler zu werten.

Literatur

1. Afsar H, Sozduyar N (1992) Urethral Manipulation Syndrome (Kelamy Syndrome): acquired penile deviation. Arch Ital Urol Nefrol Androl 64(4):349–351
2. Altwein J (2002) Persönliche Mitteilung
3. Amat Cecilia M, Romero Perenz P (1993) Sindrome de manipulacion urethral. Un nuevo caso. Arch Esp Urol 46(6):510–512
4. Bodo G, Casetta G, Piani P, Ghabin H, Gamba P, Tizzoni A (1995) Trattamento chirurgico dell'ipertrofia prostatica benigna e sindrome di Kelâmi. Minerva Urol Nefrol 47(2):81–83
5. Grossfeld GD, Ginsberg DA, Boyd SD (1995) Ventral penile curvature following radical pelvic surgery: a variant of urethral manipulation syndrome. Urology 46(5):707–709
6. Kelâmi A (1984) Urethral manipulation syndrome. Description of a new syndrome. Urol Int 39(6):352–354
7. Marx FJ (1992) Zum Umfang der präoperativen Aufklärung bei transurethralen Operationen an Harnröhre und Prostata. DGU-Mitteilungen 3:170–174

KOMMENTAR R. F. BASTING

„Die **Penisdeviation** – zunächst nur eine Behinderung im Genitalbereich – entwickelt sich im weiteren Verlauf zu einer **schweren seelischen Erkrankung** und bedarf daher einer adäquaten Therapie" (Basting 2001) – unter diesem Gesichtspunkt ist wohl das Urteil des Landgerichts zu verstehen und auch gerechtfertigt.

Wir überblicken aus eigener Gutachtertätigkeit einen Fall einer ventralen Penisdeviation nach tiefer Sicht-Urethrotomie und – für die Gutachtertätigkeit wichtig – den 40-jährigen Verlauf eines großen Patientengutes, in dem in den ersten 25 Jahren in einer großen urologischen Praxis auszüglich der Ambulanz- und Op-Bücher täglich ca. 30 Cytoskopien mit großkalibrigen Instrumenten und fast regelhafter postoperativer Makrohämaturie durchgeführt wurden. Täglich wurden TUR-P's mit Char-26-Instrumenten nach blutiger Bougierung der Harnröhre auf 30 Char durchgeführt mit häufigen postoperativen Harnröhrenstrikturen und konsekutiven Urethrotomien – also das ideale Krankengut, um die zitierte ventrale Penisdeviation oder sogar das Urethrale Manipulations-Syndrom (UMS) zu sehen.

Tatsächlich sehen wir ca. 100 Patienten jährlich mit Induratio Penis Plastica (IPP) – aufgrund unserer weitgehenden Spezialisierung auf dieses Krankenbild – aber diese Patienten kommen von weit überregional.

Aus dem oben beschriebenen historischen Krankengut waren nur einzelne Patienten entsprechend der normalen Inzidenz der IPP – die bisherige Aufarbeitung ergab auch keine auswärts durchgeführten IPP-Korrekturoperationen. Anhand unseres eher prädestinierten historischen Krankengutes können wir keine Korrelation der Urethrotomie oder gar transurethralen Manipulation mit nachfolgender Penisdeviation feststellen. Auch die Literatur unterstützt die scheinbar bekannte häufige Korrelation zwischen Urethrotomie und Peniskurvatur nicht.

Bystrom [1] und Chilton [2] geben zwar in ca. 9% eine transurethrale Manipulation vor der Penisdeviation an, aber der Plaque findet sich nicht auf der (erwarteten) Ventralseite des Penis. Kretschmer [3] führt erstmalig die Prostatektomie als mögliche Ursache aufgrund eines Falles auf, gleichzeitig aber auch je 2 Fälle mit Zahnabszessen, 2 mit Diabetes, 2 mit chronischer Nephritis etc. – also eine zufällige retrospektive Gemeinsamkeit.

Auch die häufig zitierte Arbeit von Williams und Thomas [4] über den natürlichen Verlauf der Induratio penis plastica gibt keinen Hinweis auf eine iatrogen ausgelöste IPP, obwohl über 1500 Fälle mit Induratio Penis Plastica publiziert waren.

Die Autorenbegeisterung über die abnorm hohe Spontanheilungsrate von 76% macht diese Studie nicht gerade überzeugend.

Wesson [5] beschreibt die IPP sehr detailreich, erkennt aber keinen Zusammenhang zu iatrogenen Manipulationen.

In der Zusammenfassung der „Arbeitsgruppe Peyronie's Disease" auf der 1st International Consultation on Erectile Dysfunction, Paris 1999 [6] findet man unter 146 Zitaten keine Arbeit, die eine direkte Ursache der Urethrotomie zur Entstehung der IPP aufweist – einzig den Bezug auf Kelami und das Urethrale Manipulations-Syndrom [7].

In der aktuellen Literatur-Recherche findet man außer Kelamis eigenen 5 Arbeiten nur 8 Autoren, die über eigene Patienten mit UMS berichten – angesichts der zigtausend publizierten Fälle mit Penisdeviation oder hunderttausend berichteten Fällen mit behandelter Harnröhrenstriktur ein wenig glaubhafter Beleg der These.

Yachia [8] diskutiert eine „transiente" Peniskurvatur aufgrund einer auf das Corpus spongiosum beschränkten Fibrose, die verschwindet, wenn der urethrale Entzündungsprozess ausheilt oder die wiederholten Manipulationen sistieren – nur 1 von 3 Patienten erhielt eine Korporoplastik. In der Arbeit wird auf Bystrom [1] verwiesen; hier handelte es sich aber eindeutig um IPP-Patienten mit einem wohldefinierten dorsalen oder seitlichen Plaque.

Yachia [9] unterscheidet nun streng zwischen IPP und UMS, hat aber seit 1989 keine Häufung der postmanipulativen Peniskurvatur mehr beobachtet – was die These einer transienten Kurvatur unterstützt, aber andererseits die Seltenheit einer echten behandlungsbedürftigen Peniskurvatur nach urethralen Manipulationen belegt. In diesem Sinn muss auch die Arbeit von Merkle [10] diskutiert werden, der eine außerordentlich aufwendige Diagnostik betrieb, um die periurethralen Veränderungen nachweisen. Legueu berichtet 1918 über exzellente Ergebnisse mit Mucosa-grafts (!) zur Deckung komplizierter Urethrastrikturen – ursächlich waren hier entzündliche Erkrankungen. Bei den Nachuntersuchungen werden Restrikturen, aber keine Deviationen erwähnt. Auch die weitere Literatur sieht in den postoperativen Kontrollen nach Otis oder Sachse-Urethrotomie keine Penisdeviationen.

In unserem Gutachtenfall kam es innerhalb von 4 Wochen nach Sachse-Urethrotomie zu einer massiven Penisdeviation. Zystoskopisch waren die Schleimhautverhältnisse in Lokalanästhesie normal (!); erst in Narkose war eine verminderte Harnröhrenbeweglichkeit auffällig. Intraoperativ zeigte sich eine völlige Umwandlung des Corpus spongiosum in fibröses Gewebe, das untrennbar mit dem Corpus cavernosum verbacken war. Eine Mobilisierung der Urethra mit dem Waterjet entsprechend unserer Disassembly-Technik [11] war nicht mehr möglich: kalzifizierter Plaque und fibröses Corpus spongiosum waren innig miteinander verschmolzen und führten konsekutiv zur Deviation. Folge der nach Patientenangaben sehr tiefen blutreichen Urethrotomie oder doch nur zeitlich zufälliges Zusammentreffen?

Die Induratio Penis Plastica tritt plötzlich über Nacht auf – Prodromi gibt es nur selten in Form von Schmerzen oder einer tastbaren Knotenbildung, so dass diese schwierige Kausalitätsfrage keineswegs alleine aus dem zeitlichen Ablauf beantwortet werden darf.

Aufgrund der eigenen Patientenübersicht seit 1981, die sich mit der Literatur deckt, halten wir eine Kurvatur nach Urethrotomie in sehr seltenen Fällen für möglich und damit aufklärenswert – eine Aufklärung über ein Urethrales Manipulations-Syndrom nach Kelami im Sinne einer Penisdeviation nach alleiniger atraumatischer Katheterisierung oder Zystoskopie ist unsinnig, da die Datenlage im Wesentlichen nur von einem Autor gespeist wird. Keiner der bisherigen Autoren hat eine künstliche Erektion vor der transurethralen Manipulation zum Ausschluss einer vorbestehenden IPP durchgeführt, so dass die These der **post**manipulativen Kurvatur erst noch in Studien bewiesen werden muss. Chew gab in seiner Serie bei genauer Voruntersuchung eine Fibrose-Rate von 30/300 vor Beginn einer PGE1 Injektion an. Wenn wir hier eine Aufklärungspflicht bejahen sollten, müsste jeder zu katheterisierende Patient über eine mögliche Penisnekrose aufgeklärt werden. Zahlenmäßig sind die Berichte in der Literatur vergleichbar [12] und die Folgen sind für den Patienten ungleich schwerer. Glaubt man der These von Yachia, wäre zunächst eine abwartende Haltung indiziert, da in den Strikturfällen ganz im Gegensatz zur IPP am ehesten mit einer Spontanbegradigung nach Abheilung der periurethralen Entzündung zu rechnen ist – eine Penisprothese mit Zerstörung des erektilen Gewebes ist in unserem Verständnis indiskutabel.

Wichtigster Ansatzpunkt sind histomorphologische und immunhistochemische Untersuchungen des Corpus spongiosum bei vemutetem UMS und Corpus cavernosum und Tunica albuginea bei IPP-Patienten. Wie bei IPP und Dupuytren wird sich zeigen, dass es sich um völlig verschiedene Entitäten bei Harnröhrenstrikturgewebe mit periurethraler Thrombophlebitis und Fibrose und zur Peniskrümmung führender Tunica-albuginea-Fibrose [7] handelt – damit wäre die Zusammenhangsfrage wieder ganz offen.

Literatur

1. Bystrom J, Rubio C (1976) Induratio penis plastica peyronie's disease. Clinical features and etiology. Scand J Urol Nephrol 10:12–20
2. Chilton CP, Castle WM, Westwood CA, Pryor JP (1982) Factors associated in the aetiology of peyronie's disease. Br J Urol 54:748–750
3. Kretschmer HL, Fister GM (1926) Plastic induration of the penis. J Urol 16:497–514
4. Williams JL, Thomas GG (1970) The natural history of peyronie's disease. J Urol 103:75–76
5. Wesson MB (1943) Peyronie's disease (plastic induration), cause and treatment. J Urol 49: 350–356
6. Lue TF, Gelbard MK, Gueglio G, Jordan GH, Levine LA, Moreland R, Pryor JP, Ralph D, Yachia D. In: Jardin A, Wagner G, Khoury S, Guiliano F, Padma-Nathan H, Rosen R (eds) Peyronie's disease in erectile dysfunction. Proceedings of 1st Consultation on Erectile Dysfunction
7. Gholami SS, Lue TF (2001) Peyronie's disease. Urol Clin North Am 28:377–379
8. Yachia D (1989) Acquired ventral penile curvature: spongiofibrosis caused by urethral manipulation. Br J Urol 64:629–631
9. Yachia D (2002) Personal communication
10. Merkle W, Wagner W (1988) Sonography of the distal male urethra – a new diagnostic procedure for urethral strictures: results of a retrospective Study. J Urol 140:1409–1411
11. Basting RF (2001) Penile Disassembly als Zugangsweg bei der chirurgischen Therapie der Induratio Penis Plastica. Aktuel Urol 32(Suppl 1):1–5
12. Durba S, Guanter R, Beneto B, Armado B, Sanchis SM, de Laorden SJ (1999) The role of urethral catheterization in penile necrosis. Actas Urol Esp 23:444–446

Urinom des Oberschenkels nach transurethraler Prostataresektion

T. Schneider und M. Goepel

Einleitung

Die transurethrale Resektion (TUR-P) als etablierte Therapie der benignen Prostatahyperplasie (BPH) bietet ein vielfältiges Spektrum an intra- und postoperativen Komplikationen. Die Extravasation von Urin und Spülflüssigkeit bei Kapselperforation hat an der Gesamtzahl aller Komplikationen einen Anteil von 0,9 [2] – 1,1% [1]. Die Behandlung erfolgt in der Regel konservativ durch Daueableitung bis zur Ausheilung des Defektes. In der nachfolgenden Kasuistik ist es postoperativ zur Ausbildung eines großen Urinoms des Oberschenkels gekommen. Der unserer Kenntnis nach erstmalig in der Literatur beschriebene Fall wird von der Diagnosestellung bis zum Abschluss der Therapie vorgestellt.

Kasuistik

Ein 61-jähriger Patient wurde bei zunehmender obstruktiver Symptomatik mit Pollakisurie, Nykturie und Harnstrahlabschwächung zur operativen Sanierung der benignen Prostatahyperplasie stationär aufgenommen. Präoperativ zeigten sich bei altersentsprechendem Allgemeinzustand keine indikationseinschränkenden Befunde, so dass die transurethrale Resektion des Prostataadenoms in Spinalanästhesie erfolgte. Bei unauffälligem intraoperativem Verlauf wurden 20 g Prostatagewebe in 40 Minuten reseziert, histologisch zeigte sich eine noduläre adenomyomatöse Prostatahyperplasie ohne Hinweis auf Malignität. Auch der postoperative Verlauf gestaltete sich zunächst regelhaft, der transurethrale Dauerspülkatheter (22 Ch) konnte am 3. postoperativen Tag entfernt werden, die Entlassung des Patienten erfolgte in weitgehend beschwerdefreiem Zustand am 5. Tag. Eine ambulante Nachuntersuchung am 12. Tag war unauffällig.

Weitere 3 Monate später wurde der Patient bei zunehmenden starken Schmerzen im Bereich des rechten Hüftgelenks und Oberschenkels erneut stationär aufgenommen. Aufgrund der o. g. Beschwerden war zuvor eine orthopädische Injektionstherapie der rechten Leiste und Adduktorenansätze durchgeführt worden. Ein ambulant angefertigtes Computer-Tomogramm (CT) des Abdomens und des Beckens zeigte eine Auflockerung der Beckenmuskulatur rechts, welche zunächst als Folge der Infiltrationstherapie gewertet wurde. Die weitere Abklärung erbrachte eine unauffällige Sonographie des Abdomens sowie ein regelhaftes IVP und einen unauffälligen Colonkontrasteinlauf. Laborchemisch auffällig war ein auf 14,1 ng/ml erhöhter CRP-Wert bei normwertigem kleinen Blutbild, Retentionsparametern und Urinsediment. Bei regelhafter Miktion war auch eine Zystographie ohne Nachweis pathologischer Befunde. Postinterventionell kam es zu einem Fieberanstieg bis 40° C, der antibiotisch austherapiert werden konnte. Es wurde ein erneutes CT des Abdomens und der Lendenwirbelsäule angefertigt, welches flüssigkeitsäquivalente Strukturen im Bereich der rechten Adduktorenmuskulatur zeigte. In der Knochenszintigraphie fand sich eine auffällige Aktivitätsanreicherung im proximalen rechten Oberschenkel, von der Symphyse und der proximalen Urethra bis medial des Trochanter major reichend. Der nun geäußerte Verdacht auf eine Urinfistel konnte urethrozystographisch und urethrozystoskopisch nicht bestätigt werden. Eine Fistelöffnung war nicht zu erkennen, die weitere Behandlung erfolgte symptomatisch.

Bei persistierenden Beschwerden und zunehmender Schwellung des rechten medialen Oberschenkels wurde 2 Wochen später im Rahmen der orthopädischen Abklärung ein weiteres Knochenszintigramm angefertigt, welches eine ausgedehnte Aktivitätsanreicherung im rechten medialen proximalen Oberschenkel mit Verbin-

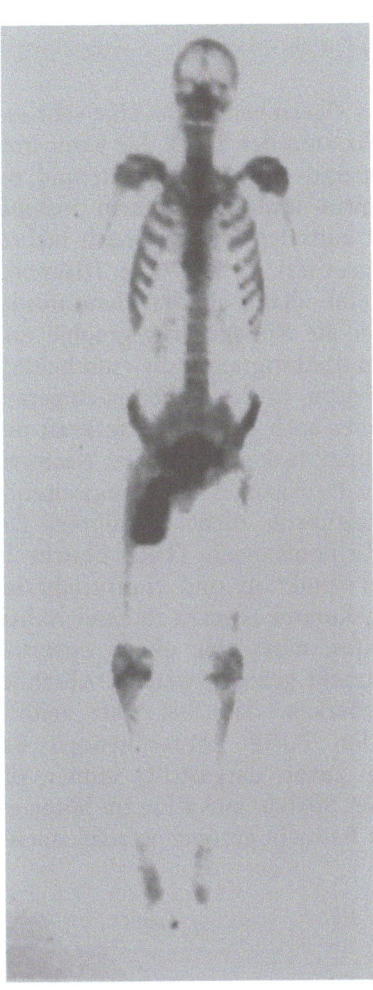

Abb. 1. Skelettszintigramm mit vermehrter Aktivität von Prostataloge bis Oberschenkel

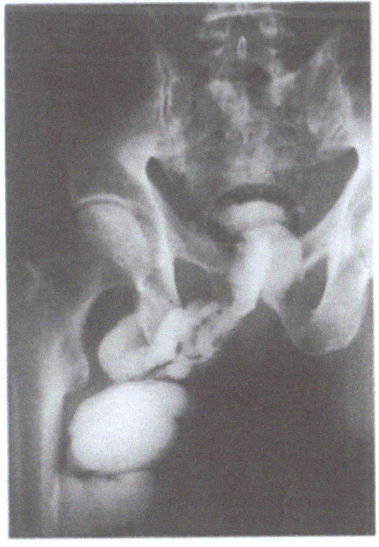

Abb. 2. MCU mit Urinfistel zur Adduktorenloge

dung zur proximalen Urethra zeigte (Abb. 1). Unter dem neuerlichen Verdacht auf ein Urinom erfolgte die Vorstellung in unserer Abteilung und es wurde ein Miktionszysturethrogramm durchgeführt, in dem bei der Miktion ein Urinaustritt in die Adduktorenloge des rechten Oberschenkels mit Ausbildung eines 20×10 cm großen Urinoms zu erkennen war (Abb. 2). Zystoskopisch war lediglich ein kleiner parakollikulärer Defekt der Prostataloge rechts nachzuweisen.

Es erfolgte die Einlage eines transurethralen Dauerkatheters (16 Ch) und die Punktion des Urinoms perkutan unter sonographischer Kontrolle mit einem Kindernephrostomiekatheter (6 Ch). Nach Dauerableitung beider Katheter konnte 4 Wochen nach der Punktion in der zystographischen Kontrolle keine Paravasation mehr nachgewiesen werden und beide Katheter wurden entfernt. Im weiteren Verlauf blieb der Patient beschwerdefrei, so dass von einer Restitutio ad integrum ausgegangen werden kann.

Problemanalyse

Die TURP bietet ein vielfältiges Spektrum an intra- und postoperativen Komplikationen. Intraoperativ dominieren transfusionspflichtige Blutungen, TUR-Syndrom, Arrhythmie und Extravasation. Das TUR-Syndrom kann meist mit Diuretika therapiert werden, die Therapie von Extravasaten erfolgt in der Regel konservativ. Selten kommt es intraoperativ zu Myokardinfarkten. In der unmittelbaren postoperativen Phase treten Harnverhalte, weitere transfusionspflichtige Blutungen, Koagelbildung mit Katheterverstopfung und Harnwegsinfekte auf [2]. Die Morbiditätsrate nach TURP liegt seit den 60er Jahren konstant bei 17–18% [1, 2, 3]. Die Mortalitätsrate konnte von 2,5 auf 0,2% gesenkt werden.

Das Durchschnittsalter der TURP-Patienten liegt bei 69 Jahren. Die Resektionsmenge des Prostatagewebes beträgt im Mittel 22 g bei einer durchschnittlichen Operationszeit von 57–77 Minuten. Der Spülkatheter kann meist am 3. postoperativen Tag entfernt werden, die Entlassung ist in der Regel am 5. Tag möglich [2]. Als Risikofaktoren für das Auftreten intra- und postoperativer Komplikationen können eine Prostatagröße von mehr als 45 g, eine Operationszeit von mehr als 90 Minuten und ein unmittelbarer präoperativer Harnverhalt genannt werden. Auch sind multimorbide Patienten insgesamt stärker gefährdet. Als Risikofaktor für eine mögliche Extravasation von Urin oder Spülflüssigkeit gilt eine Resektionszeit von mehr als 90 Minuten [2].

Vergleicht man die oben vorgestellte Kasuistik mit den zuvor genannten Daten, so zeigt sich ein mit 61 Jahren unterdurchschnittlich junger Patient in gutem Allgemeinzustand und ohne Vorerkrankungen. Präoperativ war es nicht zu einem Harnverhalt gekommen. Die Resektionszeit liegt mit 40 Minuten deutlich unter dem Durchschnitt und die Resektionsmenge ist mit 20 g normwertig. Der primäre postoperative Verlauf gestaltete sich mit einem stationären Aufenthalt von 5 Tagen und der Katheterentfernung nach 3 Tagen ebenfalls regelhaft. In Zusammenschau dieser Daten lässt sich kein erhöhtes Risiko für die Ausbildung postoperativer Komplikationen erkennen und dennoch kam es 3 Monate postoperativ zur Ausbildung eines großen Urinoms im rechten Oberschenkel.

Nach anfänglich diskreten Beschwerden und unbefriedigender, weil nicht zur Diagnosestellung führender Diagnostik inklusive Zystographie und Urethrozystoskopie, lieferte schließlich das Knochenszintigramm den entscheidenden Hinweis zum Urinomnachweis. Dieses konnte schließlich im Miktionszysturethrogramm 3 Monate postoperativ nachgewiesen werden, während die Urethrozystoskopie nur eingeschränkt aussagefähig war. Die Restitutio ad integrum wurde durch Punktion des Urinoms und transurethrale Dauerableitung über 4 Wochen erreicht.

Schlussfolgerung

Das Urinom des Oberschenkels ist eine sehr seltene Spätkomplikation der TURP. Sie kann trotz fehlender präoperativer Risikofaktoren und bei unauffälligem intra- und anfänglichem postoperativem Verlauf auftreten und erst nach mehreren Monaten manifest werden. Die Diagnosestellung stellt eine diagnostische Herausforderung dar, wobei die Knochenszintigraphie und das Miktionszysturethrogramm die entscheidenden Hinweise liefern. In der frühen postoperativen Phase ist aber auch deren Aussagekraft nur begrenzt. Urethrozystoskopisch ist der Nachweis eines möglichen Fistelganges ohne wegweisende bildgebende Diagnostik nicht zu führen. Die Therapie des Urinoms nach TURP besteht in der perkutanen Punktion und transurethralen Dauerableitung. Kommt es nicht zu einer Abheilung des Defektes, muss eine offene operative Revision in Betracht gezogen werden. Abschließend ist anzumerken, dass bei trotz zeitlich nicht sicher der TURP zuzuordnenden Beschwerden wie zuvor dargestellt, immer die Möglichkeit einer Spätkomplikation im Sinne eines Urinoms in Betracht gezogen werden muss.

Literatur

1. Holtgrewe HL, Valk WL (1962) Factors influencing the mortality and morbidity of transurethral prostatectomy: a study of 2015 cases. J Urol 87:450–459
2. Mebust WK, Holtgrewe HL, Cockett AT, Peters PC and writing committee (1989) Transurethral prostatectomy: Immediate and postoperative complications. A cooperative study of 13 participating institutions evaluating 3885 patients. J Urol 141:243–247
3. Melchior J, Valk WL, Foret JD, Mebust WK (1974) Transurethral prostatectomy: computerized analysis of 2223 cases. J Urol 112:634–642

KOMMENTAR F. May und R. Hartung

Ein Urinom des Oberschenkels stellt eine sehr seltene Spätkomplikation nach transurethraler Prostataresektion dar. Verbesserungen der endoskopischen Instrumente und Weiterentwicklungen in der Hochfrequenzchirurgie machen die TURP seit Jahren zunehmend sicherer und komplikationsärmer. Die Video-Resektion lässt diesen Eingriff wie eine offen-chirurgische Intervention lehren und erlernen. Bei großen Adenomen kann versucht werden, durch die Niederdruckirrigation eine Druckerhöhung der Spülflüssigkeit in der Blase zu vermeiden, um damit den Übertritt der Spülflüssigkeit in das Venensystem möglichst niedrig zu halten und im Falle einer Kapselperforation einem Extravasat entgegenzuwirken. Dies erreicht man durch Verwendung eines Rückflussresektoskopes oder durch Ableitung der Spülflüssigkeit über einen suprapubischen Trokar oder einen suprapubischen Zystofixkatheter.

Es ist anzunehmen, dass bei einem persistierenden Urinom als Ursache eine anhaltende Obstruktion vorliegt. Besonders bei kleinen Adenomen oder tiefen Recessus vesicalis sollte nach beendeter Resektion eine Blasenhalsinzision durch Kerbung des Sphinkter internus bei 5 und 7 Uhr durchgeführt werden. Diese Maßnahme trägt dazu bei, das Entstehen einer narbigen Blasenhalsenge zu vermeiden. Bei Einhaltung der korrekten Resektionstechnik unter Berücksichtigung der individuellen anatomischen Gegebenheiten sollten schwere postoperative Komplikationen wie Urinom und Sepsis der Vergangenheit angehören.

Literatur

1. Hartung R (1994) Die transurethrale Elektroresektion der Prostata. In: Hohenfellner R (Hrsg) Ausgewählte urologische OP-Techniken. Thieme, Stuttgart New York
2. Hartung R, Leyh H, Liapi C, Fastenmeier K, Barba M (2001) Coagulant Intermittent Cutting: Improved high-frequency surgery in transurethral prostatectomy. Eur Urol 39(6)676–681
3. Mauermayer W (1981) Allgemeine und spezielle Operationslehre, Bd VIII, Transurethrale Operationen. Springer, Berlin Heidelberg New York

Superselektive Embolisation eines blutenden Pseudoaneurysmas nach offener Prostatektomie

F. Francesca und D. Schuster

Einleitung

Indikationen einer offenen Prostatektomie sind z. B. Prostatagewicht über 70 g, transurethrale Resektionszeit (TUR-P) länger als 60–90 Minuten oder begleitende Harnblasenerkrankungen, wie z. B. ein großer Blasenstein oder ein symptomatisches Harnblasendivertikel, die eine zusätzliche Abflussbehinderung hervorrufen. Darüber hinaus profitieren Patienten mit fehlender Möglichkeit zur Steinschnittlagerung von einer offenen Prostatektomie. Jedoch ist offene Chirurgie assoziiert mit einem erhöhten Blutungsrisiko und Bluttransfusion, postoperativer Wundheilungsstörung (Abszessbildung) sowie längerer Bettlägerigkeit. Die TUR-P dagegen zeigt abgesehen von Harnröhrenstrikturen [1, 3] geringere postoperative Komplikationen. Im vorliegenden Fall wird eine persistierende Blutung nach offener Prostatektomie beschrieben.

Kasuistik

Ein 67 Jahre alter Patient wurde notfallmäßig mit persistierender Makrohämaturie in unsere Abteilung verlegt. Vorausgegangen war eine Prostatektomie bei benigner Prostatahyperplasie in einer anderen Klinik. Postoperativ wurden zwei offen chirurgische Revisionseingriffe wegen einer nicht beherrschbaren Makrohämaturie durchgeführt, die mit klassischen Methoden (stärkere Blockung des Katheterballons, Ausräumung von Koageln und kontinuierlicher Blasenspülung) nicht kontrolliert werden konnte. Nach einer Woche wurde der transurethrale Katheter entfernt, wonach der Patient zum dritten Mal eine massive Hämaturie mit Blasentamponade entwickelte und im Rahmen einer erneuten offen chirurgischen Revision eine Zystostomiedrainage eingelegt wurde. Nach 2 Wochen wurde der Patient entlassen. Einige Tage später folgte eine weitere Episode von Makrohämaturien, die wiederum einen chirurgischen Eingriff erforderten.

Nach vier offenen chirurgischen Revisionen konnte die Makrohämaturie nicht beherrscht werden und es erfolgte die Verlegung in unsere Abteilung. Inzwischen wurden insgesamt 17 Erythrozytenkonzentrate transfundiert. Nach der Übernahme wurde eine selektive Arteriographie unter Notfallbedingungen durchgeführt. Hierbei zeigte sich periurethral ein ca. 1 cm großes Pseudoaneurysma, das auf eine Wandschädigung des rechten R. prostaticus der A. vesicalis inferior zurückzuführen war (Abb. 1). In der selben Sitzung erfolgte die Embolisation der Arteria vesicalis inferior durch Abwurf von Metallspiralen über einen Mikrokatheter (Turbo Tracker 3 Fr). Die Kontrollangiographie zeigte einen kompletten Verschluss (Abb. 2). Vier Tage später konnte endoskopisch keine Blutungsquelle mehr nachgewiesen werden; es erfolgte eine offene Revision zur Ausräumung eines paravesikalen Hämatoms. Der weitere klinische Verlauf war unauffällig.

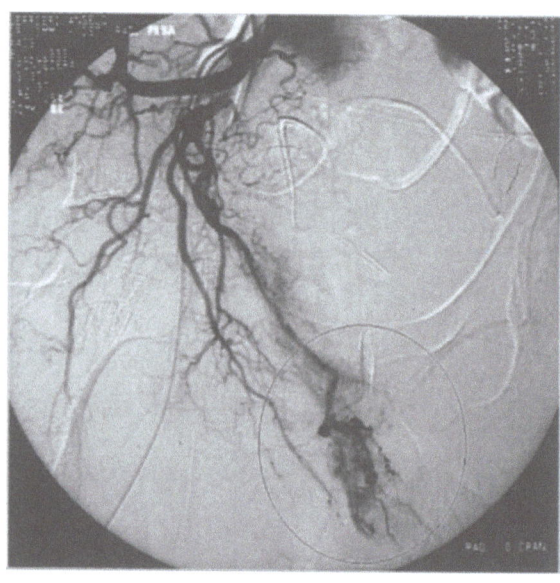

Abb. 1. Pseudoaneurysma der rechten A. vesicalis inferior

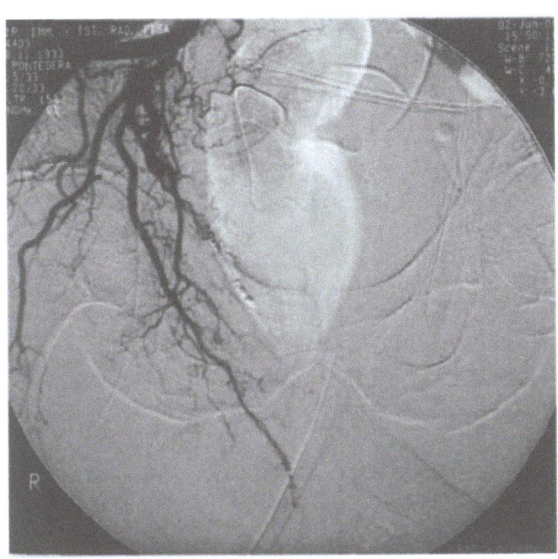

Abb. 2. Kontrollangiographie nach Embolisation

schritte macht und auch dank des verbesserten Materials in den Händen erfahrener interventioneller Radiologen eine Effektivität von über 80% erreicht.

Schlussfolgerung

Die diagnostische und therapeutische Indikation der selektiven Arteriographie in Verbindung mit einer Katheterembolisation ist zwar im Rahmen einer Prostataadenomektomie eine ungewöhnliche, aber bei unklarer Blutungsquelle effektive diagnostische und therapeutische Maßnahme zur Beherrschung einer Fistel oder eines Pseudoanaeurysmas. Dieses Verfahren zeichnet sich durch ein geringes Komplikationsrisiko aus, reduziert den Krankenhausaufenthalt und verursacht weniger Kosten im Vergleich zu chirurgischen Eingriffen.

Problemanalyse

Im Rahmen von Nierenbiopsien, Anlagen perkutaner Nierendrainagen, perkutaner Lithotripsie oder Operationen am Urogenitaltrakt können Gefäßkomplikationen auftreten. Derartige Komplikationen bestehen aus arteriovenösen Fisteln und Pseudoaneurysmen, die intermittierende Hämaturien erzeugen können. In der überwiegenden Zahl der Fälle sistieren die Hämaturien spontan oder unter konservativer Therapie, aber in 4–9% der Fälle kommt es zu persistierenden Blutungen, die eine adäquate Notfalltherapie [3] erfordern. Hierzu zählt die Katheterembolisation, die in den letzten 20 Jahren beträchtliche Fort-

Literatur

1. Ibrahim AL, el-Malik E, Ghali AM, Murad N, Saad M (1995) Effect of age comorbidity and type of surgery on perioperative complications and mortality of prostatectomy. Br J Urol 76(3):341–345
2. Lovaria A, Nicolini A, Meregaglia D, Saccheri S, Rivolta R, Rampoldi A, Rossi P, Montanari E (1999) Interventional radiology in the treatment of urological vascular complications. Ann Urol 33(3): 156–167
3. Murshidi MS (1989) Comparison of transurethral and transvesical prostatectomy. Acta Urol Belg 57(3):777–783

KOMMENTAR R. W. Günther

Die Transkatheterembolisation hat sich als Verfahren der Wahl zur Blutungsstillung in operativ schwer zugänglichen Gebieten bewährt. Dies gilt sowohl für Blutungen im Bereich der Niere und Blase als auch Prostata. Die Transkatheterembolisation erlaubt dabei einen gezielten, das umgebende Gewebe nicht schädigenden Gefäßverschluss. Während superselektive Nierenembolisationen etwa nach Biopsie relativ häufig sind, kommen interventionell zu behandelnde Blutungen im Bereich der Prostata nur selten vor, wie eine Literaturrecherche über die letzten 30 Jahre zeigt. Diese Art der Therapie erfordert Erfahrung, da die Sondierung des zuführenden Gefäßes schwierig sein kann. Bei Verwendung von sicheren Embolisationsmaterialien und Beachtung von Sicherheitsstandards ist das Verfahren wirksam und ohne Komplikationen. Im vorliegenden Fall war die Situation besonders kritisch, da durch vier vorausgegangene, offen chirurgische Revisionen die Blutung nicht zum Stillstand gebracht werden konnte. Man fragt sich allerdings, warum die Embolisation nicht früher in Betracht gezogen wurde. Damit hätte das Problem einfach und sicherlich früher gelöst werden können.

Literatur

1. Appleton DS, Sibley GN, Doyle PT (1988) Internal iliac artery embolisation for the control of severe bladder and prostate haemorrhage. Brit J Urol 61:45–47
2. Faysal M (1979) Angiographic management of post-prostatectomy bleeding. J Urol 122:129–131
3. Kuss R, Merland JJ, Le Guillou M, Fourcade R, Jardin A (1978) Embolization of prostatic arteries, a rescue approach in uncontrolled hemorrhage after adenomectomy (proceedings)]. J Urol Nephrol 84:476–480
4. Pereiras RV Jr, Meier WL, Katz ER, Viamonte M Jr (1977) Arteriographic embolization treatment for postprostatectomy hemorrhage. Urology 9: 705–707
5. Russinovich NA, Stauffer AE, Griggs P, Jander HP (1979/80) Transcatheter gelfoam embolization in intractable prostatic bleeding. Urol Radiol 1: 179–181
6. Thelen M, Strunk H (1998) Embolisation im Becken. In: Günther RW, Thelen M (Hrsg) Vaskuläre Interventionen. Thieme, Stuttgart, S 276–283
7. Wolf KJ, Hippeli R, Haumer M (1979) Therapeutic embolization of severe hemorrhages from the prostatic bed after transurethral prostatic resection. Fortschr Röntgenstr 130:366–368

Blutungskomplikation nach radikaler perinealer Prostatovesikuloektomie

H. Keller

Einleitung

Die RPP stellt bezüglich der perioperativen Morbidität ein minimal invasives Verfahren zur Behandlung des lokal begrenzten Prostatakarzinoms dar. Der geringe peri- und postoperative Blutverlust machen eine Eigenblutspende und die Bereitstellung von Blutkonserven überflüssig.

Die gute Übersichtlichkeit bei der Harnröhren-Blasen-Anastomose ermöglichen eine frühe Katheterentfernung [1, 2].

Postoperative Nachblutungen sind extrem selten, führen aber wenn zu spät und inadäquat therapiert, zu einer langwierig zu behandelnden Anastomoseninsuffizienz, wie am vorgestellten Fall gezeigt werden soll.

Kasuistik

Ein 64-jähriger Patient wird wegen eines T1c Prostatakarzinoms zur RPP zugewiesen.

Knochenszintigramm, Röntgen-Thoraxuntersuchung und das Ausscheidungsurogramm sind unauffällig. Im TRUS findet sich eine ca. 30 ml große Prostatadrüse mit einem ca. 1,2 cm großen echoarmen Herd im linken Lappen, bei ansonsten unauffälligem Tastbefund.

Laborchemische Normalwerte, für Elektrolyte und Leberenzyme. Die Blutgerinnung ist unauffällig, Quick 91%, Quick INR 0,91, PTT 31, Thrombozyten 282000, Hb 14 g/dl, Hkt 44%.

Körpergröße 177 cm und Körpergewicht 71 kg.

Es findet sich eine kompensierte Niereninsuffizienz mit Harnstoff 62 ml/dl und Serum Kreatinin von 1,54 mg/dl.

Bei einem PSA-Wert unter 10 ng/dl (bei uns 9,7) wird der Patient primär perineal unter Verzicht auf eine laparoskopische Lymphknotendissektion operiert.

Die Operation erfolgt unter standardisierten Bedingungen mit vollständiger Samenblasenentfernung und Harnröhren-Blasen-Anastomosierung mittels 4,0 Monocryl-Einzelknopfnähten. Der Blasenhals wird mit Vicryl 2,0 fortlaufend tennisschlägerartig rekonstruiert. Das Resektatgewicht beträgt 30 g. Die Harnableitung erfolgt über einen Ch. 18 transurethralen Silikonkatheter und die Wunddrainage über eine Ch. 14 Redonzieldrainage. Die Operationsdauer beträgt 70 Minuten. Der Blutverlust wird mit 300 ml (Sauger) eingeschätzt.

Postoperativ kommt der Patient auf die Tagesstation.

In den ersten 3 Stunden nach Operation ist die Drainage weitgehend trocken (ca. 40 ml), fördert aber dann zunehmend in den Abendstunden bis zum nächsten Tag insgesamt 690 ml. Das Serum-Hb fällt am OP-Abend auf 9,7 g/dl, der Hkt auf 31%.

Am nächsten Morgen hat der Patient gegenüber seinem präoperativen Gewicht 1,5 kg zugenommen, so dass ein zusätzlicher Verdünnungseffekt für den Hb- und Hkt-Abfall angenommen wird. Die Kreislaufsituation war ständig unauffällig (HF unter 96/min, RR zwischen 130 und 160 zu 90 mmHg). In den nächsten 24 Stunden fördert die Drainage weitere 470 ml, der Hb-Wert fällt auf 8,8 g/dl, der Hkt auf 27% weiter ab. Das Körpergewicht bleibt konstant.

Dem Patient geht es subjektiv gut, er wirkt blass und ist etwas müde. Trotz zwei Erythrozytenkonzentraten fällt der Hb- und der Hkt-Wert weiter auf 7,6 g/dl bzw. 23%, obgleich die Drainagen am 3. postoperativen Tag nur noch 20 ml fördern. Durch die Gabe weiterer drei Erythrozytenkonzentrate wird der Hb und Hkt auf 8,7 g/dl bzw. auf 27% angehoben. Der weitere Verlauf ist stabil, es kommt zu keinem weiteren Hb-Abfall.

Die Drainage wird am 4. postoperativen Tag, nachdem nur noch 40 ml überwiegend seröse Flüssigkeit gefördert wurde, entfernt.

Nach weiter unauffälligem Verlauf zeigt das am 7. postoperativen Tag durchgeführte Zysturethrogramm unauffällige Anastomosenverhältnisse, so dass der Katheter entfernt werden kann (Abb. 1).

Nach zunächst spontaner Miktion kommt es in der Nacht zum 8. postoperativen Tag zu einem akuten Harnverhalt mit Blasentamponade, so dass eine endoskopische Tamponadenausräumung erforderlich wird. Dabei zeigt sich eine Anastomosendehiszenz, die etwa ein Drittel der hinteren Zirkumferenz ausmacht (Abb. 2). Des Weiteren findet sich intravesikal und retrovesikal ein ausgedehntes Hämatom, das mit der kalten Resektionsschlinge ausgeräumt werden muss, was weitgehend komplett gelingt.

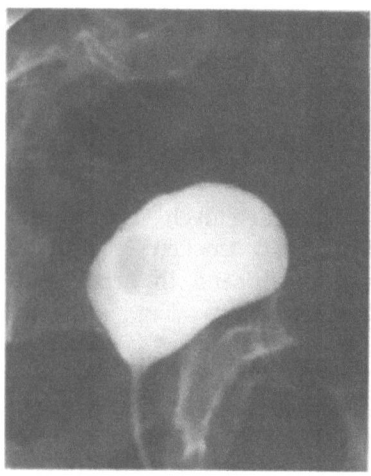

Abb. 1. Zysturethrogramm 7. p.o. Tag

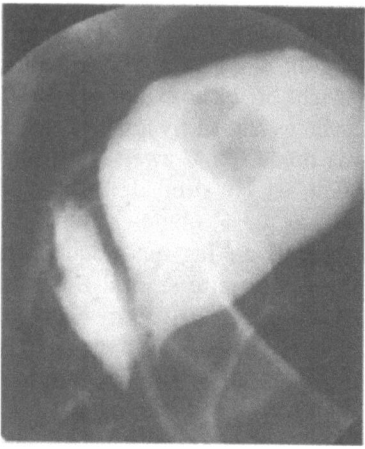

Abb. 2. Zysturethrogramm mit ausgeprägter Anastomosenleckage 8. p.o. Tag

Unter Zuhilfenahme eines Führungsdrahtes wird ein zentral offener Ch. 20 Silikonspülkatheter in die Harnblase eingelegt und der Ballon mit 100 ml geblockt. Dieser Katheter wird für 6 Wochen belassen.

Nach weiterem unkompliziertem Verlauf wird der Patient am 14. Tag mit liegendem Katheter entlassen.

Weitere Transfusionen sind bei stabilem Hb und Hkt nicht erforderlich. Bei Entlassung liegt der Hb-Wert bei 9,3 g/dl und das Hkt bei 27%. Pathohistologisch findet sich ein PT3b-G3-Karzinom. Zystogrammkontrollen zeigen nach 6 Wochen eine vollständig abgeheilte Leckage, so dass der Katheter entfernt werden kann.

Der Patient ist sofort vollständig kontinent und kann die Harnblase restharnfrei entleeren.

Drei Jahre später ist bisher keine Blasenhalsstenose aufgetreten, und es besteht weiterhin vollständige Kontinenz.

Das bereits fortgeschrittene Tumorstadium zum Zeitpunkt der Operation hat allerdings zu einer PSA-Progression geführt.

Problemanalyse

Offensichtlich kam es postoperativ zu einer Nachblutung, die in ihrem Ausmaß ebenso falsch eingeschätzt wurde, wie die Relevanz der präoperativen Hämokonzentration.

Nachdem in den ersten Stunden die Drainage nur geringe Mengen förderte, muss die Nachblutung erst später aufgetreten sein oder hat erst später Anschluss an die Drainage gefunden.

Die fehlende Kreislaufreaktion spricht für eine kleine Blutungsquelle, z.B. Samenblasenarterie oder arterielle Blutung aus dem Blasenhals entweder als Folge einer insuffizienten Ligatur oder nach Lösen eines Gefäßspasmus. Letztlich führte die ausgeprägte retrovesikale Tamponade zum Sistieren der Blutung, zu einer Verlegung der Drainage und zu einer infravesikalen Obstruktion und Nutritionsstörung im Bereich der Anastomose. Das am 7. p.o. Tag durchgeführte, als unauffällig befundene Zysturethrogramm zeigte eine komplette Anastomose, täuschte aber darüber hinweg, dass die Verbindung einer Druckbelastung noch nicht standhielt. Die Entfernung des Dauerkatheters und die hämatombedingte Obstruktion haben zu einer Dehiszenz der noch nicht fest etablierten Anastomose geführt, so dass das retrovesikale Hämatom in die Harnblase drainierte.

Die endoskopische Tamponadenausräumung mit anschließender Kathetereinlage für 6 Wochen war *zu diesem Zeitpunkt* sicherlich die adäquate Therapiemodalität, da es durch eine offene Revision wahrscheinlich zu einer Sekundärheilung mit konsekutiver Fistelbildung und Blasenhalsstenose gekommen wäre.

Die entzündlichen Veränderungen im Bereich der Anastomose hatten eine Reanastosomierung zu diesem Zeitpunkt als nicht besonders erfolgversprechend erscheinen lassen.

Dass der Patient nach vollständiger Abheilung der Leckage kontinent ist, war zu erwarten, da die Sphinkterregion ca. 1 cm distal des Anastomosenbereichs lag. Allerdings hatten wir mit der Ausbildung einer Blasenhalsstenose gerechnet.

Blutstillung und Tamponadenausräumung hätte die Anastomoseninsuffizienz in dieser Ausprägung sicherlich verhindert.

Die Transfusionen wären wahrscheinlich nicht erforderlich gewesen. Ein starker Rückgang der Drainageförderleistung von 470 auf 20 ml innerhalb von 24 Stunden hätte Anlass zu einer lokalen Diagnostik sein müssen (transrektaler Ultraschall oder Becken-CT).

Ein sorgfältiges postoperatives Monitoring ist auch bei sogenannten minimal invasiven Verfahren notwendig, damit sie letztlich minimal invasiv bleiben.

Schlussfolgerung

Die postoperative Blutung von insgesamt mehr als 1200 ml in den ersten 48 Stunden nach der RPP sollte Anlass zur Revision sein. Eine frühe

Literatur

1. Paulson DF (1996) Perineal prostatectomy. In: Walsh PC, Retik AB, Stamey TA, Vaughan ED Jr (eds) Cambells' Urology, 6th edition. WB Saunders Company, Philadelphia, pp 887–2899
2. Resnick MI (1991) Radical perineal prostatectomy redux. Contemp Urol, pp 44–53

KOMMENTAR W. STACKL

Angaben über Komplikationen, insbesondere Blutungskomplikationen nach radikaler Prostatektomie werden in der Literatur selten berichtet. Hedican und Walsh [1] publizieren an einer Serie von 1350 konsekutiven radikalen retropubischen Prostatektomien 7 Fälle von postoperativer Blutung (0,5%). Dabei definieren sie einen signifikanten postoperativen Blutverlust so, dass akut Bluttransfusionen erforderlich sind, um den Blutdruck aufrecht zu erhalten. Vier dieser Patienten wurden chirurgisch revidiert und drei konservativ behandelt. Alle drei Patienten aus der zweiten Gruppe entwickelten eine Blasenhalsenge und zwei waren inkontinent. Im Gegensatz dazu war nur einer der vier chirurgisch versorgten Patienten inkontinent. Diese Gruppe mit einer extrem großen Erfahrung in der retropubischen radikalen Prostatektomie kommt daher zu dem Schluss, dass Patienten mit Blutdruckabfall und Blutung nach radikaler Prostatektomie offen chirurgisch versorgt werden sollen.

Jakse et al. [2] berichten bei 125 Patienten nach perinealer radikaler Prostatektomie in der frühen postoperativen Phase eine Revision bei vier Patienten (3,2%), wobei die Indikation nur einmal eine Nachblutung war. Inwieweit diese Revision das postoperative Ergebnis bezüglich Blasenhalsenge oder Inkontinenz beeinflusst hat, wurde nicht angegeben.

In unserer eigenen Serie von 380 Patienten trat keine der eingangs erwähnten Definition entsprechende Nachblutung auf. Aufgrund unserer Erfahrungen mit der perinealen radikalen Prostatektomie schließe ich mich jedoch der Empfehlung von Herrn Keller an, dass postoperative Blutungen von mehr als 1200 ml in den ersten 48 Stunden oder bei notwendigen Bluttransfusionen, um den Kreislauf stabil zu halten, eine Indikation zur Revision darstellen.

Literatur

1. Hedican SP, Walsh PC (1994) Postoperativ bleeding following radical retropubic prostaatectomy. J Urol 152:1181–1183
2. Jakse G et al (2000) Die erweiterte radikale perineale Prostatektomie. Urologe A 39:455–462

Rektourethrale Fistel nach radikaler retropubischer Prostatektomie

G. Egghart

Einleitung

Rektumverletzungen bei der radikalen retropubischen Prostatektomie werden in ca. 1% angegeben. Die Verletzungen werden zweireihig übernäht und heilen in der Regel problemlos. Die intraoperativ unbemerkte Rektumläsion kann für den Patienten eine erhebliche Morbidität darstellen und erfordert oft mehrere Rezidiv-Eingriffe. Klinisch offensichtlich wird die Verletzung meist erst 8–10 Tage postoperativ. Der entstehende Abszess findet in der Regel Anschluss an die „Schwachstelle", die Harnröhrenblasenhalsanastomose. Es kommt zum Stuhlabgang via urethralen Katheter. Der vorgestellte Fall zeigt diese seltene Komplikation eines standardisierten Eingriffs und behandelt das operative Management.

Kasuistik

Bei einem 56 Jahre alten ASA 2 Patienten erfolgte völlig problemlos die radikale Prostatektomie wegen eines Prostatacarcinoms pT3a pN0 M0 Gleason 3+4. Am 3. postop. Tag entwickelte der Patient 38° Fieber bei klinisch unauffälligem Abdomen. Die Darmfunktion kam problemlos in Gang und der orale Kostaufbau konnte zeitentsprechend begonnen werden. Am 8. postop. Tag plötzlich Entleerung von Stuhlpartikeln über den transurethralen Katheter und Nachweis der Fistel mittels Cystogramm. Es erfolgte die Anlage einer Quercolostomie. In der Folge persistierte eine peranale Urinentleerung mit und ohne transurethralen Verweilkatheter.

3 Monate postoperativ erfolgte der erste Versuch eines transanalen Fistelverschlusses, 4 Monate nach radikaler Prostatektomie der frustrane zweite Versuch. 5 Monate nach der radikalen Prostatektomie Re-Laparotomie und Versuch des transvesikalen Fistelverschlusses, die drei letzten Operationen wurden an einer auswärtigen Klinik durchgeführt.

Ein Jahr postoperativ erfolge mittels erneuter Re-Laparotomie der transabdominelle Verschluss der Harnröhrenrektumfistel unter Beachtung der Prinzipien der Fistelchirurgie mit Trennung der urethrovesikalen Anastomose, kompletter Resektion der Fistel, zweischichtigem Verschluss des Rektums, Interposition von Omentum majus und neuer wasserdichter Harnröhrenblasenhalsanastomose. Der postoperative Verlauf war diesmal problemlos. Der Patient erlangte rasch volle Harnkontinenz. 3 Monate später konnte der doppelläufige Quercolonanus wieder rückverlagert werden.

Problemanalyse

3 Ursachen der Rektumläsion sind möglich:
1. Die Parforceentwicklung der Denonviller'schen Faszie auf der Rektumvorderfläche bei ascendierender RPX nach transrektaler Randomstanzbiopsie. Die entzündliche Reaktion des Stichkanals kann zu ausgedehnten Gewebsreaktionen im gesamten kleinen Becken führen.
2. Eine trophische Störung der Rektumwand durch Elektrokoagulation v. Blutungen.
3. Am wahrscheinlichsten ist die „übersehene Rektumläsion" bei schwieriger Anatomie.

Schlussfolgerung

Die operative Korrektur einer rektourethralen Fistel nach radikaler Prostatektomie ist um so erfolgversprechender, je länger mit der Re-Operation gewartet wird, es sei denn, man entschließt sich zur sofortigen Re-Laparotomie aufgrund eines Abszesses. Das Gewebe ist innerhalb der ersten Wochen entzündlich, zerreißlich und gestattet keine suffiziente Naht. Essentiell für den Erfolg einer Fisteloperation ist die Beachtung der Prinzipien: Reizlose Fistelrandverhältnisse, Trennung der Harnröhrenanastomose zur perfekten Exposition der Fistel, komplette Resektion der Fistel und Interposition von großem Netz [1].

Zur Vermeidung einer derartig seltenen Komplikation ist es wichtig, an die Möglichkeit einer Rektumverletzung zu denken und vor der Durchführung der urethralen Anastomose die Rektumvorderwand explizit und genau zu inspizieren. Möglicherweise ist es von Vorteil, nach einer ausgedehnten transrektalen Prostatabiopsie 6 Wochen mit der radikalen Prostatektomie zu warten.

Literatur

1. Godwin WE, Turner RD, Winter CC (1958) Rectourinary fistula: Principles of management and technique of surgical closure. J Urol 80:246

KOMMENTAR U. Engelmann und N. Kreutzer

Die okkulte Rektumeröffnung stellt für den Urologen eine gefürchtete und glücklicherweise seltene Komplikation dar. Symptome sind in der Akutphase Harnwegsinfekte mit teilweise septischem Krankheitsbild, außerdem Stuhl- und Luftabgänge über den Katheter. Spätkomplikationen können rezidivierende Harnwegsinfekte und Harninkontinenz sein.

Intraoperativ besonders kritisch ist die Durchtrennung der distalen Harnröhre, da in diesem Bereich die Schicht zwischen Harnröhre und Rektum nur hauchdünn ist. Hier und bei der weiteren Präparation ist die Denonvillier'sche Faszie die Trennschicht, die zugunsten einer besseren Tumorkontrolle mit zum Prostatektomiepräparat gehört. Dabei entsteht jedoch ein höheres Risiko der Rektumperforation. Jedoch kann nicht nur durch scharfe Präparation, sondern auch durch unkontrollierten Zug am Haken eine Läsion entstehen.

Die Vorgehensweise bei der Präparation nach retropubischem Zugang (aszendierend gegenüber deszendierend) ist wohl nicht entscheidend. Es werden aber beim perinealen Zugangsweg Rektumverletzungsraten von über 10% berichtet.

Behandlung der Wahl ist bei septischem Krankheitsverlauf in der Frühphase die Anlage einer doppelläufigen Kolostomie, um eine weitere Kontamination im Fistelbereich zu vermeiden. Fistelexzision und anschließender mehrschichtiger Verschluss sind – gemäß Einzelfallberichten – über einen transanalen Zugang drei (eher sechs) Monate nach Prostatektomie möglich. Bei asymptomatischer Rektum-Urethra-Fistel, die z.B. im Kontrollzystogramm vor eventueller Dauerkatheterentfernung auffällt, kann auch eine verlängerte Kathetereinlage zum Erfolg führen.

Im vorgestellten Fall wurde zunächst eine Querkolostomie angelegt, nach zwei erfolglosen transanalen Fistelverschlüssen scheiterte auch der erste transvesikale Versuch. Retrospektiv betrachtet und in Unkenntnis des Lokalbefundes erscheint ein Versuch ohne Trennung der Anastomose hier nicht erfolgversprechend, da nur so eine ausreichende Exposition der Fistel mitsamt ihrer Beziehung zu Blase, Harnröhre und Rektum möglich ist. Die Operation ein Jahr später gelang unter Beachtung sämtlicher Regeln des Fistelverschlusses mit folgender guter Kontinenz. Es wird hier eindrucksvoll die operative Odyssee eines Patienten nach okkulter Rektumperforation bei radikaler Prostatovesikulektomie dargelegt.

Um einen solchen Verlauf zu vermeiden, sind verschiedene Punkte prä- und perioperativ beachtenswert:
- Einhalten eines Zeitabstandes von mindestens 6 Wochen zwischen Prostatabiopsie und Eingriff zur Vermeidung einer Operation in frisch-entzündlichem Gebiet;
- Operationsplanung unter Einbeziehung anamnestischer Angaben über vorherige Bestrahlungen, Prostatitiden, Status nach TUR-P und Operationen im Darm-Rektumbereich;
- Darmreinigung (oral und/oder Klysma) zur Verringerung des Risikos einer Kontamination bei Rektumperforation;
- Markierung des Darmes (ist möglich mit semirigidem Darmrohr oder geblocktem Dauerkatheter, viele Operateure verzichten jedoch auf die Manipulation);

- Genaue Inspektion der Rektumvorderwand nach Absetzen der Prostata;
- Insufflation von Gas in das Rektum bei wassergefülltem Becken oder Instillation von farbiger Flüssigkeit (z. B. Methylen-Blau), falls Unsicherheiten über Unversehrtheit des Rektums bestehen.
- Zweischichtiger Verschluss bei rechtzeitig erkannter Rektumläsion.

Diese Maßnahmen können Komplikationen vermeiden helfen, jedoch hat hier jeder Operateur sicher eigene Präferenzen.

Rektourethrale Fistel nach radikaler retropubischer Prostatektomie

R. Vorreuther

Einleitung

Die radikale Prostatektomie gehört zu den häufigen und technisch anspruchsvolleren Eingriffen im urologisch operativen Spektrum [3].

Intraoperative Verletzungen des Rektums sind nicht ungewöhnlich und können in der Regel mit Erfolg primär verschlossen werden [1, 2]. Eine Insuffizienz der Rektumnaht kann jedoch postoperativ zu einer rektourethralen bzw. rektovesikalen Fistel führen. Im Folgenden berichten wir über einen derartigen Fall und seine chirurgische Behandlung.

Kasuistik

Bei einem 59-jährigen Patienten wurde bei einem später histologisch als pT2b, pN0, G1b, R0 klassifizierten Prostatakarzinom eine retropubische, radikale Prostatektomie durchgeführt. Präoperativ wurde der Patient entsprechend der Klinikroutine wie für einen Dickdarmeingriff vorbereitet. Intraoperativ kam es zu einem 1½ cm langen Längseinriss der Rektumvorderwand, der unter Antibiotikaschutz 2-schichtig verschlossen wurde. Durch Rektumfüllung mit blaugefärbter Lösung wurde intraoperativ die Dichtigkeit nachgewiesen. Die Harnröhrenblasenanastomose ließ sich spannungsfrei und dicht bewerkstelligen. Der unmittelbar postoperative Verlauf war völlig unauffällig. Insbesondere die Drainagemengen und die klinischen Entzündungszeichen waren völlig im Normbereich.

Am 8. postoperativen Tag förderte eine der Zieldrainagen einmalig dunkleres Sekret, bei dem es sich im nachhinein um Stuhlbeimengungen gehandelt haben könnte. Die weitere Förderung der Drainagen war laborchemisch gesichert serös mit Fördermengen unter 70 ml pro Tag.

Am 10. postoperativen Tag berichtete der Patient über stuhliges Sekret, das sich beim Stuhlgang neben dem transurethralen Katheter entleerte. Die vorsichtige digital rektale Untersuchung ergab einen fingerkuppengroßen Defekt, der sich im Bereich der Rektumvorderwand tasten ließ.

Computertomographisch und zystographisch bestätigte sich die Fistel. Unter dieser Konstellation wurde zunächst der transanale Rektumvorderwandverschluss geplant. Eine zystoskopische Kontrolle der Harnröhrenblasenanastomose zeigte jedoch eine entzündlich praktisch komplett aufgebrauchte Anastomose, die lediglich ventral bei 12 Uhr Steinschnittlage noch eine geringgradige Schleimhautbrücke aufwies. Zwischen Rektum und Blase fand sich ein gut streichholzschachtelgroßer Raum. Aufgrund dieses Befundes wurde am 12. postoperativen Tag die retropubische Revision vorgenommen.

Intraoperativ erwies sich der Zugang von ventral her zur Anastomose als mühselig, da hier Verwachsungen zwischen Blasenvorderwand und Beckenboden zu lösen waren.

Nachdem man jedoch den Anastomosenbereich erreicht hatte, erwies sich die weitere Präparation als verhältnismäßig einfach. Die Blase ließ sich leicht nach kranial bringen und war vom Rektum durch den vorher zystoskopisch beschriebenen Raum ohnehin getrennt. Der Harnröhrenstumpf erwies sich als fest und nicht entzündlich verändert, so dass die später neugelegten Anastomosennähte sicheren Halt hatten. Das Rektum war dagegen durch die entzündlichen Veränderungen insgesamt verhärtet. Eine spannungsfreie Übernähung des Rektumdefektes war erst nach ausgiebiger Lyse des perirektalen Gewebes möglich. Nach Komplettierung der Harnröhrenblasenanastomose wurde ein Omentumlappen zwischen Rektum und Anastomose geschlagen. Zusätzlich erfolge die Anlage eines doppelläufigen Sigma-Anus-praeter.

Der weitere postoperative Verlauf war unauffällig. Nach zystographischer Überprüfung der Anastomosendichtigkeit konnte der transurethrale Katheter im 14. postoperativen Tag entfernt werden, eine erstgradige Stressinkontinenz sistierte binnen 5 Wochen komplett. 3 Monate später konnte der Anus praeter problemlos zurückverlagert werden. Im weiteren Verlauf kam es nicht zur Ausbildung einer Blasenhalsstenose.

Problemanalyse

Warum der korrekt durchgeführte und primär dichte Rektumvorderwandverschluss letztlich in einer Nahtinsuffizienz endete, bleibt fraglich. Nicht auszuschließen ist eine trotz gegenteiliger Anweisung durchgeführte pflegerische rektale Manipulation, wie die Einlage einer Temperatursonde im Rahmen des postoperativen Intensivaufenthaltes. Obwohl die Drainagen in Kenntnis der Rektumläsion bewusst länger in situ belassen wurden, waren weder Art noch Menge der Drainageförderung wegweisend. Initial hatte sich pararektal und paravesikal beidseits rasch eine Verklebungsschicht gebildet, die weder Stuhl- noch Urinzutritt zu den Drainagen erlaubte.

Die Zurückhaltung hinsichtlich einer Revision der Harnröhrenblasenanastomose ließ zunächst an einen transanalen Rektumvorderwandverschluss durch die chirurgischen Kollegen mit Anlage einer perinealen pararektalen Drainage und eines protektiven Anuspräter als alleinige Maßnahmen denken.

Erst die Gewissheit der entzündlich komplett aufgebrauchten Anastomose mit dem Nachweis eines Raumes zwischen Rektumvorderwand und Blase führte zur Entscheidung zu einer retropubischen Revision.

Intraoperativ erwies sich der Harnröhrenstumpf als ausgesprochen tragfähig, so dass von der ebenfalls in Betracht gezogenen Möglichkeit perinealer Durchzugsnähte zur Fixierung der Blase am Beckenboden Abstand genommen wurde. Auch eine Blasenverlängerungsplastik war zur spannungsfreien Neuanastomose nicht erforderlich. Das pararektale Gewebe erwies sich dagegen als derb, so dass ohne Lyse bei alleiniger transanaler Manipulation die Rektumnaht mit Sicherheit unter Spannung gestanden hätte, wenn sie sich denn überhaupt hätte bewerkstelligen lassen.

Schlussfolgerung

Eine Revision der Harnröhrenblasenanastomose ist auch noch im längeren zeitlichen Intervall zur Primäroperation im Einzelfall möglich und sinnvoll. An eine Neuanlage der Harnröhrenblasenanastomose kann auch in den seltenen Fällen ausgeprägter Nahtdehiszenzen, die erst in der zystographischen Kontrolle vor Katheterentfernung auffallen, gedacht werden. Unter Umständen muss dann die Revision mit einer Blasenverlängerungsplastik kombiniert werden, um eine spannungsfreie Anastomose zu erreichen. Immer ist sorgfältig das Risiko einer Kontinenzgefährdung gegen die zu erwartende Wahrscheinlichkeit einer Blasenhalsenge abzuwägen.

Literatur

1. Benoit RM, Naslund MJ, Cohen JK (2000) Complications after radical retropubic prostatectomy in the medicare population. Urology 56:115–120
2. Hautmann RE, Sauter TW, Wenderoth UK (1994) Radical retropubic prostatectomy: morbidity and urinary continence in 418 consecutive cases. Urology 43:47–51
3. Wirth MP, Hankenberg OW (1999) Curative treatment of prostate cancer. Urol Int 63:72–79

KOMMENTAR U. E. STUDER

Das Auftreten einer rekto-urethralen Fistel nach radikaler retropubischer Prostatektomie ist selten, wird aber in den meisten größeren Serien berichtet. Wegen der Seltenheit dieser Komplikation sind genaue Ursachen zu deren Entstehung, aber auch Maßnahmen zur Prävention nur bedingt bekannt.

Diese Komplikation hatten wir bei den letzten 450 operierten Fällen an unserer Weiterbildungsklinik nicht mehr beobachtet und führen dies auf folgende operationstaktische Punkte zurück:

- Wir bevorzugen einen lateralen Zugang zur Prostata, mit Inzision der Beckenbodenfaszie entlang des Arcus tendineus. Der Apex prostatae wird beidseits von lateral her (4-Uhr- und 8-Uhr-Position) schrittweise freipräpariert, so dass palpatorisch wie auch inspektorisch der Übergang membranöse Harnröhre/Prostata klar erkennbar ist.

- Damit das Operationsfeld jederzeit übersichtlich und blutungsfrei bleibt, ligieren wir den Plexus santorini mit Durchstechungsnähten, nachdem dieser mit einer gebogenen Babcock-Klemme über der Prostata-Ventralseite gerafft wird.
- Beim schrittweisen Absetzen der membranösen Harnröhre vom Apex prostatae orientieren wir uns stets von beiden Lateralseiten der Prostata her.
- Nach Fassen und Durchtrennen des Katheters durchtrennen wir die Harnröhrenrückseite nicht in der Medianlinie, sondern orientieren uns erneut am Verlauf des vorgängig freipräparierten neurovaskulären Bündels und der dorsolateralen Prostatakapsel. Die Inzision des dorsalen Anteils der membranösen Harnröhre erfolgt von lateral her, je nach Ausdehnung und Lokalisation des Tumors mit und ohne Durchtrennung der Denonvillier'schen Faszie.
- Die Präparation entlang der Ventral- oder Dorsalseite der Denonvillier'schen Faszie. Auch hier erleichtert das vorgängige Abschieben des neurovaskulären Bündels die anatomische Übersicht.
- Im Falle von Adhäsion zwischen Rektum-Vorderwand und Prostata-Rückwand, z. B. nach Blutungen in der Folge von wiederholten Stanzbiopsien, suchen wir primär nach einem nicht verwachsenen Bezirk auf der Prostata-Rückseite, um sich vom mobilisierten Gewebe her besser orientieren zu können.
- Bei keinem dieser Operationsschritte verwenden wir die Kaustik- oder Koagulationspinzette, einzig eine bipolare Pinzette wird zur Blutstillung verwendet. Blutungen aus dem neurovaskulären Bündel, insbesondere im Apexbereich, werden mit oberflächlich gesetzten Durchstechungsligaturen versorgt, um eine Traumatisierung möglichst gering zu halten.

Wird trotz der vorbeugenden Maßnahmen das Rektum eröffnet, würden wir dies ebenfalls zweischichtig verschließen. Dabei soll nur eine der beiden Schichten fortlaufend sein, in der Regel ist dies die tiefere muskuläre Schicht. Wir achten darauf, dass die Mukosa nicht gefasst, sondern Richtung Darmlumen evertiert wird, um eine Interposition der Mukosa in die Darmnaht zu verhindern. Die zweite, ventralere Schicht dient der Entlastung der primären fortlaufenden Naht und ist relativ weit gefasst. Die Nähte sollen die Geweberänder gut adaptieren, nicht aber durch allzu starken Zug auf den Knoten strangulieren. Ebenso vermeiden wir nach Möglichkeit eine Kauterisierung des Gewebes.

Auf eine zweischichtige, jeweils fortlaufende Naht verzichten wir bewusst, um nicht eine dicht abgeschlossene Höhle zwischen den beiden Nahtschichten zu haben. Damit kann der Bildung von abgekapselten Hämatomen, Seromen und Abszessen vorgebeugt werden.

Beim vorgestellten Fall trat die Dickdarmfistel typischerweise erst um den 10. Tag auf. Man kann daraus schließen, dass es sich nicht um eine primäre Nahtinsuffizienz handelte, sondern ein sekundäres Geschehen für die Fistel verantwortlich sein musste. Am ehesten denkt man an eine Abszessbildung oder an eine Ischämie im Bereich der Rektumnaht.

Nachdem es sich beim vorgestellten Fall um einen ausgedehnten Defekt handelte, bei welchem mit keiner per secundam-Heilung zu rechnen war, war der Entscheid zur operativen Revision richtig, auch wenn die Schwierigkeiten solcher Eingriffe 12–14 Tage nach dem Ersteingriff nicht unerheblich sind. Wie der Autor beschreibt, ist eine zugfreie Readaptation der Nahtränder und Anastomosen entscheidend.

Urinextravasation, Urinrückresorption und beginnende Niereninsuffizienz nach radikaler Prostatektomie

R. HOFMANN und Z. VARGA

Einleitung

Während die radikale Prostatektomie mit einer sehr geringen Mortalität verknüpft ist, ist sie nicht ohne Morbidität. Abhängig vom Tumorstadium und der Art der Operation (nervschonend versus nicht nervschonend) erleiden viele Patienten eine erektile Dysfunktion. Stressharninkontinenz oder erneutes Auftreten der Erkrankung sind weitere Komplikationen nach radikaler Prostatektomie. Im lokalisierten Stadium T1–T2 wird jedoch ein Fünfzehnjahres-tumorspezifisches Überleben mit bis zu 86 bzw. 90% nach radikaler Prostatektomie beschrieben [3, 4]. Überlegungen zur Patientenselektion – basierend auf dem biologischen Alter des Patienten und dem natürlichen Verlauf der Erkrankung, Tumorselektion und Heilungsraten sowie der postoperativen Morbidität – müssen in die Entscheidung zu einem operativen Eingriff einfließen [1, 2, 8].

Kasuistik

Ein 71-jähriger Mann stellte sich in unserer Klinik mit einem PSA von 16,7 µg/l vor. Palpatorisch war die Prostata etwa 30–40 g groß und nicht karzinomsuspekt palpabel. Der transrektale Ultraschall zeigte ein homogenes Echomuster der Prostata ohne Anhalt für echoarme Areale. Der Patient berichtete über deutlich abgeschwächten Harnstrahl unter einer Medikation mit Alphablockern. Ein Jahr zuvor hatte er eine einmalige Harnsperre erlitten. Aufgrund des erhöhten PSA-Wertes war ambulant eine Sextantenbiopsie der Prostata durchgeführt worden. Diese ergab keinen Anhalt für Malignität. Aufgrund des weiterhin erhöhten PSA-Wertes erfolgte zunächst in Lokalanästhesie die Biopsie der Prostata mit Entnahme von 10 Stanzbiopsien. Diese ergab wiederum eine myoglanduläre Hyperplasie der Prostata ohne Anhalt für Malignität.

Aufgrund des weiter bestehenden Verdachtes auf ein Prostatakarzinom und der dysurischen Beschwerden unterzog sich der Patient einer transurethralen Resektion der Prostata und einer Prostatastanzbiopsie in Narkose.

Die Untersuchung der 12 Stanzbiopsiezylinder ergab keinen Anhalt für Malignität, jedoch fand sich im Resektat der Prostata ein kleines Adenokarzinom der Prostata (<5% des Resektats) mit einem Gleasongrading von 2+2 (Stadium pT1a, Gleason 4).

Aufgrund des erhöhten PSA-Wertes wurde das Karzinom bei dem biologisch deutlich jüngeren Patienten als signifikant und zwei Monate nach transurethraler Resektion der Prostata eine radikale retropubische Prostatektomie und pelvine Lymphadenektomie durchgeführt. Histologisch fand sich diesmal ein glanduläres Prostatakarzinom in beiden Lappen, Stadium pT2a, Gleason 3+3=6. Die Lymphknoten waren tumorfrei.

Der Operationsverlauf war unauffällig, insgesamt wurden, wie üblich, 7 Anastomosennähte vorgelegt, eine intraoperative Prüfung der Dichtigkeit der Anastomose mit insgesamt 100 ml Blasenfüllung ergab kein Extravasat.

Ab dem 2. postoperativen Tag fielen bei dem Patienten steigende harnpflichtige Substanzen im Serum auf. Die beiden perivesikal gelegenen Redon-Drainagen förderten gering seröse Sekretion.

Ein Ultraschall zeigte eine größere Flüssigkeitsansammlung intraabdominell. Das Zystogramm am 2. postoperativen Tag wies ein Extravasat auf, ausgehend von der urethrovesikalen Anastomose etwa bei 10 Uhr. Der Katheter war gut rückläufig bei restharnfreier Blasenentleerung über den Dauerkatheter.

Die intraperitoneale Flüssigkeit wurde als Transsudat bei einem Extravasat aus der Anastomose betrachtet. Ein Ausscheidungsurogramm zeigte eine zeitgerechte KM-Anflutung in beiden Nieren, ein zartes Nierenbeckenkelchsystem und Abfluss des KM über unauffällige Harnleiter in die Blase.

Im weiteren Verlauf kam es schließlich bis zum 5. postoperativen Tag zu einem Kreatininanstieg auf 3,3 mg/dl und Harnstoff 82 g/l. Sonographisch fand sich erneut eine größere Flüssigkeitsansammlung intraperitoneal. Die Nieren waren sonographisch weiterhin nicht gestaut und unauffällig. Ein Zystogramm am 5. postoperativen Tag zeigte erneut die etwa gleichgroße Extravasation aus der urethrovesikalen Anastomose.

Am 5. postoperativen Tag erfolgte eine operative Revision. Intraoperativ fand sich eine Lekage der urethrovesikalen Anastomose bei etwa 10 Uhr, wo nochmals eine Anastomosennaht gelegt wurde. Lateral der Blase, im Bereich der ehemaligen Samenblasenloge, zeigte sich eine etwa pfennigstückgroße Läsion des Peritoneums, die bei der radikalen Prostatektomie unbemerkt geblieben war. Das Peritoneum wurde verschlossen und das kleine Becken erneut drainiert.

Der weitere postoperative Verlauf des Patienten war unauffällig, es kam zu einem Abfall der harnpflichtigen Substanzen in den Normbereich. Ein Zystogramm am 8. postoperativen Tag zeigte eine unauffällige Anastomose ohne Anhalt für Extravasat, so dass zu diesem Zeitpunkt der Katheter entfernt wurde.

Problemanalyse

Patienten werden an unserer Klinik mit einer radikalen retropubischen Prostatektomie mit standardisierter Operationstechnik – Präparation eines langen Harnröhrenstumpfes apikal, nach Möglichkeit nervschonende radikale Prostatektomie, Legen von 7 Anastomosennähten zirkulär, Evertierung der Harnblasenschleimhaut – operiert. An 150 konsekutiven Patienten wurde am 4. und 8. Tag postoperativ ein Zystogramm durchgeführt. Dies zeigte bei 85% der Patienten am 4. Tag kein oder ein sehr kleines Extravasat. Bei den Patienten, die am 4. Tag keine Extravasation aufwiesen, zeigte sich am Tag 8 lediglich bei 11% ein sehr kleines Extravasat, so dass der Katheter entfernt werden konnte.

Der von uns bisher vorgestellte Patient zeigte postoperativ, trotz intraoperativer Dichtigkeit der Anastomose, ein Extravasat. Bedingt durch die unbemerkte Läsion im Peritoneum kam es direkt zum Einfließen des Urins intraperitoneal sowie Rückresorption über das Peritoneum. Die eingelegten Redon-Drainagen perivesikal hatten offensichtlich keinen Anschluss an die Urinfistel zum Peritoneum hin. Der korrekt intravesikal liegende Dauerkatheter konnte die Extravasation nicht ausreichend drainieren.

Histologisch bestätigt sich im endgültigen Präparat ein Prostatakarzinom in beiden Seitenlappen, pathologisches Stadium pT2a, Gleason 3+3. Zwei vorherige Biopsien hatten das Karzinom nicht aufdecken können, lediglich die transurethrale Resektion fand ein kleines Adenokarzinom in einigen Resektionschips mit einem Gleasongrading 2+2. Hinweisend auf das signifikante Karzinom war lediglich das erhöhte PSA von 16 ng/ml.

Schlussfolgerung

Klinisch signifikante Karzinome im Stadium T1 und T2 eignen sich für die radikale Prostatektomie als effektive Behandlungsmaßnahme mit den besten Zehn- bzw. Fünfzehnjahre-tumorspezifischen Überlebensraten [5]. Bei etwa 30% der scheinbar insignifikanten Karzinome kommt es zu einem Progress der Erkrankung, die eine weitere Behandlung erforderlich macht [6, 7]. Bei unauffälliger digital-rektaler Untersuchung und transrektalem Ultraschall war lediglich ein deutlich erhöhtes PSA hinweisend auf ein signifikantes Karzinom. Die transrektal gesteuerte Stanzbiopsie der Prostata hatte die Diagnose jedoch nicht verifizieren lassen, wobei bei der transurethralen Resektion lediglich ein deutlich kleinerer Tumor beschrieben wurde als schließlich im endgültigen Präparat der Prostata gefunden wurde. Normalerweise führt eine Urinextravasation über die urethrovesikale Anastomose nach radikaler Prostatektomie zu keinerlei Morbidität und einer spontanen Heilung der Anastomose längstens nach drei Wochen. Bei unserem Patienten war unbemerkt eine Peritoneallasion bei der Primäroperation an der Samenblasenspitze gesetzt worden, über die hin ein Urineintritt intraperitoneal mit konsekutiver Rückresorption erfolgte. Daraufhin war es zu einer beginnenden Niereninsuffizienz des Patienten gekommen.

Literatur

1. Albertsen PC, Hanley JA, Gleason DF, Barry MJ (1998) Competing risk analysis if men aged 55 to 74 years at diagnosis managed conservatively for clinically localized prostate cancer. JAMA 280:975–980
2. Epstein JI, Pound CR, Partin AW, Walsh PC (1998) Disease progression following radical prostatectomy in men with Gleason score 7 tumor. J Urol 160:97–100
3. Gibbons RP, Correa RJ Jr, Brannen GE, Weissmann RM (1989) Total prostatectomy for clinically localized prostatic cancer: Long-term results. J Urol 171:564–566
4. Lepor H, Kimbal AW, Walsh PC (1989) Cause-specific survival analysis: A useful method for reporting survival data in men with clinically carcinoma of the prostate. J Urol 141:82–84
5. Myers RP, Cahill DR, Devine RM, Kling BF (1998) Anatomy of radical prostatectomy as defined by magnetic resonance imaging. J Urol 159:2148–2158
6. Perrotti M, Pantuck A, Rabbani F, Israeli RS, Weiss RE (1999) Review of staging modalities in clinically localized prostate cancer. Urology 54:208–214
7. Pound CR, Partin AW, Eisenberger MA, Chan DW, Pearson JD, Walsh PC (1999) Natural history of progression after PSA elevation following radical prostatectomy. JAMA 281:1591–1597
8. Walsh PC, Partin AW, Epstein JI (1994) Cancer control and quality of life following anatomical radical prostatectomy: Results at 10 years. J Urol 152:1831–1836

KOMMENTAR G. Pühse und L. Hertle

Die Blätter der Denonvillier'schen Faszie bedecken die Vorderwand des Rektums und die Hinterwand der Prostata und nach kranial die Samenblasen. Da von hier unmittelbar der Übergang in die Excavatio rectovesicalis erfolgt, ist der Weg nach intraperitoneal nicht weit. Die mögliche Verletzung kleinerer Gefäße, insbesondere im Bereich der Samenblasenspitzen, führt hier nicht selten zu unliebsamen Blutungen. Diese tragen bei der vorliegenden schwierigen Anatomie sicherlich nicht zur Übersichtlichkeit im Operationssitus bei. Wie oft es tatsächlich bei der radikalen Prostatektomie mit kompletter Mobilisation der Samenblasen(spitzen) zu einer peritonealen Läsion in diesem Bereich kommt, ist unbekannt.

In dem vorliegenden Fall wurde eine solche intraperitoneale Läsion am fünften Tage nach radikaler Prostatektomie im Rahmen einer geplanten Revision entdeckt und versorgt. Klinisch hinweisend war eine zunehmende Niereninsuffizienz und eine intraperitoneale Flüssigkeitsansammlung bei bestehender Undichtigkeit der urethrovesicalen Anastomose. Interessanterweise kam es bei liegender paravesikaler Zieldrainage und frei durchgängigem transurethralen Katheter zu einer Urinextravasation aus der Anastomose über die Peritoneallasion nach intraabdominal entgegen des vermuteten Druckgradienten. Bei präoperativ wohl vorliegender kompensierter Niereninsuffizienz des älteren Patienten kam es durch die mögliche peritoneale Rückresorption zu erhöhten harnpflichtigen Substanzen im Blut und zur Dekompensation der Nierenfunktion. Aus nephrologischer Sicht haben die oftmals vorhandene perioperative Hypovolämie und Dehydratation aufgrund unzureichender Flüssigkeitszufuhr und die intravenöse Gabe von Kontrastmittel aus diagnostischen Gründen (Ausscheidungsurogramm) die Problematik sicherlich weiterhin forciert.

In Anbetracht der zum Glück seltenen, jedoch möglichen Komplikation wird erneut deutlich, wie wichtig eine sorgfältige Präparation bei der kompletten Mobilisation der Samenblasen ist. Eine möglicherweise auftretende Läsion im Bereich der Excavatio rectovesicalis ist unmittelbar sorgfältig zu verschließen.

Y-V-Plastik nach kompletter Anastomosenstenose und Via falsa durch Dauerkatheterkorrektur nach radikaler retropubischer Prostatektomie

J. Bernhardt und N. Pfitzenmaier

Einleitung

Stenosen der vesikourethralen Anastomose nach radikaler Prostatektomie treten in 2–7% der Fälle auf. Als Therapie genügt meist eine Bougierung oder interne Sichturethrotomie und kurzfristige Dauerkathetereinlage [3, 4]. Nicht so im folgenden Fall.

Kasuistik

Drei Monate nach TUR-P (16 g) bei einem 71-jährigen Mann, wobei sich histologisch ein inzidentes Prostatakarzinom (G IIa, Tumorvolumen 10%, PSA 1,2 ng/ml) ergab, wurde eine radikale retropubische Prostatektomie durchgeführt. Intraoperativ wurden, bei passager kräftiger Blutung aus dem Plexus santorini 4 Erythrozytenkonzentrate transfundiert.

Die Histologie ergab ein glanduläres Prostatakarzinom, vornehmlich links, bis an den apexnahen Abtragungsrand des Hauptpräparates heranreichend. Samenblasen, Ampullen, Blasenhalsabtragungsrand und Lymphknoten tumorfrei, pT3, No, G IIa.

Am 2. postoperativen Tag kam es zur Oligo-/Anurie. Zum Ausschluss einer Katheterobstruktion wurde der transurethrale Dauerkatheter „korrigiert". Sonographisch waren beide Nieren nicht gestaut und die Harnblase leer. Das Kreatinin steigt auf 4 mg/dl an.

Retrospektiv zeigte sich, dass die Ursache für die vorübergehende Anurie ein prärenales Nierenversagen war.

Eine Zystographie 1 Woche postoperativ zeigte den Dauerkatheter im Bereich der Anastomose geblockt, mit KM-Extravasat (Abb. 1). Der DK wurde entfernt und der Patient mit abgeleitetem Zystofix entlassen. Das Zystogramm 3 Wochen postoperativ zeigte eine Stenose im Anastomosenbereich. Beim Versuch einer Chro-

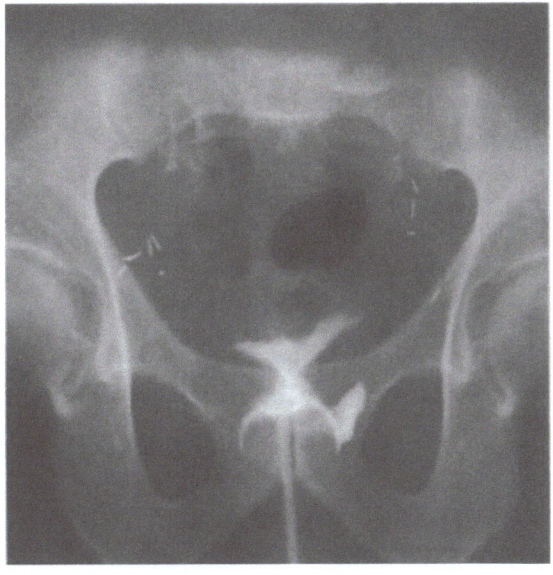

Abb. 1. Der Dauerkatheter liegt geblockt in der Anastomose, KM-Extravasat links lateral

mozystoskopie konnte urethroskopisch kein Anschluss zur Blase gefunden werden.

Der Patient wird für weitere 4 Wochen mit abgeleitetem Zystofix entlassen. Eine erneute Chromozystoskopie nach 4 Wochen zeigte eine unauffällige Harnröhre bis zum Sphinkter externus. Im mutmaßlichen Anastomosenbereich sah man lediglich faseriges Gewebe, keine Blaulösung aus der Blase. Über den Zystostomiekanal wurde ein gebogener Stahlbougie in Richtung Blasenhals vorgeschoben und mit dem Sichturethrotom in Richtung Stahlbougie geschnitten, so dass man letztendlich in die Blase gelangte. Anschließend wurde ein CH 18 DK eingelegt.

Der Patient wurde für weitere 4 Wochen mit abgeleitetem DK entlassen.

Im ambulant durchgeführten MCU zeigte sich im Blasenhalsbereich eine Via falsa nach dorsal. Nach Entfernung des DK war keine suffiziente Miktion möglich. Es wurde erneut ein DK eingelegt.

Nach weiteren 2 Wochen wurde der Patient zur plastischen Korrektur wieder stationär aufgenommen.

Über eine Unterbauchlaparotomie wurde der Blasenhals dargestellt. Es fanden sich erhebliche Verwachsungen. Der Blasenhals wurde ventral in Form eines Y in Richtung membranöse Harnröhre eingeschnitten. Bei eröffneter Blase zeigte sich jetzt der DK über eine Via falsa im Bereich des Trigonums in die Blase eintretend. Der auf einer Strecke von ca. 1cm komplett stenosierte Blasenhals wurde ventral eröffnet, bis eine Verbindung zur membranösen Harnröhre besteht. Über einen transurethral eingelegten Metallbougie wurden vesikourethrale Anastomosennähte gelegt. Anschließend wurde ein DK CH 22 korrekt eingelegt. Die Blasen-Harnröhrenfistel wurde exzidiert und der Fistelkanal verschlossen.

Die Anastomosennähte wurden geknotet, wobei ventral die Spitze des „V" mit der Harnröhre anastomosiert wurde, so dass eine weite Anastomose entstand.

Die Zystographie 10 Tage postoperativ zeigte jetzt bei liegendem DK eine unauffällige Anastomose.

Nach 4-wöchiger Harndauerableitung über den DK zeigte sich im MCU nach Entfernung des DK eine unauffällige Anastomose. Bei zunächst noch drittgradiger Stressinkontinenz erfolgte für eine weitere Woche die Harnableitung über Zystofix.

10 Jahre postoperativ geht es dem inzwischen 81-jährigen Patienten gut. Bei regelmäßiger, teils körperlich beanspruchender Gartenarbeit benötigt der Patient noch maximal 2 Vorlagen pro Woche. Das PSA ist kleiner 0,5 ng/ml.

Problemanalyse

Bei postoperativer Anurie, deren Ursache retrospektiv prärenal war, wurde bei Verdacht auf eine Katheterobstruktion/-dislokation der transurethrale Dauerkatheter korrigiert. Hierbei wurde offensichtlich der Katheter in der Vesikourethralen Anastomose geblockt, was letztendlich zur kompletten Anastomosenstenose führte. Beim Versuch der Blasenhalssondierung über die Zystostomie mit einem gebogenen Stahlbougie und der urethrozystoskopischen DK-Einlage nach Sichturethrotomie in Richtung auf den Stahlbougie wurde eine Via falsa erzeugt. Die definitive Korrektur erbrachte die offene Revision mit Y-V-Plastik des Blasenhalses.

Risikofaktoren für die Entstehung von Anastomosenstenosen scheinen neben der Katheterfehlplatzierung vorhergehende Prostataoperationen, eine Extravasation und Harnwegsinfekte zu sein [6]. Vesicourethrale Stenosen nach radikaler Prostatektomie sind mit 2–7% relativ selten. Häufig ist eine erfolgreiche Therapie mit transurethraler Bougierung oder interner Sichturethrotomie/Blasenhalsinzision oder Resektion zu erzielen [3, 4].

Rezidivierende oder komplette Anastomosenstenosen stellen eine therapeutische Herausforderung dar. Offene Operationsverfahren bis hin zum abdominoperinealen Vorgehen mit partieller Pubektomie sind beschrieben [5]. Im vorliegenden Fall war eine dauerhaft weite Anastomose mit zufriedenstellender Kontinenz mittels Y-V-Plastik des Blasenhalses zu erreichen.

Schlussfolgerung

Eine postoperative Oligo/-Anurie nach radikaler Prostatektomie kann auch eine prärenale Ursache haben. Zum Ausschluss einer Katheterfehllage/-Obstruktion sollte eine Röntgenkontrolle (Zystographie) und keine „blinde" Korrektur erfolgen.

Ist eine komplette Anastomosenstenose eingetreten, so ist bei der operativen Korrektur auch an die Möglichkeit einer Y-V-Blasenhalsplastik zu denken [1, 2].

Literatur

1. Bonnin NJ (1994) Retropubische Y-V-Plastik. In: Hinman F. Atlas urologischer Operationen, F. Enke, Stuttgart S 555–557
2. Marshall FF (1998) Surgery of the bladder. In: Campbell's Urology, Edition 7 (Vol 3), W.B. Saunders, Philadelhia pp 3295–3296
3. Oesterling JE (1998) Retropubic and suprapubic prostatectomy. In: Campbell's Urology, Edition 7 (Vol 2) W.B. Saunders, Phildelaphia pp 1530–1531
4. Popken G, Sommerkamp H, Schultze-Seemann W, Wetterauer U, Katzenwadel A (1998) Anastomotic stricture after radical prostatectomy. Incidence, findings and treatment. Eur Urol 33(4):382–386
5. Schlossberg S, Jordan G, Schellhammer P (1995) Repair of obliterative vesicourethral stricture after prostatectomy: a technique for preservation of continence. Urology 45(3):510–513
6. Tomschi W, Suster G, Höltl W (1998) Bladder neck strictures after radical retropubic prostatectomy: still an unsolved problem. Br J Urol 81(6):823–826

KOMMENTAR W. F. Thon und J. Stein

Vesikourethrale Anastomosenstrikturen nach radikaler Prostatektomie werden in der Literatur von 0,8 bis zu 32% angegeben [10–14]. Als Risikofaktoren werden eine Urinextravasation bei Anastomosenleck mit nachfolgender Fibrose, ein exzessiver intraoperativer Blutverlust, eine asymptomatische Bakteriurie, eine frühere transurethrale Resektion der Prostata und eine Ischämie im Nahtbereich durch zu viele Anastomosennähte beschrieben. Borboroglou und Mitarbeiter [1] konnten als signifikante Risikofaktoren Komorbiditäten, die mit einer Mikroangiopathie einhergehen, und einen Nikotinabusus nachweisen. Um eine Stenosierung zu verhindern, ist eine möglichst wasserdichte, spannungsfreie mukomuköse Anastomose erforderlich [15]. Der rekonfigurierte Blasenhals sollte auf ein Lumen von höchstens 22–24 CH eingeengt werden.

Anastomosenstrikturen haben einen negativen Einfluss auf die postoperative Kontinenz, so dass bis zu 46% der Patienten Vorlagen benötigen [9].

Die Mehrzahl der Blasenhalsstrikturen nach radikaler Prostatektomie können konservativ durch Bougierung, Katheter- und Ballondilatation bzw. endoskopisch durch Inzision mit dem kalten Messer, dem elektrischen Häkchen nach Turner-Warwick, der Resektion mit der elektrischen Schlinge oder durch Laserinzision behandelt werden [4, 8, 9, 11, 13, 18]. Rezidivierende Stenosen nach Resektion oder Schlitzung wurden oft vergeblich durch transurethrale Injektion eines Corticosteroid zu verhindern versucht [5]. Für eine einzige transurethrale Dilatationsbehandlung werden Erfolgsraten von 28–58% angegeben [1, 11, 13]. Nach Park und Mitarbeiter [9] sind 92% der Fälle erfolgreich durch Dilatation bis 18 CH mit nachfolgend regelmäßigem Selbstkatheterismus zu behandeln.

Bei kompletter Stenosierung kann die Kontinuität durch ein kombiniertes transurethrales und suprapubisch cystoskopisches Vorgehen – antegrade-retrograde Urethrotomie oder „cut to the light" – wiederhergestellt werden [2]: Auch in diesen Fällen sollte in regelmäßigen Abständen postoperativ eine Selbstbougierung zum Offenhalten des ehemals strikturierten Bezirkes durchgeführt werden.

Für die Blasenhalsinzision wird eine Erfolgsrate von etwa 50% berichtet [10].

In den Fällen, in denen die Anastomosenstenose nach radikaler Prostatektomie immer wieder rezidiviert, und die Dilatationen bzw. Inzisionen mit einer ausgeprägten Inkontinenz einhergehen, stehen das Einlegen eines transurethralen Dauerkatheters, eine suprapubische Zystostomie, die Kombination aus einem vesikourethralen Stent zum Offenhalten der Anastomose mit bulbär eingesetztem artifiziellen Sphinkter oder eine harnableitende Operation zur Diskussion [6]. Über offen rekonstruktive Verfahren zum Management dieser vesikourethralen Strikturen wird in der Literatur nur sehr selten berichtet [7, 16].

Kishev [7] beschrieb 1975 die Y-V-Plastik als rekonstruktives Operationsverfahren bei Marionscher Erkrankung, Blasenhalsstenose nach Adenomektomie, TUR-Prostata, aber auch nach radikaler retropubischer Prostatektomie. Wessel und Mitarbeiter [17] berichteten über 4 Fälle nach radikaler Prostatektomie, bei denen sie bei kompletter Stenosierung durch eine primäre Exzision des Narbengewebes mit End-zu-End-Anastomose, einen penilen fasziokutanen Flap, einen freien Harnröhrenersatz mit Musculus rectus Flap und eine Blasenhalstubularisierung zwar immer eine patente Harnröhre schaffen konnten, aber keiner ihrer Patienten kontinent war, so dass zusätzlich ein artifizieller Sphinkter implantiert werden musste. Nach den Erfahrungen dieser Autoren wird die Exzision des Narbengewebes und Rekonstruktion durch eine Pubektomie erleichtert. Der perineale Zugang, der sich zur offenen Versorgung von bulbären Stenosen bestens bewährt hat, ist in diesen Fällen nicht empfehlenswert. Gelegentlich ist aber ein kombiniert perineales-retropubisches Vorgehen erforderlich. Die Mobilisation des Harnröhrenstumpfes führt bei diesen Patienten fast immer zu einer Schädigung des externen Sphinkters mit konsekutiver Stressharninkontinenz. Ist eine direkte spannungsfreie Anastomose nach Exzision des Narbengewebes nicht möglich, bietet sich analog dem Psoas-Hitch-Verfahren zum Überbrücken von Ureterdefekten eine Blasenhalstubularisierung in Form eines Detrusor-Flaps an.

Bei dem hier berichteten Fall lagen zwei der bekannten Risikofaktoren zur Entwicklung einer Anastomosenstriktur nach radikaler Prostatektomie vor: ein vorheriger transurethraler Eingriff mit histologischem Nachweis eines T1b PCA und eine Kontrastmittel-Urin-Extravasation durch nicht beabsichtigte Sprengung der Anastomosennähte bei DK Neueinlage ohne Röntgenkontrolle.

Nach Erkennen der Anastomoseninsuffizienz wurde der DK entfernt und der Urin über eine suprapubische Zystostomie über drei Wochen abgeleitet. Retrospektiv hätte zu diesem Zeitpunkt zur Schienung bzw. Überbrückung des insuffizienten Abschnittes erneut ein DK unter zystoskopischer und röntgenologischer Kontrolle eingelegt werden können.

Vier Wochen später erfolgte ein sogenanntes „Realignement" durch gleichzeitige Urethroskopie mit dem Sachseurethrotom und Markierung des Blasenhalses mit Hilfe eines Stahlbougies. Der Versuch der blinden Identifizierung mit Hilfe des Bougies statt einer suprapubisch zystoskopischen Einstellung des Blasenhalses führte zu einer Via falsa durch das Trigonum.

Nach Scheitern des endoskopischen Verfahrens wurde die Indikation zur offenen Rekonstruktion gestellt, die Via falsa exzidiert und eine korrekte Anastomosierung des urethralen Stumpfes mit dem eröffneten Blasenhals mit Erweiterung der Anastomose ventral durch eine Y-V-Plastik durchgeführt [3]. Durch diesen Eingriff wurde das nicht einfache Problem elegant gelöst und ein gutes funktionelles Ergebnis erzielt. Die Y-V-Plastik ist ein in Vergessenheit geratenes Verfahren, das sich für diese komplizierten Situationen anbietet.

Literatur

1. Borboroglu PG, Sands JP, Roberts JL, Amling CL (2000) Risk factors for vesicourethral anastomotic stricture after radical prostatectomy. Urology 56(1):96–100
2. Carr LK, Webster GD (1996) Endoscopic management of the obliterated anastomosis following radical prostatectomy. J Urol 156(1):70–72
3. Colabawalla BN (1969) Adult bladder neck contracture – 100 Y-V plasties. Br J Urol 41(5):601
4. Dalkin BL (1996) Endoscopic evaluation and treatment of anastomotic strictures after radical retropubic prostatectomy. J Urol 155(1):206–208
5. Damico CF, Mebust WK, Valk WL, Foret JD (1973) Triamcinolone: adjuvant therapy for vesical neck contractures. J Urol 110(2):203–204
6. Elliott DS, Boone TB (2001) Combined stent and artificial urinary sphincter for management of severe recurrent bladder neck contracture and stress incontinence after prostatectomy: a long-term evaluation. J Urol 165(2):413–415
7. Kishev SV (1975) The bladder neck stenosis following prostatectomy. The various types and their treatment. Urologe A 14(6):257–262
8. Mobilio G, Cunico SC, Petracco S (1977) Guided dilatation and transurethral resection in one session for treatment of post-prostatectomy obstructive complications. Br J Urol 49(2):153–159
9. Park R, Martin S, Goldberg JD, Lepor H (2001) Anastomotic strictures following radical prostatectomy: insights into incidence, effectiveness of intervention, effect on continence, and factors predisposing to occurrence. Urology 57(4): 742–746
10. Popken G, Sommerkamp H, Schultze-Seemann W, Wetterauer U, Katzenwadel A (1998) Anastomotic stricture after radical postatectomy. Incidence, findings and treatment. Eur Urol 33(4): 382–386
11. Ramchandani P, Banner MP, Berlin JW, Dannenbaum MS, Wein AJ (1994) Vesicourethral anastomotic strictures after radical prostatectomy: efficacy of transurethral balloon dilation. Radiology 193(2):345–349
12. Shelfo SW, Obek C, Soloway MS (1998) Update on bladder neck preservation during radical retropubic prostatectomy: impact on pathologic outcome, anastomotic strictures, and continence. Urology 51(1):73–78
13. Surya BV, Provet J, Johanson KE, Brown J (1990) Anastomotic strictures following radical prostatectomy: risk factors and management. J Urol 143(4):755–758
14. Tomschi W, Suster G, Holtl W (1998) Bladder neck strictures after radical retropubic prostatectomy: still an unsolved problem. Br J Urol 81(6):823–826
15. Walsh PC, Quinlan DM, Morton RA, Steiner MS (1990) Radical retropubic prostectomy. Improved anastomosis and urinary continence. Urol Clin North Am 17:679–684
16. Webster GD, Sihelnik S (1985) The management of strictures of the membraneous urethra. J Urol 134:469–473
17. Wessells H, Morey AF, McAninch JW (1998) Obliterative vesicourethral strictures following radical prostatectomy for prostate cancer: reconstructive armamentarium. J Urol 160(4): 1373–1375
18. Woodhouse E, Barnes R, Hadley H, Rothman C (1979) Fibrous contracture of bladder neck: cause, prevention, and treatment. Urology 13(4): 393–394

Behebung einer Anastomosenruptur nach radikaler Prostatektomie

A. Schilling und A. Friesen

Einleitung

Die Anastomosendehiszenz nach radikaler Prostatektomie und urethro- bzw. vesicorektale Fisteln sind als Komplikationen bekannt. Letztere treten auch in Folge einer Rektumresektion oder -amputation auf. Sie betreffen die gleiche anatomische Region, die bei konventionell chirurgischer Tätigkeit hohe Ansprüche an den Operateur stellt. Die narbige Abheilung einer Anastomosendehiszenz kann obstruierend wirken und/oder die Funktion des Verschlussapparates stören. Um diese, die Lebensqualität des Patienten erheblich beeinflussenden Nebenwirkungen zu verhindern, sollte der Defekt möglichst frühzeitig verschlossen werden. Urethrobzw. vesikorektale Fisteln erfordern einen hohen operativen Aufwand wie beispielsweise das Verfahren nach York-Mason, um einen erfolgreichen Verschluss zu gewährleisten. Ein minimal invasives Verfahren zur Behebung dieser Komplikationen wäre hier wünschenwert.

Kasuistik

Ein 62-jähriger Patient blieb zwei Tage nach retropubischer radikaler Prostatektomie beim Verlassen seines Bettes so unglücklich am Katheter hängen, dass er sich den transurethralen Ballonkatheter ausriss. Der noch unerfahrene urologische Dienstarzt unternahm mehr als 10 frustrane Versuche mit verschiedensten Katheter-Typen, um Harnröhre und Blase wieder aufzufädeln. Am folgenden Morgen, ca. 7 Stunden nach dem Ereignis, gelang es endoskopisch mit Hilfe der i.v.- Chromografie zunächst tranurethral einen Ureterkatheter zu platzieren, über den dann ein 20 Charr. Ballonkatheter eingeführt werden konnte. Endoskopisch zeigte sich die Harnröhrenblasenanastomose als völlig defekt und der rekonstruierte Blasenhals war stark aufgeweitet und zerfetzt.

In den nachfolgenden Tagen förderte die paravesikale Drainage etwa die Hälfte der Urinproduktion.

Ein konservatives Verhalten schien uns auf Grund des enormen Defekts für nicht erfolgversprechend. Die Folgen der Einheilung müssen erheblich narbige Veränderungen im Anastomosenbereich mit möglicher Narbenstenose verursachen und Störungen des Verschlussapparates befürchten lassen.

Es wurde von uns nach einer Lösung gesucht, die ohne nochmalige Eröffnung der Bauchdecke, d.h. minimalinvasiv, eine Abdichtung des Lecks erlaubt.

In Vollnarkose und Steinschnittlagerung wurde über den zentraloffenen Ballonkatheter ein Ureterkatheter durch die Harnröhre in die Blase platziert. Über diese Leitstruktur konnte ein 20 Charr. Zystoskop durch den Anastomosendefekt hindurch in die nach kranial abgewanderte Blase eingeführt werden.

Unter endoskopischer Sicht und rektaler-digitaler Kontrolle wurde die Blase vom Damm her mit einer Hohlnadel punktiert. Diese Punktion wurde parallel zur Harnröhre auf der rechten wie auch auf der linken Seite je zweimal durchgeführt. Als Perforationsstelle in die Blase wurde der seitliche Blasenhals mit einem Sicherheitsabstand von den Ostien gewählt. Diese wurden mittels Chromografie auf ihre Durchgängigkeit kontrolliert. Durch jede Hohlnadel wurde ein absorbierbarer Polygylkolfaden der Stärke 1 in die Blase vorgeschoben. Mit einer endoskopischen Zange konnten die beiden Enden je einer Seite durch den Schaft des Zystoskops transportiert und vor dem Meatus externus urethrae miteinander verknotet werden (Abb. 1) Der verknotete Scheitel des so entstandenen Faden-U's wurde mit einem absorbierbaren Vicrylnetz, das als Widerlager dienen sollte, verstärkt. Dann wurden die verstärkten Fäden durch Zug an den aus dem Damm austretenden Enden wieder durch den Zystoskopschaft an den Blasenhals zurück trans-

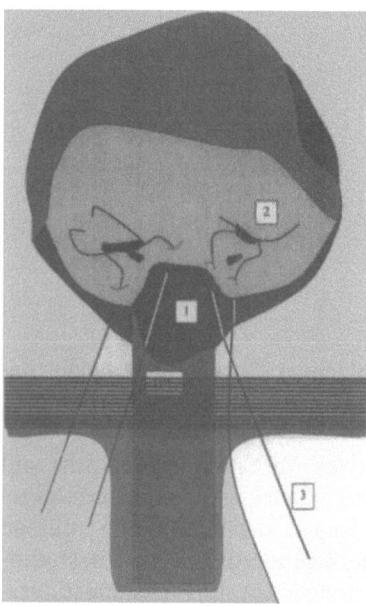

Abb. 1. Technik der Zuggurtung – Aufsicht. 1: Dehiszenz; 2: Vicrylnetzpolster, das die verknoteten Fadenenden polstert; 3: transperineal in die Blase eingestochene Hohlnadeln mit Vicrylfäden. HR: Harnröhre

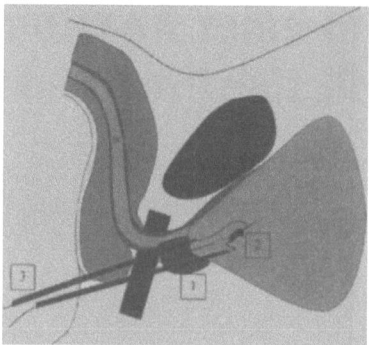

Abb. 2. Technik der Zuggurtung – Seitenansicht. 1: Dehiszenz; 2: Vicrylnetzpolster, das die verknoteten Fadenenden polstert; 3: transperineal gestochene Hohlnadel mit Vicrylfaden. HR: Harnröhre

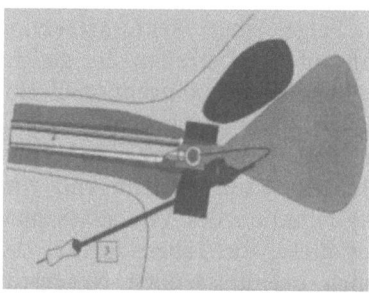

Abb. 3. Technik der Zuggurtung – Seitenansicht. Der über die Hohlnadel in die Blase eingeführte Vicrylfaden wird endoskopisch mit der Fasszange durch die Harnröhre nach außen geführt. 1: Dehiszenz; 2: Zystoskop mit Fasszange; 3: transperineal gestochene Hohlnadel

portiert. Auf diese Weise konnte beidseits der Harnröhre jeweils ein u-förmiger Zug auf den Blasenhals ausgeübt werden (Abb. 2). Die ipsilateralen Fäden am Damm wurden unter Zug bei gleichzeitig endoskopischer Kontrolle so miteinander verknüpft, dass es zu einem Verschluss des Lecks kam, indem der Blasenhals über den Harnröhrenstumpf gezogen wurde (Abb. 3) Erneut wurde über einen UK ein Ballonkatheter in die Blase gelegt, der 10 Tage später, nachdem zystografisch die Dichtigkeit der Anastomose nachgewiesen worden war, wieder entfernt wurde. Sowohl die Vicrylbändchen als auch die Polyglykolfäden wurden in folgender Zeit folgenlos resorbiert.

Der Patient erreichte bereits wenige Tage nach Entfernung des Katheters eine gute Kontinenz und kann bis heute, 12 Jahre nach dem Eingriff, sportliche Tätigkeiten ausüben, ohne Einlagen tragen zu müssen. Eine Anastomosenstriktur ist nicht aufgetreten.

Problemanalyse

Bei diesem Verfahren handelt es sich im Prinzip um die früher mit der Reverdin-Nadel durchgeführte von intraabdominell platzierte perineale Ankernaht. Dieses alte Prinzip wurde von uns lediglich in umgekehrter Richtung als minimalinvasive Maßnahme unter endoskopischer Kontrolle umgewandelt.

Nach diesem sehr zufriedenstellenden Ergebnis haben wir dieses Zugverfahren auch bei anderen Leakageproblemen erfolgreich eingesetzt, so z. B. bei einer bereits mehrfach operierten Anastomosen-Darmfistel, die uns zuverlegt wurde.

In diesem Fall kombinierten wir das Zugverfahren mit einem transrektal dargestellten Mucosastiellappen des Rektums. Beide Fälle beinhalten Probleme, mit denen auch andere operative Abteilungen konfrontiert werden. Zugegeben ist die Anastomosenenge nach radikaler Prostatektomie aufgrund der heute geübten wasserdichten Anastomosentechnik ein eher seltenes Ereignis. Sie wird jedoch nach laparoskopischer Technik während der beginnenden Lernphase in verschiedenen Zentren wieder häufiger zu sehen sein.

Wie andere Operateure haben auch wir die Erfahrung, dass der Verschluss von vesikourethralen Anastomosen, verheilen sie nicht primär, bis zu mindestens drei Wochen dauern. Hierbei ist es die alleinige Maßnahme, den transurethralen Katheter zu belassen. Sicher mag dies in vielen Fällen ausreichend sein. Die Gefahr der Ausbildung einer Striktur und die Entwicklung einer für den Patienten die Lebensqualität einschränkenden Inkontinenz ist, besonders in vorgestelltem Fall, grundsätzlich vorhanden. Beide Komplikationen bedeuten sowohl für den Patienten als auch für den Behandelnden eine langwährende Belastung.

Die Einfachheit des Verfahrens beinhaltet die Gefahr einer Übertherapie. Aus diesem Grunde sollten immer sowohl der Pathomechanismus, das Ausmaß des Defektes als auch begleitende Erkrankungen bei der Beurteilung für die Indikation mit einbezogen werden.

Schlussfolgerung

Wir wenden die Methodik regelmäßig an, wenn die Symptome einer Dehiszenz nach radikaler Prostatektomie auch nach dem 14. Tag anhalten, das Zystogramm eine entprechende Extravasation zeigt und weitere die Einheilung erschwerende Erkrankungen vorliegen. Unsere Erfahrungen zeigen, dass keiner dieser Patienten im weiteren Verlauf die Komplikationen einer Anastomosenenge entwickelte.

Literatur

1. Abou CC et al (2000) Laparoscopic radical prostatectomy: priliminary results. Urology 55:630–634
2. Catalona et al (1999) Potency, continence and complication rates in 1870 consecutive radical retropubic prostatectomies. J Urology 162:433–438
3. Surya et al (1990) Anastomotic strictures following radical prostatectomy: risk factors and management. J Urology 143:755

KOMMENTAR G. Pühse und L. Hertle

Dehiszenzen der urethrovesikalen Anastomose nach radikaler Prostatektomie werden gelegentlich auch noch nach dem 8.–12. postoperativen Tag im Rahmen der zystographisch kontrollierten Dauerkatheterentfernung beobachtet. Unter Durchleuchtung finden sich nicht selten kleinste Leckagen, die nach allgemeinen Erfahrungen für den Patienten keine Konsequenzen haben. Die Standardtherapie größerer Leckagen besteht üblicherweise in einem weiteren Belassen des transurethralen Dauerkatheters für ein paar Tage.

Das mögliche Ausmaß einer Leckage ist von vielen Faktoren abhängig. Bei standardisierter Technik mit Schleimhaut-Schleimhaut-Naht ist hier sicher der Faktor „Erfahrung des Operateurs" von großer Bedeutung. Ob eine Anastomose mit sieben Nähten oder mit vier Quadrantennähten durchgeführt wird, ist wahrscheinlich von untergeordneter Bedeutung. Ein wissenschaftlicher Vergleich bezüglich der optimalen Anzahl von Anastomosennähten bei der radikalen Prostatektomie liegt bisher nicht vor.

Die akzidentelle Dislokation des transurethralen Katheters ist ein immer wiederkehrendes und nicht gänzlich zu vermeidendes Problem. Die intraoperative Dichtigkeitsprüfung und die ausreichende Blockung des Katheterballons sind obligat. Desweiteren sollte die Einlage des verbleibenden Katheters erst nach dem Vorlegen der Anastomosennähte erfolgen, um eine Läsion des Ballons zu vermeiden. So sind durch sorgfältige Handhabung viele „akzidentelle" Dislokationen zu vermeiden.

Einer groben mechanischen Dislokation ist nur durch die Aufmerksamkeit des Pflegepersonals und durch die geduldige Einweisung und Anleitung des Patienten durch die betreuenden Ärzte in der postoperativen Phase zu begegnen. Gänzlich vermeidbar ist eine solche Komplikation jedoch nicht.

Der akzidentellen Dislokation des Katheters in der frühen postoperativen Phase sollte unmittelbar der Versuch einer endoskopisch geführten und röntgenologisch kontrollierten Neueinlage des Dauerkatheters, ggf. in Narkose, folgen. Hilfreich ist hierbei die Verwendung eines Ureterkatheters, der als Leitschiene dient. Der Versuch einer „blinden" transurethralen Neueinlage ist unseres Erachtens obsolet, da eine Unterminierung des Blasenhalses mit Ausreißen der Anastomosennähte hierdurch vorprogrammiert ist. In der Regel ist bei einem endoskopischen Vorgehen eine orthotope Katheterlage zu erreichen und eine befriedigende Readaptation des Blasenhalses an den Harnröhrenstumpf möglich. Eine zusätzliche Schädigung des äußeren Schließmuskels ist bei sorgsamer Durchführung nicht zu erwarten.

Bei einer größeren persistierenden Leckage nach erfolgter Neueinlage des Katheters stellt die dargestellte minimal-invasive Technik eine Alternative zur offenen Revision dar. Diese Art des minimal-invasiven Vorgehens scheint technisch gut durchführbar und effektiv zu sein. Dennoch ist anzumerken, dass auch bei großer Erfahrung mit dem Verfahren und detaillierter Kenntnis der Anatomie des Beckenbodens eine Perforation der Schließmuskulatur oder eine Rektumläsion eintreten können. Hierdurch sind weitere schwerwiegende Komplikationen nicht auszuschließen.

Nach unseren Beobachtungen führt ein konservatives Vorgehen mit einer endoskopisch kontrollierten, orthotopen Katheterneueinlage auch dann zu einem befriedigenden funktionellen Ergebnis, wenn eine größere Leckage für einige Tage persistiert und es zu einer vermehrten Urinextravasation über die paravesikale Drainage kommt. Durch ein konservatives Vorgehen wird der Heilungsverlauf vielleicht protrahiert, birgt aber keine zusätzlichen Risiken. Ob die mehrfache perkutane Punktion des Beckenbodens mit dem erneuten Einbringen von Fremdmaterial weniger negative Auswirkungen auf den weiteren Wundheilungsverlauf und die Tendenz zur Vernarbung bzw. Strikturbildung hat, bleibt letztlich unklar.

Spätkomplikationen nach radikaler Prostatektomie, Nachbestrahlung und Chemotherapie

H. J. Peters

Einleitung

Das lokal fortgeschrittene, lymphknotenmetastasierte Prostata-Karzinom stellt keine klassische Indikation zur radikalen Prostatovestikulektomie dar. Es gibt jedoch Hinweise, dass eine Untergruppe von Patienten mit geringer Lymphknotenmetastasierung von einer radikalen Prostatektomie profitiert [5]. Zumindest können lokale Komplikationen durch die Tumorkontrolle verhindert werden [7]. Erstaunliche karzinomspezifische Überlebensraten wurden nach einer Nachbestrahlung evtl. in Kombination mit einer chemohormonalen Behandlung berichtet [1, 2]. Von einer frühzeitigen androgenopriven Therapie profitieren insbesondere die Patienten mit einer niedrigen Gleason-Score und einem diploiden Zellstatus [4]. Der folgende Fall zeigt aber, dass diese Therapie mit einer hohen Morbidität einhergeht.

Kasuistik

Ein 61-jähriger Patient kam im Juli 1991 zur stationären Aufnahme. Bei einer Vorsorgeuntersuchung war ein Tastbefund erhoben worden. Durch eine Feinnadelaspirationszytologie wurde ein wenig differenziertes Prostatakarzinom gesichert. Das PSA war auf 30,4 ng/ml erhöht. Sonographisch wurden in beiden Prostatalappen karzinomsuspekte schallarme Bezirke beschrieben. Linksseitig war die Prostatakapsel infiltriert.

Unter der Annahme eines lokal fortgeschrittenen Prostata-Karzinom im Stadium cT3-No-Mo G III wurde der Patient radikal prostatovesikulektomiert.

Histologisch handelte es sich um ein teils drüsig-cribriformes, teils solides Prostata-Karzinom mit Infiltration des periprostatischen Gewebe und der peripheren Resektionsränder. Tumorös infiltriert war auch der Apex der Prostata und der urethrale Resektionsrand. Bei der ausgedehnten pelvinen Lymphadenektomie wurden 31 Lymphknoten entfernt. Im Gegensatz zur Schnellschnittuntersuchung ergab die Beurteilung der Paraffinschnittte mehrere Lymphknotenmetastasen aus der Region der A. iliaca interna rechts. Die Ploidiemessung des Prostata-Karzinoms ergab einen DNA-Index von 1,67 mit 8% Zellen, die sich in der S-Phase befanden.

In Anbetracht der ungünstigen Prognose wurde eine Kastration durchgeführt und eine Therapie mit Estramustinphosphat begonnen, die 4 Jahre fortgeführt wurde. Wegen der positiven Schnitträndern wurde der Patient mit 54 Gy nachbestrahlt. Der Patient blieb kontinent.

Bei den Nachsorgeuntersuchungen in den Folgejahren ergab sich nie ein Hinweis auf ein Rezidiv. Das PSA lag stets unter der Nachweisgrenze. Seit 1996 kam es zu rezidivierenden schmerzlosen Makrohämaturien, bedingt durch eine radiogene Cystitis. Im September 1998 trat eine Harnverhaltung auf, die mit Einmalkatheterismus behandelt wurde. Die endoskopische Abklärung ergab eine relative Anastomosenstriktur. Nach Einkerbung der Striktur beklagte der Patient eine Harninkontinenz zweiten bis dritten Grades.

Durch die ambulante Beckenbodengymnastik besserte sich die Harninkontinenz nur unwesentlich. Es blieb eine zweitgradige Stressinkontinenz bestehen. Eine vorgeschlagene Implantation eines bulbären Sphinkters lehnte der Patient zu diesem Zeitpunkt ab. Im Dezember 1999 stellte sich der Patient in einer auswärtigen Klinik zur Behandlung der Harninkontinenz vor. Dort wurde ein Blasenstein diagnostiziert, durch eine Lithotripsie entfernt und wegen einer erneuten Rezidivstriktur eine Blasenhalseinkerbung vorgenommen. Wenige Tage nach der Schlitzung bemerkte der Patient Urinabgang aus dem After, der immer stärker wurde und schließlich kam auch Stuhl aus der Harnröhre.

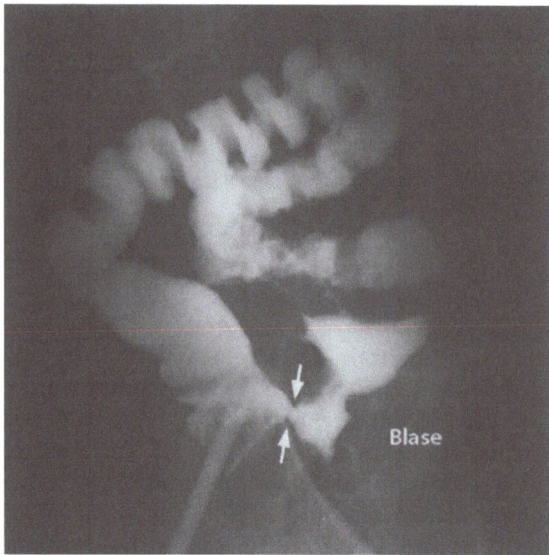

Abb. 1. Rektaler Einlauf mit wasserlöslichem Kontrastmittel. Patient S. H., 70 Jahre. Darstellung der rektovesikalen Fistel der Harnblase

Der nun 70-jährige Patient wurde wieder stationär aufgenommen. Endoskopisch sah man hinter dem Sphinkter urethrae eine große Nekrosehöhle und eine Blasen-Rektumfistel, die für ein Endoskop Charr. 16 gut passierbar war. Die Rektumschleimhaut war nach ventral verzogen und mit dem Blasenhals verbacken. Die Blase selbst war klein, die Blasenschleimhaut blass mit einzelnen neugebildeten Gefäßen.

Die onkologischen Staging-Untersuchungen ergaben nach wie vor ein Stadium NED. Aufgrund der radiogenen Veränderungen mit betonartigen Narbenverhältnissen und einer ausgeprägten Nekrosezone war ein Rekonstruktionsversuch nicht sinnvoll. Der Patient erhielt ein Colon transversum-Conduit. Auch eine Darmnaht war nicht möglich.

Die Rektumfistel wurde nach Cystektomie mit einer Netzplombe verschlossen und ein passagerer doppelläufiger Anus praeter sigmoideus angelegt. 3 Monate später wurde der Anus zurückverlagert. Der Fistelverschluss wurde endoskopisch und radiologisch gesichert. Subjektiv ist der Patient sehr zufrieden und kommt mit der Stromaversorgung gut zurecht. Im Gegensatz zu den beiden vorherigen Jahren ist er sozial voll rehabilitiert.

Problemanalyse

Die Kasuistik zeigt, dass auch ein fortgeschrittenes, sogar wenig differenziertes Prostata-Karzinom durch eine Kombinationstherapie erfolgreich behandelt werden kann. Trotz eines organüberschreitenden Wachstums und Lymphknotenmetastasen war der Patient 9 Jahre nach der Operation rezidivfrei. Bei gut differenzierten Karzinomen kann sich die Rezidivrate durch eine großzügige lokale Resektion senken lassen [6]. Das Ausmaß der Kapselperforation und der Gleason-Score sind prognostisch bedeutender als der positive Schnittrand. Auch eine erweiterte Lymphadenektomie führt beim lymphknotenmetastasierten Prostata-Karzinom zu einer günstigeren Prognose als die Standardlymphadenektomie [3]. Der Stellenwert der Nachbestrahlung ist noch nicht gesichert. Die Indikation in diesem Falle, einschließlich der chemohormonalen Behandlung mit Estramustinphosphat, war der schlechte Differenzierungsgrad des Tumors und die dadurch bedingte ungünstige Prognose.

Die Kasuistik zeigt, dass es durch diese Kombinationstherapie zu schweren Durchblutungsstörungen im Operationsgebiet kommt. Es besteht eine starke Schrumpfungstendenz des Gewebes. Die erste Urethrotomia interna wegen einer Anastomosenstriktur führte zur Harninkontinenz, der zweite endoskopische Eingriff zu einer großen Blasen-Rektumfistel. Endoskopische Operationen müssen bei solchen Verhältnissen noch strenger indiziert und schonender durchgeführt werden. Über alle diese Komplikationen muss aufgeklärt werden.

Zusammenfassung

Eine Kombinationstherapie aus radikaler Prostatovesikulektomie, chemohormonaler Behandlung und Nachbestrahlung kann auch bei einem fortgeschrittenen, wenig differenzierten Prostata-Karzinom erfolgreich sein. Dies geht allerdings mit einer erhöhten Morbidität einher. Im vorliegenden Fall kam es zu einer radiogenen Cystitis und Proctitis, zu einer Striktur der Harnröhre, des Blasenhalses, zur Blasensteinbildung und Harninkontinenz und letztlich zur Blasen-Rektumfistel, die eine suprapubische Harnableitung notwendig machte.

Literatur

1. Carter GE, Lieskovsky G, Skinner DG, Petrovich Z (1989) Results of local and/or systemic adjuvant therapy in the management of pathological stage C or D1 prostate cancer following radical prostatectomy. J Urol (Balt) 142:1266–1270
2. Gibbons RP, Cole BS, Richardson RG, Correa RJ Jr, Brannen GE, Mason JT, Taylor WJ, Hafermann MD (1986) Adjuvant radiotherapy following radical prostatectomy: results and complications. J Urol (Balt) 135:65–68
3. Golimbu M, Provet J, Al-Askari S, Morales S (1987) Radical prostatectomy for stage D1 prostate cancer. Urology 5:427–435
4. Ghavamian R, Bergstralh EJ, Blute ML, Slezak J, Zincke H (1999) Radical retropubic prostatectomy plus orchiectomy versus orchiectomy alone for pTxN+ prostate cancer: a matched comparison. J Urol (Balt) 161:1223–1228
5. Lerner SE, Blute ML, Zincke H (1995) Extended experience with radical prostatectomy for clinical stage T3 prostate cancer: outcome and contemporary morbidity. J Urol (Balt) 154:1447–1452
6. Smith RC, Partin AW, Epstein J, Brendler CB (1996) Extended followup of the influence of wide excision of the neurovascular bundle(s) on prognosis in men with clinically localized prostate cancer and extensive capsular perforation. J Urol (Balt) 156:454–457
7. Wirth M, Manecke A (1999) Das Lymphknoten-positive Prostatakarzinom. Ein Fall für die radikale Prostektomie. Urologe (A) 38:344–348

KOMMENTAR R. Hofmann

Auch wenn von einer Kasuistik nicht immer allgemeingültige Schlussfolgerungen bezüglich des therapeutischen Vorgehens ähnlich gelagerter Fälle abgeleitet werden können, findet die hier geschilderte Problematik eine Bestätigung des individuellen Vorgehens durch mittlerweile fundierte Daten aus der internationalen Literatur.

1. Radikale Prostatektomie bei präoperativem PSA > 20 ng/ml

Patienten mit PSA > 25 ng/ml weisen ein Risiko einer lymphogenen Metastasierung im Bereich von 15–20% auf. In verschiedenen Serien wurde deshalb die Frage nachuntersucht, ob sich aus diesen hohen präoperativen PSA-Serumwerten therapeutische Konsequenzen, z. B. der Verzicht auf die radikale Prostatektomie, ableiten lassen. Vaidya et al. [8] zeigten in ihrer Serie von 48 Patienten, dass ein rezidivfreies Überleben nach einem mittleren Follow-up in 65% der Fälle erreicht werden kann. In dem Patientenkollektiv unserer Klinik wiesen 147/790 (18,6%) Patienten, die einer RRP unterzogen wurden, PSA-Spiegel > 20 ng/ml auf. Die Inzidenz von Lymphknotenmetastasen lag bei 33%, alle Patienten mit N1-Befund oder einem kapselüberschreitenden PCA wurden postoperativ einer adjuvanten Androgendeprivation zugeführt. Bei einem mittleren Follow-up von 73 Monaten beträgt das tumorspezifische Überleben 88,3%, die PSA-Rezidivfreiheit liegt bei 85% [4]. Die RRP erscheint somit auch bei hohen präoperativen PSA-Serumspiegeln indiziert, wenn die Patienten über die hohe Wahrscheinlichkeit organüberschreitender und lymphonodulär metastasierter PCA informiert und über therapeutische Alternativen aufgeklärt werden.

2. Stellenwert der Lymphadenektomie

Die lokoregionäre Staginglymphadenektomie ist nur dann sinnvoll, wenn durch die operative Maßnahme die primären Lymphabflusswege des tumorbefallenen Organs adäquat und anatomisch exakt erfasst werden. Die als „Standard" definierte pelvine Lymphadenektomie im Bereich der Fossa obturatoria wird diesem Anspruch nicht gerecht. Die primäre Lymphknotenstation der Prostata findet sich im Bereich der A. iliaca interna, die sekundäre im Bereich der Fossa obturatoria und die tertiäre im Bereich der A. iliaca externa [5]. In eigenen detaillierten Studien zum Stellenwert der extendierten pelvinen Lymphadenektomie, die 9 Dissektionsfelder inklusive der A.-iliaca-interna-Region sowie der Regio praesacralis erfasste, konnten wir zeigen, dass die Inzidenz von okkulten Lymphknotenmetastasen gegenüber dem „Standard" von 14 auf 28% ansteigt und dass zudem die überwiegende Mehrzahl der lymphogenen Metastasen außerhalb der Fossa obturatoria und der A. iliaca externa gelegen waren – wie auch durch den hier beschriebenen Fall dokumentiert wird [4, 5]. Es ist deshalb die ausgedehnte pelvine Lymphadenektomie bei ungünstigen Prognostikatoren wie PSA > 11 ng/ml, Gleason Score > 6 und klinisches Tumorstadium > T2a zu fordern, in allen anderen Fällen kann auf die LA verzichtet werden. Die epLA in Kombination mit der RRP weist zudem per se einen Überlebensvorteil auf, wenn ein Stadium N1 vorliegt [3].

3. Adjuvante Therapie bei lymphogener Metastasierung oder Kapselüberschreitung

Auch wenn der Stellenwert der adjuvanten Therapie lokal oder lokoregionär fortgeschrittenem PCA immer wieder kontrovers diskutiert wird, liegen in der Literatur mittlerweile Resultate fundierter Studien vor, die ein derartiges Vorgehen aufgrund der damit verbundenen Überlebensvorteile gerechtfertigt erscheinen lassen.

Messing et al. [7] konnten in einer prospektiv randomisierten Studie erstmals zeigen, dass die frühzeitige adjuvante Androgendeprivation mit einem deutlichen Überlebensvorteil für die Patienten verbunden ist. Während in der Kontrollgruppe ohne adjuvante Therapie nach einem mittleren Follow-up von 7,1 Jahren 35,3% der Patienten tumorbedingt verstorben waren, war dies nur bei 14% der Patienten im Behandlungsarm der Fall. Eine Rezidivfreiheit war bei 77% in dem Behandlungsarm und nur bei 18% der Patienten im Beobachtungsarm gegeben. Ähnliche Daten können aus der retrospektiven Analyse der Patienten unserer Klinik gezogen werden: Nach adjuvanter Hormontherapie waren bei einem mittleren Follow-up von 73 Monaten 73% der Patienten rezidivfrei am Leben, das Gesamtüberleben betrug 88%. Dabei ließ sich ein positiver Effekt der adjuvanten Hormontherapie nur bei Patienten mit einer N1-Erkrankung nachvollziehen. Ein weiteres Argument für die RRP auch bei minimaler lymphonodulärer Metastasierung findet sich in der Arbeit von Frazier et al. [3], die zeigten, dass die RRP in Kombination mit einer pelvinen LA im Vergleich zu der alleinigen LA bei lymphogen metastasierten PCA ein Überleben von 11,2 Jahren im Vergleich zu nur 5,4 Jahren mit sich bringt.

90% der lymphogen metastasierten PCA weisen ein lokal organüberschreitendes Wachstum ($\geq$pT3a) auf [9]; es stellt sich somit die Frage, ob die Kombination einer adjuvanten Hormon- und Strahlentherapie, wie in dem aufgezeigten Fall durchgeführt, gerechtfertigt ist, da eine bereits systemisch metastasierte Erkrankung vorliegt. Letztendlich sind die Komplikationen der radiogenen Zystitis sowie der Makrohämaturien auf die Kombinationstherapie zurückzuführen. Basierend auf einer EBM-Analyse der Literatur ist zu konstatieren, dass die alleinige systemische Behandlung mittels Hormontherapie zu dem gleichen therapeutischen Outcome beigetragen hätte wie die Kombinationstherapie. Die Langzeitverläufe der Patienten, die wegen eines T3-PCA adjuvant strahlentherapiert werden, unterscheiden sich nicht signifikant von denjenigen der Patienten, die eine alleinige adjuvante Hormontherapie wegen lokal fortgeschrittenem Tumorleiden erhalten.

4. Strahlentherapie

Durch eine dreidimensionale Bestrahlungsplanung sowie Konformationsbestrahlung lassen sich die Nebenwirkungen der Strahlentherapie in kurativer und adjuvanter Absicht minimieren. In einem Gradingsystem von 1–5 sind die Frühkomplikationen der Strahlentherapie wie Proktitis, Enteritis und Cystitis meist Grad-I- und -II-Symptome. Bis zu 20% der Patienten entwickeln während der Strahlentherapie und einige Wochen danach diese Symptome. Spätfolgen der Strahlentherapie mit Nebenwirkungen Grad III und IV haben durch konformale Strahlentherapie von ursprünglich 6,3 auf 0,6% abgenommen. Reduzierung der Einzeldosis auf 1,8–2 Gy sowie eine „Shrinkingfield-Technik" verbessern die Spätkomplikationsrate. Strahlendosen oberhalb von 70 Gy führen zu einer starken Zunahme von Nebenwirkungen nach Monaten bis Jahren. Chronische Spätfolgen am Rektum wie chronische Proktitis, Stenosen, Fisteln werden in 3,3–4,4% der bestrahlten Patienten gefunden [2]. Strahlenspätfolgen im Bereich der Harnblase oder Urethra wie chronische Cystitis, rezidivierende Makrohämaturie, Strikturen und Schrumpfblasen traten in 7,7% der Fälle auf. In einer Serie an 1020 Patienten, publiziert von Lawton et al. [6], werden gravierende Spätfolgen in zwei RTOG-Studien veröffentlicht. Die meisten Spätfolgen waren Grad III und IV mit quälenden Symptomen, die die Lebensführung des Patienten verändern sowie Symptome, die größere operative Eingriffe wie Laparatomie, Anlage einer Kolostomie oder evtl. Cystektomie beinhalten. Strikturbildung wird in diesen RTOG-Studien mit 0,4%, Stenose sowie Perforation mit 0,6% berichtet, die Häufigkeit schwerer Spätfolgen am Enddarm insgesamt mit 3,3% angegeben. Bei einem kapselüberschreitenden Prostatakarzinom mit positiven Schnitträndern führt eine adjuvante Strahlentherapie zu einer Senkung der Lokalrezidivrate (8% versus 40%). Hinsichtlich der 10-Jahres-Überlebensrate im Vergleich zwischen adjuvanter Strahlentherapie nach radikaler Prostatektomie sowie alleiniger Prostatektomie hingegen ergibt sich kein Unterschied [1].

Zusammenfassung

Das individuelle Vorgehen bei einem 61-jährigen Patienten mit prognostisch ungünstigem metastasierten und lokal inoperablen Prostatakarzinom hat gezeigt, dass durch eine multimodale Therapie langfristig ein rezidivfreies Überleben erreicht werden kann. Eine hohe Morbidität, bedingt durch die adjuvante Strahlentherapie, führte schließlich zu einer Spätstenose im Bereich des Blasenhalses. Als Folge der Inzision im narbigen und wenig durchbluteten Gewebe war es schließlich zu einer Blasenrektumfistel gekommen, die als einzige therapeutische Möglichkeit eine Zystektomie zuließ.

Literatur

1. Anscher MS, Robertson CN, Prosnitz R (1995) Adjuvant radiotherapy for pathologic stage T3/4 adenocarcinoma of the prostate: ten years update. Int J Radiat Oncol Biol Phys 33:37–43
2. Epstein BE, Hanks GE (1993) Radiation therapy techniques and dose selection in the treatment of prostate cancer. Semin Radiat Oncol 3:179–186
3. Frazier HA, Robertson JE, Paulson DF (1994) Does radical prostatectomy in the presence of positive pelvic lymph nodes enhance survival? World J Urol 12:308–312
4. Heidenreich A, Varga Z, Olbert P, Brandt D, von Knobloch R, Hofmann R (2001) Extended lymphadenectomy versus chemically localized prostata cancer: high frequency of outfield metastases. Cancer, in press
5. Hofmann R, Heidenreich A, Engelmann U (2000) Radical pelvic lymphadenectomy in clinically localized prostate cancer: high frequency of atypical metastases. J Urol 163 (4):294
6. Lawton CA, Won M, Pilepich MV et al (1991) Long-term treatment sequelae following external beam irradiation for adenocarcinoma of the prostate: Analysis of RTOG studies 7506 and 7706. Int J Radiat Oncol Biol Phys 21:935–939
7. Messing E, Manola J, Sarosdy M et al (1999) Immediate hormonal therapy compared with observation after radical prostatectomy and pelvic lymphadenectomy in men with node-positive prostate cancer. New Engl J Med 341:1781–1788
8. Vaidya A, Tiguert R, Gheiler EL, Soloway MS (2000) The role of radical prostatectomy in patients with a serum PSA of 20 or greater. BJU International 86(Suppl 3):192
9. Zincke H, Utz DC, Myers RP et al (1982) Bilateral pelvic lymphadenectomy and radical retropubic prostatectomy for adenocarcinoma of the prostate with regional lymph node involvement. Urology 19:238–247

Unbemerkte Rektumverletzung bei der laparoskopischen radikalen Prostatektomie

G. Janetschek

Einleitung

Rektumverletzungen sind eine typische Komplikation der radikalen Prostatektomie, und in der Literatur wird für die offene retropubische Prostatektomie eine Inzidenz von 1,5 bis 7,8% angegeben [2, 4, 6]. Normalerweise stellt eine solche Läsion kein großes Problem dar, wenn sie intraoperativ realisiert und sofort adequat versorgt wird. Nur ausnahmsweise ist zusätzlich eine temporäre Kolostomie erforderlich [2, 3, 6]. Gelegentlich wird eine Rektumverletzung intraoperativ nicht erkannt und manifestiert sich erst sekundär im weiteren postoperativen Verlauf als Rekto-vesicalfistel [3, 6]. Es findet sich in der Literatur kein Hinweis, dass es in diesem Zusammenhang zu schweren, entzündlichen Komplikationen bis hin zur Peritonitis kommen kann.

Auch bei der laparoskopischen radikalen Prostatektomie werden Rektumläsionen beschrieben, wobei die Inzidenz mit einer Rate von 1 bis 5% nicht höher als bei der Schnittoperation ist [1, 5]. Da sich die laparoskopische radikale Prostatektomie in einigen Schritten wesentlich von der offenen Technik unterscheidet, birgt sie die Gefahr von neuen und bisher unbekannten Komplikationen. Bei dem hier beschriebenen Fall einer schweren abszedierenden Peritonitis nach radikaler Prostatektomie handelt es sich um eine bisher unbekannte, aber möglicherweise nicht untypische Komplikation des laparoskopischen transperitonealen Zuganges.

Kasuistik

Bei einem 67 Jahre alten Patienten erfolgte wegen eines kleinen lokoregionären Prostatakarzinoms (Stadium pT 2 b Gleason Score 6) eine laparoskopische radikale Prostatektomie. Da bereits praeoperativ eine erektile Impotenz bestand, war eine nervschonende Technik von vorneherein nicht vorgesehen. Die Operation erfolgte entsprechend der von Guillonneau beschriebenen Technik, bei der primär durch eine Inzision des Peritoneums im Douglas die Samenblasen freigelegt werden [1]. Anschließend wird die Denonvillier'sche Faszie inzidiert und das Rektum nach dorsal abpräpariert.

Intraoperativ kam es zu keinen wesentlichen Problemen. Der Blutverlust war gering, weshalb keine Blutkonserven gegeben werden mussten. Am ersten postoperativen Tag ging es dem Patienten sehr gut. Ab dem zweiten postoperativen Tag kam es zunehmend zu abdominellen Beschwerden. Am vierten postoperativen Tag erfolgte deshalb eine gründliche Evaluierung. Das Zystogramm zeigte eine unauffällige und dichte Anastomose. Auch eine Computertomographie des Abdomens und des kleinen Beckens war völlig unauffällig. Das Sekret der Wunddrainage ergab ebenfalls keinen Hinweis auf eine Peritonitis. Durch die anschließend eingeleiteten konservativen Maßnahmen kam es zu einer deutlichen Besserung des Gesamtbildes. Am 10. postoperativen Tag erfolgte zur geplanten Entfernung des Dauerkatheters nochmals ein Zystogramm. Dabei kam es jetzt zur Darstellung einer Rekto-vesicalfistel. In der anschließend durchgeführten Computertomographie wurde eine abszedierende Peritonitis diagnostiziert, weshalb der Patient offen chirurgisch revidiert werden musste. Diese Peritonitis führte in der Folge zu einem stark protrahierten Heilungsverlauf.

Problemanalyse

Das Auftreten einer Rekto-vesicalfistel nach radikaler Prostatektomie ist ein seltenes, aber typisches Problem [3, 6]. Die zugrunde liegende Rektumläsion führt zu einer entzündlichen Umgebungsreaktion. Dadurch kann auch eine primär dichte urethrovesicale Anastomose arrodiert werden, so wie das bei dem hier beschriebenen Fall passierte. Dieses Problem ist bekannt. Das eigentliche Problem unseres Patienten bestand aber darin, dass sich diese lokalisierte Entzündung weiter ausbreiten konnte, was auf den transperitonealen Zugang zurückzuführen ist. Um rechtzeitig vorbeugende Maßnahmen treffen zu können, ist es wichtig, diesen Pathomechanismus zu kennen.

Schlussfolgerung

Beim Auftreten von unklaren, abdominellen Beschwerden nach einer laparoskopischen transperitonealen radikalen Prostatektomie muss unbedingt eine Verletzung des Rektums ausgeschlossen werden. Bei unserem Patienten hätte eine im frühen postoperativen Verlauf durchgeführte Irrigoskopie mit Röntgen-Kontrastmittel die Diagnose und damit die rechtzeitige Therapie ermöglicht.

Literatur

1. Guillonneau B, Vallancien G (1999) Laparoscopic radical prostatectomy: initial experience and preliminary assessment after 65 operations. Prostate 39:71–75
2. Haggman M, Brandstedt S, Norlen BJ (1996) Rectal perforation after retropubic radical prostatectomy: occurrence and management. Eur Urol 29: 337–340
3. Harpster LE, Rommel FM, Sieber PR, Breslin JA, Agusta VE, Huffnagle HW, Pohl CE (1995) The incidence and management of rectal injury associated with radical prostatectomy in a community based urology practice. J Urol 154:1435–1438
4. Heinzer H, Graefen M, Noldus J, Hammerer P, Huland H (1997) Early complication of anatomical radical retropubic prostatectomy: lessons from a single-center experience. Urol Int 59: 30–33
5. Jacob F, Salomon L, Hoznek A, Bellot J, Antiphon P, Chopin DK (2000) Laparoscopic radical prostatectomy: preliminary results. Eur Urol 37:615-620
6. McLaren RH, Barrett DM, Zincke H (1993) Rectal injury occurring at radical retropubic prostatectomy for prostate cancer: etiology and treatment. Urology 42:401–405

KOMMENTAR P. Fornara

Die Inzidenz von Rektumverletzungen bei der retropubischen, der perinealen und der laparoskopischen radikalen Prostatektomie wird in der Literatur zwischen 1,5 und 11% angegeben [2, 3, 5, 7, 8, 10].

Wird die Rektumläsion während der Operation erkannt, kann durch einen zweischichtigen Verschluss des Rektums, ggf. unter Einbeziehung eines Omentum- oder Peritoneuminterponates eine primäre Versorgung erfolgen, in Ausnahmefällen ist die Anlage einer passageren Kolostomie notwendig [3, 5, 7].

Sekundär kann es bei intraoperativ nicht erkannten Rektumläsionen zur Ausbildung von rektovesikalen, rektourethralen und rektokutanen Fisteln kommen, die in der Regel einer operativen Therapie bedürfen [7, 8, 10].

Rektumverletzungen nach radikaler Prostatektomie treten häufiger beim perinealen Zugang auf, bei der retropubischen radikalen Prostatektomie kommt es heute bei erfahrenen Operateuren nur in 1% der Fälle zu dieser chirurgischen Komplikation. Interessanterweise ergibt sich aus der vorliegenden Datenlage gerade für die retropubische Variante kein Anhalt für eine höhere Rate rektaler Verletzungen bei lokoregionär höheren Tumorstadien [4, 10].

Läsionen bei der perinealen Prostatektomie entstehen während der Durchtrennung des rektourethralen Muskels bzw. bei ungenügender Mobilisierung der vorderen Rektumwand vom M. rectourethralis, was zu einer Verletzung des Rektums durch die genutzten Retraktoren führen kann sowie bei Adhärenz der Samenbläschen zum Rektum, z.B. nach relevanten Entzündungen [2, 5, 7].

Von den meisten Autoren wird für diese Operation deshalb eine spezielle Darmvorbereitung mit konsekutiver perioperativer antibiotischer Prophylaxe empfohlen [2, 7].

Ob die von mehreren Autoren aus onkologischen Gesichtspunkten empfohlene komplette Exzision der fibromuskulären Denonvillier'schen Faszie zu einer vermehrten Entstehung von Verletzungen des Rektums führt, ist unklar [6, 9, 11].

Für die laparoskopische radikale Prostatektomie liegt vor dem Hintergrund der heutigen Datenlage die Inzidenzrate rektaler Läsionen zwischen 1,5 und 3,5% [1, 12, 13].

Im Vergleich zu den beiden anderen offen-operativen Verfahren ergibt sich daraus kein Unterschied im Auftreten dieser Komplikation, wenngleich die Laparoskopie vergleichsweise sich noch teilweise in einer klinisch-experimentellen Phase befindet. Man kann dem Autor des Beitrages beipflichten, dass es sich offensichtlich aufgrund des transperitonealen Vorgehens um eine spezielle Komplikation einer laparoskopischen radikalen Prostatektomie handelt, zumal in der Literatur eine schwere Peritonitis nach retropubischer oder perinealer Prostatektomie nicht dokumentiert ist.

Literatur

1. Abbou CC, Salomon L, Hoznek A, Antiphon P, Cicco A, Saint F, Alame W, Bellot J, Chopin DK (2000) Laparoscopic radical prostatectomy: preliminary results. Urology 55:630–634
2. Boeckmann W, Jakse G (1995) Management of rectal injury during perineal prostatectomy. Urol Int 55:147–149
3. Borland RN, Walsh PC (1992) The management of rectal injury during radical retropubic prostatectomy. J Urol 147:905–907
4. Haggman M, Brandstedt S, Norlen BJ (1996) Rectal perforation after retropubic radical prostatectomy: occurrence and management. Eur Urol 29(3):337–340
5. Harpster LE, Rommel FM, Sieber PR, Breslin JA, Agusta VE, Huffnagle HW, Pohl CE (1995) The incidence and management of rectal injury associated with radical prostatectomy in a community based urology practice. J Urol 154(4):1435–1438
6. Huland H, Noldus J (1999) An easy and safe approach to separating Denonvilliers fascia from rectum during radical retropubic prostatectomy. J Urol 161(5):1533–1534
7. Lassen P-M, Mokulis JA, Kearse WS, Caballero RL, Quinones D (1996) Conservative management of rectocutaneous fistula following radical perineal. Urology 47(4):592–594
8. Lepor H, Nieder AM, Ferrandino MN (2001) Intraoperative and postoperative complications of radical retropubic prostatectomy in a consecutive series of 1000 cases. J Urol 166(5):1729–1733
9. Lindsey I, Guy RJ, Warren BF, Mortensen NJ (2000) Anatomy of Denonvilliers fascia and pelvic nerves, impotence, and implications for the colorectal surgeon. Br J Surg 87(10):1288–1299. Review
10. McLaren RK, Barrett DM, Zincke H (1993) Rectal injury occurring at radical retropubic prostatectomy for prostate cancer: etiology and treatment. Urology 42(4):401–405
11. Myers RP (2001) Practical surgical anatomy for radical prostatectomy. Urol Clin North Am 28(3):473–490. Review
12. Rassweiler J, Frede T, Seemann O, Stock C, Sentker L (2001) Telesurgical laparoscopic radical prostatectomy initial experience. Eur Urol 40:75–83
13. Türk I, Deger S, Loening SA (2001) Laparoscopic radical prostatectomy. Eur Urol 40:38–45

Probleme bei der Identifizierung des Blasenhalses im Rahmen der laparoskopischen radikalen Prostatektomie

A. Bachmann und J. Zumbé

Einleitung

Die Vorteile endoskopischer Operationsverfahren für den Patienten sind neben einer besseren Darstellung der anatomischen Strukturen eine deutlich geringere Gewebetraumatisierung mit konsekutiv geringerer Blutung und postoperativen Schmerzen. Neben der klinisch erkennbaren und in klinischen Studien belegten schnelleren Rekonvaleszenz von laparoskopisch operierten Patienten gegenüber laparotomierten oder lumbotomierten Patienten, verbunden mit früherer Nahrungsaufnahme und schnellerer Mobilisierung, konnten biochemische Hinweise für eine perioperativ geringere Aktivierung des Komplementärsystems gefunden werden [1]. So konnten Fornara et al. nachweisen, dass während eines chirurgischen Eingriffes eine sogenannte „Traumatisierungsschwelle" überschritten wird, die biochemische Reaktion mit Aktivierung des Komplementärsystems im Gewebe auslöst. Durch eine minimal-invasive (laparoskopische) Chirurgie wird diese „Schwelle" nicht erreicht, so dass biochemische Reaktionen als Antwort des Körpers ausbleiben [3].

Die Lernkurve laparoskopischer Operationen ist neben der Bewegungseinschränkung, dem fehlenden Tastsinn sowie der schwierigen räumlichen Orientierung vor allem durch eine erschwerte Identifizierung kleinerer, verdeckter anatomischer Strukturen bedingt. Der Schwierigkeitsgrad erhöht sich zusätzlich durch unkontrollierte Blutungen oder Verwachsungen im Operationsgebiet. Die Darstellung des Blasenhalses kann für den laparoskopisch operierenden Anfänger aufgrund der erwähnten Probleme sowie einer fehlenden anatomischen Leitstruktur zwischen Harnblase und Prostatakapsel schwierig werden.

Kasuistik

Bei einem 63-jährigen Mann mit einem bioptisch gesicherten, klinisch lokal begrenzten Prostatakarzinom wurde eine laparoskopische radikale Prostatovesikulektomie durchgeführt. Unser operatives Vorgehen orientierte sich an der durch Guillonneau et al. 1999 veröffentlichten Technik [5, 7]. Die Identifizierung des Prostata-Blasenhals-Überganges erwies sich wegen der fehlenden Konturierung der im Ultraschall gemessenen nur ca. 21 ml großen Prostata als schwierig, so dass ein weit eröffneter und zerklüfteter Blasenhals resultierte (Abb. 1a). Anschließend erfolgte die urethro-vesikale Reanastomosierung mittels 12 monofilen 2×0 PDS-Einzelknopfnähten. Nach Vollendung der Anastomose konnte der Dauerkatheter nur mit Mühe in die Harnblase eingelegt werden. Nach Anspülen mit 0,9% NaCl-Lösung konnte ein Großteil der Spülflüssigkeit wieder aspiriert werden.

Am Folgetag äußerte der Patient perineale Schmerzen. Infolge einer erhöhten Drainagefördermenge erfolgte ein Zystogramm. Eine dorsale extravesikale Lage des transurethralen Katheters wurde nachgewiesen. Endoskopisch waren die hinteren Anastomosennähte vollständig herausgerissen. Über den liegenden suprapubischen Zugang wurde ein zweites Zystoskop eingeführt und der nach ventral dislozierte Blasenhals mittels Ureterkatheter (UK) retrograd sondiert. Nach Kontrastmittelinjektion konnte ein flexibler Führungsdraht über einen großlumigen ventral-offenen Dauerkatheter eingebracht werden. Zwei Wochen später konnte bei einer zystographisch dichten Anastomose der Katheter wieder entfernt werden. Der Patient verließ kontinent am 22. postoperativen Tag die Klinik.

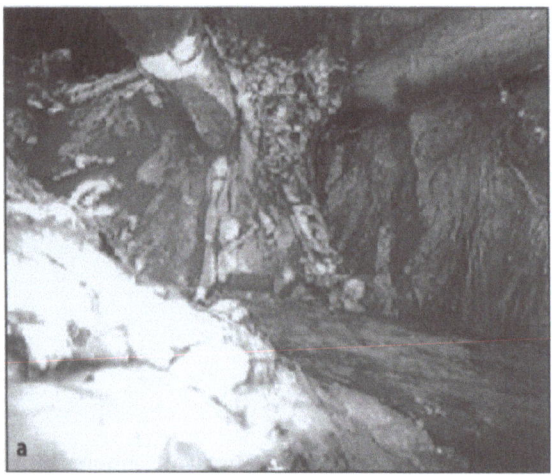 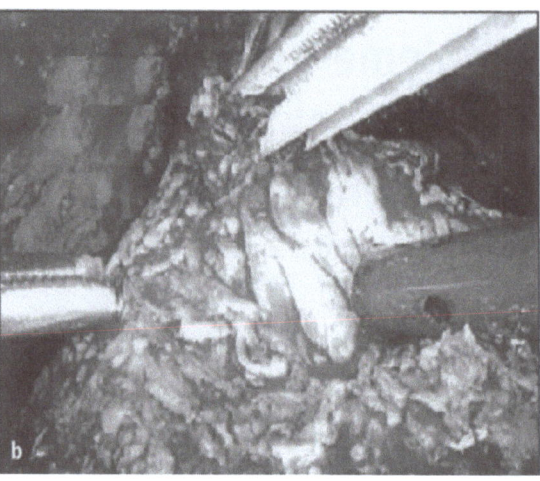

Abb. 1 a, b. Nach unzureichender Darstellung der Prostatakapsel während der Präparation kann nach Absetzen der Prostata ein weit offener Blasenhals resultieren (**a**). Nach Verkleinerung der Blasenöffnung ist die Wahrscheinlichkeit einer primär dichten Anastomose gering. (**b**) zeigt einen ca. 2 cm durchmessenden Blasenhals, der eine primär dichte urethro-vesikale Anastomosierung möglich macht

Problemanalyse

Zu Beginn der 90er Jahre publizierten Schuessler et al. die ersten zwei laparoskopisch operierten Prostatektomien [14]. Jahre später publizierten Raboy et al. zwei extraperitoneal laparoskopische Prostatektomien [13], allerdings ohne wesentlichen technischen Vorteil gegenüber der von Schuessler et al. publizierten transperitonealen Technik. 1997 berichtete Schuessler et al. über 9 laparoskopische Prostatektomien, allerdings bei Operationszeiten von 8–11 h sowie großen Problemen bei der urethro-vesikalen Reanastomosierung ohne Nachweis eines intra- oder postoperativ besseren klinischen Verlaufes gegenüber der offen-retropubischen Technik [15]. Erst durch die im Wesentlichen von Guillonneau et al. veröffentlichte und modifizierte Technik wurden deutlich bessere intra- und postoperative Ergebnisse erzielt [4]. Mit Operationszeiten von 232 min (n = 240) und 217 min (n = 350), inklusive pelviner Lymphadenektomie, unterscheidet sich die laparoskopische Technik hinsichtlich der Operationszeit nicht mehr von der perinealen radikalen Prostatektomie mit laparoskopischer pelviner Lymphadenektomie (213 min, exkl. 20 min Umlagerung, n = 26) sowie der retropubischen Technik mit Lymphadenektomie (214 min, n = 26) [8, 9, 12].

Aufgrund der bis zum heutigen Tag (Stand November 2001) überschaubaren Anzahl an Publikationen zur laparoskopischen Prostatektomie ist eine Aussage bezüglich der Inzidenz von Komplikationen nur eingeschränkt möglich [6, 9, 11, 16]. Fahlenkamp et al. berichten über eine Komplikationsrate von 4,4% (n = 107) bei insgesamt 2407 durchgeführten urologischen laparaskopischen Operationen an 4 ausgewählten deutschen urologischen Zentren [2]. Dabei korrelierte die Komplikationsrate neben der bekannten Lernkurve mit der Schwierigkeit des laparoskopischen Eingriffes, wobei sehr schwierige laparoskopische Eingriffe (Nephrektomie, Adrenalektomie, retroperitoneale Lymphadenektomie) eine Komplikationsrate von 9,2% aufwiesen. Berücksichtigt man die Tatsache, dass die von Fahlenkamp et al. veröffentlichten Daten in ihrer Gesamtheit mehrheitlich von „ablativen" laparoskopischen Verfahren resultieren, gehört die laparoskopische Prostatektomie mit der vesiko-urethralen Anastomose zu den rekonstruktiven Verfahren. Aus diesem Grund muss hier von einem primär höheren Schwierigkeitsgrad mit konsekutiv höherer Komplikationsrate ausgegangen werden. Türk et al. berichten über eine Komplikationsrate von 11,7% (n = 17) bei 145 laparoskopisch operierten Patienten mit Prostatakarzinom [16]. Am 7. postoperativen Tag wiesen 14,5% der Patienten eine Anastomosen-Leckage auf. Als Ursache geben die Autoren eine gerade zu Beginn der Lernkurve stärkere Koagulation am Blasenhals an, die vermehrt zu avitalen Gewebebezirken führt. Über spezifische Komplikationen bei der laparoskopischen radikalen Prostatektomie berichten

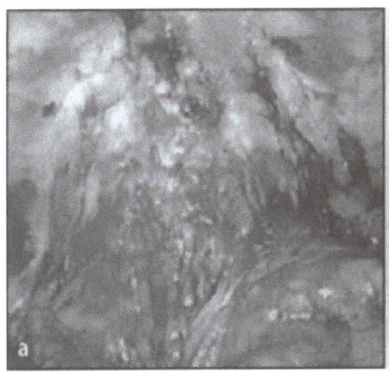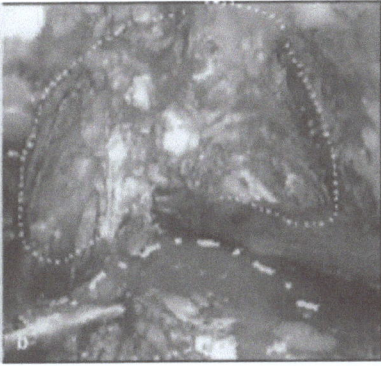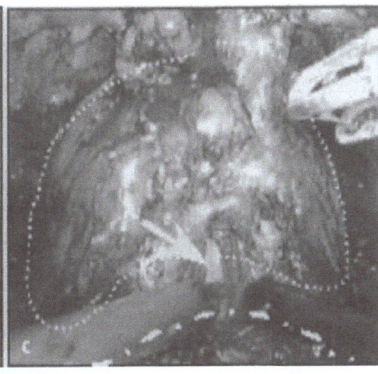

Abb. 2 a–c. Präparationsphasen des Blasenhalses. (**a**) zeigt den Situs nach Lösen der Blase von der Abdomenvorderwand. Die Prostatagrenze und die Höhe des Blasenhalses lässt sich nur erahnen. Nach Abschieben und gleichzeitigem Absaugen des der Prostata aufliegenden Fettgewebes mitels Endo-Saugers erkennt man deutlich die Silhouette der Prostatakapsel (**b**). Nach Abschluss der Präparation lässt sich die prostatische Harnröhre (Pfeil, mit liegenden Katheter) darstellen (**c**)

auch Guillonneau et al. bei insgesamt 350 durchgeführten laparoskopischen Prostatektomien [9]. Insgesamt war die Komplikationsrate niedrig. So geben gleiche Autoren die Verletzung der epigastrischen Gefäße infolge Trokarplatzierung mit 1,3%, die Transfusionsrate der ersten 50 Patienten mit 15%, der letzten 140 Patienten mit ca. 1,3% und Rektumverletzungen mit ca. 1,3% an. Ein Patient (0,4%) hatte postoperativ eine Peritonitis aufgrund einer übersehenen Ileumverletzung, ein Patient (0,4%) eine Ureterverletzung infolge Verwechslung des Ureters mit dem Samenleiter und ein Patient (0,4%) eine partielle N. obturatorius-Paralyse, wahrscheinlich durch Koagulationsartefakte bei der pelvinen Lymphadenektomie, die sich in 6 Monaten zurückbildete. Zwei Patienten wiesen eine Thrombophlebitis auf; jeweils koinzident mit anderen Komplikationen wie Peritonitis oder A. epigastrica-Verletzung [9].

Neben der erwähnten technischen Schwierigkeit der Anastomose ist, wie unser Fallbeispiel zeigt, die richtige Identifizierung des Prostata-Blasenhals-Überganges mit von entscheidender Bedeutung. Guillonneau et al., Gill und Zippe sehen in der Identifizierung des Blasenhalses wegen einer fehlenden strukturellen und visuellen Grenze einen schwierigen Abschnitt der Operation [9, 10]. Eigene Erfahrungen haben gezeigt, dass eine schnelle, übersichtliche und praktisch koagulationsfreie Blasenhalspräparation/-identifizierung möglich ist (Abb. 2).

Hierzu wird sämtliches Fettgewebe mit dem Endo-Sauger „schabend", teils saugend von der Prostatakapsel befreit (Abb. 2 a–b). Nach Inzision der endopelvinen und periprostatischen (ventralen) Faszie lässt sich problemlos die laterale proximale Zirkumferenz der Prostata darstellen, die wichtig für die Identifizierung des Blasenhalses und der Absetzungshöhe ist. Nach ausreichender stumpfer Präparation kann man die Muskelfasern des Detrusors erkennen. Dieser Präparationsabschnitt kann fast ohne Koagulation erfolgen. Mit dieser Technik lassen sich insbesondere kleine Prostatae gut darstellen. Nach Abtrennen der Prostatabasis vom Blasenhals kann vor der Anastomose die Trendelenburg-Lagerung kurzzeitig in eine Anti-Trendelenburg-Lagerung umgewandelt werden, um den während der Operationszeit angesammelten Urin entleeren zu können. Durch das verminderte Harnblasengewicht reduziert sich der Zug an den Anastomosennähten, was ein Ausreißen der Naht aus dem Urethralstumpf vermeidet. Eine weitere Alternative ist die Anastomosentechnik mit fortlaufender Naht [11], die sicher eine dichtere dorsale Anastomosenwand möglich macht, jedoch unserer Meinung nach an den Operateur höhere technische Ansprüche stellt als die extrakorporelle Einzelknopfnahttechnik. Für den Unerfahrenen erhöht sich das Risiko eines kompletten Urethralstumpfabrisses/-einrisses. Aufgrund der dargestellten Problematik erfolgt die abschließende Kathetereinlage (Charr. 20) prinzipiell unter laparoskopischer Kontrolle.

Schlussfolgerung

Die laparoskopische Technik der radikalen Prostatovesikulektomie stellt zum aktuellen Zeitpunkt das technisch aufwendigere Operationsverfahren gegenüber der perinealen und retropubischen Technik dar. Dafür bietet diese Operationstechnik, neben der wesentlich besseren Darstellung anatomischer Strukturen sowie der dadurch gegebenen Möglichkeit ihrer Schonung, für den Patienten eine klinisch nachvollziehbare geringere Gewebetraumatisierung mit konsekutiv schnellerer Rekonvaleszenz. Die gedankliche Umstellung der Bewegungsabläufe infolge einer fehlenden vierten freien Arbeitsebene sowie die fehlende taktile Perzeption stellen gerade für den laparoskopisch operierenden Anfänger eine hohe technische Herausforderung dar.

Die saubere Präparation der Prostatabasis/Blasenhals-Region beinhaltet nach Meinung der Autoren einen wichtigen Abschnitt der Operation, welcher nicht unwesentlich über die weitere Lebensqualität des Patienten entscheidet. Durch die in diesem Artikel beschriebene primär stumpfe Präparationstechnik des Blasenhalses lässt sich die korrekte Abtrennungshöhe zwischen beiden Strukturen einfach und blutungsarm identifizieren. Die folgende Anastomosierung lässt sich durch den kleinen Blasenhals weniger zeitaufwendig und suffizient durchführen. Das Risiko einer primären Insuffizienz infolge eines zu großen und zerklüfteten Blasenhalses ist dadurch deutlich limitiert. Gleichfalls ist die Wahrscheinlichkeit einer Fehlplatzierung des transurethralen Katheters durch eine insuffiziente dorsale Anastomosennaht minimiert. Die Einlage des transurethralen Katheters sollte prinzipiell unter Sicht erfolgen.

Literatur

1. Doehn C, Fornara P, Fricke L, Jocham D (1998) Comparison of laparoscopic and open nephroureterectomy for benign disease. J Urol 159:732–734
2. Fahlenkamp D, Rassweiler J, Fornara P, Frede T, Loening SA (1999) Complications of laparoscopic procederes in urology: experience with 2407 procederes at 4 german centers. J Urol 162:765–771
3. Fornara P, Doehn Ch, Seyfahrt M, Jocham D (2000) Why is urological laparoscopy minimal invasive? Eur Urol 37:241–250
4. Guillonneau B, Cathelineau X, Barret E, Rozet F, Vallancien G (1998) (Laparoscopic radical prostatectomy). Preliminary evaluation after 28 interventions. Presse Med 27:1570–1574
5. Guillonneau B, Cathelineau X, Barret E, Rozet F, Vallancien G (1999) Laparoscopic radical prostatectomy: Technical and early oncological assessment of 40 operations. Eur Urol 36:14–20
6. Guillonneau B, Vallancien G (2000) Laparoscopic radical prostatectomy: The Montsouris experience. J Urol 163:418–422
7. Guillonneau B, Vallancien G (2000) Laparoscopic radical prostatectomy: The Montsouris technique. J Urol 163:1643–1649
8. Guillonneau B, Cathelineau X, Doublet JD, Vallancien G (2001) Laparoscopic radical prostatectomy: The lessons learned. J Endourol 15:441–445
9. Guillonneau B, Rozet F, Barret E, Cathelineau X, Vallancien G (2001) Laparoscopic radical prostatectomy: Assessment after 240 procedures. Urol Clin N Am 28(1):189–202
10. Gill IS, Zippe CD (2001) Laparoscopic radical prostatectomy. Technique (Vol 28) Urol Clin N Am
11. Jacob F, Salamon L, Hoznek A, Bellot J, Antiphon P, Chopin DK, Abbou CC (2000) Laparoscopic radical prostatectomy: preliminary results. Eur Urol 37:615–620
12. Parra RO, Boullier JA, Rauscher JA, Cummings JM (1994) The value of laparoscopic lymphadenectomy in conjuction with radical perineal or retropubic prostatectomy. J Urol 151:1599–1602
13. Raboy A, Ferzli G, Albert P (1997) Initial experience with extraperitoneal endoscopic radical retropubic prostatectomy. Urology 50:849–853
14. Schuessler WW, Vancaillie TG, Reich H (1992) Laparoscopic radical prostatectomy: initial case report. J Urol Suppl 147:246 A (Abstract 130)
15. Schuessler WW, Schulam PG, Clayman RV, Kavoussi LR (1997) Laparoscopic radical prostatectomy: initial short-term experience. Urology 50:854–857
16. Türk I, Deger IS, Winkelmann B, Roigas J, Schöneberger B, Loening SA (2001) Die laparoskopische radikale Prostatektomie. Erfahrungen mit 145 Eingriffen. Urologe A 40:199–206

KOMMENTAR T. Sulser

Die laparoskopische radikale Prostavesikulektomie stellt auch für den erfahrenen laparoskopisch tätigen Operateur eine technische Herausforderung dar. Aufgrund der durch die Autoren erwähnten Vor- und Nachteile sind insbesondere laparoskopische Operationen mit einer signifikanten Lernkurve verbunden. So ist die Identifizierung des Prostata-Blasenhals-Übergangs, neben dem Anlegen der vesiko-urethralen Anastomose, ein wichtiger Operationsschritt, der wesentliche Bedeutung für den weiteren postoperativen funktionellen und onkologischen Verlauf hat. Guillonneau et al. [1] beurteilen die Blasenhalspräparation aufgrund der fehlenden anatomischen Strukturen als schwierig. Wie von den Autoren dargestellt, ist eine konsequente, teils scharfe und stumpfe Freipräparation der Prostatakapsel vom bedeckenden Fettgewebe für die Identifizierung hilfreich. Nach Durchtrennung der präprostatischen Faszie ist in den meisten Fällen, primär stumpf präpariert, eine Darstellung der avaskulären prostato-vesikalen Bindegewebsschicht möglich. Unterstützend wirkt kurzes wiederholtes Schieben und Ziehen am geblockten transurethralen Katheter. Auf diese Weise lässt sich der genaue prostato-vesikale Übergang erahnen. Hat man die Schicht erkannt, ist eine Separierung meist ohne Problem möglich. Nach Durchtrennen der Detrusorfasern wird der Übergang in die prostatische Harnröhre dargestellt. Diese wird scharf inzidiert, wodurch das Lumen eröffnet wird und der Katheter nach Entblockung hervorluxiert werden kann.

Die Autoren stellen ausführlich die Problematik der Blasenhalsidentifizierung dar und unterlegen einzelne Phasen der Präparation anschaulich mit intraoperativen Bildern. Erkennbar ist auch die Schwierigkeit, gerade für die laparoskopisch tätigen Anfänger, bei Patienten mit viel periprostatischem Fettgewebe die richtige Präparationshöhe zu finden. Bei zu hoher Inzision des Blasenhalses entsteht eine weite Öffnung mit der Gefahr einer Ureterverletzung. Die Verkleinerung des Blasenhalses ist durch die mögliche Einbeziehung der Ureterostien nicht ohne Komplikationsrisiko. Hier kann die Inkongruenz zwischen Blasenhals und Urethralstumpf mittels sogenannter „Tennisschläger-Naht" mit dorsalem Stiel ausgeglichen und die Ureterostien vom Anastomosenrand nach kranial verlagert werden.

Die von den Autoren favorisierte stumpfe Präparation des Blasenhalses ist in den meisten Fällen laparoskopisch gut durchführbar und erleichtert das Anlegen einer dichten urethrovesikalen Anastomose. Allerdings weisen einige Autoren [2, 3] auf eine erhöhte Inzidenz von positiven Schnitträndern an der Prostatabasis im Rahmen der blasenhals-schonenden Technik hin. Des Weiteren konnten urodynamische und radiologische Untersuchungen zeigen, dass die Urinkontinenz nicht durch den geschonten Blasenhals selbst, sondern hauptsächlich durch den willkürlich kontrahierbaren M. sphincter urethrae externus erreicht wird. Ob diese Daten, erhoben mit der retropubischen Operationstechnik, mit der laparoskopischen Technik vergleichbar sind, müssen prospektiv vergleichende Studien zeigen.

Literatur

1. Guillonneau B, Rozet F, Barret E, Cathelineau X, Vallancien G (2001) Laparoscopic radical prostatectomy: Assessment after 240 procedures. Urol Clin N Am 28(1):189–202
2. Marcovich R, Wojno KJ, Wie JT, Rubin MA, Montie JE, Sanda MG (2000) Bladder neck-sparing modification of radical prostatectomy adversely affects surgical margins in pathological T3a prostate cancer. Urology 55:904–908
3. Srougi M, Nesrallah LJ, Kauffmann JR, Nesrallah A, Leite KRM (2001) Urinary continence and pathological outcome after bladder neck preservation during radical retropubic prostatectomy: A randomized prospective trial. J Urol 165:815–818

6 | Äußeres Genitale

Sonografisch diagnostizierter aber klinisch übersehener Hodentumor bei Hydrozelenoperation

H. OESTERWITZ und H. DAUM

Einleitung

Indikationen zur sonografischen Untersuchung des Skrotalinhalts sind die fehlende palpatorische Beurteilbarkeit des Hodens (z. B. Hydrozele) und schmerzlose Vergrößerungen oder Unregelmäßigkeiten des Skrotalinhalts zur Klärung der Differenzialdiagnose Tumor, Hernie, Hydrozele, Varikozele, Spermatozele, chronische Epididymitis oder alte Torsion [2, 4]. In mehreren Studien konnte der skrotalen Ultraschalluntersuchung eine 100%ige Sensitivität (Spezifität 99%) in der Erfassung von testikulären Raumforderungen bescheinigt werden [1, 3].

Im vorgestellten Fall ist die testikuläre Raumforderung zwar sonografisch diagnostiziert und als suspekt eingestuft worden, die korrekte klinische Bewertung durch den die ipsilaterale Hydrozele operierenden Chirurgen ist jedoch ausgeblieben.

Kasuistik

Ein 31-jähriger Mann wird im Januar 2000 zur operativen Behandlung einer faustgroßen linksseitigen Hydrozele testis in die Chirurgische Abteilung eines Kreiskrankenhauses eingewiesen. Die präoperative Sonografie ergibt folgenden Befund:

„Das li. Skrotalfach zeigt eine ausgedehnte echofreie Zone, die den normalgroßen ca. 4,5×3,5×3 cm großen, glatt konturierten Hoden umgibt. Dieser selbst weist in seinem kaudalen Anteil einen mäßig- bis mittelgradig hypodensen, annähernd ovalären Bezirk auf mit einer Größenordnung von ca. 2×2×1,5 cm Größe. Der Nebenhoden stellt sich unauffällig dar. Der re. Hoden mit normaler Größe (3×3×5 cm), glatter Kontur und homogenem Binnenechomuster ohne umschriebene Veränderungen. Nebenhoden unauffällig.

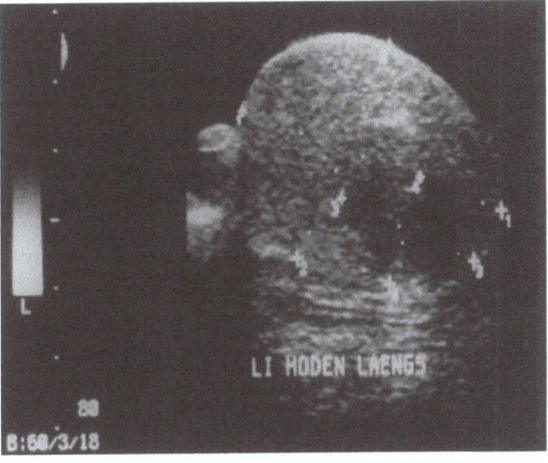

Abb. 1. Skrotalsonographie (01/2000) mit 2,3×1,6 cm großer echoarmer Raumforderung im linken Hoden

Keine flüssigkeitsäquivalenten echofreien Areale. Li. Leiste mit unauffälliger Darstellung der Gefäßstrukturen und der Weichteilstrukturen ohne Nachweis von vergrößerten Lymphknoten".

Beurteilung: Deutliche Hydrozele li. Li. Hoden mit knapp 2 cm großem echoarmen suspekten Bezirk kaudal bei insgesamt normaler Größe und glatter Kontur (Abb. 1). Re. Hoden unauffällig. Li. Leistenregion unauffällig.

Daraufhin erfolgt unter der im Operationsbericht dokumentierten Diagnose Hydrozele links mit sonografischem Verdacht auf einen Nebenhodentumor am Untersuchungstag über einen skrotalen Zugang die operative Versorgung der Hydrozele nach Winkelmann.

Im Operationsbericht heißt es weiter: „...Der Hoden selbst zeigt sich unauffällig, ...die Nebenhodenregion ist entzündlich und aufgetrieben. Dort wird eine Kapsel-PE entnommen... Das Nebenhodenköpfchen ist ebenfalls palpatorisch leicht aufgetrieben, jedoch nicht malignomverdächtig. Auch dort wird eine PE entnommen...". Der Pathologe beurteilt die entnommenen Gewebeproben wie folgt: „Abgelaufene fibrosierende und gering narbenbildende, insgesamt geringe chronische unspezifische Entzündung, zu einer abgelaufenen Epididymitis bei angegebener Hydrozelenbildung passend. Kein Anhalt für Malignität.

Weitere diagnostische und therapeutische Maßnahmen wurden nicht veranlasst.

Im Mai 2000 erfolgte bei lumbalem Pseudoradikulärsyndrom mit Nucleus-pulposus-Prolaps in einer Orthopädischen Fachklinik die Nukleotomie L5/S1 links. Dort war im September 2000 die Wiederaufnahme wegen einer im MRT nachgewiesenen z. T. liquiden Raumforderung im Bereich des M. ileopsoas bds. notwendig. Zwischenzeitlich hatte der Patient 20 kg Gewicht verloren und war analgetikapflichtig. Nach Verlegung in die chirurgische Klinik erfolgte unter dem Verdacht auf einen Psoas-Abszess die CT-gestützte Punktion, Einlage einer Spüldrainage und Antibiotikatherapie. Nach kurzfristiger Besserung wurde Mitte Oktober erneut punktiert und bei unverändertem Befund Ende Oktober eine offene Drainage mit Gewebeentnahme durchgeführt. Der pathohistologische Befund lautet wie folgt: „...Metastase eines undifferenzierten, soliden, großzelligen Karzinoms (retroperitoneal, paravertebral), konventionelle Morphologie und immunhistologisches Färbemuster sind mit der Metastase eines embryonalen Karzinoms vereinbar. Bei der Lokalisation sollte zunächst ein primärer gonadaler Keimzelltumor ausgeschlossen und in zweiter Linie ggf. auch ein primärer retroperitonealer oder mediastinaler Keimzelltumor erwogen werden."

Bei Übernahme in die Klinik für Urologie war der Patient in schlechtem Allgemeinzustand, anämisch und klagte über starke chronische Schmerzen in der Wirbelsäule, die eine Daueranalgesie mit Morphinderivaten erforderlich machten. Der linke Hoden war von einer 7×4 cm großen soliden Raumforderung aufgebraucht (Abb. 2), von den Tumormarkern waren die PLAP mit 584,3 mU/l und die LDH mit 22,3 µmol/l deutlich erhöht, AFP und Beta-HCG normal.

Im CT des Abdomens sowie MRT der Wirbelsäule zeigten sich paravertebrale z. T. liquide Raumforderungen in Höhe L1–3, rechts von 9,8×5,5 cm und links von 5,7×3,7 cm Größe, die in Höhe des 2. LWK ventral kommunizierten (Abb. 3). Die weitere Umfelddiagnostik ergab keine zusätzlichen Metastasierungen. Nach den Kriterien der IGCCCG für fortgeschrittene metastasierte Hodentumoren bestand in diesem Fall eine intermediäre Prognose [5].

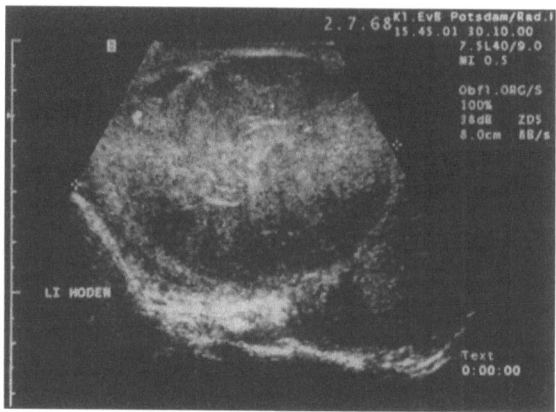

Abb. 2. Skrotalsonographie (11/2000) mit 6,4×4 cm großer, solider stark vaskularisierter Raumforderung, die den gesamten linken Hoden durchsetzt

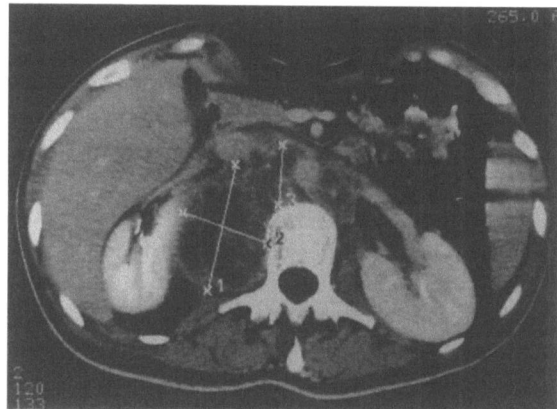

Abb. 3. CT Abdomen (11/2000) mit LK-Metastasen bds. paravertebral

In Anbetracht des tumorbedingten schlechten Allgemeinzustandes wurde unter Verzicht auf eine Operation des Primärtumors mit einer induktiven Chemotherapie, bestehend aus insgesamt 4 Zyklen PEB begonnen. Nachdem der 1. Zyklus durch erhebliche Knochenmarkdepression mit neutropenischem Fieber und Soor-Stomatitis belastet war, wurden die weiteren Zyklen z. T. mit prophylaktischer Neupogengabe gut vertragen.

Die zwischenzeitlichen bildgebenden Staginguntersuchungen zeigten ein gutes Ansprechen des Tumors, die erhöhten Tumormarker PLAP und LDH normalisierten sich nach dem 2. Zyklus.

Die abschließende Computertomografie des Abomens (Abb. 4) zeigte noch eine z. T. liquide Raumforderung rechts paravertebral in Höhe von LWK 1 und 2 von max. 6 cm Durchmesser

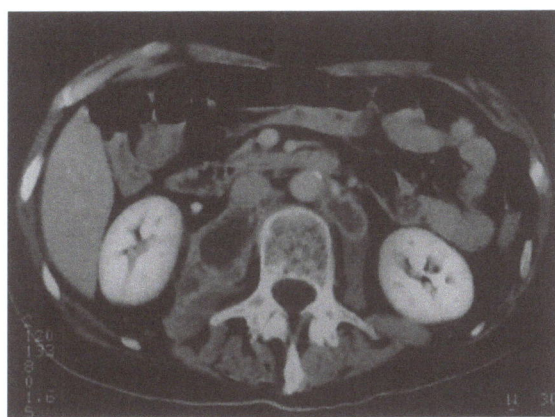

Abb. 4. CT Abdomen (03/2001) mit Resttumor bds. nach Chemotherapie

sowie links von 2,5×1,5 cm Größe. Die notwendige lumbale Resttumorchirurgie inkl. Semikastration wurde Mitte März 2001 durchgeführt mit folgendem pathohistologischem Ergebnis: „Hoden mit starken regressiven Veränderungen, Atrophie und älteren Nekrosen. Nach vollständiger histologischer Aufarbeitung kein Nachweis vitaler Tumorreste, Samenstrang und Nebenhoden tumorfrei.

Paraaortale, paracavale LK ohne Nachweis von vitalen Tumorresten. TNM-UICC-Klassifikation (5. Aufl. 1997): YpTX pNX (vollständige Tumornekrose nach Chemotherapie)."

Somit war jetzt von einer kompletten Remission des nichtseminomatösen metastasierten Hodentumors auszugehen.

Problemanalyse

97% der Primärtumoren des Hodens können bereits durch die Palpation erkannt werden [5]. In palpatorisch unklaren Fällen – wie im vorliegenden Fall mit Hydrozele – ist die hochauflösende skrotale Sonografie indiziert. Damit lassen sich bereits vor einer manifesten Hodenvergrößerung auch kleine (okkulte) testikuläre Tumoren nachweisen. Im Unterschied zum geordneten Reflexmuster des normalen Hodens kommt es beim Tumor zu einer Destruktion der testikulären Echostruktur [4]:

1. homogene oder heterogene, umschriebene Läsionen mit glatter oder unregelmäßiger Begrenzung sowie zumeist abgesenkter Echogenität (Echorarefizierung) gegen das normal echogene Hodenparenchym,
2. stark echogene, fokale Verkalkungen,
3. pseudozystische Bereiche, die sich als echofreie Areale demarkieren,
4. (symptomatische) Hydrozele.

Im vorgestellten Fall mit der Hydrozele als „idealer Wasservorlaufstrecke" ist die veränderte sonografische Textur nach den o. g. Kriterien vom untersuchenden Radiologen auch korrekt beschrieben und als suspekt (sicher immer im Sinne eines Tumorverdachtes) dokumentiert worden. Der „fachfremde" Operateur hat den sicheren Hodentumor allerdings negiert und die Hydrozele operiert. Dabei wurden noch bei Verdacht auf einen Nebenhodentumor (obwohl sonografisch nicht beschrieben) entsprechende Gewebeproben entnommen, die erwartungsgemäß zur Klärung nicht beitrugen. Diese primäre Fehlbehandlung war die Basis des prognoseverschlechternden Tumorprogresses. Die um 10 Monate verzögerte Diagnosestellung und Therapieeinleitung führte in dem nun vorhandenen metastasierten Tumorstadium zu einer intensiveren Therapiestrategie und einer erheblichen behandlungsbedingten Morbidität.

Schlussfolgerung

Der vorgestellte Fall ist ein eindrucksvolles Beispiel dafür, dass urologische Krankheitsbilder, wie primär die Hydrozele, auch vom Urologen behandelt werden sollten. Nur dann ist die korrekte Bewertung atypischer Befunde ohne Schaden für den Patienten sichergestellt.

Literatur

1. Fowler RC, Chennels PM, Ewing R (1987) Scrotal ultrasonography: a clinical evaluation. Br J Radiol 60:649–654
2. Hamm B (1991) Sonographische Diagnostik des Skrotalinhalts. Springer, Berlin
3. London NJ, Smart JG, Kinder RB, Watkin EM, Rees Y, Haley P (1989) Prospective study of routine scrotal ultrasonography in urological practice. Br J Urol 63:416–419
4. Schultz-Lampel D, Rastin M, Thüroff JW (1997) Hoden und Samenstrang. In: Rassweiler J, Merkle W (Hrsg) Ultraschall in der Urologie. Thieme, Stuttgart, S 101–125
5. Weißbach L, Albers P (2001) Hodentumoren. In: Rübben H (Hrsg) Uroonkologie, 3. Aufl. Springer, Berlin, S 361–467

KOMMENTAR P.H. WALZ

Die Entwicklung der Behandlung des Hodentumors gehört zu den größten Erfolgen der Tumorbehandlung. In einem urologischen Lehrbuch aus dem Jahr 1975 („General Urology", D.R. Smith) ist noch zu lesen „...*Seminome sind am wenigsten maligne ...nur 5% der Patienten sind nach 5 Jahren gestorben. Teratome sind gefährlicher, 5 Jahre postoperativ sind 35% der Patienten gestorben; mit einem (Embryonal-)Karzinom sind 55% der Patienten nach 5 Jahren gestorben. Fast alle Patienten mit einen Chorionkarzinom sterben innerhalb von 2 Jahren...*".

Demgegenüber werden heute Patienten mit einem auf den Hoden begrenzten Keimzelltumor unabhängig vom histologischen Typ in fast 100% geheilt.

Der Hodentumor ist mit jährlich etwa 3000 Neuerkrankungen ein seltener Tumor. Dennoch hat kein anderer Tumor des urologischen Fachgebiets eine derart standardisierte Therapie. Jedem einzelnen Tumorstadium kommt eine spezifische stadiengerechte Therapie zu.

Wären bei dem vorgestellten Patienten keine retroperitonealen Metastasen nachweisbar (Stadium I), so hätte die Behandlung entweder in einer nervenerhaltenden retroperitonealen Lymphadenektomie oder – bei Einbeziehung von Risikofaktoren – im Fall von low-risk (=keine Gefäßinfiltration) in einer Überwachungsstrategie und bei high risk (=nachweisbare Gefäßinfiltration) in 2 Zyklen Chemotherapie bestanden. In jedem Fall wäre die Heilung mit 99% sehr hoch.

Selbst bei Vorliegen retroperitonealer Metastasen hätte nach der IGCCCG-Klassifikation [IGCCCG] eine gute Prognose mit einer 5-Jahres-Heilungsrate von 95% bestanden [1]. Die Therapie wäre alternativ mit einer primären nervenerhaltenden Lymphadenektomie und nachfolgend 2 Zyklen Chemotherapie oder mit primär 3 Zyklen Chemotherapie und gegebenenfalls nachfolgender Residualtumorresektion abgeschlossen.

Durch den offensichtlich nicht gewürdigten Sonographiebefund und die daraus resultierende verzögerte Therapie des Hodentumors wurde für den Patienten neben der erhöhten Belastung durch eine intensivere Chemotherapie die intermediäre Prognosegruppe der IGCCCG-Klassifikation mit einer 5-Jahres-Überlebensrate von ca. 70% Realität.

Patienten mit Hodentumoren haben eine signifikant schlechtere Prognose, wenn sie in Institutionen behandelt werden, die wenig Erfahrung mit diesen Tumoren haben [2]. Jegliche Abweichung von der Standardtherapie beeinflusst letztlich negativ die Chancen der Patienten mit Hodentumoren [3]. Allerdings kann das schlichte Übersehen wichtiger Befunde kaum als „Abweichung von der Standardtherapie" bezeichnet werden.

Literatur

1. International Germ Cell Cancer Collaborative Group (IGCCCG) (1997) The International Germ Cell Consensus Classification: A prognostic factor-based staging system for metastatic germ cell cancer. J Clin Oncol 15:594–603
2. Albers P, Dommer K, Müller SC (1998) Hodentumoren – Todesfälle und Rezidive nach inadäquater Therapie. Urologe A 37:625–628
3. Köhrmann KU et al (1999) Managemental analysis of patients who dies of germ cell tumors. J Urol 161(Suppl):181

Komplizierter Therapieverlauf eines Hodentumorpatienten

C. BÖRGERMANN und S. KREGE

Einleitung

Der Hodentumor gehört zu den seltenen Tumoren, die man selbst in fortgeschrittenen Stadien noch zu 50–70% heilen kann. Hierzu bedarf es interdisziplinärer Behandlungskonzepte, die u. a. eine aufwendige Chemotherapie und in der Regel sekundäre operative Eingriffe beeinhalten. Die Morbidität der einzelnen Therapiemaßnahmen ist zu beachten. Sie kann den Patienten durchaus gefährden.

Kasuistik

Ein 35-jähriger Patient stellte sich mit seit längerem bestehenden Rückenschmerzen vor. Die durchgeführten Untersuchungen führten zu der Diagnose eines extragonadalen Keimzelltumors im klinischen Stadium IIC nach Lugano. Die Tumormarker lagen zum Zeitpunkt der Erstvorstellung bei AFP 6,18 ng/ml und β-HCG 105 mU/ml. Der Patient erhielt initial 4 Kurse einer Polychemotherapie mit Cisplatin, Etoposid und Bleomycin. Nach Abschluss der Chemotherapie fand sich ein Residualbefund von 2,5 cm Durchmesser paraaortal. Dieser wurde entfernt, ebenso weitere Lymphknoten im Sinne einer modifizierten Lymphadenektomie. In der histologischen Aufarbeitung fanden sich neben Nekrose ausschließlich reife Teratomanteile, so dass die Therapie mit der Operation beendet war. Der Patient stellte sich dann zur regelmäßigen uroonkologischen Nachsorge vor.

In dem nach 12 Monaten routinemäßig durchgeführtem Abdomen CT zeigte sich ein retrokrurales Rezidiv von 4×5×5 cm. Da die Tumormarker AFP und β-HCG im Normbereich lagen, und in der Histologie der ersten Operation reifes Teratom gefunden wurde, entschloss man sich erneut zu einem operativen Eingriff. Es wurde abermals der abdominelle Zugang gewählt, da bei der Größe und Lokalisation des retrokruralen Befundes im CT die Entfernung von abdominell nach Durchtrennung des entsprechenden Zwerchfellschenkels in der Regel problemlos möglich ist. Außerdem sollten die restlichen retroperitonealen Lymphknoten im Sinne einer radikalen Lymphadenektomie entfernt werden. Die Resektion des retrokruralen Befundes war dann aber erschwert, da er sich, anders als auf dem CT ersichtlich, bis hoch ins Mediastinum erstreckte, so dass auch der Thoraxraum eröffnet werden musste. Dieser Part erfolgte mit Hilfe der Kollegen aus der Thoraxchirurgie. Im Bereich eines Brustwirbelkörpers konnte der Befund nur scharf vom Knochen abpräpariert werden. Eine Verletzung machte zudem die Splenektomie erforderlich. Die Operation dauerte insgesamt 12 Stunden. Intraoperativ wurden 14 Erythrozytenkonzentrate, 30 Frischplasmen und 27 l kristalline Lösung verabreicht. Der Patient wurde auf die anästhesiologische Intensivstation verlegt. Die Extubation erfolgte am dritten postoperativen Tag. Bei initial gespanntem Abdomen und beidseitigem Zwerchfellhochstand musste der Patient bei respiratorischer Erschöpfung reintubiert werden. Begleitend zeigten sich klinisch und laborchemisch Zeichen einer beginnenden Sepsis. Bei Persistenz der Symptomatik trotz Breitbandantibiose und im CT V. a. einen subphrenischen Abszess in der Milzloge entschloss man sich zwei Tage später zu einer Revisionslaparotomie. Es wurde ein Flüssigkeitsverhalt im linken Oberbauch drainiert. Ein Anhalt für einen Abszess ergab sich nicht. Der Bauch konnte verschlossen werden. Bei hohem intraabdominellen Druck und dadurch bedingten Beatmungsschwierigkeiten wurde das Abdomen jedoch am Folgetag erneut eröffnet und ein Vicrylnetz eingenäht. Bei prolongiertem Verlauf wurde der Patient tracheotomiert. Unter resistenzgerechter Antibiose bei Nachweis von Staphylokokken im Trachealsekret und Antimykose bei Candida glabrata an der

ZVK-Spitze entfiebert der Patient. Die Katecholamintherapie konnte beendet werden. Intermittierende Episoden von Bradykardien bis hin zur Asystolie führten zur Anlage eines passageren Herzschrittmachers. Zeichen einer frischen Myokardischämie ergaben sich nicht. Der Schrittmacher konnte im weiteren Verlauf wieder entfernt werden. Nach Stabilisierung des Zustandes erfolgte der schrittweise Bauchwandverschluss durch eine dynamische Hautnaht. Nach vierwöchigem Aufenthalt auf der Intensivstation konnte der Patient auf die Normalstation verlegt werden.

Die Histologie des retrokruralen Befundes ergab neben Nekrose vitales Embryonalzellkarzinom. Eine eindeutige Resektion im Gesunden konnte für den genannten Brustwirbel nicht bestätigt werden. Mit den internistisch-onkologischen Kollegen wurde eine Anschlusstherapie diskutiert. Aufgrund der möglichen R1-Resektion entschloss man sich zur Durchführung einer Hochdosischemotherapie. Eine aktuelle komplette Ausbreitungsdiagnostik ergab keinen Anhalt für weitere Befunde. Der Patient wurde 3 Wochen später zu der Chemotherapie aufgenommen. Bevor mit der Therapie begonnen werden konnte, bot er das Bild einer tiefen Beinvenenthrombose, so dass zunächst eine 10-tätige Vollheparinisierung durchgeführt werden musste. Dann konnte mit der Therapie begonnen werden. Nach 2 konventionellen Kursen nach dem PEI-Schema und Stammzellgewinnung wurden 2 Kurse einer Hochdosischemotherapie verabreicht. Diese vertrug der Patient ohne wesentliche Komplikationen. Die abschließende Kontrolle war unauffällig. Das Follow up beträgt zum jetzigen Zeitpunkt 12 Monate.

Problemanalyse

Das Hauptproblem bei diesem Fall war, dass die Ausdehnung des Rezidives anhand der Bildgebung unterschätzt wurde. Grundsätzlich lassen sich auch größere retrokrurale Befunde über den abdominellen Zugang mit Durchtrennung des entsprechenden Zwerchfellschenkels entfernen. In der Regel ist diese Region über einen primär thorakalen Zugang sogar nur erschwert zugänglich. In diesem Falle kam aber ungünstigerweise hinzu, dass der Tumor einen Wirbelkörper infiltrierte, was die Präparation extrem erschwerte. Dies bedingte eine sehr lange Operationszeit mit hohem Volumenumsatz, was wiederum zu einer prolongierten Extubation führte. Weitere Komplikationen wie die respiratorische Insuffizienz bei Zwerchfellhochstand aufgrund der noch stark geblähten Darmschlingen, was letztendlich zur Reintubation führte, sind nicht selten. In diesem Falle kam noch eine Relaparotomie bei V.a. Abszess der Milzloge hinzu. Wiederum bestätigte sich die Diagnose der Bildgebung nicht. Die nach diesem Eingriff mit Verschluss der Bauchdecke durch den hohen intraabdominellen Druck weiter bestehende respiratorische Beeinträchtigung konnte durch die Eröffnung des Abdomens mit Einlage eines Vicrylnetzes deutlich gebessert werden. Nach Besserung des Zustandsbildes wurde der Bauch auf schonende Art und Weise mittels einer dynamischen Hautnaht verschlossen.

Als weitere Komplikation während der intensivmedizinischen Phase, anfänglich unter dem V.a. eine Myokarditis im Rahmen der Sepsis, bot der Patient Herzrhythmusstörungen bis hin zur Asystolie. Eine dreimalige Kardiokonversion war erforderlich.

Insgesamt zeigte der Patient eine breite Palette an postoperativen Komplikationen, die teils durch operative Maßnahmen (Entlastung durch Einlage des Vicrylnetzes) und eine umfassende Intensivmedizin beherrscht werden konnten.

Schlussfolgerung

Obwohl der Hodentumor einer der wenigen Tumoren ist, der selbst in fortgeschrittenen Stadien bei standardisierter Therapie zu heilen ist, zeigt dieser Fall, welches Ausmaß die Therapie annehmen kann und welche Komplikationen möglich sind. Unter Einsatz moderner intensivmedizinischer Maßnahmen und interdisziplinärer Zusammenarbeit gelingt es dennoch, solche Patienten durch kritische Situation zu bringen und ein kuratives Konzept zu verfolgen.

KOMMENTAR P. ALBERS

Retrokrurale Rezidive nach initialer Komplettremission eines nicht-seminomatösen Keimzelltumors nach Chemotherapie und Residualtumorresektion stellen ein besonderes Problem dar. De facto bedeutet ein Rezidiv an diesem Ort in vielen Fällen, dass der Befund weder bildgebend noch operativ korrekt diagnostiziert werden konnte und eine Tumorzellstreuung nach retrokrural/mediastinal bereits initial entsprechend der physiologischen Lymphabflussbahn vorlag. Dementsprechend ist bei einer „redo"-Residualtumorresektion damit zu rechnen, dass der Tumor sich in Richtung Mediastinum weiter ausbreitet als bildgebend zu sehen ist. Konsekutiv sollten alle Eingriffe zur Resektion retrokruraler Tumoren primär thorakoabdominell erfolgen, um eine Exposition bis weit in das Mediastinum zu gewährleisten. Der prolongierte Verlauf des geschilderten Patienten wurde zum Großteil dadurch verursacht, dass man intraoperativ (nicht geplant) den Eingriff unter Hinzuziehung anderer Fachdisziplinen erweitern musste. In der Einleitung erwähnen die Autoren korrekterweise die interdisziplinäre Behandlung dieser Tumoren. In diesem Fall wird eindrücklich gezeigt, dass eine interdisziplinäre operative Planung deutlichen Einfluss auf den weiteren Verlauf hat. Rezidiveingriffe bei Hodentumorpatienten sind häufig präoperativ unkalkulierbar und daher ist es ratsam, dass präoperativ sicherheitshalber das „worst-case"-Szenario geplant werden sollte, um intraoperative ad hoc Entscheidungen minimieren zu können.

Hodenverlust nach Vasektomie

P. Strohmenger

Einleitung

Die Unterbrechung der Ductus deferentes als Maßnahme zur Familienplanung ist weit verbreitet. Unterschiedliche Techniken, die die Sicherheit in Hinblick auf eine Empfängnisverhütung optimieren sollen, werden beschrieben.

Schwinge und Guess haben kürzlich eine Medline-Analyse aus der Zeit von 1964–1998 zur Frage der Sicherheit und Wirksamkeit der Vasektomie gemacht [5]. Frühkomplikationen sind Hämatom, Wundinfektion, Spermagranulom, Hoden/Nebenhodenentzündung und eine Kongestion des Nebenhodens in 1–6% der Fälle, alle Komplikationen abhängig von der Erfahrung des Operateurs. Post-Vasektomieschmerzen unterschiedlicher Dauer und Intensität sind häufiger als allgemein angenommen ([1], 18,7%) verursachen aber seltener (2,2%) bleibende und ernstliche Störungen der Lebensqualität. Immerhin sind 9% mit dem Eingriff und seinen Folgen unzufrieden. Die größte persönliche Serie präsentiert Schmidt (6248 eigene Fälle); nur wenige Hämatome und Infektionen traten auf; ein Spermagranulom war ein ungewöhnliches Ereignis [4].

Ernste Komplikationen finden sich in der Literatur kaum. Ein Fall von Fournier'scher Gangrän [2] ragt heraus. Eine unter dem Verdacht auf Tumor freigelegte Induration stellte sich als eine herdförmige Hodennekrose und Vernarbung heraus, die möglicherweise mit einer zwei Jahre vorher durchgeführten Vasektomie in Verbindung zu bringen war [3].

Kasuistik

Ein 40-jähriger Mann wird ambulant operiert. Zur Leitungsanästhesie werden beiderseits je 5 ml Scandicain oberhalb des Skrotums in den Samenstrang injiziert. Bei einem kurzen, dickwandigen Skrotum ist die isolierte Fixierung des Ductus deferens unmittelbar unter der Haut nicht möglich. Es wird deshalb der gesamte Samenstrang mit einer Backhausklemme perkutan locker gefasst, ohne dass die Enden die Haut perforieren. Nach Lokalanästhesie der geplanten Inzisionsstelle 3 cm langer Skrotalschnitt. Der gesamte Funiculus wird vorsichtig vorluxiert. Trotzdem ist die Isolation des Ductus aus diesem dicken Funiculus noch nicht ganz einfach; mehrere Blutungen stören und müssen gestillt werden, teils durch Koagulation, teils auch durch Ligatur. Letztlich kann der Ductus erst nach längerer Zeit angeklemmt, hervorgezogen und dann auf 5 cm Länge reseziert und nach Fulguration und Umschlagen der Enden ligiert werden. Auf der anderen Seite identische Schwierigkeiten.

Postoperativ traten sehr starke Schmerzen und eine erhebliche Schwellung des linken Hodens und der linken Skrotalseite auf, die mehrere Tage Bettruhe erforderten (Bericht des Patienten). Der Hausarzt beschrieb „eine faustgroße, tumoröse Vorwölbung des Hodensackes mit Hämatom- und Entzündungszeichen, die bis in die Leistengegend reichten...".

Diese bildeten sich nur langsam zurück; der Hoden wurde im weiteren Verlauf zunächst weicher und deutlich kleiner, später hart. Bei einer Nachuntersuchung 8 Monate später stellte ein Gutachter einen „palpatorisch und sonographisch atrophierten, harten Hoden links..." fest.

Nach längeren juristischen Auseinandersetzungen wurde dem geschädigten Patienten von der Haftpflichtversicherung der Klinik auf dem Vergleichswege ein Schmerzensgeld in Höhe von DM 20 000,– zugestanden. Ein ärztliches Fehlverhalten wurde nicht eingeräumt. Der wesentliche Grund für den Haftpflichtversicherer, auf die Forderungen des Patienten einzugehen, war die Tatsache, dass über die Möglichkeit einer so ernsten Komplikation wie der eines Hodenverlustes präoperativ nicht aufgeklärt worden war.

Problemanalyse

Der Verlust eines Hodens nach Vasektomie durch vaskuläre Atrophie ist sicher ein äußerst seltenes Ereignis. Eine solche Komplikation wurde bei der Internet-Recherche über Medline in der Literatur nicht gefunden.

Wenn es gelingt, den Ductus mit den Fingern unmittelbar unter der Skrotalhaut zu fixieren, direkt über ihm zu inzidieren und ihn dann ohne weitere Präparation hervorzuziehen und zu resezieren, kann es nicht zu einer Verletzung der A. spermatica kommen. Jedem Erfahrenen ist aber geläufig, dass die Isolierung des Ductus durch ein kurzes, durch Kremasterreflex hochgezogenes und durch reflektorische Kontraktion der Skrotalwand auch dickwandiges Skrotum äußerst schwierig sein kann. Der Ehrgeiz des Operateurs darf in einem solchen Fall nicht darin bestehen, mit dem typischen 1 cm-Schnitt auszukommen. Nach perkutaner Fixierung des gesamten Funiculus mit einer stumpfen Klemme sollte dieser von einem 3–4 cm langen Schnitt schonend hervorgeholt und der dann sicher tastbare Ductus aus ihm heraus isoliert werden. Damit wird blindes Suchen mit der Gefahr, die versorgenden Gefäße des Hodens zu verletzen, vermieden.

Im geschilderten Fall könnte die vaskuläre Schädigung auch durch die intrafunikuläre Leitungsanästhesie hervorgerufen worden sein, bei der möglicherweise die Arteria spermatica verletzt wurde und das zu einem von der Leiste absteigenden Hämatom geführt hat. Die Befundschilderung durch den Hausarzt (Hämatom von der Leiste bis zum Skrotum) könnte dafür sprechen.

Die hohe Samenstrangblockade ist zur Vermeidung des sehr heftigen Zugschmerzes, der beim Herausziehen und Isolieren des Ductus entstehen kann und gelegentlich bis zum Kreislaufkollaps führt, äußerst nützlich. Injiziert man jedoch, des schnellen Wirkungseintritts wegen, **in** den Samenstrang **hinein**, besteht natürlich die Möglichkeit einer Gefäß-(Arterien-)verletzung. Vorzuziehen ist deshalb sicher die **peri**nikuläre Umspritzung, wenn man dann auch in Kauf nehmen muss, auf den Eintritt der Wirkung einige Minuten länger zu warten. Es versteht sich von selbst, dass Adrenalin als Additiv strikt zu vermeiden ist.

Nachdem ein hohes Schmerzensgeld zu zahlen war und die fehlende Aufklärung in der juristischen Diskussion die entscheidende Rolle gespielt hatte, haben wir unser Aufklärungs- und Einwilligungsformular um folgenden Satz ergänzt: „Der Verlust eines Hodens ist ein äußerst seltenes Ereignis." Wenn auch tatsächlich die Häufigkeit eines Hodenverlustes sehr gering ist und aus der Sicht nicht zu den typischen, aufklärungspflichtigen Komplikationsmöglichkeiten zählen kann, bedarf sie u. E. wegen der eindrucksvollen Schwere für den Patienten einer Erwähnung im Aufklärungsgespräch. Die gängige Rechtsprechung des BGH (1970) stellt ausdrücklich nicht die zahlenmäßige Komplikationsdichte, vielmehr die „Erheblichkeit eines Risikos für den betroffenen Patienten in seiner *persönlichen* Situation und Lebensführung" heraus.

Schlussfolgerung

Der Verlust eines Hodens nach Vasektomie, denkbar eigentlich nur durch eine vaskuläre Atrophie durch direkte, operative Arterienverletzung oder durch Läsion derselben anlässlich einer intrafunikulären Leitungsanästhesie, ist sicher eine höchst seltene Komplikation dieser sehr häufig durchgeführten Operation. Theoretisch vorstellbar ist sie jedoch durchaus. Wegen der eindrucksvollen Schwere eines solchen Ereignisses sollte deshalb auch die nur entfernte Möglichkeit präoperativ aufgeklärt werden (wie man ja auch bei jedem Niereneingriff den an sich ganz unwahrscheinlichen Verlust der Niere stets aufklärt).

Zur **Vermeidung** empfiehlt es sich, bei kurzem, kontraktem Skrotum den Hautschnitt **primär**, nicht erst nach langen Manipulationen, so lang zu wählen, dass der gesamte Funiculus hervorluxiert und dann der Ductus isoliert unter Sicht dargestellt werden kann. Bei der präliminaren Leitungsanästhesie des Samenstranges zur Vermeidung des unangenehmen Zugschmerzes bei der Präparation des Ductus sollte die **peri**- der **intra**funikulären Injektion vorgezogen werden. Ein Zusatz von Adrenalin zum Anästhetikum ist obsolet.

Literatur

1. Choe JM, Kirkemo AK (1996) Questionnaire-based outcomes study of nononcological post-vasectomy complications. J Urol 155:1284–1286

2. De Diego Rodriguez et al (2000) Gangrena de Fournier postvasectomia. Arch Esp Urol 53:275–278
3. Pellice C Jr, Castella JA, Alert E, Cosme MA, Comas S (1995) Infarcto focal del testicolo: A proposito de un caso que simulaba un proceso espansivo gonadal. Actas Urol Esp 19:716–720
4. Schmidt SS (1995) Vasectomy by section, luminal fulguration and fascial interposition: results from 6248 cases. Br J Urol 76:373–374
5. Schwingl PJ, Guess HA (2000) Safety and effectiveness of vasectomy. Fertil Steril 73:923–936

KOMMENTAR E. P. Allhoff und M. Böhm

Vasoresektion oder Vasektomie ist ein akzeptiertes, weit verbreitetes und unter verschiedensten medizinischen Bedingungen komplikationsarmes Verfahren zur Familienplanung. Dies gilt auch für das deutsche Medizinwesen [1]. Der Autor gibt eine aktuelle Übersicht über die raren schweren und schwersten Komplikationen dieser Operation und beschreibt eine Kasuistik. Er mahnt korrekterweise die gute chirurgische Praxis an, bei unübersichtlichen Verhältnissen den Schnitt zu erweitern, um sich eine ausreichende Übersicht zu verschaffen, und er weist auf die Gefahr der versehentlichen intravasalen Injektion des lokalen Anästhetikums hin.

Nach unserer Überzeugung ist eine Vasoresektion, der gelegentlich das Etikett einer „Anfängeroperation" anhaftet, neben den häufiger beschriebenen Komplikationen (Schmerzen einschließlich langwährender Neuralgien, Hämatome, Infektion des Wundgebietes und Nebenhodens einschließlich einer Abszessbildung, Bildung eines Sperma-, Nerven- oder Fadengranuloms und Rekanalisierung) immer auch mit dem Risiko schwerwiegender Komplikationen behaftet. Es ist das Verdienst des Autors, hierauf hinzuweisen. Die Empfehlung des Autors, den Organverlust ausdrücklich in die Aufklärung zu übernehmen, befolgen wir seit längerem, wenngleich in der von uns verwendeten dokumentierten Patientenaufklärung nach Straube [2] die „Verletzung von Gefäßen mit der Gefahr einer Mangeldurchblutung der Hoden (Folge: Hodenschrumpfung = Atrophie)" bereits erwähnt ist. Wir tun dies, weil viele unserer Patienten diese oftmals ambulant durchgeführte Operation für einen einfachen Eingriff halten und gerade nicht mit schweren Komplikationen rechnen.

Mit einer erweiterten Datenbanksuche nach mit einer Vasoresektion assoziierten schweren Komplikationen haben wir nur wenige Fallberichte gefunden, von denen wir einige vom Autor noch nicht genannte der Vollständigkeit halber hier in der Bibliografie angeben [3–7]. Man sollte wohl auch über das Risiko derartiger schwerster Komplikationen aufklären.

In medizinisch-rechtlicher Hinsicht weisen wir darauf hin, dass der Verlust eines Hodens bei erhaltenem funktionstüchtigen Hoden der Gegenseite in den aktuellen Standardwerken von Bichler [8] und Fritze [9] nicht mehr mit einer Erwerbminderung bewertet wird (MdE 0%), so dass der beschriebene Patient über den erlittenen Schmerz hinaus keine weiteren Ansprüche geltend machen könnte.

Literatur

1. Dahm P, Dahm J (1997) Die ambulant durchgeführte minimal-invasive Vasektomie. Urologe (B):37:496–499
2. Schrott KM, Riedl C, Schlund GH (1997) Dokumentierte Patientenaufklärung: Vasoresektion zur dauerhaften Sterilisation des Mannes. perimed Compliance Verlag, Erlangen, Best.-Nr. 622-346
3. Patel A, Ramsay JW, Whitfield HN (1991) Fournier's gangrene of the scrotum following day case vasectomy. J Roy Soc Med 84:49–50
4. Viddeleer AC, Lycklama a Nijeholt GA (1992) Lethal Fournier's gangrene following vasectomy. J Urol 147:1613–1614
5. Ng PC (1987) Pseudo-appendicitis presenting after vasectomy. A case report. Int Urol Nephrol 19:215–216
6. Desai KM, Abrams P (1986) Vasal urinary fistula with retrograde reflux of urine after vasectomy. J Urol 135:1023–1024
7. Auman JR (1985) Spermatic cord arteriovenous fistula: an unusual complication of vasectomy. J Urol 134:768
8. Strohmaier WL, Bichler KH (1994) Erkrankungen und Verletzung des männlichen Genitale (Penis, Hoden, Nebenhoden) einschließlich erektiler Dysfunktion und Fertilitätsstörungen). In: Bichler KH (Hrsg) Das urologische Gutachten. Springer, Berlin, S 168
9. Senge T, Diederichs W (2001) Probleme der ärztlichen Begutachtung aus der Urologie. In: Fritze E, May B, Mehrhoff F (Hrsg) Die ärztliche Begutachtung, 6 Aufl. Steinkopff, Darmstadt, S 874

6.4

Hämorrhagische Orchidopathie

D. Pfeiffer und R. Tauber

Einleitung

Aus der Leistenhernienchirurgie ist folgendes Krankheitsbild bekannt:

Mit einer Latenz von ein bis fünf Tagen nach Herniotomie entwickelt sich ein schmerzhaft geschwollener Hoden, Nebenhoden und Samenstrang. Begleitend können Fieber und Leukozytose auftreten [9, 19]. Dieses Krankheitsbild wird als „ischämische Orchitis" bezeichnet. Als Ursache wird derzeit eine venöse Genese favorisiert: infolge des operativen Traumas kommt es zur Thrombosierung des Plexus pampiniformis [12]. Tatsächlich handelt es sich also nicht um eine ischämische Reaktion infolge arterieller Durchblutungsstörung. Statt einer ischämischen Orchitis liegt vielmehr eine kongestive Orchitis infolge der Plexusthrombose vor. Intraoperativ findet sich – von Fruchaud bereits 1956 beschrieben – ein livide verfärbter, reichlich koagelhaltiger Hoden (zit.

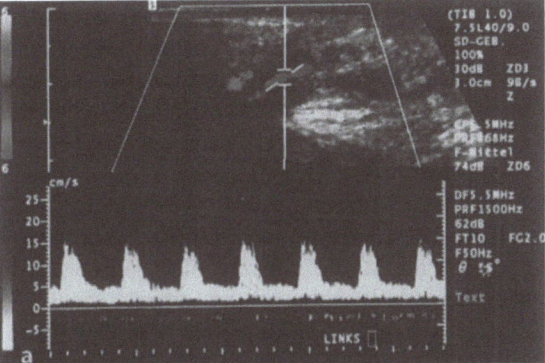

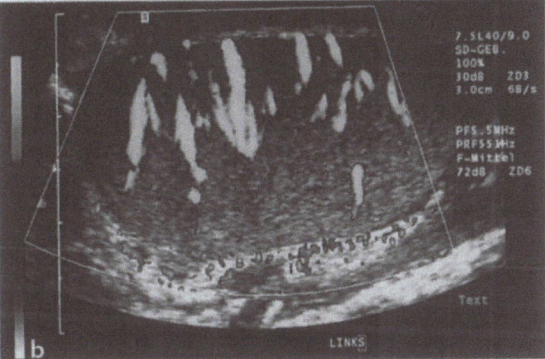

Abb. 2 a, b. Derselbe Patient, Farbdopplersonographie. **a** Erhaltene Perfusion der A. spermatica. **b** Powerdoppler-Bild der intratestikulären Perfusion

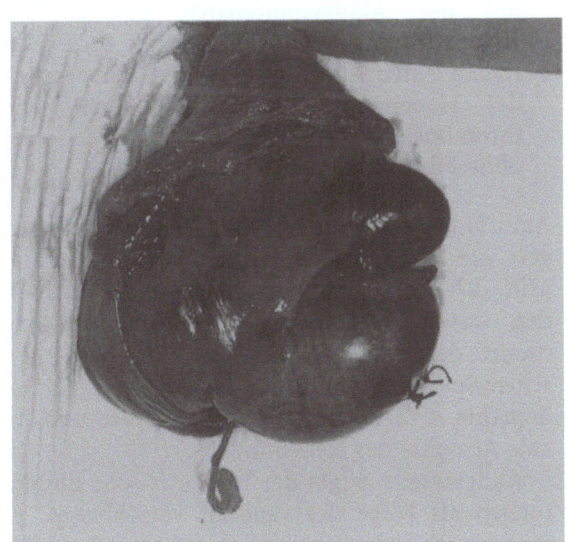

Abb. 1. Testikuläre Komplikation nach einer Plexusvenenthrombose: aufgetriebener linker Nebenhoden, Einblutungen am Nebenhodenkopf und oberen Hodenpol (intraoperatives Bild, Ansicht von medial)

nach [17]). In diesem Sinne sprechen wir von der „hämorrhagischen Orchidopathie" (s. Abb. 1 und 2).

In neueren Untersuchungen stellte Fong [3] nach ca. 4500 Eingriffen bei primärem Leistenbruch in 0,03%, bei Rezidiven in 0,97% eine Orchitis fest. Manger [9] fand nach 1005 Leistenbruch-Operationen bei 0,6% der Patienten eine Hodenschwellung, bei 0,2% eine Thrombophlebitis, bei 0,1% eine Thrombose und bei 0,1% eine Orchitis.

Auch nach der antegraden Sklerosierung einer Varikozele testis kann sich – wenn auch selten – eine hämorrhagische Orchidopathie entwickeln. Wir präsentieren eine Kasuistik aus unserer gutachterlichen Tätigkeit.

Kasuistik

Ein 24-jähriger Patient begab sich mit einer linksskrotalen Schwellung in urologische Behandlung. Es wurde eine im Stehen deutlich tastbare Varikozele festgestellt und farbdopplersonographisch ein renotestikulärer Reflux nachgewiesen. Die sonographische und farbdopplersonographische Untersuchung der Nieren ergab einen unauffälligen Befund. Der betreuende Urologe diagnostizierte einen „kleinen, weichen Hoden", dessen Binnenstruktur sich sonographisch unauffällig darstellte. In zwei Spermiogrammen, nach WHO-Kriterien ausgewertet, zeigte sich eine Kryptozoospermie. Die bestimmten Hormonparameter (Testosteron, FSH, LH, Prolaktin) lagen sämtlich im Normbereich. Körperliche Missbildungen oder eine Störung der Geschlechtsentwicklung lagen nicht vor. Zum Zeitpunkt des Eingriffes war der Patient körperlich gesund.

Nach stationärer Aufnahme erfolgte die antegrade Sklerosierung der Varikozele in Lokalanästhesie. In typischer Weise wurde ein Testikularvenenast freipräpariert und distal ligiert. Bei der Sondierung dieses Venenastes kam es zur Perforation, die durch Ligatur versorgt wurde. Derselbe Ast wurde weiter nach proximal präpariert, proximal angeschlungen und erneut sondiert. Nach Gabe von Solutrast wurde die Testikularvene unter Durchleuchtung in ihren proximalen Abschnitten bis zur Nierenvene dargestellt. Danach wurde Äthoxysklerol, 0,05% verabreicht. Während des gesamten Eingriffes wurde offenbar kein Arterienast eröffnet und ligiert. Die abschließende Farbdopplersonographie zeigte eine intakte arterielle Durchblutung.

Über drei Tage verblieb der Patient in stationärer Beobachtung. Bei täglichen Verbandswechseln zeigten sich reizlose Wundverhältnisse. Der Patient war während des Aufenthaltes fieber- und beschwerdefrei und wurde bei subjektivem Wohlbefinden entlassen. Auch der betreuende Urologe beschrieb bei der ambulanten Kontrolle eine reizlose Wunde. Der Nebenhoden war noch dolent verdickt.

Vier Tage nach Entlassung musste der Patient mit unklaren Rückenschmerzen, plötzlich aufgetretenen Schmerzen im Bereich des linken Hodens und subfebrilen Temperaturen (Leukozyten im Blutbild 10,9 nl) erneut stationär aufgenommen werden. Mittels der Nierensonographie mit Farbdoppler wurde ein Stein, Stau und eine Nierenvenenthrombose ausgeschlossen. Die Hodensonographie zeigte eine homogene Binnenstruktur links, der Farbdoppler eine abgeschwächte Durchblutung gegenüber rechts ohne Nachweis eindeutiger Flusssignale. Es wurde die Indikation zur sofortigen Freilegung des linken Hodens bei Verdacht auf Hodentorsion bzw. Durchblutungsstörung sowie Hämatombildung gestellt.

Intraoperativ fand sich ein dunkelblau-rot verfärbter Hoden, es bestand kein Anhalt für eine Torsion oder ein Hämatom. Bei der intraoperativen Farbdopplersonographie wurde eine proximal bis in Höhe des primären Eingriffsortes erhaltene arterielle Durchblutung bei fehlenden Strömungssignalen distal des Eingriffsortes und im Niveau des Hodens nachgewiesen. Es erfolgte die linksseitige Orchiektomie bei Hodeninfarkt.

Die *histologische Aufarbeitung* des Hoden-Samenstrang-Gebildes zeigte ein Mischbild älterer und frischer Läsionen:

An den *Samenstranggefäßen* waren unter rein zeitlichem Aspekt zu unterscheiden:
- Veränderungen, die sich aus der Gefäßpräparation und Varikozelenverödung erklären lassen: ältere Phlebitis/Arteriitis mit vornehmlich venösen Partialthrombosen, sowie reaktiv-entzündliche Samenstranginfiltrate.
- Veränderungen in zeitlichem Zusammenhang mit der Akutsymptomatik: frische Verschlussthrombose von Venen aber auch arteriellen Ästen. In unmittelbarer Nachbarschaft des Hodens wandverdickte, jedoch nicht thrombosierte Gefäße. Weichteilgewebe hier ohne Fibrose.

Am *Hoden* fanden sich einerseits Veränderungen, die lange vor dem ersten operativen Eingriff, d.h. der antegraden Sklerosierung entstanden waren: „sekundäres sertoli-only-cell-Syndrom" des Hodens (passend zum pathologischen Spermiogramm im Rahmen einer „Orchidopathia e varicocele" [6, 18]), Fibrose und fokale Atrophie des Nebenhodens.

Andererseits zeigte der Hoden frische Einblutungen als Folge des venösen Verschlusses. Es fanden sich jedoch keine regeneratorischen Hodenschwielen bzw. Nekrosezonen als Ausdruck eines älteren eingriffsbedingten oder akuten Zelluntergangs.

Problemanalyse

Unter Berücksichtigung der Klinik und der Histologie lässt sich folgendes Bild des Prozessverlaufes gewinnen: Infolge des Eingriffes an den Samenstrangvenen kam es zu einer Thrombophlebitis des Plexus pampiniformis, die sekundär auf Arterienäste und das Weichteilgewebe übergriff. Sie trat jedoch klinisch nicht in Erscheinung und beeinflusste die Durchblutung des Hodens nicht. Es muss angenommen werden, dass sich durch Weiterschwelen der Entzündung im Samenstrang eine akute Verschlussthrombose entwickelte. Dadurch kam es mit zeitlicher Verzögerung von ca. einer Woche zur akuten Störung der Hodenzirkulation mit Einblutung in einen funktionell inkompetenten Hoden.

Nach unseren Beobachtungen stellt das beschriebene Krankheitsbild eine Rarität dar. Bislang wurde in der Literatur unseres Wissens erst ein ähnlicher Fall beschrieben, bei dem nach antegrader Sklerotherapie infolge einer Phlebothrombose die Entfernung des Hodens erforderlich gewesen war [4]. Schmerzen, Rötung und Fieber führten vier Tage nach dem Primäreingriff zur stationären Aufnahme. Bei der histologischen Aufarbeitung war die venöse Strombahn okkludiert, der arterielle Schenkel nicht betroffen. Der Hoden zeigte neben Einblutungen ausgedehnte Nekrosen, es lag also ein „hämorrhagischer Infarkt" vor.

Auch in unserer Kasuistik dominierte die Thrombose der Plexusvenen, wenn auch zusätzlich arterielle Äste betroffen waren. Der Hoden war durch Einblutungen gekennzeichnet. Es fehlten aber zum Zeitpunkt der Orchiektomie sämtliche Infarktzeichen (s. u.), so dass wir für das von uns beschriebene Krankheitsbild die Bezeichnung „hämorrhagische Orchidopathie" bevorzugen.

Mögliche Ursachen

Nach Sklerosierungsbehandlungen muss eine Thrombophlebitis/Phlebothrombose zuallererst als *Folge des Sklerosans* betrachtet werden. Sklerotherapeutika wie Polidocanol (Äthoxysklerol™) führen zur Zerstörung des Varizenendothels, Abscheidung eines Gerinnungsthrombus und bindegewebiger Organisation [10]. Sekundäre Entzündungsreaktionen in der Gefäßwand mit Übergreifen auf das umgebende Bindegewebe können fakultativ auftreten [15].

Nach der *retrograden Sklerotherapie* fanden Seyferth u. a. [13] unter 260 Patienten in 1,1% eine Thrombophlebitis und in 1,9% eine Phlebothrombose. Siegmund u. a. [14] beobachteten bei 554 Patienten in 11,3% Verhärtungen des Plexus pampiniformis, in 3% Mitbeteiligungen des Nebenhodenkopfes und in 0,5% passagere Schmerzen und Schwellungen des Skrotums.

Entsprechende Veränderungen können auch durch *mechanische Einflüsse* allein (Manipulation an den Samenstrangvenen [9]) bedingt sein.

Die antegrade Sklerotherapie ist ein Eingriff, bei dem sich die Wirkung des Verödungsmittels und mechanische Einflüsse (Präparation) kombinieren. Tauber u. Johnsen [16] registrierten bei 825 Patienten in 0,25% eine Thrombophlebitis mit Übergreifen auf den Nebenhodenkopf. Diese eingriffsbedingte Thrombophlebitis verläuft aber zumeist blande und bildet sich zurück. Demgegenüber müssen beim Fortschreiten des Prozesses von einer Thrombophlebitis zu einer akuten Verschlussthrombose besondere Einflüsse wirksam werden.

Zumindest in unserem Fall sind folgende Ursachen einzeln oder kombiniert in Betracht zu ziehen:
- Exzessive Manipulation an den Samenstranggefäßen (Thrombosierung durch Gefäßdehnung [17]);
- Überschießende Sklerosierungsreaktion mit Hinausgreifen über die Gefäßwand;
- Paravasation des Sklerosans mit der Folge entzündlicher Umgebungsreaktionen und eines Übergreifens auf andere Gefäße;
- Inkompetenz der venösen Kollateralkreisläufe. Die venöse Drainage aus dem Skrotalfach ist allerdings vielgestaltig (Testikular-, Cremaster- und Deferentialvenen, Abfluss über die Epigastrica superficialis, anteriore und posteriore Skrotalvenenäste zur Saphena magna, Kollateralen, Verbindungen zur Gegenseite [2]). Die Kapazität kann daher im Individualfall nur ungenügend abgeschätzt werden. Zu bedenken ist, dass auch dann eine suffiziente Drainage zu erwarten ist, wenn Testikular- und Cremastervenen wie bei der mikrochirurgischen Varikozelenresektion entfernt werden [5].

Indikation zur Orchiektomie?

Die antegrade Sklerosierung kann im weiteren Verlauf - wenn auch selten - zu einer akuten Plexusvenen-Thrombose führen. Diese kann in eine hämorrhagische Infarzierung des Hodens münden. Dieser Verlauf ist aber - wie von uns demonstriert - nicht obligat.

Dem im Akutfall hinzugezogenen Operateur stellt sich bei der Indikationsstellung zur Entfernung eines erheblich eingebluteten Hodens auch die Frage des Spontanverlaufes der Erkrankung. Die Seltenheit dieses Krankheitsbildes erschwert eine adäquate Beurteilung. Ein Blick auf ähnliche Krankheitsbilder ist daher erforderlich. Eine akute Durchblutungsstörung *nach Hodentorsionen*, führt binnen weniger Stunden zu einem Ödem, Schwund der Sertolizellen und nekrotischen intratubulären Zellformationen [8, 11]. Mit einer hämorrhagischen Infarzierung muss nach etwa 12 Stunden gerechnet werden, als Endzustand resultiert die Hodenatrophie [1]. Die Strangulation des Samenstranges betrifft allerdings in diesen Fällen Venen und Arterien in gleichem Maße.

Bei der sog. ischämischen Orchitis als phlebothrombotischer Komplikation *nach Herniotomie* wird eine sofortige operative Revision *nicht* empfohlen, da sie die Chancen einer Restitution nicht verbessert [12]. Die Behandlung besteht in symptomatischen Maßnahmen (Antiphlogistika, Antipyretika, antiödematöse Therapie). Die chirurgischen Erfahrungen mit dem Spontanverlauf dieser Erkrankung lassen den Schluss zu, dass in etwa 40% mit einer Hodenatrophie, in 60% dagegen mit einer Restitution zu rechnen ist [12].

Auch die hämorrhagische Orchidopathie nach antegrader Sklerosierung stellt unserer Ansicht nach keine zwingende Indikation zur sofortigen Orchiektomie dar. Das Bild eines eingebluteten Hodens rechtfertigt – wie von uns demonstriert – *nicht* notwendig die Annahme eines hämorrhagischen Infarktes. Wenn zudem in der Akutsituation die erhaltene Kapazität venöser Drainagewege nicht sicher abgeschätzt werden kann, und überdies eine Chance auf Restitution besteht, ist aus unserer Sicht eine abwartende Haltung mit dem Ziel des Hodenerhaltes erwägenswert. In jedem Fall sollte aber mittels der Farbdopplersonographie sichergestellt weden, dass die arterielle Perfusion des Hodens nicht kompromittiert ist.

Schlussfolgerung

Selten entwickelt sich nach antegrader Sklerotherapie mit Latenz eine hämorrhagische Orchidopathie. Diese kann in eine Hodenatrophie münden, es besteht aber auch die Chance einer Restitution. Daher kann ein konservativer Therapieversuch unternommen werden. Eine arterielle Ischämie sollte jedoch durch die Farbdopplersonographie wie bei der Hodentorsion ausgeschlossen werden. Bei der Sklerotherapie sollten exzessive Manipulationen an den Venen und die Paravasation des Sklerosans als mögliche Ursachen der Orchidopathie zugunsten eines schonenden Vorgehens vermieden werden.

Literatur

1. Bartsch G, Frank St, Marberger H, Mikuz G (1980) Testicular torsion: late results with special regard to fertility and endocrine function. J Urol 124:375–378
2. Coolsaet BLRA (1980) The varicocele syndrome: venography determining the optimal level for surgical treatment. J Urol 124:833–839
3. Fong Y, Wantz GF (1992) Prevention of ischemic orchitis during inguinal hernioplasty. Surg Gyn Obstetr 174:399–402
4. Göll P, Albers G, Schoeneich G, Haidl G, Bürger R (1997) Hodenverlust durch hämorrhagische Infarzierung bei antegrader skrotaler Varikozelensklerosierung nach Tauber. Urologe (A) 36:449–451
5. Goldstein M (1998) Surgical treatment of male infertility and other disorders. In: Walsh PC (ed) Campbell's Urology, 7th (ed) W.B. Saunders, pp 1331
6. Hornstein OP (1980) Hodenschädigung durch Varikozele. Fortschr Med 98:1296–1300
7. Kallerhoff M, Gross AJ, Bötefür IC, Zöller G, Weidner W, Holstein AF, Ringert RH (1996) The influence of temperature on changes in pH, lactate and morphology during testicular ischaemia. Br J Urol 78:440–445
8. Kupczyk-Joeris D, Kalb A, Höfer M, Toens Ch, Schumpelik V (1989) Doppler-Sonographie der Hodendurchblutung nach Leistenhernienreparation. Chirurg 60:536–540
9. Manger Th, Fahlke J, Settmacher U, Zanow J, Lippert H (1994) Komplikationen bei 1000 laparoskopischen Eingriffen: Eine prospektive Studie zur Fehleranalyse. Min Invas Chir 2:64–80
10. Marshall M (1990) Untersuchungen über die Sklerosierungsreaktion großer Varizen mittels hochauflösender Duplexsonographie. In: Staubesand J, Schöpf E (Hrsg) Neuere Aspekte der Sklerotherapie. Springer, Berlin, S 82 ff
11. Miller DC, Peron SE, Keck RW, Kropp KA (1990) Effects of hypothermia on testicular ischemia. J Urol 143:1046–1048
12. Schumpelick V, Arlt G, Steinau G (1997) Leistenhernien bei Kindern und Erwachsenen. Dt Ärzteblatt 94:C2390–2398

13. Seyferth W, Jecht E, Zeitler E (1981) Percutaneous sclerotherapy of varicocele. Radiol 139: 335–340
14. Sigmund G, Bähren W, Gall H, Lenz M, Thon W (1987) Idiopathic varioceles: Feasibility of percutaneous sclerotherapy. Radiol 164:161–168
15. Staubesand J, Seydewitz V (1990) Zum morphologischen Substrat der Venensklerosierung im Modellversuch und bei menschlicher Varikose. In: Staubesand J, Schöpf E (Hrsg) Neuere Aspekte der Sklerotherapie. Springer, Berlin, S 18 ff
16. Tauber R, Johnsen N (1993) Die antegrade skrotale Verödung zur Behandlung der Testisvarikozele. Urol (A) 32:320–326
17. Wantz GE (1993) Testicular atrophy and chronic residual neuralgia as risks of inguinal hernioplasty. Surg Clin North Am 73:571–581
18. Hienz HA, Voggenthaler J, Weissbach L (1980) Histological findings in testes with varicocele during childhood and their therapeutic consequences. Eur J Pediatr 113:139–146

KOMMENTAR P. Albers

Die Kasuistik beschreibt den Fall eines hämorrhagischen Infarkts des Hodens nach antegrader Sklerotherapie bei Varikozele. Die Operationsindikation zur Freilegung des Hodens ist meines Erachtens bei der beschriebenen Symptomatik und einer fehlenden arteriellen Durchblutung in der Duplex-Sonographie gegeben. Des Weiteren ist ein Organerhalt bei fehlender Durchblutung (nach angemessener intraoperativer Wartezeit und duplex-sonographischer Dokumentation) schwer zu rechtfertigen. Zur Vermeidung einer solchen Komplikation kann meines Erachtens nur empfohlen werden, dass bei der antegraden Sklerotherapie die Intubation der zu sklerosierenden Vene sehr weit proximal in Richtung des äußeren Leistenringes erfolgen sollte, damit das Sklerosid während des durch Valsalvadruck bedingten Rückstroms des venösen Bluts nicht retrograd in umliegende kleinere Venen gebracht wird. Diese Venen sind vornehmlich in Nebenhodennähe vorhanden, je proximaler man intubiert desto eindeutiger kann das zu sklerosierende Gefäß dargestellt und therapiert werden. Damit kann eine hämorrhagische Infarzierung durch den plötzlichen Verschluss des gesamten Venensystems (auch kleinerer Kollateralvenen) vermieden werden. Glücklicherweise ist diese Komplikation bei der antegraden Sklerotherapie des Hodens sehr selten und kann durch o.g. Modifikation des Verfahrens sicher verhindert werden.

Hodenverlust durch Paravasat nach Sklerotherapie einer Varikozele

P. Effert und D. Pfeiffer

Einleitung

Zu den Standardverfahren der Varikozelenbehandlung gehört neben den verschiedenen operativen Verfahren die antegrade skrotale Sklerotherapie in der von Tauber beschriebenen Technik [1]. Die Sklerotherapie gilt als rasches, kostengünstiges, komplikationsarmes und ambulant durchführbares Verfahren [2, 3]. Postoperative lokale Schmerzen sind selten und meist durch lokale Hämatombildung bedingt.

Wir berichten über eine unseres Wissens bislang nicht beschriebene Extravasation bei der Sklerotherapie einer Varikozele, die zu einer aseptischen Perivaskulitis mit Fettgewebsnekrosen am Funiculus spermaticus führte. Aufgrund therapierefraktärer Schmerzen wurde schließlich eine Resektion des inguinalen Funiculus spermaticus mit Ablatio testis erforderlich.

Kasuistik

Ein 35-jähriger Mann litt seit Jahren unter rezidivierenden Skrotal- und Leistenschmerzen links. In der Vorgeschichte bestand ein Zustand nach linksseitiger Leistenhernienreparation. Nach Diagnose einer linksseitigen Varikozele II. Grades wurde dem Patienten eine operative Sanierung empfohlen. Eine Wiedervorstellung erfolgte erst Jahre später und nach zwischenzeitlich erfolgter beidseitiger Vasektomie wegen persistierender Beschwerden. Da sich außer einer deutlichen Varikozelenbildung erneut keine andere erkennbare Ursache für die Beschwerden fand, entschied sich der Patient nunmehr zu dem vorgeschlagenen Eingriff.

Nach Erörterung der therapeutischen Optionen wurde im Hinblick auf eine möglichst geringe Rezidivrate die Durchführung einer suprainguinalen Ligatur der Vena testicularis vereinbart.

Intraoperativ konnte auch nach ausgiebiger Suche und Darstellung aller retroperitonealen Leitstrukturen keine varikös erweiterte Vena testicularis dargestellt werden. Es fand sich lediglich eine normkalibrig erscheinende, zarte Vene. Eine sichere, getrennte Präparation von Arteria und Vena testicularis erschien auch unter Zuhilfenahme des Dopplers nicht möglich. Aufgrund des Zustandes nach Leistenhernienreparation wurde aus Sorge vor einer arteriellen Mangeldurchblutung des linken Hodens auf die Ligatur der Testikulargefäße verzichtet. Es wurde der Entschluss zur skrotalen Varikozelen-Sklerosierung gefasst.

Die Sklerosierung wurde entsprechend der von Tauber beschriebenen Technik durchgeführt. Auf die intraoperative Kontrastdarstellung des Abflusses über die kanülierte Vene wurde jedoch verzichtet, da aus technischen Gründen ein einzeitiges operatives Vorgehen nicht möglich gewesen wäre.

Bereits am 2. postoperativen Tag trat eine schmerzhafte Schwellung im Bereich der linken Leiste und des linken Skrotalfaches auf. Diese Beschwerden zeigten keinerlei Besserung nach lokalen Therapiemaßnahmen, eine Samenstranginfiltration erbrachte nur eine leichte Beschwerdelinderung. Die erhobenen Laborparameter ergaben zu keinem Zeitpunkt den Hinweis für einen Wundinfekt. Im Rahmen der ambulanten Verlaufskontrolle ergab sich bei persistierender Schmerzhaftigkeit duplexsonographisch kein Hinweis für eine Minderperfusion des linken Hodens. Aufgrund der persistierenden Schmerzhaftigkeit wurde schließlich der Entschluss zur Freilegung der linken Leiste gefasst. Intraoperativ ließen sich die Gefäße nicht von den übrigen Gebilden des Samenstranges trennen. Da eine Neurolyse technisch nicht durchführbar war, wurde der Eingriff mit einer inguinalen Ablatio testis beendet. Aufgrund des intraoperativen Lokalbefundes und anhand des histopathologischen Befundes des Operationspräparates (s. auch *Problemanalyse*) wurde eine Extravasation des bei der Sklerosierung injizierten Polidocanol (Äthoxysklerol) angenommen.

Problemanalyse

Trotz fortbestehender Kontroversen über die adäquate Diagnostik und Therapie der Varikozele bestätigen auch aktuelle Untersuchungen einen positiven Effekt der erfolgreichen Varikozelenbehandlung auf Hodenvolumina bei Heranwachsenden, auf Spermiogrammparameter sowie auf die Fertilität [4-8]. Eine weitere Therapieindikation besteht in lokaler Schmerzhaftigkeit als Folge der Varikozele.

Die antegrade skrotale Sklerotherapie der Varikozele in der nach Tauber beschriebenen Technik wird mittlerweile seit fast 10 Jahren durchgeführt und hat sich neben den operativen (suprainguinal und retroperitoneal) und perkutanen Behandlungsverfahren als eine Standardmethode etabliert.

Bei der Darstellung des Operationsverfahrens, das in der Folge nicht wesentlich modifiziert wurde, und von verschiedenen Anwendern wurde insbesondere die rasche Durchführbarkeit und Komplikationsarmut der Methode hervorgehoben [1-3, 9]. Die Rezidivrate der antegradskrotalen Sklerotherapie (insgesamt etwa 4%) ist gegenüber den operativen Verfahren allenfalls gering erhöht [2]. Im Gegensatz zur perkutan-retrograden Sklerosierung ist die antegrade Sklerosierung in 83-99,5% der Fälle operationstechnisch durchführbar. Die Komplikationsrate ist gering, am häufigsten (1-2%) wurde die Ausbildung eines Skrotalhämatoms beobachtet. Beschrieben wurde ebenfalls eine abakterielle Epididymitis. Im Gegensatz zu den operativen Verfahren muss mit einer postoperativen Hydrozelenbildung nicht gerechnet werden. Unbedingt vermieden werden muss bei der Operation die akzidentelle Sklerosierung einer Arterie.

Vereinzelt wurde als schwerwiegende Komplikation über eine Hodenatrophie bzw. einen hämorrhagischen Infarkt berichtet [10, 11].

Die technische Durchführung der antegraden Sklerosierung ist standardisiert und relativ leicht erlernbar. Zu Verzögerungen des Operationsablaufes kann es bei Verletzungen von Gefäßen des Plexus pampiniformis mit blutungsbedingt erschwerter Präparation einer geeigneten Vene kommen. Mitunter gestaltet sich auch das Auffinden einer in die Vena testicularis einmündenden, von dunkelgelbem Fett umgebenen Vene mühsam. Eine arterielle Gefäßverletzung mit nachfolgender Hodenischämie oder akzidentelle Präparation einer Arterie anstelle einer Vene mit nachfolgender Sklerosierung derselben erscheint sehr unwahrscheinlich. Entsprechende Komplikationen werden auch sehr selten beobachtet.

Zu diskutieren wäre im hier beschriebenen Fall das Vorliegen einer sekundären Varikozele infolge der Leistenhernienoperation. Dies erscheint jedoch unwahrscheinlich, da Varikozelen refluxiver Genese sind und eine venöse Kompression zu einer hämorrhagischen Infarzierung hätte führen müssen. Eine Bestätigung der refluxiven Genese ergab sich ferner daraus, dass die Varikozele präoperativ im Stehen stärker ausgeprägt war als im Liegen.

Bei der Varikozelensklerosierung wird nach erfolgter Kanülierung einer geeigneten Vene die freie Durchgängigkeit durch Injektion von Kochsalzlösung geprüft. Eine Verletzung der kanülierten Vene mit Extravasation würde durch lokale Blutung oder Austreten der Kochsalzlösung erkennbar. Dies erklärt, warum die in unserem Fall eingetretene bzw. anhand des histopathologischen Befundes (organisierte Fettgewebsnekrosen, lymphohistiozytäre Perivaskulitis) naheliegende Extravasation des injizierten Sklerosierungsmittels bisher nicht beschrieben wurde. Ob eine Kontrastdarstellung, die nicht von allen Operateuren regelmäßig durchgeführt wird, diese Extravasation hätte vermeiden können, ist fraglich. In der Praxis wird eine Kontrastdarstellung häufig nur dann durchgeführt, wenn Zweifel an der Einmündung der kanülierten Vene in die Vena testicularis bestehen.

Laut Mitteilung der medizinisch-wissenschaftlichen Abteilung des Herstellers des Sklerosierungsmittels „Äthoxysklerol" ist die hier aufgetretene Komplikation als Folge des Extravasates bislang nicht berichtet worden.

Schlussfolgerung

Obwohl die skrotal-antegrade Varikozelensklerosierung in aller Regel ein rasch durchführbares und komplikationsarmes Verfahren darstellt, muss in seltenen Fällen mit schwerwiegenden Komplikationen gerechnet werden. Neben einer Hodenatrophie oder hämorrhagischen Hodeninfarzierung muss eine Extravasation des Sklerosierungsmittels aufgrund der hier gemachten

Erfahrungen unter allen Umständen vermieden werden. Inwieweit der im Falle unseres Patienten bestehende Zustand nach inguinaler Hernienreparation diesbezüglich prädisponierend war, kann nicht sicher beantwortet werden.

Wir folgern, dass bei geringsten Hinweisen auf eine Verletzung der kanülierten Vene keine Sklerosierung erfolgen darf und eine andere Vene präpariert werden sollte. Möglicherweise lässt sich durch die Kontrastdarstellung vor Sklerosierung das Risiko der Extravasation zusätzlich reduzieren. Ist es erst zu einer Extravasation gekommen, so versprechen lokale Maßnahmen wenig Aussicht auf Erfolg. Die entstehende, sklerosierend-interstitielle Entzündung ist therapierefraktär. Im hier vorgestellten Fall wurde eine Resektion des Funiculus spermaticus erforderlich.

Literatur

1. Tauber R, Johnsen N (1993) Die antegrade skrotale Verödung zur Behandlung der Testisvarikozele. Urologe A32:320–326
2. Tauber R, Johnsen N (1994) Antegrade scrotal sclerotherapy for the treatment of varicocele: Technique and late results. J Urol 151:386–390
3. Wechsel HW, Strohmaier WL, Bichler K-H (1993) Die antegrade Sklerosierung. TW Urol Nephrol 5:378–382
4. Lund L, Tang YC, Roebuck D, Lee KH, Liu K, Yeung CK (1999) Testicular catch-up growth after varicocele correction in adolescents. Pediatr Surg Int 15:234–237
5. Johnsen N, Johnsen I, Tauber R (1997) Spermiogrammbefunde nach antegrader Varikozelensklerosierung. Wien Med Wochenschr 147:81–83
6. Segenreich E, Israilov SR, Shmueli J, Niv E, Servadio C (1997) Correlation between semen parameters and retrograde flow into the pampiniform plexus before and after varicocelectomy. Eur Urol 32:310–314
7. Jarow JP (2001) Effects of varicocele on male fertility. Hum Reprod Update 7:59–64
8. Daitch JA, Bedaiwy MA, Pasqualotto EB, Hendin BN, Hallak J, Falcone T, Thomas AJ, Nelson DR, Agarwal A (2001) Varicocelectomy improves intrauterine insemination success rates in men with varicocele. J Urol 165:1510–1513
9. Fette A, Mayr J (2000) Treatment of varicoceles in childhood and adolescence with Tauber's antegrade scrotal sclerotherapy. J Pediatr Surg 35: 1222–1225
10. Goll A, Albers P, Schoeneich G, Haidl G, Burger R (1997) Hodenverlust durch hämorrhagische Infarzierung bei antegrader skrotaler Varikozelensklerosierung nach Tauber. Urologe A 36:449–451
11. Wegner HE, Meier T, Miller K (1996) Testicular necrosis after antegrade sclerotherapy of varicocele. Int Urol Nephrol 28:357–358

KOMMENTAR R. Tauber

Die vorgestellte Kasuistik behandelt das Problem der Paravasation von Sklerosans im Rahmen der antegraden Sklerosierung nach Eingriffen am Samenstrang und Leiste.

Polidocanol (Äthoxysklerol®, Fa. Kreussler) ist eine schwach saure Substanz mit proteindenaturierender Wirkung.

Die *intravasale Applikation* führt in Minuten zur Zerstörung des Endothels, nachfolgend zur Abscheidung eines Gerinnungsthrombus und dem bindegewebigen Umbau des Gefäßes. Die zytotoxischen Wirkungen eines *Paravasates* sind konzentrationsabhängig und betreffen alle beteiligten Gewebestrukturen. Dabei werden Venenwände bis in die Intima hinein geschädigt, zudem bilden sich intraluminale Abscheidungsthromben. Die dickerwandigen Arterienwände zeigen – wenn auch in abgeschwächter Form – ähnliche Veränderungen. Schwere Destruktionen finden sich auch an Nerven, wobei markhaltige stärker betroffen sind als marklose [1, 2].

Erfahrungen bei der Behandlung von Beinvarizen weisen darauf hin, dass Venensklerosierungen in voroperierten Gebieten die Gefäße und Nerven stärker gefährden. Die Leitungsbahnen sind hier häufig in einem bindegewebigem Strang miteinander „verbacken", der als Diffusionsbarriere dem Abfluss eines Paravasates entgegenwirkt [2]. Ähnliche Bedingungen könnten auch in der hier geschilderten Kasuistik infolge der vorangehenden Vasektomie und Hernienreparation vorgelegen und die Destruktion der Gefäße begünstigt haben. Die dadurch gestörte Drainage des Skrotalfaches könnte die schmerzhafte Schwellung des linken Skrotums bis in die Leiste hinein erklären.

Bei der morphologischen Begutachtung einer paravasatbedingten Gewebeschädigung ist dementsprechend zunächst der Nachweis von flächenhaften Nekrosen und Thrombosen der Gefäße und Neurolysen zu führen, während Umgebungsreaktionen („organisierte Fettgewebsnekrosen") oder entzündliche Begleitveränderungen („lymphohistiozytäre Perivaskulitis") nicht in den Mittelpunkt gestellt werden sollten. Diese können durchaus als Folgen des Operationstraumas und frühregenerativer Prozesse betrachtet werden [3].

Entgegen der Auffassung des Autors sind entzündliche Veränderungen nicht obligater Bestandteil des morphologischen Bildes nach Paravasation. Wir zitieren die Untersuchungsergebnisse von J. Staubesand und V. Seydewitz, die frühe und späte (>9 Tage) Gewebeveränderungen nach Applikation der Sklerosantien Äthoxysklerol (AS) und Variglobin analysierten: „Die von uns getesteten Sklerosierungsmittel AS und Variglobin führten im Tierexperiment (Ratte, Kaninchen) und bei menschlichen Varizen weder nach intravasaler noch nach paravasaler Injektion innerhalb unserer Untersuchungszeiten zu entzündlichen Reaktionen mit dem Auftreten von Entzündungszellen innerhalb oder außerhalb der betroffenen Gefäßwände" [4].

Dem Autor ist zuzustimmen, dass eine Paravasation von Verödungsmittel vermieden werden sollte. Eine Paravasation in Skrotalniveau beruht immer auf einer Fehllage der Kanülenspitze. Diese gibt sich durch eine lokale Blutung oder den Austritt von physiologischer Kochsalzlösung zu erkennen, mit der zunächst immer die Durchgängigkeit der kanülierten Vene geprüft werden sollte. Eine Paravasation im Leistenbereich kann entstehen, wenn die Venenkanülierung sehr weit proximal erfolgt, die Kanüle perforiert, die Kanülenspitze aber nicht mit dem bloßen Auge kontrollierbar ist. Hier ist die Phlebographie äußerst nützlich.

An dieser Stelle möchten wir eindringlich darauf hinweisen, dass die Phlebographie nicht zuletzt aus forensischen Gründen obligater Teil des Procederes ist und der Risikominimierung dient!

Die radiologische Kontrolle erfüllt nicht nur den Zweck, den Abfluss von Kontrastmittel über die Testikularvene zu dokumentieren, sondern soll auch die versehentliche Sklerosierung von Kremastervenen (Abfluss über die V. iliaca ext.) oder Deferentialvenen (Abfluss über die V. iliaca int.) ausschließen. Eine adäquate Dokumentation des Kontrastmittelabflusses bedingt somit, dass das kleine Becken und Teile des Leistenkanals mit im Strahlengang liegen, so dass ein Paravasat in der Leistenregion erkannt werden kann. Die Gonaden sollten natürlich geschützt werden.

Tritt bei der Kanülierung der Vene und der Injektion von Kochsalzlösung ein Paravasat auf, sollte die kanülierte Vene zunächst versorgt werden, bevor eine zweite Vene präpariert und die Sklerosierung vorgenommen wird. Andernfalls ist nicht auszuschließen, dass das Sklerosans über Kollateralen die Perforationsstelle erreicht und austritt. Kann die Perforation nicht versorgt werden, sollte der Abbruch der Sklerotherapie erwogen werden. Es besteht kein Grund, die Verödung zu erzwingen.

Nach unseren Erfahrungen ist die lokale Behandlung eines Paravasates von Sklerosans in Skrotalniveau durchaus effektiv, wenn es sofort entdeckt und behandelt wird. Die Therapie besteht in der Versorgung des perforierten Gefäßes und der ausgiebigen Spülung mit NaCl 0,9%. Komplikationen sind dann nicht zu befürchten.

Literatur

1. Seydewitz V, Staubesand J (1990) Das ultrastrukturelle Substrat der Wirkung paravasal und intraarteriell applizierter Sklerosierungsmittel: Ein experimenteller Beitrag zum Problem iatrogener Schäden nach Sklerotherapie. In: Staubesand J, Schöpf E (Hrgs) Neuere Aspekte der Sklerotherapie, Springer, Berlin, S 40 ff
2. Staubesand J, Mok-Ja C (1994) Spätschäden an peripheren Nerven durch Paravasate von Polidocanol – eine elektronenmikroskopische Studie. Phlebol 23:112–119
3. Cottier H (1980) Wundheilung, Reparation und ihre Störungen mit Hinweisen auf Fremdkörperreaktionen. In: Cottier H (Hrsg) Pathogenese. Ein Handbuch für die ärztliche Fortbildung. Springer, Berlin. Bd 2, 12. Teil, S 1358 ff
4. Staubesand J, Seydewitz V (1990) Zum morphologischen Substrat der Venensklerosierung im Modellversuch und bei menschlicher Varikose. In: Staubesand J, Schöpf E (Hrsg) Neuere Aspekte der Sklerotherapie. Springer, Berlin, S 18 ff

Infizierte Hydrozele testis bei abszedierter Appendizitis und offenem Processus vaginalis testis

U. REBMANN und M. LENOR

Einleitung

Trotz des bekannten Kausalzusammenhanges einer infizierten Hydrozele testis infolge einer abszedierten Appendizitis bei offenem Processus vaginalis testis kann eine differentialdiagnostische Abklärung der Genese bei fehlender Unterbauchsymptomatik Schwierigkeiten bereiten. Der vorgestellte Fall demonstriert die seltene Befundkonstellation einer akuten infizierten Hydrozele testis rechts als primäres Zeichen einer abszedierten Appendizitis, welche erst sekundär nach erfolgter Hydrozelenoperation durch eine Symptomatik im rechten Unterbauch auffällig wurde.

Kasuistik

Die stationäre Aufnahme des 14-jährigen Knaben erfolgte zur Diagnostik und Therapie bei zunehmenden Schmerzen im Hemiskrotum rechts, welche 3 Tage vor der stationären Aufnahme erstmalig bemerkt wurden. Bis zu diesem Zeitpunkt wurden am äußeren Genitale keine Auffälligkeiten, insbesondere keine Hydrozele testis bemerkt.

Bei der Befunderhebung waren fieberhafte Temperaturen, eine Leukozytose sowie eine Beschleunigung der Blutsenkung nachweisbar. Als Lokalbefund zeigte sich ein entzündlich verändertes Hemiskrotum rechts (Rötung, Schwellung, Fluktuation, Schmerz).

Bei der klinischen Untersuchung waren die Zeichen eines akuten Abdomens (Mc Burney, Rovsing, Blumberg, Psoas; Defense) negativ.

Sonographisch konnten rechter Hoden und Nebenhoden gut abgegrenzt werden. Es zeigte sich ein echofreier Randsaum im Sinne einer Hydrozele testis.

Da differentialdiagnostisch im Rahmen des akuten Skrotums rechts eine Hodentorsion nicht ausgeschlossen werden konnte, entschlossen wir uns zur operativen Freilegung mit transskrotalem Zugang. Hierbei entleerte sich nach Eröffnung der Tunica vaginalis testis parietalis putride Flüssigkeit im Sinne einer infizierten Hydrozele testis. Hoden und Nebenhoden wiesen eine geringe Rötung auf. Wir führten nach desinfizierender Spülung die Hydrozelenoperation nach Winkelmann mit abschließender Einlage einer Drainage durch.

Postoperativ kam es zum Rückgang der lokalen Entzündungssymptomatik sowie zum Abklingen der fieberhaften Temperaturen. Eine antibiotische Behandlung mittels Gyrasehemmer erfolgte peri- und postoperativ für 6 Tage.

Am 4. postoperativen Tag gab der Patient Schmerzen im rechten Unterbauch mit punctum maximum am Mc Burney an. Unter der Diagnose akute Appendizitis erfolgte die Laparotomie zur Appendektomie. Intraoperativ zeigte sich als Lokalbefund eine perforierte Appendizitis mit lokal abgekapselter Abszessbildung. Inspektorisch fand sich ein offener Processus vaginalis testis, welcher bei der instrumentellen Sondierung bis in den Leistenkanal zu verfolgen war.

Es erfolgte die Appendektomie sowie ein Verschluss des Processus vaginalis testis. Postoperativ traten keine Komplikationen auf. Die Wundheilung erfolgte per primam.

Problemanalyse

Ursachen für die verzögerte Diagnose einer abszedierten Appendizitis mit infizierter Hydrozele testis bei offenem Processus vaginalis testis:
1. Im Rahmen der Aufnahmeuntersuchung bestand klinisch kein Hinweis für eine akute Appendizitis. Eine Leistenhernie ließ sich klinisch nicht nachweisen. Aus der Anamnese des Patienten war keine Hydrozele testis bekannt.

2. Bei der Aufnahmeuntersuchung bestand ein akutes Skrotum rechts, wobei die fieberhaften Temperaturen in Zusammenhang mit einer möglichen Hodentorsion/Epididymitis erklärt wurden. Intraoperativ fand sich das Bild einer infizierten Hydrozele. Der Nebenhoden rechts erschien nicht im Sinne einer akuten Epididymitis verändert. An einen offenen Processus vaginalis wurde im Rahmen der Hydrozelenoperation nicht gedacht.
3. Obwohl der postoperative Verlauf primär eine Regredienz des Lokalbefundes zeigte, bestand weiterhin Unklarheit bezüglich der Genese der infizierten Hydrozele testis. Erst im weiteren Verlauf zeichnete sich klinisch das Bild einer akuten Appendizitis ab, worauf die offene chirurgische Intervention den Nachweis einer perforierten Appendizitis mit offenem Processus vaginalis testis erbrachte.

Schlussfolgerung

Obwohl in der aktuellen Literatur keine Veröffentlichung über eine infizierte Hydrozele testis infolge einer akuten Appendizitis existiert, ist der kausale Zusammenhang zwischen beiden Erkrankungen im urologischen Schrifttum bekannt. Über eine sekundär infizierte Hydrozele testis nach laparoskopischer Appendektomie [1] wurde berichtet.

Auch wenn sich klinisch das Bild einer Appendizitis primär nicht nachweisen ließ, so ist aus dem geschilderten Fall abzuleiten, dass im Falle einer infizierten Hydrozele, insbesondere bei Kindern, die Genese derselben als sekundär zu betrachten ist. An einen offenen Processus vaginalis testis mit intraabdomineller Abszessursache ist zu denken. Eine intraoperative instrumentelle Sondierung bzw. Exploration zum Ausschluss eines offenen Processus vaginalis testis sollte obligat sein.

Zur weiteren Diagnostik einer abdominellen Erkrankung bei unklarem klinischem Befund sind eine Laparoskopie bzw. eine Laparotomie in Betracht zu ziehen.

Auch bei klinisch nicht nachweisbarer Persistenz eines offenen Processus vaginalis testis muss an die Möglichkeit einer partiell obliterierten Restöffnung gedacht werden.

Literatur

1. Lantsberg L, Mor I, Levy I, Khoda J (1997) Infected hydrocele following laparoscopic appendectomy: case report. Surg Laparosc Endosc 7:262

KOMMENTAR J. Steffens

Bei offenem Processus vaginalis peritonei kann der Peritonealinhalt ungehindert in das Skrotum eintreten. Ungewöhnliche Befunde im Leistenkanal und Skrotum sind Gonaden des anderen Geschlechts, ferner ektopes Nebennierenrinden- oder Milzgewebe [1]. Gelegentlich kann auch der Wurmfortsatz in den eröffneten Herniensack hineingleiten. Eine akute Appendizitis präsentiert sich nur in Ausnahmefällen bei offenem Processus vaginalis als akuter Skrotalbefund [2].

Im eigenen Krankengut kam es bei einem Säugling und einem Kleinkind zu einem akuten Skrotum durch extragenitale Erkrankungen bei offenem Processus vaginalis. Einmal trat durch eine Perforation des Darms Mekonium in die freie Bauchhöhle und von dort durch den offenen Processus in das Skrotum ein. Im zweiten Fall kam es durch eine traumatische Trachealruptur zum Lufttransport über den Thorax in die Pleurahöhle, das Mediastinum und den Hiatus oesophagei in den Abdominalraum. Von hier erfolgte eine Migration über den offenen Processus vaginalis in das Skrotum [3].

Eine Rarität ist die ungewöhnliche Perforation der Appendix mit Freigabe eines Fremdkörpers durch den Leistenkanal. Bei einem 11-jährigen Knaben führte dies zu einem Skrotalabszess. Diese historische Fallbeschreibung von Amyrand aus dem Jahre 1736 wurde von Creese aufgegriffen und als erste Appendektomie beschrieben [4].

Ungewöhnliche intraoperative Befunde wie die eitrige Hydrozelenflüssigkeit im vorgestellten Fall sollten immer Anlass zur sorgfältigen Inspektion sein. Eine akute Epididymitis kann diesen Befund nicht erklären. Es muss immer nach einer Verbindung zur Bauchhöhle über einen offenen Processus vaginalis gefahndet werden. Die intraoperative Sondierung des eröffneten Bruchsackes hätte pathogenetisch weitergeführt. Bei infizierter Hydrozele und offenem Processus vaginalis erfolgt über einen Leistenschnitt die Exploration des Bauchraums und inneren Leistenringes. Nach Sanierung der Grunderkrankung, z.B. Appendektomie, schließt sich die Herniotomie an. Der im vorgestellten Fall gewählte primär skrotale Zugang war bei Verdacht auf Hodentorsion ohne abdominelle Symptomatik gerechtfertigt. Durch die Zeitverzögerung zwischen den beiden Eingriffen entstand dem Kind kein Schaden.

Literatur

1. Bloom DA, Wan J, Key D (1992) Disorders of the male external genitalia and inguinal canal. In: Kelalis PP, King LR, Belman AB (eds) Clinical pediatric urology, 3rd ed. WB Saunders, Philadelphia, p 1040
2. Alvear DT, Rayfield MM (1976) Acute appendicitis presenting as a scrotal mass. J Ped Surg 11:91
3. Steffens J (1999) Akutes Skrotum durch extragenitale Erkrankungen bei offenem Processus vaginalis. Urol B 39:521
4. Creese PG (1953) The first appendectomy. Surg Gyn Obstet 97:643

Rektumläsion und Sensibilitätsverlust der Neoklitoris bei operativer Geschlechtsumwandlung

N. Kreutzer und U. Engelmann

Einleitung

Die Prävalenz des Transsexualismus Mann/Frau beträgt nach Literaturangaben 1:37 000 bzw. nach neueren Schätzungen 1:11 900, wobei ein eher geringer Prozentsatz der Betroffenen eine geschlechtsangleichende Operation wünscht. Die Operationen stellen hohe Anforderungen an den Operateur. Als wesentliche Komplikationen sind die Glansnekrose bei Verwendung der Glans penis im Sinne einer Neoklitoris, die Rektumverletzung bei Neovagina-Präparation und (unabhängig von der Operationsart) Neovagina-Schrumpfung und -Stenosen zu nennen. Die Komplikationsraten der in der Literatur veröffentlichten Serien schwanken erheblich. Wir berichten über einen Fall, bei dem alle genannten Komplikationen auftraten.

Kasuistik

Nach entsprechenden Gutachten über die Persönlichkeitsstörung bei Transsexualismus war im Jahre 1994 bei einer Patientin eine geschlechtsangleichende Operation (Mann zu Frau) geplant. Die präoperativen Untersuchungen und Vorbereitungen verliefen ohne weitere Besonderheiten.

Intraoperativ wurde nach hoher inguinaler Kastration und Entfernung der Corpora cavernosa versucht, die Glans panis unter Erhalt des Gefäß-Nerven-Bündels zu präparieren, um später eine gestielte Neoklitoris zu bilden. Dies gelang nicht und der Entschluss zu einer Verwendung der Glans als freies Neoklitoristransplantat wurde gefasst. Anschließend begannen wir damit, die Neovagina aus Penisschafthaut zu formen. Hierzu sollte eine Höhle ventral des Rektum durch das Centrum tendineum perinei gebildet werden. Bei der Präparation kam es zu einer Rektumperforation 6 cm ab ano. Die Läsion erschien von dem perinealen Zugang aus nicht sanierbar. Es musste zu diesem Zeitpunkt aufgrund unvorhersehbarer Umstände ein Wechsel des Operateurs vorgenommen werden. Es wurde dann eine Unterbauch-Laparotomie durchgeführt. Nach Inzision des Peritoneums ließ sich die Läsion am Rektum darstellen. Die hinzugebetenen Kollegen der Chirurgie sahen jedoch trotzdem die Indikation für ein transrektales Vorgehen. Hierbei wurde nach entsprechendem Einstellen der Läsion eine Übernähung des Defektes mit Einzelknopfnähten vorgenommen. Intraoperativ gingen wir von einer suffizienten Naht aus. Die Laparotomie wurde nach separatem Ausleiten einer 21 Charriere Silikondrainage verschlossen und die Neovagina gebildet. Im Anschluss an die Bildung einer ausreichenden Höhle wurde die Penisschafthaut als Auskleidung der Neovagina fixiert und die Rekonstruktion des äußeren Genitales vorgenommen. Dies geschah durch den ersten Assistenten der bisherigen Operationsschritte. Die Skrotalhaut konnte dann zur Bildung der Schamlippen verwertet werden. Zum Aufbau der Neoklitoris wurde die Glans als freies Transplantat genutzt und auf ausreichend vaskularisiertem Gewebe fixiert. Wir führten einen Platzhalter in die Neovagina ein. Der Neomeatus wurde anschließend fixiert, ein Dauerkatheter eingelegt und die Wunde steril verbunden.

Der postoperative Verlauf war zunächst komplikationslos. Nach 10 Tagen berichtete die Patientin mehrmals über Luftabgänge über die Neovagina, einmalig beklagte sie auch einen stuhlverschmierten Platzhalter. Mehrere vaginale Einstellungen und eine Rektoskopie konnten den Verdacht auf eine Fistel zunächst nicht bestätigen. Auch bei einem ersten Kolon-Kontrasteinlauf ließ sich keine rekto-neovaginale Fistel darstellen. Die Patientin wurde bei Beschwerdefreiheit entlassen und eine erneute Kontrolluntersuchung nach 2 Wochen vereinbart. Bei dieser Kontrolle konnte sowohl im Kolon-Kontrasteinlauf als auch bei der klinischen Untersuchung ein Defekt dargestellt werden. In der Folge musste ein Colon transversum Anus-praeter angelegt und in gleicher Sitzung eine transrektale Mucosaverschiebeplastik durchgeführt werden. Auch wurde eine erste Vaginalkorrektur bei Introitusenge und eine Schamlippenraffung vorgenommen. Eine erneute Vaginalkorrektur musste im Rahmen der Anus-praeter-Rückverlagerung 2 Monate später durchgeführt werden. Im weiteren Verlauf kam es zu keinen weiteren Luft- oder Stuhlabgängen über die Neovagina. Die Patientin beklagte persistierende Kohabitationsbeschwerden bei Neovaginaschrumpfung und fehlende Sensibilität der Neoklitoris bei klinischer Neoklitorisnekrose.

Problemanalyse

Als Ursache des schlechten Verlaufes muss man folgende Faktoren in Betracht ziehen:
1. Grundsätzlich ist die Rektumläsion eine der wesentlichen Komplikationsmöglichkeiten bei der Neovagina-Bildung. Abhängig von Lokalisierung und Erfahrung des Operateurs kann der Verschluss abdominell und transanal vorgenommen werden. Im vorliegenden Fall wurde bei Annahme einer proximalen (hohen) Läsion rasch eine Laparatomie durchgeführt und versucht, den Defekt darzustellen. Der aufgrund der Komplikation hinzugezogene Chirurg entschloss sich aber nach Inspektion des Situs dazu, den Defekt transrektal zu verschließen. Letztendlich war dieser Verschluss doch nicht erfolgreich, erst nach Anus praeter-Anlage und Mucosa-Verschiebeplastik konnte ein gutes Ergebnis erreicht werden. Einige Monate später konnte der Anus praeter dann problemlos zurückverlagert werden. Der Gutachter des anschließenden Schadenersatzverfahrens befand hier, dass eine Fehleinschätzung des Operateurs zu einer unnötigen Laparatomie geführt habe. Dass der transrektale Primärverschluss scheiterte, sei als schicksalhaft anzusehen oder mit der verlängerten Zeit bis zum Verschluss (durch die zwischenzeitliche Laparotomie) in Verbindung zu bringen.
2. Bei der Komplexität der Operation ist eine einheitliche Linie in der Operationsplanung wichtig. Es ist retrospektiv nicht zu klären, ob der mehrfache Operateurswechsel beitrug zu der Häufung von Komplikationen und verantwortlich war für das unglückliche Management der Rektumläsion. Insgesamt geben die mehrfachen Operateurswechsel den Anschein einer nicht soliden Operationsführung; allein dies mag den Gutachter beeindruckt haben.
3. Der Sensibilitätsverlust der Neoklitoris stellt für die Patientin nach überstandener Operation mit mehreren Nachoperationen eine große Einschränkung dar. In dem oben erwähnten Gutachten wird die Nekrose der Neoklitoris als Behandlungsfehler eingestuft, da die Präservierung der Glans mit der zugehörigen vaskulären und nervalen Versorgung fehlschlug und ein freies Glanspräparat nicht gelingen könne. Bei der Durchsicht der damals zur Verfügung stehenden Literatur wird jedoch klar, dass die Verwendung der gestielten Glans als Neoklitoris nicht das Standardverfahren war. Vielmehr gab es kontroverse Ansichten. Zwar berichteten Brown (1978), Rubin (1980) und andere in ihren Publikationen über gute sensorische Ergebnisse bei jedoch schlechtem kosmetischem Erfolg (sehr große Klitoris) und hohe Nekroseraten. Demgegenüber zeigten Eicher (1991) und Hage (1994), dass auch ein freies Transplantat bei richtiger Positionierung zu guten kosmetischen und sensorischen Resultaten führen könne.

Schlussfolgerung

Die Patientin erlitt mehrere Komplikationen während und nach einer geschlechtsangleichenden Operation. Der vorgestellte Fall ist in mehrfacher Hinsicht lehrreich:

Der dreifache Operateurwechsel muss zwar nicht für die Komplikationen verantwortlich sein, lässt aber Zweifel am gesamten Vorgehen aufkommen.

Bei einer Rektumläsion im Verlauf der Operation sollte möglichst ein in transanalen Eingriffen versierter Chirurg hinzu gerufen werden. Diese Technik ist selbst für den operativ erfahrenen Urologen nicht alltäglich, so dass die konsiliarische Betreuung durch den entsprechenden Spezialisten keine „Schande" darstellt.

Die Neoklitoris ist für die Patientinnen sowohl ästhetisch als auch sensorisch ein wichtiger Punkt bei der Beurteilung des Erfolges der geschlechtsumwandelnden Operation. Objektive Untersuchungen zur Frage der Sensibilität fehlen, so dass eine Aussage zur bestmöglichen Technik bei der Neoklitoris-Anlage schwerfällt.

Literatur

1. Eldh J (1993) Construction of a neovagina with preservation of the glans penis as a clitoris in male transsexuals. Plast Reconstr Surg 91:895–900
2. Hage JJ, Karim RB, Bloem JJ, Suliman HM, van Alphen M (1994) Sculpturing the neoclitoris in vaginoplasty for male-to-female transsexuals. Plast Reconstr Surg 93:358–364
3. Jarolim L (2000) Surgical conversion of genitalia in transsexual patients. B J Urol 85:851–856
4. Perovic SV, Stanojevic DS, Djordjevic ML (2000) Vaginoplasty in male transsexuals using penile skin and a urethral flap. B J Urol 86:843–850
5. Rehmann J, Melman A (1999) Formation of neoclitoris from glans penis. J Urol 161:200–206
6. Rubin SO (1993) Sex-reassignment surgery male-to-female. Review. Own results and report of a new technique using the glans penis as a pseudoclitoris. Scand J Urol Nephrol Suppl 154:1–28
7. Small MP (1987) Penile and scrotal inversion vaginoplasty for male to female transsexuals. Urology 29:593–597

KOMMENTAR S. Perovic und N. Djakovic

Die Geschlechtsumwandlung Mann zu Frau stellt eine komplexe rekonstruktive Chirurgie dar. Für den erfolgreichen Ausgang dieser Operation ist eine große Erfahrung nicht nur in der Genitalchirurgie, sondern auch in der Abdominalchirurgie und hier vor allem der Beckenchirurgie erforderlich [1].

Diese Operationen bergen eine Vielzahl von Komplikationsmöglichkeiten in sich wie es die Autoren in einer sehr ehrlichen Weise geschildert haben.

Das neue Genitale muss kosmetisch wie auch funktionell dem Terminus „Geschlechtsangleichung" gerecht werden. Dazu gehört eine bedeckte (hooded) Klitoris mit erhaltener Sensitivität und Sensibilität. In diesem Zusammenhang kann nur die Neoklitoris, gebildet aus der glans penis, beiden Anforderungen nachkommen.

Möchte man die Eichel als Neoklitoris verwenden, so muss das neurovaskuläre Bündel komplett erhalten werden. Die Eichel wird ausschließlich über das neurovaskuläre Bündel versorgt. Eine Verletzung des Bündels resultiert unwiderruflich in einer Nekrose. Sein Überleben als freies Transplantat ist nicht möglich und aus diesem Grund ist es verwunderlich, dass es manche Autoren suggerieren.

Wenn das Trimmen der Glans zu seiner Verkleinerung notwendig ist, so muss das in seiner medianen Linie erfolgen, denn die versorgenden Gefäße befinden sich beim Eintritt in die Eichel im lateroventralen Anteil des Bündels. Wenn man diese anatomische Gegebenheit nicht befolgt, kommt es auch zur Glansnekrose oder zum Sensibilitätsverlust, auch wenn das neurovaskuläre Bündel proximal der Corona unbeschädigt ist.

Die Rektumverletzung ist eine durchaus mögliche Komplikation. Sie kann durch die Präparation in der richtigen Schicht verhindert werden. Die Präparation muss nahe der Harnröhre bei liegendem Katheter erfolgen. Der rektourethrale Muskel muss scharf präpariert werden, da es bei seiner stumpfen Eröffnung zum Einreissen des Rektums kommt. Sollte aber dennoch diese Komplikation eintreten, wie im beschriebenen Fall, so ist eine Darmübernähung und vor allem die Eröffnung eines protektiven Kolostomas notwendig.

Die Penishaut ist ein gutes Material zur Bildung der Neovagina, wenn sie ausreichend vorhanden ist und spannungsfrei in die perineale Höhle eingelegt werden kann. Sollte dies nicht der Fall sein, so muss nach alternativen Methoden, wie z. B. zusätzlicher longitudinaler Urethrallappen oder sogar primär eine Rektosigmoidvagina, gesucht werden.

Die Mann zu Frau-Chirurgie hat eine lange Lernkurve und sollte großen Zentren vorbehalten werden, will man die Komplikationsrate niedrig halten [1].

Literatur

1. Perovic SV, Stanojevic DS, Djordjevic ML (2000) Vaginoplasty in male transsexuals using penile skin and a urethral flap. B J Urol 86:843–850

6.8

Spätpenetration des Reservoirs einer dreiteiligen hydraulischen Penisprothese in die Harnblase

G. Drawz und H. Seiter

Einleitung

Zu den seltenen Spätkomplikationen bei der operativen Behandlung der erektilen Dysfunktion (ED) zählen in der Penisprothetik die Reservoirpenetrationen in den Darm [4], in das Ileumkonduit [3] sowie in die Harnblase [1, 2, 4, 5] und die Zylindererosionen in die Urethra [7]. Wir stellen 8 Jahre nach Implantation einer dreiteiligen hydraulischen Penisprothese eine asymptomatische Penetration eines Penisprothesenreservoirs in die Harnblase vor.

Kasuistik

Aufgrund einer erektilen Dysfunktion vaskulärer Genese erhielt ein damals 48-jähriger Patient 1989 eine mikrochirurgische penile Arterialisation nach VIRAG II. Ein Anastomosenverschluss nach 2 Jahren mit erneuter ED führte 1991 zur Implantation einer hydraulischen dreiteiligen Penisprothese Alpha I bei skrotalem Zugang. Das Reservoir wurde mittels eines S-Hakens vom Skrotum aus paravesikal platziert. Die Harnblase war über einen Katheter entleert, der am ersten postoperativen Tag entfernt wurde.

8 Jahre später kam es zur Leckage 1 cm oberhalb der Pumpe im Skrotum, die unter Antibiotikaschutz 1999 operativ gewechselt wurde. Der postoperative Verlauf war 7 Monate unauffällig.

10/99 suchte der Patient wegen auftretender dysurischer Beschwerden eine urologische Klinik auf. Die Zystoskopie bei sterilem Urin ergab die Reservoirpenetration in die Harnblase.

11/99 führten wir eine Zystotomie (Abb. 1) durch, entfernten das Reservoir (Abb. 2) und konnektierten in gleicher Sitzung – auf dringenden Wunsch des Patienten – ein in das Peritoneum gelegtes neues Reservoir über einen subkutanen Tunnel. Der postoperative Verlauf war komplikationslos. Die Kontrolluntersuchung

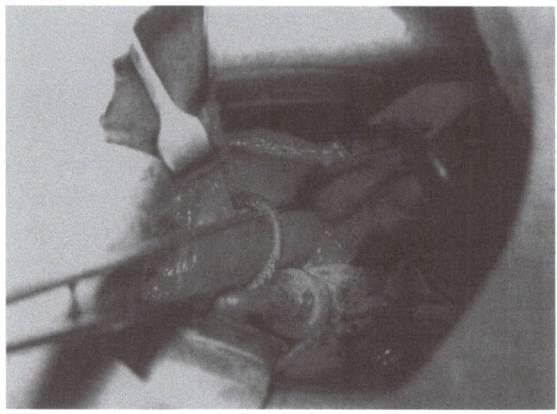

Abb. 1. Reservoir einer 3-teiligen hydraulischen Penisprothese in die Harnblase penetriert

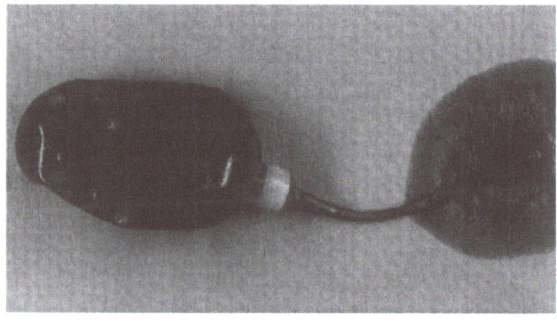

Abb. 2. 100 ml Reservoir einer Alpha-I-Penisprothese nach Entfernung aus der Blase

2 Jahre danach ergab reizlose Narben, eine normale Miktion und regelrechte Funktion der Prothese.

Problemanalyse

1973 implantierte Scott [6] erstmalig eine dreiteilige hydraulische Penisprothese und erreichte dadurch eine dem normalen Ablauf der Erektion angenäherte Physiologie. Seither sind Mentor- und AMS-Prothesen in der 5. Generation auf dem Markt und weisen nur noch selten technische Spätdefekte auf. Zu diesen gehört die auch bei unserem Patienten nach 8 Jahren beobachtete Leckage der skrotal gelagerten Pumpe. Solche materialbedingten Komplikationen werden problemlos von der Herstellerfirma akzeptiert und bei Zusendung der defekten Teile kostenlos reguliert.

Komplizierter stellen sich die Verhältnisse bei der von uns vorgestellten Reservoirpenetration dar. Literaturmitteilungen über Penetrationen in die Harnblase sind äußerst spärlich [1, 2, 4] und sind ebenso wie die Penetration in den Darm [4] sowie in ein Ileumkonduit [3] als absolute Raritäten [5] unter den Spätkomplikationen nach Penisprothesen zu werten.

Bis 1995 haben wir ausschließlich Mentor-Prothesen mit paravesikaler Reservoireinlage verwandt. Die von uns beobachtete Harnblasenpenetration wirft die Frage nach einer primär versehentlichen intravesikalen Reservoireinlage auf. Gegen eine solche Vermutung spricht die nach einem Jahr erfolgte sonographische Kontrolle mit regelrechter paravesikaler Reservoirlage bei intakter Harnblase.

Kann der 1999 ausgeführte Revisionseingriff mit Pumpenauswechslung zur Reservoirverlagerung geführt haben? Der von uns gewählte skrotale Zugang und die postoperativen regelmäßigen Kohabitationen bei normaler Prothesenfunktion widersprechen auch dieser Theorie. Man muss also in dem hier dargestellten Fall von einer symptomlos verlaufenden Spontanperforation eines Penisprothesenreservoirs ausgehen.

Auch wenn wir seit 1995 nur noch AMS-Prothesen mit intraperitonealer Reservoirlagerung verwenden, sind Penetrationen in Nachbarorgane auch hier nicht völlig auszuschließen [3, 4].

Schlussfolgerung

Implantatleckagen, Infektionen und Zylinderperforationen im Penisbereich sind allgemein bekannte Komplikationen der Penisprothesenchirurgie.

Reservoirpenetrationen in Nachbarorgane sind zwar äußerst selten, sollten aber in das mögliche Komplikationsspektrum aufgenommen und die Patienten darüber aufgeklärt werden. Dies zeigt der von uns dargestellte Fall einer Reservoirpenetration in die Harnblase 8 Jahre nach der Implantation.

Literatur

1. Dupont CM, Hochmann HI (1988) Erosion of an inflatable penile prothesis reservoir into the bladder presenting as bladder calculi. J Urol 139:367–368
2. Fitch WP, Roddy T (1986) Erosion of inflatable penile prothesis reservoir into bladder. J Urol 136:1080
3. Godiwalla SY, Beres J, Jacobs SC (1987) Erosion of an inflatable penile prothesis reservoir into an ileal conduit. J Urol 13:297–298
4. Leach GE, Shapiro CE, Hadley R, Raz S (1985) Erosion of an inflatable penile prothesis reservoir into bladder and bowel. J Urol 131:1177–1178
5. Schreiter F (2001) Persönliche Mitteilung
6. Scott FB, Bradley WE, Timm GW (1973) Management of erectile impotence: use of implantable inflatable prothesis. Urology 2:80–82
7. Wilson SK, Delke JR (1994) A new treatment for Peyronies disease: modeling the penis over an inflatable penile prothesis. J Urol 182:1121–1123

KOMMENTAR   J. Pannek und T. Senge

Die Implantation einer Penisprothese ist auch im Zeitalter von Sildenafil weiterhin eine wichtige operative Option in der Therapie der erektilen Dysfunktion. Technische Verbesserungen der Prothesen haben dazu geführt, dass die Langzeitergebnisse sowohl hinsichtlich Patientenakzeptanz als auch hinsichtlich technischer Spätkomplikationen deutlich verbessert werden konnten [1, 2]. Die Reservoirinfektion stellt eine seltene, aber ernste Komplikation dar; sie wird in 2,1% [2] bis 12,1% [3] berichtet. Daneben sind mechanische (4,1–9,7%) [2, 4] und chirurgische (1,4%) Komplikationen beschrieben [2]. Die hier dargestellte Reservoirpenetration in die Harnblase stellt eine extreme Rarität dar. Angesichts der Tatsache, dass die Reservoirpenetration symptomatisch war und diese Symptome erst 1999 auftraten, teilen wir die Ansicht der Autoren, dass eine primäre intravesikale Reservoirlage unwahrscheinlich ist. Eine regelmäßige intraoperative Zystoskopie zum Ausschluss einer Fehllage ist aufgrund der absoluten Seltenheit dieser Komplikation und der mit der Zystoskopie verbundenen Infektionsgefahr sicherlich nicht indiziert.

Aus der Sphinkterchirurgie sind Penetrationen des Sphinkters in die Urethra durchaus als Komplikation bekannt und gefürchtet; hier wird der auf das Gewebe ausgeübte Druck als Ursache für Atrophie und ggf. auch Penetration angesehen. In Analogie hierzu könnten auch Druck- und Scherkräfte des Reservoirs auf die Blase zu einer derartigen Druckschädigung mit Penetration geführt haben. Theoretisch ist denkbar, dass das über einen S-Haken eingebrachte paravesikal gelegene Reservoir akzidentell unmittelbaren Kontakt zur Harnblase hatte, was im Laufe der Zeit zu einer Druckschädigung der Harnblase geführt hat. Zumindest sind durch mechanische Kräfte verursachte Erosionen der Urethra durch Penisprothesen beschrieben worden [5].

Gegen eine Infektion als Ursache der Penetration spricht der erfolgreiche Versuch der Einlage eines neuen Reservoirs in gleicher Sitzung.

Wir teilen die Meinung der Autoren, dass die geschilderte Penetration eine extrem seltene Komplikation darstellt. Ob eine derart seltene Komplikation in die Patientenaufklärung übernommen werden sollte, ist sicher zu diskutieren.

Literatur

1. Chiang HS, Wu CC, Wen TC (2000) 10 years of experience with penile prosthesis implantation in Taiwanese patients. J Urol 163:476–480
2. Govier FE, Gibbons RP, Correa RJ, Pritchett TR, Kramer-Levien D (1998) Mechanical reliability, surgical complications, and patient and partner satisfaction of the modern three-piece inflatable penile prosthesis. Urology 52:282–286
3. Lynch MJ, Scott GM, Inglis JA, Pryor JP (1994) Reducing the loss of implants following penile prosthetic surgery. Br J Urol 73:423–427
4. Kabalin JN, Kuo JC (1997) Long-term follow-up of and patient satisfaction with the Dynaflex self-contained inflatable penile prosthesis. J Urol 158: 456–469
5. Wilson SK, Delk JRII (1994) A new treatment of Peyronie's disease: modeling the penis over an inflatable penile prosthesis. J Urol 152:1121–1123

Penisteilnekrose nach Korporoplastik

J. Knopf und H. Schulze

Einleitung

Die juvenile Penisdeviation resultiert aus einem unterschiedlichen Längenwachstum der dorsalen und ventralen Tunica albuginea der Corpora cavernosa. Mit Einsetzen der Pubertät und damit der Erektion manifestiert sich dieses Krankheitsbild. In Abhängigkeit vom Ausmaß der Deviation stellt sich die Indikation zur operativen Korrektur entweder aufgrund der psychologischen Belastung der Betroffenen oder wegen Immissionsproblemen beim Geschlechtsverkehr. Es gibt eine Reihe von operativen Verfahren, die zur Penisschaftaufrichtung entwickelt wurden. Das Grundprinzip besteht in der Verkürzung des „zu langen" Corpus cavernosum durch Exzision rautenförmiger Tunica albuginea-Areale in der Technik nach Nesbit [1] oder durch die Anlage von Raffungsnähten der Tunica albuginea, z. B. in der Technik n. Schröder-Essed [2], in Höhe der maximalen Konvexität.

Kasuistik

Bei dem 19-jährigen Patienten war 11 Tage vor der stationären Aufnahme in einer auswärtigen Klinik eine Penisschaftaufrichtung in der Methode nach Nesbit durchgeführt worden. In gleicher Sitzung erfolgte eine Frenulumplastik sowie die Anlage eines Zystofix-Katheters. Bereits während des postoperativen Verlaufes entwickelte sich eine Paraphimose, die sich unter konservativen Maßnahmen zurückbildete. Bei unauffälliger Miktion erfolgte vor Entlassung die Entfernung des suprapubischen Katheters.

Im Verlauf der nächsten Tage kam es zu einer zunehmenden Schwellung des Penis, so dass sich der Patient in unserer Klinik vorstellte. Bei Aufnahme fand sich der gesamte Penis massiv aufgetrieben, der distale Anteil der Penisschafthaut sowie das Präputium zeigten eine zirkuläre

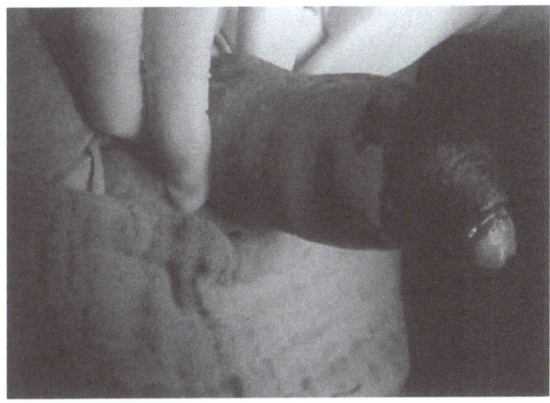

Abb. 1. Aufnahmebefund mit zirkulärer Nekrose des Präputiums und der distalen Penisschafthaut

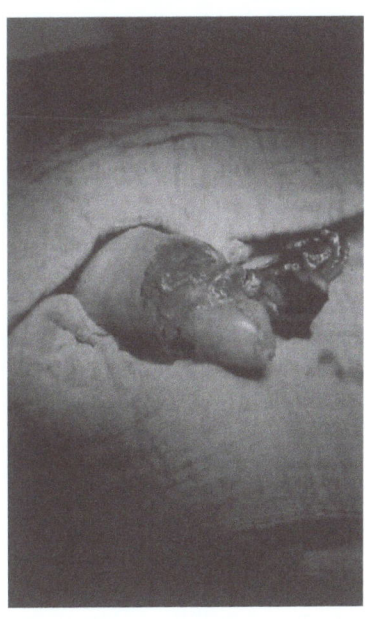

Abb. 2. Hautdefekt nach Abtragung der Hautnekrosen

Nekrose (Abb. 1) mit übelriechender eitriger Sekretion.

Noch am Aufnahmetag erfolgte in Intubationsnarkose die Abtragung der nekrotischen Hautareale (Abb. 2). Zusätzlich wurde die massiv geschwollene Penisschafthaut durch eine Längsinzision entlastet. Der Eingriff wurde durch die Anlage eines suprapubischen Fistelkatheters beendet. Anschließend wurde über 6 Tage ein tägliches Wunddebridement in Intubationsnarkose mit Nekrosenabtragungen, Wundspülungen und granulationsfördernden Verbänden unter antibiotischer Prophylaxe durchgeführt. Hierunter entwickelten sich saubere Granulationsverhältnisse ohne weitere Nekrosenbildungen.

Anschließend erfolgte die Vorstellung des Patienten in einer Abteilung für plastische Chirurgie zur Deckung des Penisschafthautrestdefektes durch Spalthaut. Der weitere Verlauf gestaltete sich komplikationslos bei reizloser Einheilung des Spalthauttransplantates.

Problemanalyse

Die juvenile Penisdeviation ist ein seltenes Krankheitsbild, das in Abhängigkeit vom Ausmaß der Abknickung sowohl psychische als auch mechanische Probleme bereiten kann. Die operative Therapie besteht in der Aufrichtung des Penisschaftes, wobei im Bereich der maximalen Konvexität eine Verkürzung des entsprechenden Corpus cavernosums durchgeführt wird. Dies erfolgt entweder durch Exzision von Anteilen der Tunica albuginea oder durch Raffungsnähte. Neben der obligaten Penisschaftverkürzung sind als wesentlichste Komplikationen postoperative Ödeme, Hämatome, Vorhautnekrosen und Paraphimosen [3, 4] anzusehen. Die beiden letztgenannten Komplikationen finden sich gehäuft bei Eingriffen, die in der sogenannten Sleeve-Technik durchgeführt werden [4]. Hierbei wird nach zirkulärer Umschneidung der Penisschafthaut in Höhe des Sulcus coronarius die Penisschafthaut bis zur Penisbasis präpariert. Durch postoperative Störungen der Perfusion oder des Lymphabflusses können Vorhautnekrosen oder Paraphimosen resultieren.

Bei Auftreten postoperativer Komplikationen sollte, unabhängig vom gewählten Operationsverfahren, im Sinne eines Stufenschemas vorgegangen werden:
1. Zeigt sich postoperativ ein Ödem des Präputiums oder der Penisschafthaut, sollte umgehend eine antiphlogistische Therapie, z. B. mit Diclofenac eingeleitet werden und der Penis gekühlt werden. Der Patient hat Bettruhe einzuhalten. Während der akuten Phase sollte der Patient nicht miktionieren, sondern die Harnblase über eine suprapubische Fistel dauerabgeleitet werden. Unter diesen Maßnahmen findet sich in der Regel nach wenigen Tagen eine komplette Rückbildung des Ödems. Ob eine antibiotische Prophylaxe einen Einfluss auf die Rate sekundärer Infektionen hat, kann auf Grund fehlender Daten nicht beurteilt werden.
2. Ist im Falle einer Paraphimose eine manuelle Reposition möglich, sind die unter 1. beschriebenen Maßnahmen sofort einzuleiten. Daneben sind die Hautverhältnisse in kurzen Abständen zu kontrollieren. Ist eine Verschlechterung der lokalen Verhältnisse zu verzeichnen oder zeigen sich Anzeichen für eine beginnende Infektion, ist eine radikale Zirkumzision indiziert, um eine fortschreitende, die Penisschafthaut erfassende Entzündung zu verhindern. Eine antibiotische Prophylaxe ist anzuraten.
3. Zeigen sich dagegen Anzeichen einer beginnenden Nekrose des Präputiums, ist umgehend eine radikale Zirkumzision unter antibiotischer Prophylaxe durchzuführen. Dabei ist darauf zu achten, dass die Resektion im Bereich gesunder, gut durchbluteter Haut erfolgt. Das Antibiotikum ist so zu wählen, dass insbesondere die grampositive Hautflora erfasst wird.

Schlussfolgerung

Die Indikation zur chirurgischen Intervention nach Penisschaftaufrichtungen ergeben sich bei konservativ nicht zu beherrschenden Schwellungen, insbesondere der Paraphimose und bei auftretenden Nekrosen im Bereich des Präputiums. Während postoperative Ödeme oder Paraphimosen unabhängig von dem gewählten Operationsverfahren auftreten können, sind Präputialnekrosen nur bei Anwendung der sogenannten Sleeve-Technik, die beim Nesbit-Verfahren Anwendung findet, zu beobachten [3, 4]. Bei Anwendung der Sleeve-Technik erscheint es deshalb ratsam, zusätzlich eine Zirkumzision durchzuführen, um Präputialnekrosen von vornherein auszuschließen. Hautnekrosen sind dagegen bei Anwendung der Schröder-Essed-Technik, bei der der Hautschnitt über dem Bereich der anzulegenden Raffungsnähte durchgeführt wird, nicht zu beobachten.

Grundsätzlich ist eine engmaschige Kontrolle der lokalen Hautverhältnisse unumgänglich, um frühzeitig Veränderungen festzustellen. Sind konservative Maßnahmen nicht erfolgreich oder entwickeln sich Hautnekrosen, ist eine chirurgische Intervention möglichst schnell durchzuführen, um ein Fortschreiten der Entzündung oder der Nekrosen auf die Penisschafthaut zu vermeiden.

Literatur

1. Nesbit RM (1965) Congenital curvature of the phallus: Report of three cases with description of corrective operation. J Urol 93:230–235
2. Essed E, Schröder FH (1985) New surgical treatment for Peyronie's disease. Urology 25:582–587
3. Fritz Th, Müller SC, Bürger RA, Hohenfellner R (1990) Operative Korrektur von Penisdeviationen: Erfahrungen mit der Methode nach Nesbit und dem modifizierten Verfahren nach Schröder und Essed. Akt Urol 21:125–131
4. Knopf HJ, Engelmann U, Haupt G, Senge Th (1991) Operative Korrektur der angeborenen und erworbenen Penisdeviation. Akt Urol 22:371–375

KOMMENTAR J. ZUMBÉ

Die Aufrichtungsoperation nach Nesbit zur Korrektur einer juvenilen Penisdeviation ist eine Methode der ersten Wahl [1]. In Abhängigkeit von der Lokalisation der zu exzidierenden Areale der Tunica albuginea ist oftmals eine Präparation des Penisschaftes nach zirkulärer Umschneidung des Präputiums (Sleeve-Technik) unumgänglich.

Die Autoren weisen völlig zu recht auf die Komplikationsmöglichkeit des operativen Zugangs nach Zirkumzision und späterer Readaptation der Präputialblätter hin. Die Gefahr einer ödematösen Schwellung mit konsekutiver Minderperfusion der Präputialhaut und möglicher Nekrosebildung ist besonders in den Fällen erhöht – wie hier kasuistisch beschrieben –, in denen es postoperativ bereits zu einer Paraphimose gekommen war.

Während das funktionelle Ergebnis der Korporoplastik in den meisten Fällen bereits intraoperativ verifiziert zufriedenstellend ist, kann das kosmetische Ergebnis durch überschießende Narbenbildung im dorsalen Penisschaftbereich oder sekundäre Phimosen stark eingeschränkt sein. Darunter leidet oftmals das Gesamtergebnis der plastischen Korrektur.

Den Empfehlungen der Autoren ist die sinnvolle Notwendigkeit der präoperativen Aufklärung zur primären Zirkumzision hinzuzufügen, die in allen Fällen einer sogenannten „Sleeve-Technik" anzuraten ist [2]. Dabei erscheint die Wahl des Korrekturverfahrens (Nesbit vs. Schroeder-Essed) keinen Einfluss auf die Vermeidung einer postoperativen Perfusionsstörung im Präputialbereich zu nehmen, da beide Techniken individuell einen Hautschnitt über den Korrekturarealen der Tunica albuginea ermöglichen und andererseits im Einzelfall die Penisschaftpräparation in der „Sleeve-Technik" unvermeidlich ist.

Falls eine Zirkumzision vom Patienten abgelehnt wird, ist darauf zu achten, die Präparation sorgfältig in der nerven- und gefäßarmen Schicht zwischen Buck'scher und Colle'scher Faszie vorzunehmen. Nur bei Gefahr eines postoperativen Hämatoms (z. B. hämorrhagische Diathese) sollte eine Penrose-Drainage eingelegt werden. Der Verband sollte zirkulär mit geringer Kompression angelegt und der Penis ventral fixiert werden.

Fazit: Die Korporoplastik ist keine Anfängeroperation, sondern erfordert große Erfahrung in der plastischen Korrektur des äußeren Genitale.

Literatur

1. Nesbit RM (1965) Congenital curvature of the phallus: report of three cases with description of corrective operation. J Urol 93:230–233
2. Manning M, Jünemann KP, Weiß J, Alken P (1999) Operative Korrektur der Penisverkrümmung – Indikationen und Grenzen der Schroeder-Essed-Technik. Akt Urol 30:163–169

Inzisionshernie nach laparoskopischem Eingriff im Kindesalter

D. Fahlenkamp

Einleitung

Herniationen von Bauchwunden oder -narben nach offen chirurgischen Eingriffen sind typische, nicht seltene Früh- und Spätkomplikation nach abdominalchirurgischen, gynäkologischen und urologischen Eingriffen. Durch Verbesserung von Nahtmaterialien und konsequentem perioperativem Management (Infektionsprophylaxe/perioperative Ernährung) haben sie in den letzten 50 Jahren in der Häufigkeit abgenommen. Trotzdem gehören sie mit etwa 8% in Abhängigkeit von der Größe und Lokalisation des Eingriffes zu den häufigsten Komplikationen abdominalchirurgischer Eingriffe [1].

Laparoskopische Eingriffe haben vor allem das Ziel, die Invasivität offen chirurgischer Operationen zu minimieren. Dazu gehört an vorderster Stelle die Minimierung des operativen Zugangsweges, weniger der eigentlichen Operation im Zielgebiet.

Herniationen der laparoskopischen Zugangswege – Trokarherniationen i. e. S. – sind wesentlich seltener im Vergleich zu offen chirurgischen Eingriffen. Trotzdem gehören sie zu beachtenswerten Komplikationen laparoskopischer Operationen. Werden sie nicht konsequent diagnostiziert und adäquat therapiert, können sie zur Entwicklung einer Reihe weitergehender, auch schwerwiegender Komplikationen führen [2]. Bei Kindern sind sie signifikant häufiger als bei Erwachsenen [3].

In zwei urologischen Multizenterstudien mit Einschluss pädiatrischer Patienten, wurden sie in einer Häufigkeit von 0,2 bzw. 2,3% beobachtet [4, 5].

Kasuistik

Bei einem 8-jährigen schlanken Jungen erfolgte wegen eines einseitig nicht palpablen Hodens eine diagnostische Laparoskopie. Unmittelbar periumbilikal wurde über eine kleine sichelförmige Inzision zunächst mit einer Veress-Nadel ein Pneumoperitoneum von 12 mm Hg installiert, anschließend erfolgte über die gleiche Inzision die Einführung eines 5 mm Trokars mit dem Laparoskop. Nach Darstellung eines hypoplastischen Bauchhodens 3 cm vor dem inneren Leistenring stellten wir die Indikation zur laparoskopischen Orchiektomie in der gleichen Sitzung. Dazu wurden auf der kontralateralen Seite ein weiterer 5 mm sowie ein 10 mm Trokar ins Abdomen eingebracht. Über diese beiden Zugänge wurde der Hoden mit Endoschere und Fasszange mobilisiert. Der Samenleiter wurde nach bipolarer Koagulation durchtrennt, die Versorgung des testikulären Gefäßbündels erfolgte nach proximal mit einem Polydioxanon-Clip, nach distal mittels bipolarer Koagulation. Mit einer Löffelzange wurde der Hoden schließlich zusammen mit dem 10 mm Trokar ohne Zugangserweiterung entnommen. Nach unkompliziertem postoperativen Verlauf ging der Patient drei Tage nach der Operation nach Hause. Ambulant wurden am 8. Tag nach der Operation die Fäden entfernt. Im Bereich der 5 mm Trokarwunde im Unterbauch fiel ein ca. 2 cm großer weicher gering dolenter Tumor auf. Das übrige Abdomen war palpatorisch unauffällig, ebenso postoperatives Nahrungs- und Stuhlgangverhalten.

Sonographisch ließ sich im Bereich der Trokarwunde ein etwa 8 mm Defekt der muskulären Bauchdecken darstellen, in den sich echoreicher, gut abgrenzbarer „Bauchinhalt" wölbte. Unter dem Verdacht der Herniation von Netz erfolgte eine Relaparoskopie, die den Verdacht auf Netzherniation bestätigte. Ein Netzzipfel zog in die etwa 5 mm große Trokarwunde und wurde regelrecht eingeklemmt. Über einen zweiten 5 mm Zugang konnte der Netzzipfel vorsichtig gelöst und aus der Wunde nach intraperitoneal zurückverlagert werden. Die 10 mm Trokarwunde wurde dabei eröffnet und nach Repositionierung des Netzipfels einschließlich zweier Fasziennähte verschlossen.

Problemanalyse

Die Komplikation resultierte im oben beschriebenen Fall eindeutig durch nicht exakten Verschluss der Faszienlücke. Die kleinen Wunden bei laparoskopischen Zugängen verleiten zu sehr wenigen Nähten, oft unter Verzicht der Fasziennaht. Herniationen, auch von Darminhalt, kann die Folge sein. Jedoch können auch so kleine Wunden wie ein 10 mm Trokarzugang bei unvollständigem Faszienverschluss zu einer Herniation von Bauchinhalt führen, die den Krankheitsverlauf nicht unwesentlich verzögern. Bei Kindern mit oft sehr dünnen Bauchdecken und wenig Subkutangewebe ist diese Problematik noch wichtiger.

Schlussfolgerung

Jeder Trokarzugang – auch eine nur 5 mm große Wunde – wird bei Kindern mit Faszien- und Subkutannähten versorgt. Bei Kleinkindern beendet dann der Hautverschluss mit Steristrips die Wundversorgung, wodurch das lästige Fädenentfernen entfällt.

Literatur

1. Milkins RC, Wegwood KR (1994) Incisional hernia following laparoscopic surgery: two unusual cases and literatur review. Min Inv Ther 3:35–38
2. Burney TL, Jacobs SC, Naslund MJ (1993) Small bowel obstruction following laparoscopic lymphadenectomy. J Urol 150:1515–1517
3. Fahlenkamp D, Winfield HN, Schönberger B, Mueller W, Loening SA (1997) Role of laparoscopic surgery in pediatric urology. Eur Urol 32:75–84
4. Fahlenkamp D, Rassweiler J, Fornara P, Frede T, Loening SA (1999) Complications of laparoscopic procedures in laparoscopy: experience with 2407 procedures at 4 german centers. J Urol 162:765–771
5. Caddedu JA, Wolfe JS, Nakada S, Chen R, Shalhalv A, Bishoff JT, Hamilton B, Schulam PG, Dunn M, Hoenig D, Fabrizio M, Hedican S, Averch TD (2001) Complications of laparoscopic procedures after concentrated training in urological laparoscopy. J Urol 166:2109–2111
6. Evans K (1994) Population-wide historical cohort study of complication rates of laparoscopic and open choelcystectomy in Saskatchewan. Min Inv Ther 4:7–9
7. Schwartz D, Wingo P, Antarsh L, Smith J (1989) Female sterilizations in the United States, 1987. Family Plannung Pespect 21:209–212

KOMMENTAR G. Janetschek

Die Inzidenz von Hernien im Bereich des Punktionskanales zeigt eine klare Abhängigkeit vom Durchmesser des Trokars. Beim Erwachsenen geht man davon aus, dass der Punktionskanal eines 10 mm-Trokars nicht verschlossen werden muss. Das Risiko des Auftretens einer Hernie ist bei einem 12 mm-Trokar bereits wesentlich größer. Bei einem Kind entspricht ein 5 mm-Trokar zumindest einem 12 mm-Trokar beim Erwachsenen, wenn die Dicke der Bauchdecke gegeneinander in Relation gesetzt wird. Beim Kleinkind ist diese Relation noch wesentlich ungünstiger. Deshalb muss bei Kindern auch jeder 5 mm-Punktionskanal durch Fasziennähte versorgt werden. In diesem Zusammenhang wird der Vorteil von 2 mm-Trokaren und Instrumenten bei Kindern evident.

Zusätzlich zum Trokardurchmesser ist der intraabdominelle Druck ein weiterer Risikofaktor, der die Ausbildung von Hernien begünstigen kann. Wir haben bei einer Schwangeren in der 22. Schwangerschaftswoche eine Hernie durch einen 5 mm-Trokar beobachtet, die bei normalen intraabdominellen Druckverhältnissen vermutlich nicht aufgetreten wäre. In diesem Zusammenhang muss berücksichtigt werden, dass bei Kleinkindern durch das häufige Schreien extreme Druckerhöhungen auftreten können.

7 | Lymphbahnstörungen

Lymphozele nach radikaler Prostatektomie

O. Shahin und U. E. Studer

Einleitung

Die bilaterale pelvine Lymphadenektomie bei der retropubischen radikalen Prostatektomie gilt als Standard. Die Komplikation einer Lymphozele tritt je nach Literaturangabe bei 5% [1] bis 15% [2] der Patienten auf. Faktoren wie eine insuffiziente postoperative Drainage, low dose Heparin [3] sowie ein negativer Lymphknotenstatus begünstigen die Bildung einer Lymphozele [4, 5]. Die extraperitoneale Lymphozele nach pelviner Lymphadenektomie ist schlecht resorbierbar, da kein Kontakt mit dem Peritoneum und somit einer Resorptionsfläche besteht. Dies führt zu längerer Drainage mit entsprechend längerer Hospitalisation und zunehmender Morbidität [6].

Kasuistik

Ein 65-jähriger Patient wurde bei erhöhtem PSA (9,8 µmol/l) und feinnadelbioptisch gesichertem Nachweis eines Prostatakarzinoms T2 N0 M0 G2 einer radikalen Prostatektomie mit beidseitiger pelviner Lymphadenektomie unterzogen. Die Operation wurde in standardisierter Technik ohne Bluttransfusion durchgeführt. Der unmittelbar postoperative Verlauf war komplikationslos. Der Patient konnte am 4. postoperativen Tag mit an Dauerableitung liegenden suprapubischen und transurethralen Drainagen nach Hause entlassen werden. 5 Tage später wurde ein Zystogramm zur Dichtigkeitsprüfung der Anastomose durchgeführt, wobei der Patient über Urinverlust entlang der suprapubischen Drainage klagte. Das Zystogramm zeigte kein Extravasat, so dass der transurethrale Katheter entfernt werden konnte. Weil im Zystogramm eine längliche, nach links verzogene Blase aufgefallen war wurde ein Computertomogramm des Beckens durchgeführt, welches eine rechtsseitige, paravesikale Lymphozele zeigte. Eine perkutane Drainage dieser Lymphozele wurde eingelegt, welche nach Förderung von durchschnittlich weniger als 50 ml/24 h fünf Tage später wieder entfernt wurde. Die sonographische Kontrolle am Folgetag zeigte noch eine minimale Flüssigkeitskollektion von ca. 3×3 cm, welche eine Woche später identisch blieb. Geplant war eine Nachkontrolle 3 Monate nach Operation. Jedoch meldete sich der Patient vorzeitig, einen Monat postoperativ, mit deutlich abgeschwächtem Harnstrahl und Restharngefühl. Zusätzlich hatte er zeitweise stechende Schmerzen im Bereich der rechten Hüfte und des rechten Beckenknochens. Ultrasonographisch wird vom Radiologen eine Retentionsblase mit 800 ml Inhalt diagnostiziert. Da der Patient präoperativ eine deutliche Prostatitis hatte, wurde angenommen, dass sich im Bereich der vesikourethralen Anastomose eine Striktur gebildet hatte. Deshalb wurde eine Bougierung mit Beniqué-Sonden bis Ch 19 durchgeführt. Dabei fiel auf, dass die Sondenspitze beim Durchtreten des Beckenbodens nach links abwich, weshalb am nächsten Tag eine Urethrozystoskopie durchgeführt wurde. Diese zeigte in der hinteren bulbären und membranösen Urethra eine deutliche hyperämische, zum Teil von weißlichen Fibrinbelägen bedeckte Schleimhaut. Die Harnröhre verlagerte sich danach etwas nach links, der Blasenhals war trichterförmig ausgezogen und die rechte Blasenseitenwand von lateral her deutlich imprimiert. Kein Restharn. Das Zystogramm bestätigte die deutliche Verlagerung der Blase nach links, während mit der Sonographie die perivesikale Flüssigkeitsansammlung (ca. 800 ml), wie am Vortag weiterhin nachgewiesen werden konnte. Erneute Einlage einer perkutanen Drainage, welche gelbliche, klare Flüssigkeit, Lymphe entsprechend drainiert. Bei vorbestehender Urethritis wird ein 4-wöchiger Suprazyklin-Zyklus angeschlossen. Die Drainage konnte in der gleichen Woche endgültig entfernt werden. Drei Monate post-

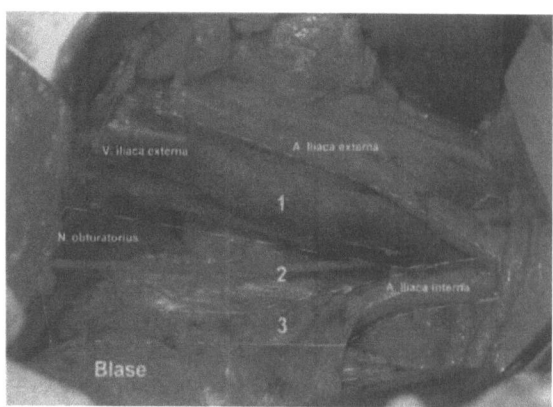

Abb. 1. Operationssitus nach pelviner Lymphadenektomie rechts. Die Felder umkreisen schematisch das entfernte Lmyphgewebe entlang der V. iliaca externa (1), in der Fossa obturatoria (2) sowie entlang der A. iliaca interna (3)

operativ kam es zu einer erneuten Schmerzsymptomatik rechts, welche aber diesmal auf ein prävesikales Ureterkonkrement zurückzuführen war. Es kam zum Spontansteinabgang mit entsprechender, anschließender Beschwerdefreiheit. Die abschließende ambulante Kontrolle sechs Monate postoperativ zeigte einen subjektiv beschwerdefreien Zustand. Objektiv fand sich ein Harnfluss von 15 ml/s ohne Restharn. Der Patient war vollständig kontinent und konnte Tag und Nacht auf das Tragen von Einlagen verzichten.

Problemanalyse

Folgende Faktoren können als Ursache für dieses Fallbeispiel in Frage kommen:
1. Chirurgische Technik der pelvinen Lymphadenektomie (s. Kommentar)
2. Niedermolekularheparin-Thromboseprophylaxe Injektionen (s. Kommentar)
3. Dauer und Art der Lymphozelendrainage.

Schlussfolgerung

Um die Morbidität der Lymphadenektomie möglichst gering zu halten, soll eine exakte, standardisierte chirurgische Technik, wie sie im Kommentar eingehend erläutert wird, eingehalten werden. Die niedermolekularen Heparin-Injektionen zur Thromboseprophylaxe dürfen nicht in den Oberschenkel appliziert werden. Obstruktive Miktionsbeschwerden oder Flüssigkeitsaustritt neben der suprapubischen Zystostomie kurz nach einer radikalen Prostatektomie, müssen auch an das Vorliegen einer Lymphozele denken lassen. Um bei der Ultraschall-Diagnostik zum Ziel zu kommen, hilft auch das „daran denken", um Verwechslungen zwischen Lymphozele und Harnblase durch Verdrängen der Harnblase, wie im geschilderten Fall, zu vermeiden. Die Art der Lymphozelen-Drainage soll derart gestaltet sein, dass diese die gesamte Lymphozele erfasst und keine Flüssigkeitskollektionen hinterlassen werden. Wenn weniger als 50 ml pro Tag gefördert werden, kann die Drainage unter täglicher Kürzung entfernt werden.

Literatur

1. Sogani PC, Watson RC, Whitmore WF Jr (1981) Lymphocele after pelvic lymphadenectomy for urologic cancer. Urology 17:39–43
2. Mc Collough DL, Mc Laughlin AP, Gittes RF (1977) Morbidity of pelvic lymphadenectomy and radical prostatectomy for prostatic cancer. J Urol 117:206–207
3. Tomic R, Granfors T, Sjodin JG, Ohberg L (1994) Lymph leakage after staging pelvic lymphadenectomy for prostatic carcinoma with and without heparin prophylaxis. Scand J Urol Nephrol 28: 273–275
4. Ojeda L, Sharifi R, Lee M, Mouli K, Guinan P (1986) Lymphocele formation after extraperitoneal pelvic lymphadenectomy: possible predisposing factors. J Urol 136:616–618
5. Koonce J, Selikowitz S, McDougal WS (1986) Complications of low-dose heparin prophylaxis following pelvic lymphadenectomy. Urology 28:21–25
6. Donohue RE, Mani JH, Whitesel JA, Augspurger RR, Williams G, Fauver HE (1990) Intraoperative and early complications of staging pelvic lymph node dissection in prostatic adenocarcinoma. Urology 35:223–227
7. Bader P, Burkhard FC, Fischer B, Grünig O, Studer UE (1999) What happens to patients with lymph node positive disease following radical prostatectomy? EAU

KOMMENTAR U.E. STUDER

Der Stellenwert der pelvinen Lymphadenektomie anlässlich der lokalen Therapie mit kurativer Intention eines Prostatakarzinoms ist umstritten, insbesondere weil bei kleinen, gut differenzierten Postatakarzinomen die Wahrscheinlichkeit für das Vorliegen von Lymphknotenmetastasen gering ist und weil sie bei weiter fortgeschrittenen Prostatakarzinomen mit Lymphknotenmetastasen einen fraglichen kurativen Effekt hat. Ähnliche Überlegungen wurden vor 15 Jahren bezüglich der pelvinen Lymphadenektomie beim invasiven Urothelkarzinom der Harnblase gemacht. Mittlerweile wissen wir aber, dass beim Patienten, welcher Mikrolymphknotenmetastasen eines Urothelkarzinoms der Harnblase hat, die 5-Jahres-Überlebenswahrscheinlichkeit bei 30% liegt, vorausgesetzt, dass die metastatischen Lymphknoten entfernt werden.

Soll die pelvine Lymphadenektomie beim Prostatakarzinom repräsentativ sein, ist es wichtig, nicht nur die Lymphknoten entlang der Vena iliaca externa und des Nervus obturatorius, sondern insbesondere auch entlang der Arteria iliaca interna zu entfernen. Wie wir aufgrund einer prospektiven Studie mit getrennter Lymphknotenentfernung bei 333 Patienten zeigen konnten, ist nach einer extensiven pelvinen Lymphadenektomie beim Prostatakarzinom einerseits die Inzidenz von befallenen Lymphknoten erstaunlich hoch (22%), zum andern zeigte es sich, dass knapp 60% der befallenen Lymphknoten entlang der Arteria und Vena iliaca interna vorhanden sind [7].

Insbesondere weil der Stellenwert der pelvinen Lymphadenektomie bezüglich kurativem Potenzial noch unklar ist, ist es dennoch entscheidend, eine möglichst geringe Morbidität als Folge dieses Eingriffes zu haben. Folgende Punkte erachten wir als wichtig:

1. Die Lymphbahnen, welche vom Bein entlang der Arteria iliaca externa zur Arteria iliaca communis fließen, werden belassen, damit im Falle einer späteren Radiotherapie keine Elephantiasis der Beine auftritt.
2. Bei der Lymphadenektomie wird sämtliches Fett-, Binde- und Lymphgewebe, welches die Vena iliaca externa bedeckt, die gesamte Fossa obturatoria auskleidet und die Iliaca interna-Gefäße bedeckt, entfernt. Die Präparation dieser Struktur erfolgt *parallel* zu den vermuteten Lymphbahnen, d.h. parallel auch zu den großen Beckengefäßen, um möglichst wenig Lymphbahnen quer zu durchtrennen (Abb. 1).
3. Sämtliche Lymphbahnen, welche die Beine drainieren, insbesondere jene zwischen Vena iliaca externa und Nervus obturatorius im Bereich der Lucana vasorum werden ligiert und nicht geclipt. Clips könnten im weiteren Verlauf der radikalen Prostatektomie unbemerkt abfallen.
4. Kleine Lymphbahnenäste werden stets beckenwandwärts mit der Bipolarpinzette koaguliert.
5. Die prä- und postoperative Niedermolekularheparin-Thromboseprophylaxe wird nicht in das Bein, sondern in den Oberarm oder den Oberbauch gespritzt. So wird verhindert, dass subkutan gespritztes Heparin, welches via Lymphbahnen abtransportiert wird, eine Lyse der Gerinnungsfaktoren bewirkt, welche zum Verschluss der Lymphbahnen dienen.

Unter Beachtung der erwähnten Regeln traten an unserer Klinik bei 1,5% der operierten Patienten Komplikationen auf, welche wie im vorgenannten Fall zu einer Rehospitalisation führten. Letale Komplikationen haben wir im Rahmen dieser mehr als 10-jährigen, prospektiven Studie nicht gehabt.

Lymphozele nach radikaler retropubischer Prostatektomie – operative Sanierung durch Omentum-Transposition nach frustraner Sklerotherapie

M. Hartmann und T. Pottek

Einleitung

Lymphozelen können nach allen Lymphadenektomien auftreten. Bei der pelvinen Lymphadenektomie im Rahmen der radikalen retropubischen Prostatektomie aufgrund eines Prostata-Karzinoms beträgt die Inzidenz zwischen 5 und 11% [1, 8]. Es wurde beschrieben, dass Hämatome und persistierende Lymphozelen im kleinen Becken mit einem erhöhten Risiko für thromboembolische Ereignisse einhergehen. Daher erscheint es wichtig, eine Strategie zur effektiven Therapie dieser postoperativen Raumforderungen zu entwickeln.

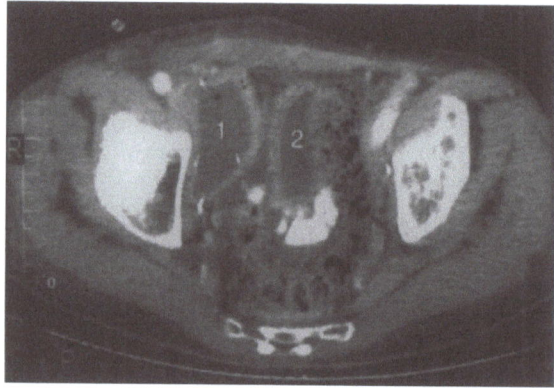

Abb. 1. Computertomografie der Beckenregion. 1 = Lymphozele, 2 = Blase

Fallbeschreibung

Ein 66-jähriger, schlanker Patient wurde aufgrund einer positiven Sextantenbiopsie (Gleason 3+3=6) bei einem PSA von 10 ng/dl retropubisch radikal prostatektomiert. Im Rahmen der Operation wurde eine Lymphadenektomie der iliakalen und obturatorischen Lymphknoten vorgenommen, die sämtlich histologisch unauffällig waren. Die Operation wurde in einer modifizierten Technik nach Walsh [13] durchgeführt. Die Modifikation betrifft dabei nur die Präparation des Blasenhalses, die im Niveau des Detrusors durchgeführt wird, wodurch die Rekonstruktion des Blasenhalses entfällt. In beide Fossae obturatoriae wurde eine Robinson-Schwerkraft-Drainage eingelegt und perkutan zur Gegenseite ausgeleitet. Die Thromboseprophylaxe wurde routinemäßig durch subkutane Injektionen eines niedermolekularen Heparins in die Oberarmregion sowie Antithrombosestrümpfe und physikalische Therapie durchgeführt.

Der Allgemeinzustand des Patienten war nicht reduziert. Er hatte einen gut eingestellten insulinpflichtigen Diabetes mellitus und eine medikamentös optimal behandelte Hypertonie.

Die histologische Untersuchung der Lymphadenektomie- und Prostatektomie-Präparate ergab einen Tumor der TMN-Klassifikation pT2b pN0 M0 pL0 pV0 R0.

In den ersten 3 postoperativen Tagen förderten die Drainagen zwischen 12 und 50 ml, im Mittel 33 ml/Tag. Die Drainagen wurden daher entfernt. Am 10. Tag wurde der Harnröhrenkatheter nach Dichtigkeitsprüfung der Anastomose entfernt. Der Patient konnte die Blase zunächst kontrolliert und restharnfrei entleeren und war vollständig kontinent. Dann entwickelte er aber einen Harnverhalt. Im Miktionszystogramm zeigte sich eine Verdrängung der Blase aus der Mittellinie nach links. Sonografisch und in der Computertomografie (Abb. 1) konnte als Korrelat der Verdrängung eine große Lymphozele rechts iliakal identifiziert werden, die auch zu einer geringgradigen obstruktiven Dilatation des rechtsseitigen Nierenhohlsystems geführt hatte. Daher wurde ein Fistelkatheter perkutan in die Lymphozele eingelegt (Abb. 2).

In den nächsten 8 Tagen ergaben sich Lymphorrhoen abnehmender Tendenz zwischen 1200 und 100 ml. Es entwickelte sich allerdings eine zweite Kammer, die an Volumen zunahm und die daher ebenfalls mit einem Nierenfistel-

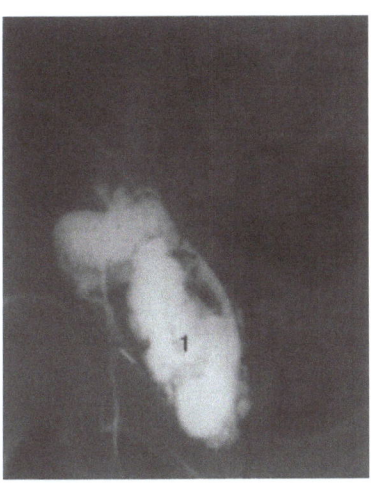

Abb. 2. Kontrastmittelfüllung der Lymphozele nach Katheter-Einlage. 1 = Lymphozele

katheter versorgt wurde. Aus dieser Ableitung flossen zwischen 210 und 1500 ml/die, wogegen die erste Ableitung versiegte und entfernt wurde. Im Verlauf der folgenden 11 Tage wurden zwei Sklerotherapien mit Doxyzyklin durchgeführt. Da diese keinen Erfolg zeigten, folgte ein weiterer Versuch mit Aethoxysklerol in Air-Block-Technik. Auch ein Versuch der Versiegelung mit Fibrinkleber erbrachte keine Veränderung der Fördermengen.

Nach Scheitern aller konservativer Maßnahmen wurde der Entschluss gefasst, operativ zu intervenieren. Die Fossa obturatoria wurde dargestellt. Hier fand sich ein Cavum, das wohl aufgrund der stattgehabten Sklerosierungsversuche mit einer nekrotischen, sterilen Gewebemasse ausgefüllt war. Nach ausführlichem Debridement wurde ein gestielter Lappen aus dem Omentum majus durch einen Peritonealschlitz in die Fossa obturatoria geschwenkt.

Die bei dieser Revision eingelegte Drainage förderte nur Spuren von Lymphe und wurde am 3. Tag entfernt. Sonografisch ließen sich keine weiteren liquiden Raumforderungen nachweisen. Der Patient wurde schließlich beschwerdefrei aus der stationären Behandlung entlassen.

rativen Lymphorrhoe. Sobald der Lymphfluss klinisch sistiert, werden die Drainagen sukzessive entfernt. Sonografische Kontrollen der Fossa obturatoria sind aufgrund der Anatomie nicht ganz einfach, so dass hier kleinere Lymphozelen übersehen werden können. Auch können Drainagen durch Koagel verlegt sein, oder in ihrem intrakorporalen Verlauf geknickt verlaufen, wodurch ein Sistieren der Lymphorrhoe vorgetäuscht wird. Wird die Drainage entfernt, solange noch eine Leckage der pelvinen Lymphgefäße vorliegt, kann sich in dem lockeren Gewebe eine Lymphozele entwickeln.

Klinisch tritt die Raumforderung in den Vordergrund. Daher wird sie zunächst perkutan abgeleitet. Diverse Pharmaka können zur Sklerotherapie eingesetzt werden. Die Palette reicht vom Doxyzyklin über Ethoxysklerol bis hin zu Bleomycin oder Talkum [5, 7, 11]. Wir haben hier die beiden erstgenannten Präparate eingesetzt. Bei ausbleibender Wirkung erschien ein Versuch mit Fibrinkleber gerechtfertigt, bevor eine offene Revision indiziert war. Dieser operative Schritt führte dann auch zum Ziel der völligen Restitution.

In letzter Zeit mehren sich Berichte darüber, dass es unter der Thromboseprophylaxe mit modifizierten Heparinen zunehmend zu Lymphozelen kommt [4]. Es gibt auch Ergebnisse monozentrischer prospektiver Studien, nach denen bei der radikalen Prostatektomie deshalb auf eine medikamentöse Thromboseprophylaxe verzichtet wird [2, 12]. Andere Autoren lehnen Zusammenhänge zwischen der Thromboseprophylaxe und Lymphozelen aufgrund eigener prospektiver Untersuchungen strikt ab [10]. Bei dem hier vorgestellten Patienten wurde eine Thromboseprophylaxe nach den aktuellen Standards mit einer gewichtsadaptierten Dosierung vorgenommen, weil Operationen im kleinen Becken als Hochrisiko angesehen werden. Ob nun hier dieser Faktor für den Verlauf entscheidend gewesen ist, oder vielmehr ein Lymphgefäß bei der Primäroperation nicht angemessen verschlossen wurde, lässt sich retrospektiv nicht schlüssig nachvollziehen.

Problemanalyse

Iliakale Lymphozelen gehören zu den bekannten Komplikationen der Lymphadenektomie bei der radikalen Prostatektomie und auch der Zystektomie. Vermeiden lassen sie sich in der Regel durch eine konsequente Ableitung der postope-

Schlussfolgerung

Lymphozelen nach pelvinen Lymphadenektomien sind klinisch lästige und aufgrund ihrer Potenz, zu Obstruktionen der benachbarten venösen Gefäße und des Harnleiters zu führen, gefährliche Komplikationen [3, 4]. Sofern sich eine klinisch relevante Lymphozele nach Entfernung der lokalen Drainagen entwickelt, muss sie behandelt werden. Die sonografisch und radiologisch kontrollierte Einlage eines Nierenfistelkatheters zur Drainage ist einfach und unkompliziert [6]. Sie löst aber nicht das Problem der prolongierten Lymphorrhoe. Versuche zur Sklerotherapie mit diversen Substanzen sind aufgrund der geringen Invasivität in jedem Fall gerechtfertigt. Sofern sich dadurch aber keine Heilung einstellt, sollte operativ interveniert werden. Die große resorptive Potenz des Netzes bietet sich hier an. In Kenntnis der Gefäßanatomie des Netzes lässt sich bei den meisten Patienten leicht ein gut vaskularisierter Lappen in das Problemgebiet des kleinen Beckens schwenken [9].

Es bleibt weiterhin zu beobachten, wie sich die Literaturlage hinsichtlich der Verbindung zwischen der Heparintherapie und der Inzidenz von Lymphozelen entwickelt. Sollte sich der Verdacht erhärten, müssen die Standards zur Thromboseprophylaxe bei Lymphadenektomien im kleinen Becken neu diskutiert werden. Noch frühere Mobilisation und physikalische Maßnahmen könnten die medikamentöse Prophylaxe möglicherweise ersetzen.

Literatur

1. Bauer JJ, McLeod DG (1998) Hepatic subcapsular extension of pelvic lymphocele after radical retropubic prostatectomy. Urology 51:846–848
2. Bigg SW, Catalona WJ (1992) Prophylactic minidose heparin in patients undergoing radical retropubic prostatectomy. A prospective trial. Urology 39:309–313
3. Carbone JM, Nadler RB, Bullock AD, Basler JW (1996) Delayed infection of a pelvic lymphocele following pelvic lymphadenectomy. Urology 47:140–142
4. Heinzer H, Hammerer P, Graefen M, Huland H (1998) Thromboembolic complication rate after radical retropubic prostatectomy. Impact of routine ultrasonography for the detection of pelvic lymphoceles and hematomas. Eur Urol 33:86–90
5. Kerlan RK Jr, LaBerge JM, Gordon RL, Ring EJ (1997) Bleomycin sclerosis of pelvic lymphoceles. J Vasc Interv Radiol 8:885–887
6. Kim JK, Jeong YY, Choi HS (1999) Postoperative pelvic lymphocele: treatment with simple percutaneous catheter drainage. Radiology 212:390–394
7. McDowell GC 2nd, Babaian RJ, Johnson DE (1991) Management of symptomatic lymphocele via percutaneous drainage and sclerotherapy with tetracycline. Urology 37:237–239
8. Noldus J, Hammerer P, Graefen M, Huland H (1997) Surgical therapy for localized prostatic carcinoma. J Cancer Res Clin Oncol 123:180–184
9. Perrin LC, Goh J, Crandon AJ (1995) The treatment of recurrent pelvic lymphocysts with marsupialization and functioning omental flap. Aust NZJ Obstet Gynaecol 35:195–197
10. Sieber PR, Rommel FM, Agusta VE, Breslin JA, Harpster LE, Huffnagle HW, Stahl C (1997) Is heparin contraindicated in pelvic lymphadenectomy and radical prostatectomy? J Urol 158:869–871
11. Teiche PE, Pauer W, Schmid N (1999) Use of talcum in sclerotherapy of pelvic lymphoceles. Tech Urol 5:52–53
12. Tomic R, Granfors T, Sjodin JG, Ohberg L (1994) Lymph leakage after staging pelvic lymphadenectomy for prostatic carcinoma with and without heparin prophylaxis. Scand J Urol Nephrol 28:273–275
13. Walsh PC (1980) Radical prostatectomy for treatment of localized prostatic carcinoma. Urol Clin North Am 7:583–591

KOMMENTAR T. KÄLBLE

Die Autoren berichten über die Entwicklung einer Lymphozele rechts iliakal nach radikaler Prostatektomie. Nach zeitgerechter Drainagenentfernung zeigte sich am 10. postoperativen Tag eine durch die Lymphozele bedingte Verlagerung der Blase nach links, weswegen zunächst ein, 8 Tage später ein zweiter Nierenfistelkatheter in die gekammerte Lymphozele eingelegt wurde. Nachdem eine insgesamt 19-tägige Ableitung und 3 Sklerotherapien mit Doxyzyklin sowie Aethoxysklerol erfolglos blieben, erfolgte eine operative Freilegung mit Omentum majus-Plombe, was schlussendlich erfolgreich war.

Die Lymphozele nach radikaler Prostatektomie mit pelviner Lymphadenektomie ist eine zwar seltene, jedoch immer wieder zu beobachtende Komplikation. Zur Vermeidung derselben ist es sicherlich essentiell, alle zu- und abführenden Lymphbahnen sorgfältig zu ligieren. Koagulationen sind dabei nicht ausreichend, Clip-Ligaturen unsicher. Meines Erachtens muss sich jeder noch so erfahrene Operateur selbstkritisch immer wieder zwingen, diese „banale Weisheit" bei jeder radikalen Prostatektomie sorgfältig zu beachten, zumal das Hauptaugenmerk auf der sorgfältigen Präparation des Apex prostatae bzw. des Gefäßnervenbündels liegt. Dennoch werden Lymphozelen nicht komplett vermeidbar sein.

Zwei Punkte scheinen mir in diesem Zusammenhang wichtig, die von den Autoren nicht erwähnt werden.

Der Zusammenhang zwischen Heparintherapie und der Inzidenz von Lymphozelen ist bekanntermaßen evident. Die Schlussfolgerung der Autoren, durch physikalische Maßnahmen und frühe Mobilisation könne die medikamentöse Prophylaxe möglicherweise ersetzt werden, erscheint meines Erachtens zu riskant. Vielmehr ist von der Nierentransplantation her bekannt, dass sich durch low dose-Heparingabe in den Oberarm und nicht in die Bauchdecke bzw. in die untere Extremität die Lymphozelenrate signifikant senken lässt. Insofern sollte die Heparinapplikation zumindest bei den Eingriffen, bei denen pelvin oder retroperitoneal an Lymphbahnen präpariert wird, standardmäßig in den Oberarm erfolgen. Inwieweit der Patient in der angegebenen Kasuistik die Heparingabe in den Oberarm erhielt, ist nicht angegeben.

Ein zweiter Punkt erscheint mir wesentlich, zu dem in der Kasuistik auch nicht Stellung genommen wird. Vor der Punktion einer Lymphozele mit konsekutiver Kompression der Iliakalvenen ist m.E. eine dopplersonographische Untersuchung der Iliakalvenen obligat. Liegt beispielsweise durch Kompression eine Beckenvenenthrombose vor, die vor Lymphozelenpunktion nicht erkannt wurde, kann die Dekompression nach Lymphozelenpunktion zu einer foudroyanten Lungenembolie führen. Von persönlichen Mitteilungen sind mir hier letale Verläufe bekannt.

Zusammenfassend ist die vorliegende Kasuistik ein interessanter Beitrag zur Therapie einer konservativ therapierefraktären Lymphozele durch Omentum majus als „Docht" von der offenen Lymphbahn in das Peritoneum – ein Verfahren, das ebenfalls in der Nierentransplantationschirurgie seit vielen Jahren erfolgreich Anwendung findet.

Beinvenenthrombose bei iliakaler Lymphozele nach pelviner Lymphadenektomie

K. Paschold und F. J. Marx

Einleitung

Die radikale Prostatektomie gilt als die Therapie der Wahl beim lokal begrenzten Prostatakarzinom bei Patienten bis zum 70sten Lebensjahr. Bei gleichzeitiger pelviner Lymphadenektomie gehört die Ausbildung iliakaler Lymphozelen zu den Hauptproblemen des postoperativen Verlaufes. Je nach Ausmaß der pelvinen Lymphadenektomie treten Lymphozelen in 5–15% der Fälle auf [5].

In der vorliegenden Kasuistik wird das Auftreten einer tiefen Ober- und Unterschenkelvenenthrombose als Folge einer postoperativen Lymphozele nach pelviner Lymphadenektomie bei radikaler Prostatektomie geschildert.

Kasuistik

Bei einem 68-jährigen Patienten mit einem PSA-Wert von 47 ng/ml wurde durch Prostatabiopsie ein Prostatakarzinom (Gleason 7, G2) festgestellt. Durch Vorbehandlung mit einem Antiandrogen sank der PSA-Wert auf 18 ng/ml. Nach Ausschluss von Knochenmetastasen erfolgte die retropubische Prostatektomie mit gleichzeitiger pelviner Lymphadenektomie. Die Lymphadenektomie umfasste standardgemäß jeweils die Fossa obturatoria und das Gebiet lateral der externen Iliakalgefäße.

Unmittelbar nach der Operation wurde eine Thromboseprophylaxe mit 3×5000 IE Heparin s.c. begonnen.

Bei zunächst unauffälligem postoperativem Verlauf wurden die Lymphdrainagen nach Sistieren der Lymphproduktion am 5. (links) bzw. 9. p.o. Tag (rechts) entfernt.

Im Rahmen einer Routinesonografie des Unterbauches am 7. p.o. Tag wurden Lymphozelen auf beiden Seiten ausgeschlossen.

Am 11. p.o. Tag konnte erstmals eine asymptomatische, 4,5 cm große Lymphozele im linken Unterbauch nachgewiesen werden.

Zwei Tage später trat eine Wadenschwellung links auf. Der Patient beklagte einen Druckschmerz über der linken Wade.

Die Phlebografie zeigte das Bild einer ausgeprägten tiefen Unter- und Oberschenkelvenenthrombose mit bogenförmiger Einengung der Vena iliaca externa links (Abb. 1). Der komplette Verschluss der Vena femoralis superficialis, der Vena femoralis profunda, der Vena femoralis communis und der Vena iliaca externa wurde zusätzlich durch Duplexsonografie bestätigt.

Die als Ursache der Thrombose in Frage kommende Lymphozele wurde daraufhin sonografiegesteuert punktiert und drainiert. Die Drainage förderte jedoch bis zum nächsten Tag nur wenige Milliliter Flüssigkeit.

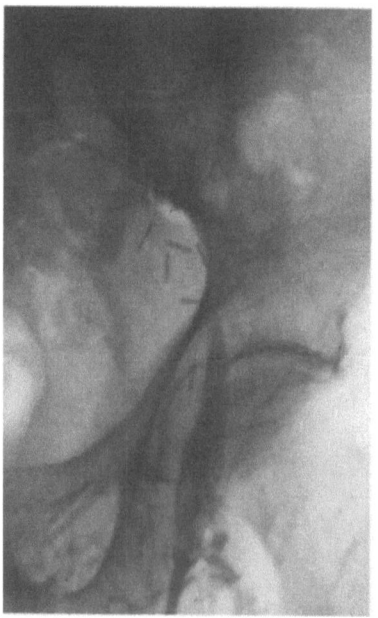

Abb. 1. Postoperatives Phlebogramm des linken Beines mit bogenförmiger Einengung der V. iliaca externa links (Kompression durch Lymphozele)

Eine daraufhin veranlasste Computertomografie des kleinen Beckens am Folgetag zeigte eine 5×3 cm große Restlymphozele links in unmittelbarer Nachbarschaft zur Vena iliaca externa links, die eine komplette Thrombosierung aufwies (Abb. 2, 3). Die am Vortag eingebrachte Drainage hatte keine Verbindung mit dieser Flüssigkeitsansammlung.

Erst nach nochmaliger Lymphozelenpunktion und -drainage war sonografisch keine Lymphozele mehr nachzuweisen.

Unmittelbar nach Feststellung der ersten Thrombosezeichen wurde eine gewichtsadaptierte Heparinisierung (2×0,6 mg Fraxiparin s.c.) eingeleitet.

Der weitere Verlauf war problemlos. Der Patient wurde am 23. p.o. Tag mit liegender Lymphdrainage links entlassen. Die Drainage wurde einige Tage später im Rahmen der Rehabilitationsbehandlung entfernt.

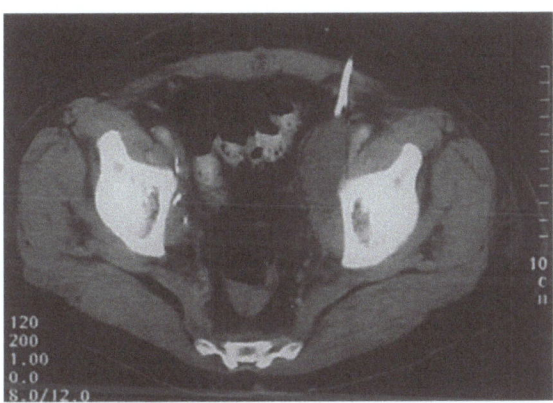

Abb. 2. CT-Becken, Lymphozele linke Iliakalregion, Zustand nach Lymphozelenpunktion und -drainage

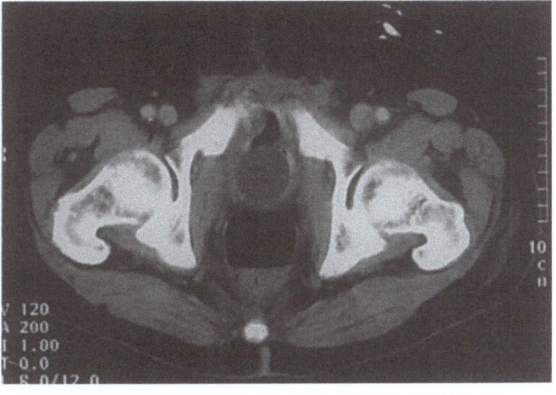

Abb. 3. CT-Becken, kompletter thrombotischer Verschluss der V. iliaca externa links

Das Ausmaß der Thrombose machte eine 6-monatige Marcumarisierung des Patienten erforderlich.

Problemanalyse

Das Auftreten iliakaler Lymphozelen nach pelviner Lymphadenektomie stellt ein häufig beobachtetes Problem im postoperativen Verlauf dar.

Das zur Thromboseprophylaxe allgemein anerkannte Heparin [6] scheint bei Applikation am Oberschenkel oder am Unterbauch die Lymphproduktion und damit das Risiko der Entstehung von Lymphozelen im kleinen Becken zu erhöhen [7].

Es ist daher empfehlenswert, Heparin zur Thromboseprophylaxe nach pelvinen Eingriffen am Oberarm zu verabreichen [7].

Häufigkeit und Größe der Lymphozelen korrelieren mit dem Ausmaß und der Technik der pelvinen Lymphadenektomie. Komplikationen durch Lymphozelen (Kompression des N. obturatorius oder der Vena iliaca) können aber auch unabhängig von ihrer Ausdehnung auftreten. Von größerer Bedeutung ist ihre Lokalisation in unmittelbarer Nachbarschaft zur Vena iliaca externa oder Vena iliaca communis.

Ein rasches Sistieren der Lymphorrhoe über die Lymphdrainage kann ein erster Hinweis für die Entwicklung einer Lymphozele sein.

Im vorliegenden Fall war die Lymphproduktion über die linke Drainage unmittelbar postoperativ relativ gering (50 ml, 35 ml, 10 ml, 5 ml), was zum frühzeitigen Entfernen der Drainage führte.

Im Routinesonogramm am 7. p.o. Tag konnte noch keine Flüssigkeitsansammlung iliakal nachgewiesen werden. Erst 4 Tage später fiel erstmals eine 4,5 cm große Lymphozele links auf, die nach 2 weiteren Tagen durch Kompression der Vena iliaca externa zur Thrombose führte. Die erste Lymphozelenpunktion führte offensichtlich zu einer ungenügenden Drainage der Lymphozele, was am Folgetag durch das Computertomogramm bestätigt wurde.

Eine häufigere Sonografiekontrolle mit frühzeitigerer Punktion der Lymphozele hätte möglicherweise die Thrombose verhindern oder wenigstens deren Ausmaß vermindern können.

Schlussfolgerung

Nach pelviner Lymphadenektomie können Lymphozelen unabhängig von ihrer Größe zu schwerwiegenden Komplikationen im postoperativen Verlauf führen.

Venöse thrombembolische Komplikationen treten in einer Häufigkeit von 2–8% auf [1–5].

Eine regelmäßige sonografische Kontrolle der Iliakalregion, insbesondere nach Entfernung der Lymphdrainagen ist zur Früherkennung von Lymphozelen empfehlenswert [1, 4].

Eine Therapie der Lymphozelen ist in jedem Falle bei Symptomen (Schmerzen, Schwellung des Beines) indiziert.

Aber auch kleine Lymphozelen in unmittelbarer Nachbarschaft zu den Beckengefäßen, insbesondere wenn sie an Größe zunehmen, sollten zur Verhinderung thrombembolischer Komplikationen frühzeitig punktiert werden.

In der Regel genügt die einfache Punktion und Drainage, nur im Rezidivfalle ist eine offene oder laparoskopische Revision nötig.

Literatur

1. Porpiglia F, Bellina M, Tarabuzzi R, Mari M, Destefanis P, Poggio M, Fiori C, Fontana D (2000) Pelvic ultrasound monitoring of lymphocele in patients treated with radical prostatectomy. Arch Ital Urol Androl 72:194–196
2. Leibovitch I, Foster RS, Wass JL, Rowland RG, Bihrle R, Little JS Jr, Kopecky KK, Donohue JP (1995) Color doppler flow imaging for deep venous thrombosis screening in patients undergoing pelvic lymphadenectomy and radical retropubic prostatectomy for prostatic carcinoma. J Urol 153:1866–1869
3. Zincke H, Oesterling JE, Blute ML, Bergstralh EJ, Myers RP, Barrett DM (1994) Long-term (15 years) results after radical prostatectomy for clinically localized (stage T2c or lower) prostate cancer. J Urol 152:1850–1857
4. Heinzer H, Hammerer P, Graefen M, Huland H (1998) Thromboembolic complication rate after radical retropubic prostatectomy. Impact of routine ultrasonography for the detection of pelvic lymphoceles and hematomas. Eur Urol 33:86–90
5. Hautmann RE, Sauter TW, Wenderoth UK (1994) Radical retropubic prostatectomy: morbidity and urinary continence in 418 consecutive cases. Urology 43:47–51
6. Kibel AS, Loughlin KR (1995) Pathogenesis and prophylaxis of postoperative thrombembolic disease in urological pelvic surgery. J Urol 153:1763–1774
7. Kröpfl D, Krause R, Hartung R, Pfeiffer R, Behrendt H (1987) Subcutaneous heparin injection in the upper arm as a method of avoiding lymphoceles after lymphadenectomies in the lower part of the body. Urol Int 42:416–423

KOMMENTAR G. Hofmockel

Die Ausbildung von parailiakalen Lymphozelen nach pelviner Lymphadenektomie, entweder im Rahmen einer radikalen retropubischen Prostatovesikulektomie oder als selbständiger Staging Eingriff durchgeführt, stellt eine typische Komplikation der oben genannten operativen Verfahren dar. Je nach Ausmaß der Lymphadenektomie treten Lymphozelen in 4–40% der Fälle auf [1–4].

Im vorliegenden Fall wurde bei einem 68-jährigen Patienten im Rahmen einer radikalen retropubischen Prostatovesikulektomie eine pelvine Lymphadenektomie beidseits durchgeführt. Nach Drainageentfernung kam es bei dem Patienten am 11. postoperativen Tag zur Ausbildung einer Lymphozele links parailiakal, die am 13. postoperativen Tag zu einer tiefen Bein- und Beckenvenenthrombose links führte.

Venöse thrombembolische Komplikationen nach pelviner Lymphadenektomie treten in 2–8% der in der gängigen Literatur geschilderten Fälle [1–5] auf und sind häufig mit Lymphozelen oder Hämatomen im Operationsgebiet assoziiert [2].

Eine sorgfältige Eingrenzung des Lymphadenektomiegebietes jeweils auf die Fossa obturatoria und medial der Vena iliaca externa (sog. modifizierte pelvine Lymphadenektomie) [6, 7] sowie die sorgfältige Unterbindung der durchtrennten Lymphgefäße sind empfehlenswert [8]. Manche Autoren empfehlen die Verwendung von Clips zur Ligatur der Lymphgefäße [6, 7]. Wenn unter Berücksichtigung dieser Vorgaben in seltenen Fällen doch Lymphozelen entstehen, sind diese fast immer klein und bilden sich meistens spontan zurück. Die lateral der Iliakalvene erhaltenen Lymphbahnen sorgen für eine suffiziente Drainage der Lymphe aus dem äußeren Genitale und den Beinen, so dass Lymphödeme in diesen Körperregionen ebenfalls selten auftreten. Eine Ausdehnung des Lymphadenektomiegebietes lateral der Vena iliaca externa geht mit deutlich höheren Komplikationsraten (Lymphozelen in kritischer Lokalisation, Lymphödeme am äußeren Genitale und den Beinen) einher und bringt insofern keine Vorteile, als es sich bei der Lymphadenektomie im Rahmen eines Prostatakarzinoms um einen Stagingeingriff und nicht um eine kurative operative Maßnahme handelt [9].

Sieber et al. [11] konnten in einer prospektiv randomisierten Studie mit 579 Patienten einen Zusammenhang zwischen einer perioperativen low dose Heparinisierung und der postoperativen Entstehung von Lymphozelen und Hämatomen im Operationsgebiet ausschließen. Allerdings ist, wie in der Kasuistik von den Autoren bereits erwähnt, eine perioperative low dose Heparinisierung als Thromboseprophylaxe nach pelvinen Eingriffen am Oberarm zu verabreichen [10].

Bei postoperativ sonographisch nachgewiesenen Lymphozelen im Operationsgebiet ist eine Farbdopplersonographie der tiefen Bein- und Beckenvenen auch bei fehlender klinischer Symptomatik ratsam. Eine Lymphozelenpunktion und -drainage sollte bei farbdoppler-sonografisch nachgewiesener Einengung der Iliakalvene oder bei vermindertem venösen Rückfluss im Seitenvergleich, unabhängig von der Lymphozelengröße und klinischem Befund, in Erwägung gezogen werden, um möglichen thrombembolischen Komplikationen vorzubeugen. Ein generelles Farbdopplerscreening der tiefen Bein- und Beckenvenen nach pelviner Lymphadenektomie oder radikaler Prostatektomie ist jedoch, wie von Leibovitch et. al. [12] in einer Studie mit 245 Patienten beschrieben, nicht erforderlich.

Literatur

1. Porpiglia F, Bellina M, Tarabuzzi R, Mari M, Destefanis P, Poggio M, Fiori C, Fontana D (2000) Pelvic ultrasound monitoring of lymphocele in patients treated with radical prostatectomy. Arch Ital Urol Androl 72:194–196
2. Heinzer H, Hammerer P, Graefen M, Huland H (1998) Thrombembolic complication rate after radical retropubic prostatectomy. Impact of routine ultrasonography for the detection of pelvic lymphoceles and hematomas. Eur Urol 33:86–90
3. Campell SC, Klein EA, Levin HS, Piedmonte MR (1995) Open pelvic lymph node dissection for prostate cancer: a reassessment. Urology 46:352–355
4. Hautmann RE, Sauter TW, Wenderoth UK (1994) Radical retropubic prostatectomy: morbidity and urinary continence in 418 consecutive cases. Urology 43(Suppl 2):47–51
5. Zincke H, Oesterling JE, Blute ML, Bergstrahl EJ, Myers RP, Barrett DM (1994) Long-term (15 years) results after radical prostatectomy for clinical localized (stage T2c or lower) prostate cancer. J Urol 152:1850–1857
6. Paulson DF (1994) Modifizierte pelvine Lymphadenektomie. In: Hinman F (Hrsg) Atlas urologischer Operationen. Rübben H, Altwein JE, F. Enke, Stuttgart, S 364–368
7. Brendler CB, Cleeve LK, Anderson EE, Paulson DF (1980) Staging pelvic lymphadenectomy for carcinoma of the prostate: risk versus benefit. J Urol 124:849–850
8. Peters PC (1988) Complications of radical prostatectomy and lymphadenectomy. Urol Clin North Am 15:219–221
9. Paulson DF (1985) Staging lymphadenectomy should not be an antecedent to treatment in localized prostatic carcinoma. Urology 25 (Suppl 2):7–14
10. Kröpfl D, Krause R, Hartung R, Pfeiffer R, Behrendt H (1987) Subcutaneous heparin injection in the upper arm as a method of avoiding lymphoceles after lymphadenectomies in the lower part of the body. Urol Int 42:416–423
11. Sieber PR, Rommel FM, Agusta VE, Breslin JA, Harpster LE, Huffnagle HW, Stahl C (1997) Is heparin contraindicated in pelvic lymphadenectomy and radical prostatectomy? J Urol 158:869–871
12. Leibovitch I, Foster RS, Wass JL, Rowland RG, Bihrle R, Little JS Jr, Kopecky KK, Donohue JP (1995) Color doppler flow imaging for deep venous thrombosis screening in patients undergoing pelvic lymphadenectomy and radical retropubic prostatectomy for prostatic cancer. J Urol 153:1866–1869

Chylöser Aszites und chylöse Lymphorrhoe – seltene Komplikationen nach retroperitonealer Lymphadenektomie

T. Pottek und M. Hartmann

Einleitung

Wenn im Rahmen einer retroperitonealen Lymphadenektomie – bei Patienten mit Hodentumoren und auch bei Nierentumoren – Lymphgefäße verletzt werden, die fetthaltige Lymphe aus dem Darm fördern, kann sich eine chylöse Lymphorrhoe und auch – zeitlich verzögert als Seltenheit [2, 3] – ein chylöser Aszites entwickeln. Wenngleich der Operateur durch subtile Ligaturen der Lymphgefäße auf dem linken Nierenstiel prophylaktisch arbeitet, können doch unbemerkt Läsionen an diesen Gefäßen auftreten, die im weiteren Verlauf lästige Komplikationen und prolongierte Heilverläufe nach sich ziehen. Anhand eines Fallbeispieles wird beschrieben, welche therapeutischen Maßnahmen zur Lösung des Problems möglich sind.

Fallbeschreibung

Ein 37-jähriger Mann wurde in einem anderen Krankenhaus wegen eines malignen Hodentumors abladiert. Die Untersuchungen zur Festlegung des klinischen Stadiums ergaben einen großen retroperitonealen Tumor ohne weitere Metastasierung im Sinne eines Stadium II C nach der UICC-Klassifikation. Hier wurden drei Zyklen einer Polychemotherapie nach dem PEB-Schema (modifiziert nach Einhorn) verabreicht. Als Residualtumor zeigte sich ein Konglomerat von insgesamt 4 cm im größten Querdurchmesser prä- und interaortocaval (Abb. 1). Konsequenterweise wurde eine retroperitoneale Lymphadenektomie mit radikaler Residualtumor-Resektion (RTR) durchgeführt, bei der alle makroskopisch und palpatorisch suspekten Lymphknoten aus den typischen Lokalisationen des Retroperitonealraumes entfernt wurden. Die Operation folgte dabei den Prinzipien der Nerv-Schonung. Die histologische Untersuchung der entfernten Gewebe ergab sämtlich nekrotisches, fibrosiertes Gewebe ohne vitale Tumorzellen.

Nach völlig unkompliziertem Verlauf wurde der Patient am 11. postoperativen Tag aus der stationären Behandlung entlassen. Die intraoperativ in das Resektionsgebiet eingelegte großvolumige Robinson-Drainage war zeitgerecht bei minimaler Förderung entfernt worden.

5 Wochen später wurde der Patient erneut aufgenommen, weil sich im Verlauf von 2 Wochen eine deutliche Gewichtszunahme und eine Zunahme des Bauchumfanges entwickelt hatten. Klinisch, sonografisch und in der CT zeigte sich ein massiver Aszites (Abb. 2). Laborchemisch lag eine Erniedrigung des Gesamteiweißes auf 58,0 g/dl (Norm 66,0–83,0 ng/dl) vor.

Der Aszites wurde punktiert und ein 12-F-Katheter in den Peritonealraum eingelegt. Am ersten Tag entleerten sich 8900 ml einer weißlichen, milchig-trüben – chylösen – Flüssigkeit. Der Patient wurde über einen zentralen Venenkatheter komplett, aber fettfrei, parenteral ernährt. Am 4. Tag nach der Entlastung ergab sich eine Fördermenge von 350 ml chylösen Sekretes, danach sistierte die Förderung komplett. Bauchumfang, sonografischer Befund und Laborbefunde hatten sich vollständig normalisiert.

Die Ernährung wurde ab dem 14. Tag auf eine fettarme orale Diät umgestellt, wobei ausschließlich mittelkettige Fettsäuren (MCT-Diät) zugelassen wurden. Die Drainage wurde entfernt, weitere Komplikationen entwickelten sich nicht. Nach der Entlassung blieb der Patient noch für einige Wochen bei der verordneten Diät, um seitdem (6 Jahre Nachbeobachtung) völlig beschwerdefrei bei uneingeschränkter Lebensführung ohne Diät zu bleiben.

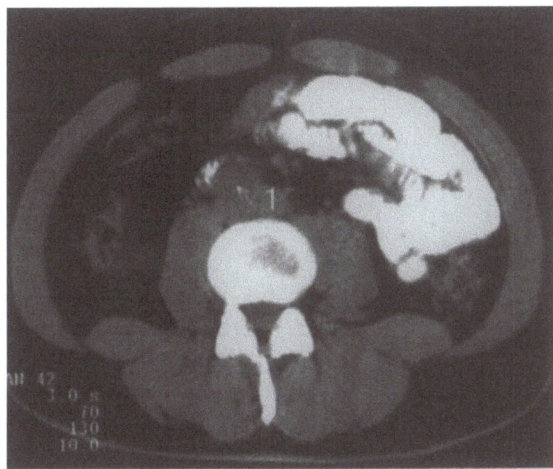

Abb. 1. Abdomen-CT mit präcavalem Residualtumor nach Chemotherapie. 1 = Residualtumor nach Chemotherapie

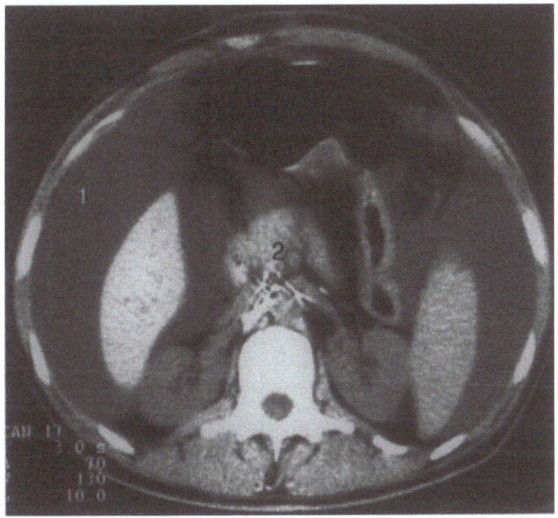

Abb. 2. Abdomen-CT 5 Wochen nach RLA mit massiver intraabdomineller Flüssigkeit. 1 = Chylaszites; 2 = Resektionsgebiet mit Clips

Problemanalyse

In der urologischen Literatur finden sich nur wenige Angaben über den Chylaszites und dessen Management [1, 3–6, 9, 10]. Baniel berichtete über 18 Fälle unter 1520 retroperitonealen Lymphadenektomien bei Patienten mit Hodentumoren (1,2%) [2]. Unter den insgesamt dokumentierten 25 Fällen findet sich aber immerhin ein Patient, der an der Komplikation verstarb [2]. In chirurgisch-onkologischen Berichten liegt die Inzidenz höher [7]. Das anatomische Korrelat für die Entstehung von chylösen Sekretionen liegt in der Vereinigung der Lymphbahnen aus den Trunci lumbales sinister und dexter, die für den Transport der Lymphe aus der unteren Körperhälfte und der Leber verantwortlich sind, mit dem Truncus intestinalis, der die Darmlymphe (Chylus) transportiert. Dieser Zusammenfluss ist als ein ampullärer Hohlraum bei etwa 50% aller Menschen als Verbindung zum Truncus thoracicus angelegt. Er liegt dann als Cisterna chyli etwa in Höhe des ersten oder zweiten Lendenwirbelkörpers dorso-medial der Aorta. Bei operativen Eingriffen in Höhe der linken Nierengefäße kann dieser Hohlkörper, dessen fibromuskuläre Wand dünn und transparent ist, unbemerkt verletzt werden. Zudem können hier auch die Lymphbahnen aus dem Dünndarmmesenterium, die von kranial kommend über die linke Nierenvene zu der Zisterne ziehen, eröffnet werden.

Nach Baniel [2] ist das Risiko, einen chylösen Aszites zu entwickeln, bei radikalen Operationen nach Chemotherapie höher, als bei „virginellen" Operationen. Hieraus ergibt sich der Hinweis, dass es aufgrund fibrotischer Gewebetexturen schwierig sein kann, anatomisch zu präparieren und dabei die Cisterna chyli zu erkennen. Eine intraoperative Verletzung der Cisterna chyli ist deshalb nicht erkennbar, weil sie nicht zu einer Blutung führt und weil aufgrund der präoperativen Vorbereitung keine fetthaltige Dünndarmlymphe produziert und transportiert wird.

Das Problem des Chylaszites entwickelt sich daher erst dann, wenn sich der Patient normal oral ernährt und dabei auch wieder Chylus produziert. Es zeigen sich dann milchig-trübe Lymphorrhoen, sofern zu diesem Zeitpunkt noch eine retroperitoneale Wunddrainage vorhanden ist. Es kann aber vorkommen, dass diese Drainage zu dem Zeitpunkt der Oralisierung bereits entfernt ist, weil sie keine Förderleistung erbrachte. In diesem Fall wird sich klinisch kein Hinweis auf die drohende Problematik ergeben.

Erst wenn eine größere Menge des Chylus in den Abdominalraum geflossen ist, werden klinische Zeichen auftreten wie in dem vorgestellten Fall. Es kommt zu einer Gewichts- und Bauchumfangszunahme und auch zu einer Verminderung des Serumeiweiß. In ausgeprägten Fällen kann sich eine Dyspnoe aufgrund eines Zwerchfellhochstandes entwickeln.

Die reine Ableitung des Chylaszites durch eine perkutane Drainage löst das Problem nicht, da die Förderung des Chylus nicht zum Erliegen kommt. Erst diätetische Maßnahmen, die den

Fettgehalt des Chylus drastisch drosseln, führen zum Ziel: Der Druck auf die Cisterna chyli bzw. offener Lymphgefäße wird vermindert und somit eine Abheilung möglich [2, 5].

Schlussfolgerung

Verletzungen der Cisterna chyli im Rahmen retroperitonealer Operationen ereignen sich aufgrund der morphologischen und anatomischen Strukturen zumeist unbemerkt. Im Gegensatz zu reinen Lymphorhoen tritt die Chylorrhoe erst dann auf, wenn der Patient wieder fetthaltige Nahrung oral zu sich nimmt. Befindet sich zu diesem Zeitpunkt keine großvolumige Drainage mehr im retroperitonealen Operationsgebiet, ergibt sich klinisch keine Chance zur Detektion des drohenden Problems.

Will man daher die seltene, aber zeitraubende Komplikation des Chylaszites vermeiden, sollten Zieldrainagen bei resezierenden Operationen im Bereich des linken Nierenstiels solange verbleiben, bis eine normale orale Ernährung toleriert wird.

Stellt sich eine Chylorrhoe ein - erkennbar an weißlich-trüber Förderung aus der retroperitonealen Drainage - sollte eine Diät verordnet werden, die ausschließlich mittelkettige Fettsäuren zulässt. Hier ist eine gute Kooperation mit den Fachkräften der Krankenhausküche erforderlich. Erst wenn die Sekretionen sistieren, oder wenn sie klar und fettfrei werden, wird die Ernährung wieder normalisiert. In manchen Fällen reicht eine derartige Diät nicht aus. Dann sollte eine rein parenterale Ernährung über einen zentral-venösen Katheter verabreicht werden, bis die Sekretionen klar werden und schließlich ausbleiben. Die Umstellung auf eine MCT-Diät erfolgt noch unter der Protektion der peritonealen Drainage, die leicht erkennen lässt, wenn wieder eine Chylorrhoe auftreten sollte. Erst wenn die Drainage unter der Diät nichts mehr fördert, wird sie schrittweise entfernt.

Kommt es trotz dieser präventiven Maßnahmen - zeitlich verzögert - zu einem Chylaszites, empfehlen wir derzeit, zunächst eine großvolumige perkutane Peritoneal-Drainage zu legen. Gleichzeitig sollte eine bilanzierte, fettfreie parenterale Ernährung solange verabreicht werden, bis die Drainage nur noch klare Peritonealflüssigkeit fördert. Dann erfolgt wiederum die Umstellung auf eine MCT-Diät. Bleibt die Drainageflüssigkeit auch dann klar, kann sie entfernt werden. Die Umstellung auf normale Ernährung kann nach 2-3 Wochen erfolgen.

Es wurden auch operative Wege zum Management des Chylaszites beschrieben. Unter Darstellung der Leckage mittels Sudan-Schwarz, das oral am Vorabend mit Sahne verabreicht [5] oder intraoperativ in den Dünndarm oder das Mesenterium injiziert werden kann, wurde versucht, Ligaturen oder Clips anzubringen [2]. Wie auch die Anlage eines peritoneo-venösen Shunts [7] oder die Re-Infusion des Chylus [5] halten wir diese operativen Maßnahmen für zu riskant, bevor nicht alle konservativen Wege mit der hier notwendigen Geduld ausgereizt wurden.

Aufgrund der wenigen Literaturberichte und der - trotz umfassender Beschäftigung mit der operativen Behandlung von Patienten mit Hodentumoren [8] - doch nur kasuistischen Erfahrung mit dieser Komplikation kann kein nach EBM-Kriterien hochwertiger allgemeingültiger Behandlungs-Standard präsentiert werden. Dennoch halten wir den dargestellten Weg zur Prävention und Therapie des Chylaszites nach RLA für sinnvoll.

Literatur

1. Allen W, Parrot TS, Saripkin I, Allen C (1986) Chylous ascites following retroperitoneal lymphadenectomy for granulosa cell tumor of the testis. J Urol 135:797-789
2. Baniel J, Foster RS, Rowland RG, Birhle R, Donohue JP (1993) Management of chylous ascites after retroperitoneal lymph node dissection for testicular cancer. J Urol 150:1422-1424
3. Büttner H, Pottek T, Hartmann M (1997) Chylaszites: eine seltene Komplikation nach retroperitonealer Lymphadenektomie. Akt Urol 28:230-232
4. Dharman K, Temes SP, Wetherell FE, Kendrick MJ (1984) Chyloperitoneum and Chylothorax: a combined rare occurance after retroperitoneal lymphadenectomy and radiotherapy for testis tumor. J Urol 131:346-347
5. Hertle L, Riedmiller H, Jacobi GH (1982) Chylöser Aszites nach retroperitonealer Lymphadektomie. Akt Urol 13:328-331
6. Jansen TT, Debruyne FM, Delaere KP, de Vries JD (1984) Chylous ascites after retroperitoneal lymph node dissection. Urology 23:565-567
7. Kaas R, Rustman LD, Zoetmulder FA (2001) Chylous ascites after oncological abdominal surgery: incidence and treatment. Eur J Surg Oncol 27: 187-189

8. Pottek T, Hartmann M (1999) Nervenerhaltende Operationstechniken am Beispiel der ejakulationsprotektiven Nerve-sparing-RLA bei Hodentumoren. In: Schreiter F (ed) Plastisch-rekonstruktive Chirurgie in der Urologie. Thieme, Stuttgart New York, S 60–71
9. Selli C, Carini M, Mottola A, Barbagli G (1984) Chylous ascites after retroperitoneal lymphadenectomy: successful management with perivenous shunt. Urol Int 38:58–60
10. Weston PM, Greenland JE, Wallace DM (1992) Chylous ascites following retroperitoneal lymph node dissection for testis cancer. Br J Urol 70: 688–689

KOMMENTAR S. Krege

Während der chylöse Aszites wirklich eine seltene Komplikation nach retroperitonealer Lymphadenektomie ist, tritt eine passagere chylöse Lymphorrhoe gelegentlich auf. Das Wissen um diese Komplikation sollte, wie die Autoren auch empfehlen, dazu Anlass geben, die intraoperativ eingelegte retroperitoneale Drainage bis nach dem Kostaufbau zu belassen, auch wenn diese bereits kaum mehr förderte, denn die chylöse Lymphorrhoe setzt erst im Zusammenhang mit dem Kostaufbau ein. So lässt sich diese Komplikation unmittelbar erkennen und konservativ mit den im Fallbericht beschriebenen Maßnahmen behandeln.

Erwähnenswert ist der Zusammenhang zwischen der Lokalisation der postoperativen täglichen subkutanen Heparininjektion und der Häufigkeit eines vermehrten und prolongierten Lymphflusses. In einer Untersuchung aus unserer Klinik zeigte sich nach Heparininjektion in den Oberschenkel oder Unterbauch bei Patienten mit retroperitonealer oder pelviner Lymphadenektomie ein hoher Gehalt an Heparin in der Lymphflüssigkeit. Der Lymphfluss war verstärkt und hielt prolongiert an. Nach Heparin-Injektion in den Oberarm war der Lymphfluss deutlich geringer und verkürzt [1]. Dies kann dadurch erklärt werden, dass das Heparin auch über den Lymphweg transportiert wird und dementsprechend auch hier die Fließeigenschaften seines Transportmediums ändert. Wir empfehlen daher, nach retroperitonealer Lymphadenektomie die Heparininjektionen in den Oberarm zu geben.

Literatur

1. Kröpfl D, Krause R, Hartung R, Pfeiffer R, Behrendt H (1987) Subcutaneous Heparin injection in the upper arm as a method of avoiding lymphoceles after lymphadenectomies in the lower part of the body. Urol Int 42:416–423

8 | Harnableitung

Dickdarm-Leck nach radikaler Zystektomie

L. Leissner und E. P. Allhoff

Einleitung

Die Morbidität nach radikaler Zystektomie konnte im Wesentlichen durch verbesserte anästhesiologische und intensivmedizinische Maßnahmen gesenkt werden. Trotzdem stellt dieser Eingriff aufgrund seiner Invasivität und der zeitlichen Dauer für den Patienten eine erhebliche Belastung dar. Die dabei üblicherweise angewendete Kombinationsanästhesie beinhaltet in der Regel die Verwendung von Lachgas (N_2O), welches die physikalische Eigenschaft besitzt, in luftgefüllte Hohlräume zu diffundieren und dort eine Volumenzunahme zu bewirken [1]. Die daraus resultierende Dilatation der Darmschlingen führt bei länger dauernden abdominellen Eingriffen – wie etwa der radikalen Zystektomie – dazu, dass der zum Ende der Operation anstehende Wundverschluss des Abdomens deutlich erschwert wird.

Kasuistik

Bei einem 67-jährigen Mann wurde aufgrund eines muskelinvasiven Harnblasenkarzinoms eine radikale Zystoprostatektomie mit Anlage eines Ileum-Conduits durchgeführt. Die Operation beinhaltet die Entfernung der Blase mit dem viszeralen Peritoneum, dem perivesikalen Fettgewebe, Samenblasen und Prostata [2]. Der intraoperative Verlauf gestaltete sich komplett unauffällig. Bei dem Wundverschluss wurde das Peritoneum mit einer fortlaufenden Vicryl-Naht Stärke 2 verschlossen, das Peritoneum im unteren Wunddrittel konnte nicht mehr adaptiert werden, da es im Rahmen der Zystektomie mitentfernt worden war. Die Faszie wurde mit Vicryl Stärke 2 Einzelknopfnähten genäht. Der gesamte Eingriff dauerte etwa 270 Minuten, die Narkosezeit betrug bis zur Übergabe des Patienten auf die Intensivstation 340 Minuten.

Der postoperative Verlauf gestaltete sich zunächst unauffällig, ab dem 6. postoperativen Tag entwickelte der Patient jedoch subfebrile Temperaturen und zeigte einen Anstieg der Entzündungsparameter (Leukozytose bis 27,4 Gpt/l, CRP 310 mg/l). Bereits ab dem 5. postoperativen Tag fiel eine zunehmende Rötung des kaudalen Wundbereiches auf. Am 8. postoperativen Tag wurde die Wunde unterhalb des Nabels dehiszent, und es entleerte sich Stuhl aus der Wunde.

Bei der daraufhin am selben Tag durchgeführten Revisionsoperation zeigte sich, dass das Sigma mit einer der unteren Fasziennähte angestochen und der vorderen Bauchwand adhärent war. Nach Lösen der Naht wurde bei ansonsten unauffälligem Abdominalsitus ein etwa 0,5 cm großer Defekt der anterioren Sigma-Wand gesehen. Nach Anfrischen und Verschluss der Fistel riet der hinzu gezogene Kollege der Abdominalchirurgie zur Anlage eines vorgeschalteten, doppelläufigen Anus präter des Colons descendens.

Der weitere postoperative Heilungsverlauf gestaltete sich unauffällig, bei subjektivem Wohlbefinden wurde der Patient 13 Tage nach der Revision entlassen. Der Anus präter wurde drei Monate nach der Operation wieder verschlossen, danach traten keine weiteren Probleme auf.

Problemanalyse

Das im unteren Wundbereich fehlende Peritoneum führte dazu, dass zwischen Fasziennaht und Darm keine weitere Verschiebeschicht besteht. Weiterhin waren die Darmschlingen am Ende der Operation deutlich dilatiert, so dass das Abdomen nicht spannungsfrei verschlossen werden konnte.

Da mit dem Verschluss des Abdomens von kranial begonnen wurde, pressten sich im unteren Wundbereich die Darmschlingen nach außen und mussten für die Fasziennähte in das Abdomen zurück gedrückt werden.

Schlussfolgerung

Der Verzicht auf Lachgas und die Anwendung einer total intravenösen Anästhesie (TIVA), ggf. in Kombination mit einer thorakalen Epiduralanästhesie, tragen dazu bei, eine Dilatation der Darmschlingen am Ende der Operation zu verhindern. Die nicht-dilatierten Darmschlingen lassen sich in der Regel einfach in das Abdomen zurücklegen, erleichtern einen spannungsfreien Wundverschluss und verringern das Risiko, dass Darm beim Bauchdeckenverschluss verletzt wird. Weiterhin sollte darauf geachtet werden, dass der Patient für den Abdominalverschluss maximal relaxiert ist.

Nach dem Verschluss des Peritoneums sollte die Naht der Faszie von kaudal beginnen und besonders darauf geachtet werden, dass keine Darmschlingen angestochen werden. Der Darm kann dafür beispielsweise bei einem Bauchspatel nach Körte oder einem gefalteten Bauchtuch zurück gehalten werden. Bei unübersichtlichen Verhältnissen können die Nähte vorgelegt werden, vorzugsweise bis in den Bereich, unter dem das Peritoneum verschlossen wurde. Allerdings muss auch bei dem Knüpfen der vorgelegten Nähte darauf geachtet werden, dass sich keine Darmanteile zwischen die Faszie pressen.

Literatur

1. Schulte am Esch J, Kochs E, Bause H (Hrsg) (2000) Anästhesie und Intensivmedizin. Thieme, Stuttgart, pp 159–160
2. Skinner EC, Lieskovsky G, Skinner DG (1997) Technik der radikalen Zystektomie. In: Hohenfellner R (Hrsg) Ausgewählte urologische OP-Techniken. Thieme, Stuttgart New York

KOMMENTAR A. Lampel

Lachgas (N_2O) wurde 1771 von Joseph Priestley entdeckt und bereits 1845 von dem Zahnarzt Horace Wells in dessen Praxis verwendet. 1887 entwickelte Sir Frederick Hewitt den ersten Narkoseapparat mit einer Sauerstoff-Lachgas-Mischung. Noch heute wird Lachgas regelhaft bei den meisten Narkosen aufgrund seiner ausgeprägt analgetischen Wirkung verwendet. Problematisch ist dabei die aufgrund der geringen Löslichkeit bedingte Diffusion in luftgefüllte Hohlräume.

Aus diesem Grund wird z. B. Lachgas bereits seit längerem in der HNO nicht mehr bei Eingriffen am Mesotympanon verwendet, da es zu einer signifikanten Zunahme des Innendrucks im Mittelohr führt. Bekannt ist auch die Tatsache, dass es bei längeren abdominellen Eingriffen zu Problemen führt, und zwar nicht nur durch die aufgeblähten Darmschlingen beim Abdominalverschluss, sondern auch durch verzögertes Ingangkommen der Darmtätigkeit mit verlängerter postoperativer stationärer Verweildauer [1].

Ist die Wirkung des Lachgases dem Operateur bekannt und bemerkt er intraoperativ die Volumenzunahme der Darmschlingen als störend, so genügt der Austausch mit dem Anästhesisten, das Lachgas aus der Narkose herauszunehmen und bereits nach wenigen Minuten sind die Darmschlingen wieder normalkalibrig. Wichtig ist allerdings für den Operateur das Wissen um die geschilderte Nebenwirkung von Lachgas und das ‚daran denken'. Der Anästhesist wird ihn nicht darauf hinweisen.

Die dargestellte Kasuistik ist daher ein eminent wichtiger Beitrag, um jungen Operateuren solche Schwierigkeiten zu ersparen. Nicht jede Erfahrung muss selbst gemacht werden, man kann auch aus den Erfahrungen anderer lernen.

Die Anästhesie kann heute sämtliche Narkosen problemlos ohne Lachgas fahren. Verwendet wird es nach wie vor hauptsächlich aufgrund der langen Erfahrung und der niedrigen Kosten. Es lohnt sich daher, mit den Anästhesisten den Verzicht auf Lachgas bei bestimmten Eingriffen abzusprechen.

Es gibt allerdings auch eine langfristige Lösung dieses Problems. Aufgrund der extrem langen Stabilität von Lachgas von ca. 110 bis

150 Jahren reichern sich die Stickoxide in der Atmosphäre an. Auf der Umweltkonferenz von Kopenhagen 1992 wurde daher beschlossen, dass die Verwendung von Lachgas ab dem Jahr 2030 verboten ist.

Literatur

1. Scheinin B, Lindgren L, Scheinin TM (1990) Perioperative nitric oxide delays bowel function after colonic surgery. BJANAD 64:154–158

KOMMENTAR H.G. Lühr

Anfang des 20. Jahrhunderts wurde es technisch möglich, Patienten während einer Narkose Lachgas-Sauerstoffgemische sicher und genau zu applizieren. Seither galt Lachgas (N_2O) aufgrund seiner Eigenschaften als sicheres und effektives Anästhetikum, ohne toxische Nebenwirkungen und ohne negative Auswirkung auf die Kreislauffunktion. Neuere Untersuchungen haben gezeigt, dass es relevante Lachgasnebenwirkungen gibt. Genannt seien vor allem eine verstärkt auftretende postoperative Übelkeit sowie eine negativ inotrope Wirkung bei gedämpftem Sympathikus (intraoperative Opiat-Analgesie).

Eine Belastung des Arbeitsplatzes spielt aufgrund effizienter Narkosegasabsaugsysteme keine Rolle. Der Anteil des medizinisch genutzten Lachgases am Treibhauseffekt ist mit 0,05% marginal. Schon lange bekannt ist, dass die geringe Löslichkeit von Lachgas zu hohen Partialdruckunterschieden an Grenzflächen führt und damit seine Diffusion in einen luftgefüllten Raum schneller vonstatten geht als das Ausströmen von Stickstoff. Immer dann, wenn die Wände luftgefüllter Räume eine schlechte Compliance haben, kommt es daher durch den fehlenden Druckausgleich zu einer raschen Volumenzunahme. Deswegen ist die Anwendung von Lachgas bei bestimmtem neuro- oder cardiochirurgischen Eingriffen, Eingriffen am Mittelohr sowie bei Patienten mit nicht drainiertem Pneumothorax oder Lungenzysten kontraindiziert. In der Abdominalchirurgie entstehen Probleme, wenn der Darm durch einen Ileus distendiert ist. Bei Patienten, deren Darm präoperativ entsprechend vorbereitet wurde, ist mit einer relevanten Volumenzunahme, auch bei einer längeren Operationszeit nicht zu rechnen. Hier ist das Lachgas nach wie vor als sicheres, effektives und gut steuerbares Anästhetikum einsetzbar.

Lachgasfreie Narkosen sind inzwischen gut durchführbar, aber bei langen und invasiven Eingriffen auch mit einem höheren Verbrauch an Opiaten und/oder Hypnotika verbunden. Ein nicht unerheblicher Kostenfaktor für das Anästhesiebudget.

Erfahrene Anästhesisten beobachten den Verlauf einer Operation und stimmen sich mit dem Operateur ab. Sollte der Verschluss von Peritoneum oder Faszie durch hochstehende Darmschlingen erschwert sein, so kann man mit einem kurz wirkenden, nicht depolarisierenden Relaxans noch einmal für völlige Entspannung sorgen. Auch wenn es wenig wahrscheinlich ist, dass im dargelegten Fall Lachgas der eigentliche Verursacher des Problems ist, spricht nichts dagegen, es bereits zu diesem Zeitpunkt durch Raumluft zu ersetzen.

Damit wären alle von anästhesiologischer Seite zu beeinflussenden Faktoren ausgeschaltet.

Literatur

1. Eger EI II (1990) Inhaled Anesthetics. Uptake and Distribution. In: Miller RD (ed) Anesthesia. Third Edition, p 97–104
2. Schirmer U (1998) Lachgas. Entwicklung und heutiger Stellenwert. Anaesthesist 47:245–255

Großkapazitäre Neoblase nach orthotopem Blasenersatz

R. Vorreuther

Einleitung

Eine Vielzahl von Modifikationen zum orthotopen Blasenersatz unter Nutzung unterschiedlicher Darmabschnitte mit und ohne Antirefluxschutz sind mittlerweile bekannt [1-3]. Trotz mechanisch einwandfreier Funktion wird jedoch immer wieder die langfristige Entwicklung einer großkapazitären Blase beschrieben [3]. Im Folgenden berichten wir über einen derartigen Fall.

Kasuistik

Bei einem 64-jährigen Patienten wurde wegen eines ausgedehnten T1 G3-Tumors eine vordere Exenteration mit Anlage einer orthotopen Neoblase nach dem Hemi-Kock-Verfahren durchgeführt. Zur Bildung der Neoblase wurden 65 cm terminales Ileum ausgeschaltet. Ca. 15 cm wurden für die Bildung des Nippels verwendet. Der intra- und postoperative Verlauf war komplikationslos. Die Einleitung der Miktion gelang dem Patienten initial problemlos, eine erstgradige Stressinkontinenz verschwand innerhalb der ersten 2 Monate. Veränderungen im Säure-Basen-Haushalt oder Infekte bestanden zunächst nicht.

Ambulante Kontrollen bei niedergelassenen Kollegen wiesen über die ersten anderthalb Jahre eine restharnfreie Entleerung nach, wesentliche Probleme hinsichtlich einer Schleimbildung bestanden ebenfalls nicht.

Nach fast zwei Jahren nach der Operation traten zunächst Harnwegsinfekte auf, die mit einer zunehmenden Restharnbildung vergesellschaftet waren. Dabei war die Qualität der Miktion sowohl subjektiv als auch objektiv (völlig unauffälliger Uroflow) zu keinem Zeitpunkt gestört. Dennoch etablierte sich mit steigenden Restharnmengen ein Miktionsverhalten unter Bauchpresse, das durch gleichbleibende Miktionsvolumina von 200-250 ml bei gutem Stahl gekennzeichnet war. Mittels mehrfacher bildgebender und endoskopischer Untersuchungen konnten morphologische Abflussbehinderungen im Bereich der Anastomose oder obstruktive Faltenbildungen der Neoblase ausgeschlossen werden. Die Nachsorgeuntersuchungen zeigten kein Tumorrezidiv.

Eine urodynamische Vermessung einschl. eines Urethradruckprofiles ergab unauffällige Befunde.

Medikamentöse Versuche (alpha-Blocker, Baclofen) führten lediglich zum erneuten Auftreten einer leichtgradigen Stressinkontinenz, ohne das Miktionsverhalten und die Restharnwerte anderweitig zu beeinflussen.

Der Versuch eines Biofeedback-Trainings zur willentlich gesteuerten aktiven Relaxation des Beckenbodens schlug fehl.

Bei Restharnwerten von 500-800 ml erlernte der Patient den sauberen Einmalkatheterismus und wendet dieses Verfahren jetzt seit 1½ Jahren ohne Probleme an.

Problemanalyse

Das Problem der Entstehung einer großkapazitären Neoblase oder der Hyperkontinenz ist letztlich ätiologisch unklar. Das initiale Pouch-Volumen (65 cm Ileum bei Hemi-Kock-Verfahren) kann man sicherlich kleiner wählen. Dennoch bleibt die Frage, warum der überwiegende Teil der Patienten mit dem gleichen Verfahren dauerhaft eine restharnfreie Miktion zustande bringt [3].

Letztlich wird der aus Darmanteilen gebildete Pouch ja in jedem Falle über Bauchpresse entleert.

Wegweisend scheint eher die individuell unterschiedliche Fähigkeit der aktiven Beckenbodenrelaxation zu sein. Es ist ja nicht so, dass der Patient lediglich mittels Bauchpresse eine Blasenentleerung herbeiführt, denn dann wäre ein Urinabgang im Sinne der Stressinkontinenz bei jeder Erhöhung des Bauchinnendrucks zu erwarten. Vielmehr muss zumindest zur Einleitung der Miktion die Fähigkeit der aktiven Öffnung des komplexen Sphinkterapparates vorhanden sein. Dementsprechend berichtete der Patient auch, dass es ihm sehr schwer fiele, sein Verhalten hinsichtlich Miktionseinleitung das vom Kontinenztraining in der Anschlussheilbehandlung geprägt war, so zu ändern, dass eine Miktion restharnfrei möglich wurde. Leider hat sich die hieraus resultierende Hoffnung auf ein erfolgreiches Biofeedback-Training bei diesem Patienten nicht erfüllt.

Ob durch eine bessere präoperative Selektion der Patienten für einen orthotropen Blasenersatz dieses Problem vermeidbar ist, bleibt ebenfalls offen.

Mit zunehmender Erfahrung im orthotopen Blasenersatz auch bei Frauen und dem hier häufigen Problem der Hyperkontinenz sind möglicherweise Lösungsansätze für dieses bei männlichen Patienten eher seltene Problem zu erwarten [2].

Schlussfolgerung

Die Ätiologie für die Entstehung zunehmender Restharnbildung bei orthotopem Blasenersatz unter Ausschluss morphologischer Abflussbehinderungen bleibt unklar. Präoperative Selektionskriterien, die entsprechenden Patienten zu identifizieren, fehlen. Der unter Umständen notwendige postoperative Selbstkatheterismus muss in der Aufklärung und bei der Indikationsstellung berücksichtigt werden.

Literatur

1. Flohr P, Heft R, Paiss T, Hautmann R (1996) The ileal neobladder – updated experience with 306 patients. World J Urol 14:22–26
2. Jarolim L, Babjuk M, Pecher SM, Grim M, Nanka O, Tichy M, Hanus T, Jansky M (2000) Causes and treatment of residual urine volume after orthotopic bladder replacement in women. Eur Urol 38:748–752
3. Steven K, Paulsen AL (2000) The orthotopic Kock ileal neobladder. Functional results, urodynamic features, complications and survival in 166 men. J Urol 164:288–295

KOMMENTAR U. E. STUDER

Wir pflichten den Autoren bei, dass eine großkapazitäre ileale Ersatzblase ein ernsthaftes Problem darstellen kann, und dass deren Entstehungsmechanismus nicht bei allen Patienten eindeutig geklärt werden kann. Wie von den Autoren aufgeführt, entleeren die Patienten nicht nur mit Pressmiktionen, sondern primär mittels Erschlaffung des Beckenbodens, so dass die ideale Ersatzblase sich auch nach dem Prinzip der Gravitationskraft entleeren sollte [1].

In unserer Serie von 86 konsekutiven Patienten, die mindestens 5 Jahre (median: 8 Jahre) mit ilealem Blasenersatz gelebt haben, konnten 95% der Patienten zum Zeitpunkt der Analyse oder bis zum Tod spontan urinieren, lediglich 3 der 86 Patienten benötigten einen Katheter.

1. Anlässlich der Chirurgie:
   - Denervation der Harnröhre vermeiden
   - während der Darmresektion keine Periduralanästhesie, welche zu Dünndarmspasmus und somit zu zuviel Dünndarmresektion führt
   - für die Konstruktion des Reservoirs sollten 40–44 cm Dünndarm verwendet werden, Messung entlang dem mesenterialen Rand
   - die Anastomose zur Harnröhre soll nicht trichterartig auslaufen, oder sich am Ende einer Nahtreihe befinden. Ein Abknicken eines trichterförmigen Blasenauslasses bei voller Ersatzblase wäre wahrscheinlich und unerwünscht.
   - Die Öffnung in der Ersatzblasenwand, welches zur Harnröhre anastomisiert wird, soll weit ausgeschnitten werden (8–10 mm Durchmesser) (Abb. 1).
2. Frühpostoperative Phase:
   - nach der Dauerkatheterentfernung am 10.–12. Tag, Miktionsversuche in sitzender Position, primär relaxieren, wenig pressen. Miktionsdauer mindestens 5 Minuten, zunächst in zweistündlichem Intervall. Täglich Ausschluss von Restharn.
   - Resistenzgerechte Antibiotikatherapie, so dass der Urin steril ist. Im Fall von infi-

ziertem Urin ist mit einer erhöhten Schleimproduktion, welche zur Obstruktion führen kann, zu rechnen. Zudem ist die Ileumwand im Falle eines Urininfektes instabil, mit konsekutiver Harninkontinenz.
3. Während des spätoperativen Verlaufes:
   - darauf achten, dass der Patient die Miktionsintervalle tagsüber von ca. 4 Stunden einhält und das Miktionsvolumen 5 dl nicht überschreitet
   - anlässlich jeder Konsultation Ausschluss von Restharn, resp. infiziertem Urin, welcher auf intermittierende Restharnbildung hindeuten würde. Erfahrungsgemäß vergessen die Patienten oft das Einhalten eines regelmäßigen Miktionsintervalles später als 1 Jahr nach dem Eingriff.
   Bei objektivem Restharn sind das Auftreten von Narben- oder Bauchwandhernien (als Folge der Pressmiktion) auszuschließen.
   - Wenn trotz regelmäßigem Miktionsintervall genügend Zeit für die Entleerung des Blasenersatzes aufgewendet wird und Restharn persistiert, empfiehlt sich eine Urethroskopie. Bei insgesamt 4% unserer Patienten mussten wir in der spätoperativen Phase prolabierende Schleimhautfalten oder Stenosen am ileourethralen Übergang endoskopisch resezieren. Danach war eine Spontanmiktion wieder möglich.

Bei Patienten, welche initial ihre Ersatzblase gut entleeren konnten, ist von einem sekundären mechanischen Problem der Ersatzblase (zu tiefer Innendruck bei zu großem Reservoir, Unmöglichkeit von Pressmiktion wegen Bauch-

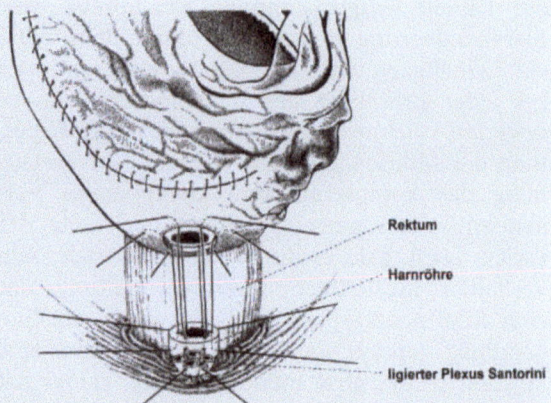

Abb. 1. Um ein Abknicken des Auslasses aus der Ersatzblase zu verhindern, empfiehlt es sich außerhalb einer Nahtreihe getrennt einen Auslass so zu wählen, dass die Ersatzblase flach auf dem Beckenboden aufsitzt. Ein trichterförmiger Ersatzblasenauslass könnte abknicken, wenn sich die volle Ersatzblase gegen den Beckenboden zu verlagert

wandhernien oder mechanisches Hindernis im Bereiche des Ausflusstraktes) auszugehen. Das Auftreten einer sekundären Relaxationsschwäche des Beckenbodens wäre nur im Falle eines neu aufgetretenen neurologischen Leidens in Betracht zu ziehen. Bei Auftreten von Restharn ist in jedem Falle ein aktives Vorgehen mit der Suche nach der Ursache und ihrer Behebung zu empfehlen, um die Ausbildung eines überdehnten, schlaffen Reservoirsackes verhindern zu können.

Literatur

1. Casanova GA, Sprinter JP, Gerber E, Studer UE (1993) Urodynamic und clinical aspects of ileal low pressure bladder substitutes. Br J Urol 72: 728–735

Neoblasen-Rektum-Fistel nach radikaler Zystektomie und Ileum-Neoblase

G. Egghart

Einleitung

Ist eine solche Komplikation wirklich eine Rarität?

Orthotope Neoblasen sind zur Routine geworden und Berichte über Komplikationen sind selten und betreffen meist Ureterstenosen oder Harninkontinenz. Bei der Frau sind Neoblasenscheidenfisteln wahrscheinlich nicht so selten, wenn es nicht gelingt, Omentum majus zwischen Vagina und Neoblase zu interponieren. Desgleichen sind Fisteln zwischen Neoblase und tiefer anteriorer Rektumanastomose bei der totalen Beckenexenteration bekannt, weil hier Nahtreihen des Harntraktes und Darmtraktes aufeinanderliegen. Auch hier ist die Omentuminterposition zur Prophylaxe einer solchen Komplikation anzustreben.

Kasuistik

Bei einem 68-jährigen Patienten wurde wegen eines pT1 G3-Rezidiv-Karzinoms der Harnblase eine radikale Zystektomie und Anlage einer Ileum-Neoblase auswärts durchgeführt. Nach Entfernen der Uretersplints kam es zum Auftreten von wässrigen Durchfällen mit erfolgloser antidiarrhoeischer Behandlung. Nach Katheterentfernung persistierten „wässrige Durchfälle" mit unauffälliger Stuhlbakteriologie. 6 Monate postoperativ trat zum ersten Mal eine Pneumaturie auf, anschließend radiologische Sicherung der Fistel zwischen Neoblasenboden und Rektum.

Ein Monat später erfolgte ein frustraner Versuch der transanalen endoskopischen Fistelexzision mit Naht und Fibrinklebung. 7 Monate nach Zystektomie erfolgte bei uns die Re-Laparotomie, Trennung der Urethra-Neoblasen-Anastomose zur optimalen Exposition der Fistel, die totale Fistelexstirpation, der zweischichtige Rektumverschluss, die Interposition von Omentum majus sowie die Neuanlage der Neoblasen-Harnröhren-Anastomose. Wegen beidseitiger I.-gradiger Stauungsnieren erfolgten in der gleichen Sitzung die bilaterale Ureteroentero-Re-Anastomose nach Nesbit. Der postoperative Verlauf war völlig komplikationslos. Ein Jahr später besteht noch eine I.-gradige Harn-Stressinkontinenz.

Problemanalyse

Es kann sich hier nur um eine unbemerkte Rektumläsion nach Zystektomie handeln. Die entstehende Eiterung findet Anschluss an eine Nahtreihe der Neoblasenhinterwand oder die Urethra-Neoblasen-Anastomose, wobei die große Wundfläche im kleinen Becken durch Wundsekretion mithilft. Die entstandene Fistel stabilisiert sich durch rasche Epithelisierung durch Darmschleimhaut. Die unbeeinflussbaren wässrigen Durchfälle wurden fehlinterpretiert, erst die Pneumaturie führte zur Diagnose der Fistel.

Alle transanalen endoskopischen Reparaturversuche sind mit einer hohen Versagerquote behaftet, weil dabei keine Chance besteht, das omnipotente Omentum majus zwischen Neoblase und Rektum zu interponieren.

Schlussfolgerung

Bei allen Operationen, die die vordere Rektumwand gefährden, wie radikale Prostatektomie und radikale Zystektomie, muss eine Läsion der Rektumvorderwand sicher ausgeschlossen werden. Die prophylaktische Interposition vom Omentum majus zwischen Rektum und Neoblase beim Mann kann nicht generell empfohlen werden, da eine postoperative Fistel extrem selten zu sein scheint. Bei der Reparaturoperation ist diese Interposition jedoch essentiell [1]. Bei der weiblichen vorderen Exenteration und Anlage einer Ileum-Neoblase und bei der Exenteration des kleinen Beckens mit Wiederherstellung der Harn- und Stuhlkontinuität durch Neoblase mit urethralem Anschluss und tiefer anteriorer Rektumanastomose ist die Omentuminterposition schon primär eine wichtige Voraussetzung zur Vermeidung einer Fistel zwischen Harn- und Darmtrakt bzw. Scheide. Sogenannte minimalinvasive Reparaturversuche sind mit einem hohen Risiko des Misserfolges behaftet.

Literatur

1. Wein AJ, Mallor TR, Greenberg SH, Carpiniello VL, Murphy JJ (1980) Omental transposition as an aid in genito urinary reconstructive procedures. J Trauma 10:473

KOMMENTAR A. SCHILLING

Harnfördernde Fisteln zum Rektum sind Komplikationen, die sowohl nach radikaler Zystektomie und Anlage einer orthotopen Ersatzblase als auch nach radikaler Prostatektomie vorkommen. Der Hinweis des Autors, dass sich solche Fisteln durch Epithelialisierung mit Darmschleimhaut rasch stabilisieren, ist wichtig, weil konsequenterweise bereits frühzeitig ein Bedarf für ein energisches Handeln besteht. Der beschriebene, außerhalb durchgeführte Versuch des Fistelverschlusses hätte zur Druckentlastung besser mit der Anlage eines temporären Anus praeter kombiniert werden sollen.

Die vom Autor beschriebene Verschlusstechnik ist die durch die Nutzung mehrerer Verschiebeschichten handwerklich saubere Lösung. Dieses Konzept birgt allerdings eine Gefahr für die Kontinenz durch das Ablösen der Neoblase proximal des Sphinkter externus.

Eine alternative Verschlusslösung bietet sich mit der perinealen Zuggurtung in Kombination mit einem Rektum-Schleimhaut-Verschiebelappen an. Diese minimalinvasive Technik birgt keinerlei Gefahr für eine Sphinkterverletzung.

Die Operationstechnik des Autors sowie die perineale Zuggurtung zeigen jedenfalls, dass heroische Verschlussverfahren wie die Technik nach Mason zur Beherrschung dieser Komplikation nicht mehr notwendig sind.

Pouchschrumpfung durch Mesenterialvenenthrombose nach orthotopem Blasenersatz

J. Humke, A. Lampel und S. Roth

Einleitung

Die Techniken des kontinenten Blasenersatzes nach radikaler Zystektomie weisen ein weites Spektrum an Komplikationen auf. Im Vordergrund stehen Kontinenzprobleme, Stenosen von Stoma oder Anastomosen und metabolische Störungen. Der vorgestellte Fall demonstriert eine seltene vasculäre Komplikation und ihre Problemlösung.

Kasuistik

Bei einem 60 Jahre alten Patienten mit muskelinvasivem Urothelkarzinom der Harnblase und einer hydronephrotischen linken Niere wurde eine Zystoprostatektomie und linksseitige Nephroureterektomie durchgeführt. Eine orthotope Dünndarmersatzblase wurde mit einem 45 cm langen W-förmigen Ileum-Segment geformt und der rechte Harnleiter an ein 10 cm langes afferentes Steigrohr in einer Modifikation der von Studer beschriebenen Technik anastomosiert [3, 4]. Intraoperativ kam es zu einer venösen Blutung aus dem Mesenterium des Pouches, die mit einer Z-Naht versorgt wurde. Nachdem die Perfusion des Pouches kompromittiert erschien, wurde die Ligatur gelöst und sowohl Farbe als auch Durchblutung des Pouches normalisierten sich. Es kam zu keiner erneuten Blutung.

Der postoperative Verlauf war ereignislos und sowohl Ausscheidungsurographie als auch Pouchographie zeigten unauffällige Verhältnisse. Bei leichter Ektasie der rechten Niere, normaler Kapazität und einem pouchorenalen Reflux bei höheren Füllungsvolumina war der Patient tags und nachts kontinent.

Zwei Monate später kam der Patient mit einer Niereninsuffizienz sowie einer metabolischen Entgleisung zur stationären Aufnahme (Kreatinin 4 mg/dl, Base Excess –3,5). Die Pouchographie zeigte eine kleinkapazitäre Ersatzblase (70 ml) sowie eine Reflux in die rechte Restniere (Abb. 1). Wir führten eine transurethrale Dauerableitung durch, bis sich alle Parameter renormalisiert hatten. Endoskopisch zeigte sich ein rigider Pouch mit narbiger, blasser Darmmucosa. Eine Schrumpfung auf dem Boden einer vaskulären Genese annehmend, empfahlen wir die Umwandlung in eine inkontinente Harnableitung. Da der Patient sich eine kontinente Form der Harnableitung wünschte, wurde mit dem Patienten die Alternative einer Augmentation

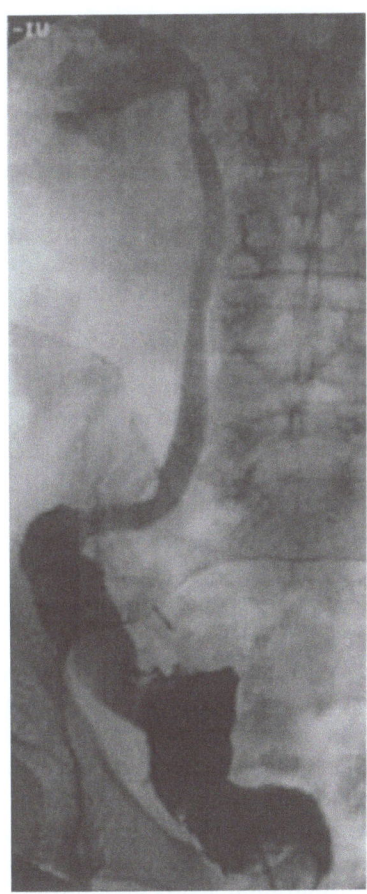

Abb. 1. Zystogramm mit kleinkapazitärem, refluxivem Pouch

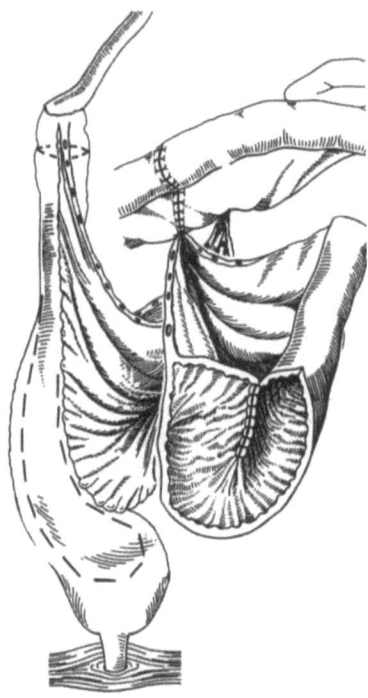

Abb. 2. Geschrumpfter Pouch mit Resektionslinien und detubularisiertes Ileum Segment zur Augmentation

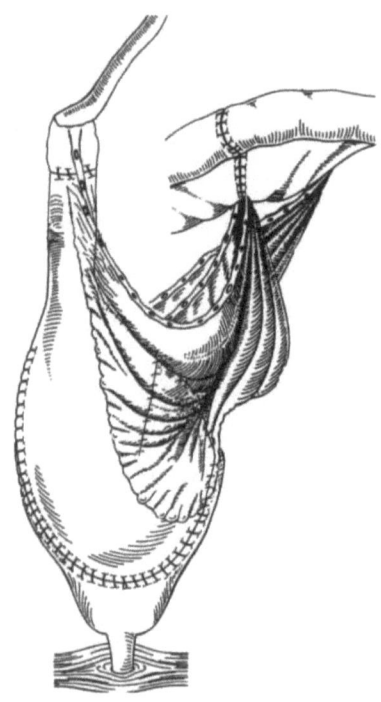

Abb. 3. Augmentierter Pouch

des geschrumpften Pouches besprochen und als primäre Therapie intendiert.

Intraoperativ waren große Anteile des Pouches rigide, vernarbt und mit der Umgebung verbacken, so dass eine Resektion derselben unumgänglich war. Die Ränder der distalen und kaudalen Segmente allerdings schienen gut durchblutet. Ein Teil des afferenten Steigrohres und der kaudale Anteil des Pouches mit intakter Vaskularisation konnten belassen werden und die Augmentation erfolgte mit einem 20 cm langen Ileum-Segment. Dieses wurde detubalarisiert, U-förmig vernäht (Abb. 2) und an die verbliebenen Anteile des ehemaligen Pouches augmentiert (Abb. 3).

Die histologische Aufarbeitung des resezierten Reservoirs zeigte Veränderungen passend zu einer Minderperfusion auf dem Boden einer Mesenterialvenenthrombose. Eine komplette hämorrhagische Infarzierung wurde nicht gesehen.

Nach einer Kontrolluntersuchung 6 Monate nach der zweiten Operation berichtete der Patient über eine minimale Inkontinenz bei starker Belastung sowie eine gelegentliche nächtliche Inkontinenz, die durch ein einmaliges nächtliches Erwecken vermeidbar war. Die Nierenfunktion war bei einem ausgeglichenen Säure-Base-Haushalt stabil. Das Zystogramm zeigte eine normale Blasenkonfiguration (750 ml Kapazität), mit ei-

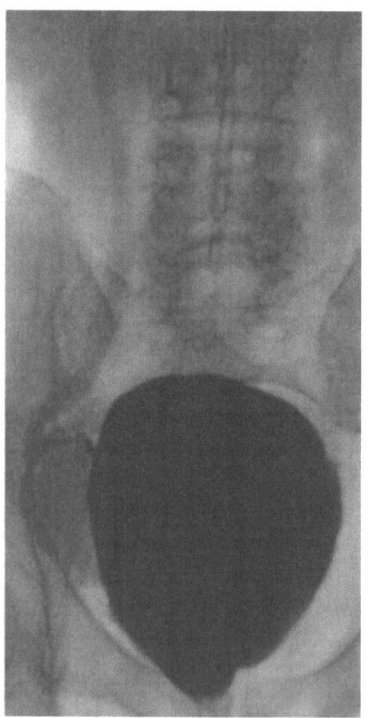

Abb. 4. Zystogramm des augmentierten Pouches

nem Reflux in die rechte Niere ab einem Füllungsvolumen von 450 ml (Abb. 4). Zystometrisch fand sich ein Niederdruckreservoir ohne Restharnbildung. Wir empfahlen dem Patienten kürzere Miktionsintervalle zum Verhindern einer refluxbedingten Nierenschädigung.

Problemanalyse

Obwohl eine große Vielfalt an Früh- und Spätkomplikationen bei unterschiedlichen Verfahren der Harnableitung berichtet wurden, wurde nach unserem Wissen eine Pouchschrumpfung auf dem Boden einer Mesenterialvenenthrombose des Pouch-Mesenteriums noch nicht beschrieben.

Im vorgestellten Fall war unsere einzige Erklärung eine Blutung aus dem Mesenterium des Pouches während der ersten Operation, die passager mit einer Ligatur versorgt wurde.

Obwohl die postoperativen Resultate zunächst erfreulich waren, wurde die thrombotische Komplikation erst im Intervall von 6–8 Wochen klinisch evident und Niereninsuffizienz sowie metabolische Störungen führten zur endoskopischen Annahme einer vasculären Ursache der Pouchschrumpfung. Eine Arteriographie wurde wegen erhöhter Retentionswerte nicht durchgeführt, aber die Diagnose der Pouch-Mesenterialvenenthrombose bestätigte sich histologisch.

Eine komplette Erneuerung des Reservoirs wäre aufgrund der Vernarbungen und Adhärenzen vor allem im Bereich des Beckens nahe am Harnröhrenstumpf extrem schwierig gewesen. Die kontinente Harnableitung über eine Augmentation der geschrumpften Ersatzblase stellt eine technische Herausforderung dar. Während die vernarbten oberen Anteile reseziert werden mussten, waren intraoperativ die Ränder der distalen und kaudalen Anteile gut durchblutet, so dass vor allem der anastomosierte Harnröhrenstumpf erhalten werden konnte.

Der Patient ist mit seiner Harnableitung zufrieden und würde trotz der beschriebenen Komplikation diese Form der Harnableitung wieder wählen.

Zur Vermeidung einer solchen Komplikation erscheint die anatomiegerechte Präparation des Mesenterialstieles unter Vermeidung von Blutungen sowie die spannungsfreie Platzierung des Pouches von entscheidender Bedeutung.

Literatur

1. Humke J, Lampel A, Roth S (2001) Pouch shrinkage from mesenteric thrombosis in orthotopic bladder substitution. J Urol 165:1999–2000
2. Lampel A, Thüroff JW (1992) Complications of continent urinary diversion. In: Hohenfellner R, Wammack R (eds) Continent urinary diversion. Societe internationale d'urologie reports. Churchill Livingstone, pp 251–266
3. Roth S, van Ahlen H, Semjonow A, Oberpenning F, Hertle L (1997) Does the success of ureterointestinal implantation in orthotopic bladder substitution depend more on surgeon level of experience or choice of technique? J Urol 157:56–60
4. Studer UE, Danuser H, Merz VW, Springer JP, Zingg EJ (1995) Experience in 100 patients with an ileal low pressure bladder substitute combined with an afferent tubular isoperistaltic segment. J Urol 154:49–56

KOMMENTAR J. W. Thüroff

In dem vorliegenden Fallbericht wird eine operativ bedingte venöse Abflussbehinderung aus einem Ileum-W-Pouch für die postoperativ eingetretene Schrumpfung der Ersatzblasenbildung verantwortlich gemacht. Die Problemlösung erfolgte über eine erneute Dünndarmaugmentation der geschrumpften Blase.

In der Tat sind operativ bedingte venöse Abflussstörungen aus Darmsegmenten ein größeres intraoperatives Problem als arterielle Durchblutungsstörungen. Im vorliegenden Fall wird eine später zwar wieder geöffnete Umstechung einer venösen Blutung aus dem Mesenterium für die venöse Blutumlaufstörung verantwortlich gemacht, in der Problemanalyse wird weiterhin auf die Notwendigkeit einer „spannungsfreien Platzierung" des Pouches im kleinen Becken hingewiesen. Die Problematik der intraoperativen Erkennung der Relevanz einer venösen Blutabflussbehinderung liegt darin begründet, dass die Blaufärbung der Darmschleimhaut ein unzuverlässiger Indikator ist und die intraoperative Doppler-Untersuchung, die zur Diagnose und Lokalisation arterieller Durchblutungsstörungen Methode der Wahl ist, bei venösen Blutumlaufstörungen versagt. Nach Lage der venösen Läsion steht eine Anzahl von kollateralen Abflussmöglichkeiten zur Verfügung, die desto weniger wirksam sind, je mehr sich die Läsion im proximalen Mesenterialstielbereich befindet. Hier sind allerdings erhebliche Unterschiede in Abhängigkeit davon zu erwarten, ob der Pouch über lediglich eine oder mehrere Arkaden versorgt wird.

Die Resektion der minderdurchbluteten Darmanteile mit Augmentation durch ein detubularisiertes und U-förmig vernähtes Ileumsegment von 20 cm Länge vermeidet zwar die Revision der Ureter- und Urethraanastomose, hat aber das Risiko der Belassung minderdurchbluteter Darmsegmente gerade in diesen kritischen Zonen. Wenn histologisch die Diagnose der Mesenterialvenenthrombose bestätigt wurde, bleibt es schwer erklärlich, warum gerade die besagten Darmregionen von der Minderdurchblutung ausgespart geblieben sein sollten. Wenn diese Darmsegmente unerkannt von der venösen Blutumlaufstörung mit betroffen wären, so ist in den verbliebenen Darmanteilen eine verminderte Compliance sowie eine Strikturneigung im Bereich der Anastomosen zu erwarten. Bei einer refluxiven Einzelniere und dem Aufnahmebefund einer „Niereninsuffizienz sowie einer metabolischen Entgleisung" wird der Erhalt der nach erfolgreicher Augmentation eingetretenen großkapazitären Niederdrucksituation in der Zukunft entscheidend für die Bewahrung der Nierenfunktion sein. Diesbezüglich wäre die vom Patienten zwar nicht gewünschte Nulldruckableitung mittels eines Conduit die sicherere Lösung gewesen. Gleiches gilt auch für die Länge des ausgeschalteten Ileum. Wenn bei der Erstoperation bereits 55 cm Ileum verwendet wurden und bei der Revision weitere 20 cm Ileum zur Augmentation der Neoblase ausgeschaltet wurden, so liegt diese Länge von 75 cm reseziertem Ileum – völlig unabhängig von der Lokalisation – deutlich über der Grenze von etwa 40 cm, ab der metabolische Störungen z. B. der Vitamin-B_{12}-Absorption oder der Gallensäurereabsorption zu erwarten sind. Allerdings ist bei rechtzeitiger Diagnose der Substitutionswürdigkeit die Vitamin-B_{12}-Substitution keinerlei therapeutisches Problem.

Intraabdomineller Abszess nach Zystektomie und Ileum-Ersatzblase

C. Doehn und A. Böhle

Einleitung

Die radikale Zystektomie ist die Behandlung der Wahl bei Patienten mit einem invasiven Urothelkarzinom der Harnblase. In den letzten 15 Jahren haben sich verschiedene Techniken zum Blasenersatz etabliert. Seit 1986 stellte die orthotope Ileum-Neoblase ein akzeptiertes Konzept einer kontinenten Harnableitung dar [7, 12]. Die Patienten benötigen jedoch – unabhängig von der Art der Harnableitung – ein ausführliches Training vor und nach der Operation, um die günstigen Ergebnisse zu ermöglichen [7]. Falls dies nicht geschieht oder der Patient keine ausreichende Compliance mitbringt, drohen potenziell lebensbedrohliche Komplikationen. Wir berichten über einen derartigen Fall und geben zusätzlich eine Übersicht der verfügbaren Literatur.

Kasuistik

Bei einem 38-jährigen Tankwart mit einem invasiven Urothelkarzinom der Harnblase erfolgte im März 1996 eine radikale Zystektomie und Anlage einer Ileum-Neoblase. Der Eingriff war komplikationslos und dauerte 270 Minuten. Es handelte sich um ein 3×4×2,5 cm großes Urothelkarzinom der Harnblase mit dem postoperativen Tumorstadium pT2pN0cM0G2. Der postoperative Verlauf war ungestört. Drei Wochen nach dem Eingriff wurden ein Ausscheidungsurogramm sowie ein Zystogramm durchgeführt, welche unauffällige Verhältnisse und insbesondere keine Kontrastmittelextravasation zeigten. Die üblichen Ultraschallkontrollen waren ebenfalls unauffällig. Es erfolgte ein reguläres Training hinsichtlich der Handhabung der Neoblase. Das Patiententraining erfolgte durch erfahrene Urologen sowie Kranken- und Stomaschwestern. Der Patient zeigte sowohl tagsüber als auch nachts eine vollständige Kontinenz. Die Kapazität der Neoblase wurde mit 390 ml bestimmt. Der Restharn lag konstant unter 100 ml. Die Schleimproduktion war moderat. Der Patient wurde am 24. postoperativen Tag aus der Klinik entlassen. Auf Wunsch des Patienten wurde auf die Durchführung einer Anschlussheilbehandlung verzichtet. In den nachfolgenden Wochen wurde der Patient weder bei seinem Praxisurologen noch in unserer Poliklinik vorstellig.

Vier Wochen später wurde der Patient erneut stationär aufgenommen. Grund war das Vorhandensein von Übelkeit, Erbrechen und Singultus. Auf Befragen verneinte der Patient das regelmäßige Entleeren der Neoblase. Vor allem nachts habe er „lieber durchgeschlafen als sich zwecks Blasenentleerung zu wecken". Ein Trauma wurde nicht berichtet, ebenso bestanden keine Schmerzen oder Fieber. Bei der körperlichen Untersuchung zeigten sich die Bauchdecken gespannt. Darmgeräusche waren nur spärlich vorhanden. Es erfolgte die Anlage einer Magensonde sowie eines Blasenkatheters. Hierbei entleerten sich 450 ml Urin. Laborchemisch waren folgende Werte auffällig: Serumkreatinin 320 µmol/l (Normalwert: 56 bis 97 µmol/l), Kalium 6,6 mmol/l (Normalwert: 3,5 bis 5,5 mmol/l) und C-reaktives Protein 408 mg/l (Normalwert: <6 mg/l). Blutbild, Glutgerinnung und Leberenzyme waren unauffällig. Eine Urinkultur zeigte Enterokokken und Staphylokokken in signifikanter Keimzahl.

Die Ultraschalluntersuchung zeigte größere Mengen intraabdomineller Flüssigkeit sowie eine mäßiggradige Harnstauung beidseits. Ein retrogrades Zystogramm zeigte keine Extravasation von Kontrastmittel (Abb. 1). Ein CT des Abdomens bestätigte den Verdacht auf das Vorliegen eines intraabdominellen Abszesses (Abb. 2 und 3). Es erfolgte eine Laparotomie mit Absaugen von insgesamt 4200 ml Eiter aus der Abdominalhöhle. Andere Auffälligkeiten wurden nicht nachgewiesen, insbesondere kein Defekt an der Neoblase. Nach Einlage von 3 Durchzugsdrainagen erfolgte der primäre Bauchdeckenverschluss.

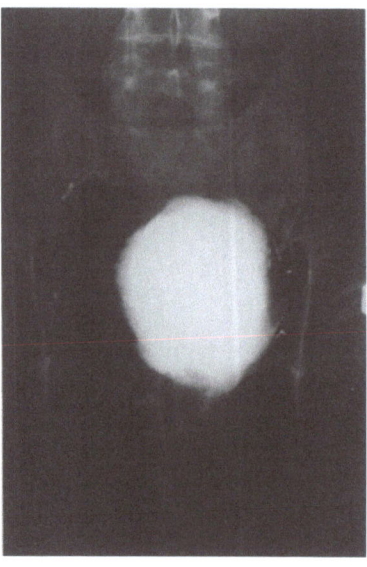

Abb. 1. Retrogrades Zystogramm vor Laparotomie ohne Nachweis einer Extravasation von Kontrastmittel

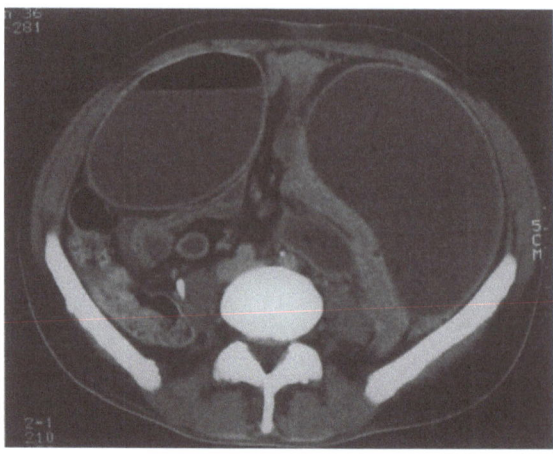

Abb. 3. CT des Abdomens vor Laparotomie mit Nachweis einer großen intraabdominellen Abszessformation

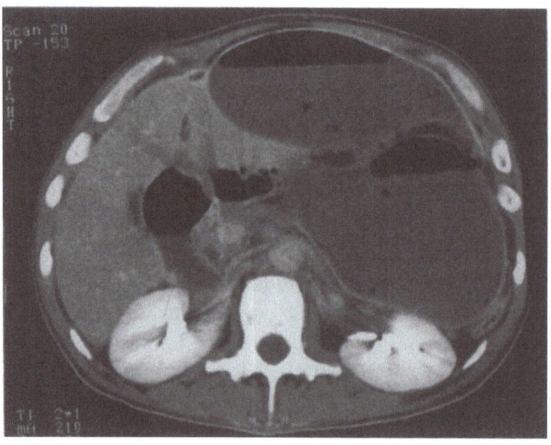

Abb. 2. CT des Abdomens vor Laparotomie mit Nachweis einer großen intraabdominellen Abszessformation

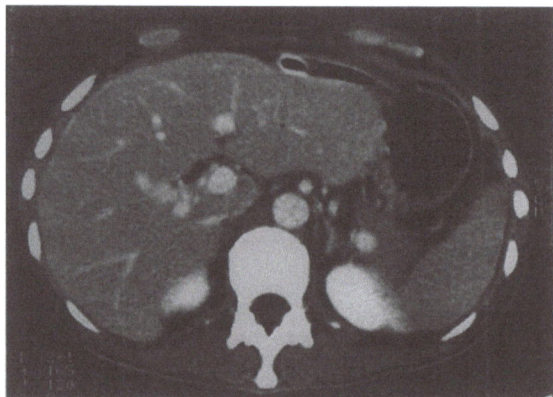

Abb. 4. CT des Abdomens am 19. postoperativen Tag ohne relevante Residuen

Die antibiotische Therapie wurde mit Tazobactam/Piperacillin und Gentamycin vorgenommen.

Ein Kontroll-CT des Abdomens am 19. postoperativen Tag zeigte keine relevanten Residuen (Abb. 4). Der weitere Verlauf war ungestört, so dass der Patient 5 Wochen nach Aufnahme aus der Klinik entlassen werden konnte. Die weitere Nachsorge erfolgte beim niedergelassenen Urologen. Der Patient befindet sich weiterhin in der tumorfreien Nachsorge. Probleme mit der Miktion bestehen nicht.

Problemanalyse

Die radikale Zystektomie stellt das kurative Standardverfahren zur Behandlung des muskelinvasiven Urothelkarzinoms der Harnblase dar. Eine kontinente Harnableitung ist wann immer möglich anzustreben und erfolgt unter Verwendung von Dünn- und/oder Dickdarm [4, 6–8, 10, 12, 14]. Zu den prinzipiellen Kontraindikationen gehören eine schlechte Nierenfunktion sowie entzündliche oder tumoröse Darmerkrankungen [7]. Patienten mit einer reduzierten Compliance oder Motivation sind ebenfalls keine geeigneten Kandidaten für eine kontinente Harnableitung [7, 10].

Bei dem hier präsentierten Patienten erfolgte eine radikale Zystektomie mit Anlage einer Ileum-Neoblase als Harnableitung. Der Patient entwickelte einen intraabdominellen Abszess nach der genannten Operation. In einer Serie von 306 Patienten, die eine Ileum-Neoblase als Harnableitung erhielten, wurde die frühe Komplikationsrate mit 14% angegeben [4]. Hierzu zählten auch das Auftreten von Ileus, Infektionen und Leckagen [4]. Eine Revision wegen eines Abszesses war bei 2% der Patienten notwendig. Eine aktualisierte Serie der selben Arbeitsgruppe zeigte bei 363 Patienten eine perioperative Mortalitätsrate von 3%, frühe und späte Komplikationen bei 15,4 bzw. 23,4% der Patienten und die Notwendigkeit einer frühen oder späten operativen Revision bei 0,3 bzw. 4,4% der Patienten [8]. In einer anderen Serie von 675 Patienten nach radikaler Zystektomie und verschiedenen Formen der Harnableitung (Ileum conduit, Ureterosigmoidostomie oder Kock-Pouch) lag die Komplikationsrate innerhalb der ersten 30 postoperativen Tage nach dem Eingriff bei 31,9% [5]. Spätere Komplikationen traten bei 29,3% der Patienten auf. Zwei dieser Patienten hatten einen intraabdominellen Abszess [5].

In dem vorliegenden Fall gehen wir von einer Ruptur der Neoblase auf dem Boden einer Überdehnung infolge unregelmäßiger Entleerung aus. Obwohl des Volumen mit 390 ml bereits in der frühen postoperativen Phase eher im oberen Bereich lag, führte die unregelmäßige Blasenentleerung zu einer Überdehnung. Andere Autoren beschreiben das durchschnittliche Volumen einer Neoblase in der frühen postoperativen Phase von 170 ml bzw. 120 ml [8, 14]. Sechs Monate nach dem Eingriff kommt es jedoch zu einer Kapazitätszunahme auf etwa 450 ml [14].

Die Ruptur einer Ileum-Neoblase wird in der Literatur nur in Form von Fallberichten erwähnt (Tabelle 1). Haupt et al. beschreiben die vermehrte Schleimbildung mit nachfolgender Verstopfung und Überdehnung als Ursache der Ruptur bei einem Patienten [9]. Watanabe et al. fanden als Ursache eine Adhäsionsbildung zwischen Neoblase und Sigma [15]. Ein Fall mit tödlichem Ausgang wurde von Kyriakidis et al. publiziert [11]. Dieser Patient wurde mit einer Ruptur der Neoblase stationär aufgenommen und verweigerte die notwendige Laparotomie und starb innerhalb von 24 Stunden nach Aufnahme [11]. Ditonno et al. publizierten einen Patienten, der 7 Jahre nach Anlage seiner Neoblase eine Ruptur im Rahmen einer Lungenteilresektion zeigte [2]. Desgrandchamps et al. publizierten eine Serie von 5 Fällen mit einer Spontanruptur der Neoblase [1]. Die Autoren sehen eine akute oder chronische Überdehnung als Hautursache an. Bei allen Patienten wurde ein Defekt im Bereich des rechten oberen Schenkels des Reservoirs nachgewiesen. Ein präoperatives Zystogramm zeigte lediglich bei 3 von 5 Patienten eine Extravasation von Kontrastmittel. Dieses Diagnostikum war auch in dem von uns beschriebenen Fall negativ [3]. Nippgen et al. publizierten 5 Rupturereignisse bei 4 Patienten nach Anlage einer Ileum-Neoblase in einem Zeitraum zwischen 3 Monaten und 3 Jahren nach Zystektomie [13]. In 4 Fällen konnte eine Überdehnung als Ursache ausgemacht werden. Bei einem Patienten wurde eine Spontanruptur angenommen. Zusätzliche Faktoren waren ein geringes Abdominaltrauma bei einem Patienten sowie eine Katheterfehleinlage bei einem anderen Patienten. Ein Zystogramm wurde bei 3 Fällen vorgenommen und

Tabelle 1. Literaturübersicht

Autor	Jahr	Patientenzahl	Mechanismus der Ruptur	Auskommen
Haupt [9]	1990	1	„Schleimpropf"	Gute Funktion der Neoblase
Watanabe [15]	1994	1	Intraabdominelle Adhäsionen	Unbekannt
Kyriakidis [11]	1995	1	Unklar	Exitus letalis
Ditonno [2]	1997	1	Postoperative Überdehnung	Gute Funktion der Neoblase
Desgrandchamps [1]	1997	5	Chronische Überdehnung (n=3) Postoperative Überdehnung (n=1) „Schleimpropf" (n=1)	Gute Funktion der Neoblase bei allen Patienten
Aktueller Fall [3]	1999	1	Non-Compliance	Gute Funktion der Neoblase
Nippgen [13]	2001	4 Patienten mit 5 Rupturereignissen	Überdehnung (n=4) Unklar (n=1), zusätzlich: Geringes Abdominaltrauma (n=1) Katheterfehleinlage (n=1)	Gute Funktion der Neoblase bei 3 Patienten, 1 Patient mit erneuter Ruptur

zeigte nur einmal eine Extravasation. Auch in dieser Arbeit wurde der Defekt überwiegend im rechten oberen Schenkel der Neoblase nachgewiesen [13].

Schlussfolgerung

Der präsentierte Fall zeigt, dass Patienten vor und nach radikaler Zystektomie und Anlage einer Ileum-Neoblase hinsichtlich der Handhabung ausführlich trainiert werden müssen. Vor Entlassung aus dem stationären Bereich muss der Patient die Neoblase ohne fremde Hilfe sicher entleeren können. Eine Kontrolle des Patienten muss auch poststationär gewährleistet sein. Die Indikation zur Anlage einer kontinenten Harnableitung sollte sich ferner nicht nur an klinischen Parametern, sondern auch an den Fähigkeiten des Patienten hinsichtlich „Bedienung" und dem Bewusstsein möglicher Probleme orientieren.

Literatur

1. Desgrandchamps F, Cariou G, Barthelemy Y, Boyer C, Teillac P, Le Duc A (1997) Spontaneous rupture of orthotopic detubularized ileal bladder replacement: report of 5 cases. J Urol 158:798–800
2. Ditonno P, Battaglia M, Carrieri G, Zizzi V, Selvaggi FP (1997) Spontaneous rupture of an ileal neobladder 6 years after construction. J Urol 157:1841
3. Doehn C, Böhle A, Jocham D (1999) Intra-abdominal abscess due to patient non-compliance after construction of an ileal neobladder: case report and review of the literature. Int J Urol 6:264–267
4. Flohr P, Hefty R, Paiss T, Hautmann R (1996) The ileal neobladder – updated experience with 306 patients. World J Urol 14:22–26
5. Frazier HA, Robertson JE, Paulson DF (1992) Complications of radical cystectomy and urinary diversion: a retrospective review of 675 cases in 2 decades. J Urol 148:1401–1405
6. Hautmann RE, Egghart G, Frohneberg D, Miller K (1987) Die Ileum-Neoblase. Urologe A 26:67–73
7. Hautmann R (1996) Harnableitung. Urologe A 379–283
8. Hautmann RE, de Petriconi R, Gottfried HW, Kleinschmidt K, Mattes R, Paiss T (1999) The ileal neobladder: complications and functional results in 363 patients after 11 years of followup. J Urol 161:422–427
9. Haupt G, Pannek J, Knopf HJ, Schulze H, Senge T (1990) Rupture of ileal neobladder due to urethral obstruction by a mucous plug. J Urol 144:740–741
10. Hohenfellner R (1995) 10 Jahre kontinente Harnableitung und Ersatzblasenbildung. Akt Urol 26:135–139
11. Kyriakidis A (1995) Fournier's gangren following delayed rupture of an ileal neobladder (Hautmann). Brit J Urol 76:668
12. Martins FE, Bennet CJ, Skinner DG (1995) Options in replacement cystoplasty following radical cystectomy: high hopes or successful reality. J Urol 153:1363–1372
13. Nippgen JB, Hakenberg OW, Manseck A, Wirth MP (2001) Spontaneous late rupture of orthotopic detubularized ileal neobladders: report of five cases. Urology 58:43–46
14. Studer UE, Danuser H, Merz VW, Springer JP, Zingg EJ (1995) Experience in 100 patients with an ileal low pressure bladder substitute combined with an afferent tubular isoperistaltic segment. J Urol 154:49–56
15. Watanabe K, Kato H, Misawa K, Ogawa A (1994) Spontaneous perforation of an ileal neobladder. Brit J Urol 73:460–461

KOMMENTAR H. van Poppel

Die Autoren haben die Wichtigkeit der Patientencompliance nach Zystektomie und Blasenersatz bereits angesprochen. Viele urologische Zentren in ganz Europa sind in der Lage, diese Art der rekonstruktiven Chirurgie durchzuführen, so dass die Zystektomie einem breiten Patientenspektrum zugänglich gemacht werden konnte. Die Operationstechnik der radikalen Zystektomie und Blasenrekonstruktion stellt heutzutage kein Problem dar und die Komplikationsrate konnte darüber hinaus auf einen sehr akzeptablen Wert gesenkt werden.

Ein wichtiger verbleibender Punkt ist die Auswahl der Patienten, die postoperativ in der Lage sind, die Führung ihrer Neoblase zu erlernen. Diese Auswahl beginnt schon während der präoperativen Phase, in der die Patienten gründlich über die möglichen Komplikationen nach Blasenersatz aufgeklärt werden. Zu diesen Komplikationen gehören die anfängliche Stressinkontinenz sowie in einigen Fällen die persistierende Enuresis nocturna und diurna, Harnverhalt, aber auch die Möglichkeit der Entwicklung einer Diarrhoe, metabolischen Azidose, Vitamin-B12-Mangel, usw.

Das Problem eines postoperativen Harnverhalts, das meistens Monate nach der Operation auftritt, wurde schon oft beschrieben und betrifft häufiger das weibliche Geschlecht. In diesem Zusammenhang ist wichtig, dass die Patienten einen eventuell erforderlichen intermittierenden Einmalkatheterismus erlernen. Bei männlichen Patienten mit einer Neoblase tritt der Harnverhalt dagegen häufiger auf, wenn der Katheterismus unzureichend erlernt wurde. Initial versuchen wir postoperativ eine Neoblasen-Kapazität von 200–300 ml zu erzielen. Nach wenigen Wochen erlauben wir den Patienten eine Steigerung auf 500 ml, da mit zunehmender Kapazität das Auftreten der Enuresis nocturna reduziert wird. Meistens ist eine signifikante Steigerung der Kapazität erst nach 3 Monaten möglich, wenn sich die Patienten richtig von der Operation erholt haben. Nach Erhöhung der Kapazität wird drei Monate später eine ambulante Uroflowmetrie durchgeführt. Sind die Patienten in sitzender Position nicht in der Lage, die Blase restharnfrei zu entleeren, ist der intermittierende Katheterismus ein Muss. Deswegen appellieren wir an all unsere Patienten, den Selbstkatheterismus noch während des stationären Aufenthalts zu erlernen.

Der von den Autoren vorgestellte Patient erlangte sehr schnell eine vollständige Tag- und Nachtkontinenz bei nicht sehr großer Blasenkapazität. Dies kann hauptsächlich bei jüngeren Patienten wie dem hier beschriebenen erwartet werden.

Die nächtliche Inkontinenz ist ein weiteres schwieriges Problem und den meisten Patienten wird vor der Operation bewusst sein, dass sie ein- bis dreimal in der Nacht wach werden, und sie glauben, dass sie sich damit abfinden werden. Viele Männer werden es aber schon in den frühen postoperativen Wochen vorziehen, Vorlagen zu benutzen, damit sie sich während der Nachtruhe von der Operation erholen. Dies kann unserer Meinung nach unter der Voraussetzung, dass die Restharnmengen regelmäßig durch Ultraschall oder Katheterismus kontrolliert werden, toleriert werden.

Erstaunlicherweise tritt die Dekompensation der Neoblase und der Harnverhalt oft viele Monate nach der Operation auf. Bei einigen Patienten kann eine endoskopische Untersuchung der Neoblase eine Faltung des Darms zeigen, die die Urethra bei Entleerung oder Beanspruchung der Neoblase verschließt. Dies kann erfolgreich durch transurethrale Resektion behandelt werden. Bei den anderen ist intermittierender Katheterismus erforderlich.

Leckagen des Ileozökalpouches

G. Steiner und S.C. Müller

Einleitung

Rupturen bzw. Nahtinsuffizienzen kontinenter Harnableitungen sind selten, bedrohen aber nicht nur die Harnableitung selbst, sondern auch den Patienten. Im Folgenden ist das Vorgehen anhand des Verlaufs von drei Patienten mit Perforationen von Mainz-I-Pouchs in den Jahren von 1994 bis 2001 dargestellt.

Kasuistiken

Fall 1. Eine 1966 geborene Frau mit Meningomyelozele und konsekutiver Blasenentleerungsstörung sowie multiplen Medikamentenallergien erhielt als 6-jährige ein Ileum-Conduit und wurde 5 Jahre später zystektomiert. Bei der oben genannten Harnableitung kam es im Verlauf zur typischen Komplikation einer progredienten Niereninsuffizienz, und sie wurde 1990 dialysepflichtig. Nach 10 Jahren unter dieser Therapie war es ihr Wunsch vor allen Dingen wegen postdialytisch auftretenden hypotonen Phasen nierentransplantiert zu werden. Da eine Implantation des Transplantatureters ins Conduit aufgrund der schlechten Langzeitergebnisse wenig erfolgversprechend schien, wurde ihr eine kontinente Harnableitung angeboten, in die später die Niere transplantiert werden sollte.

In einer Sitzung wurden ein Mainz-I-Pouch mit einem efferenten Segment nach Monti angelegt sowie beide funktionslosen Nieren entfernt. Zunächst erholte sich die Patientin gut von der Operation, die Darmtätigkeit kam zeitgerecht in Gang, der Pouch wurde regelmäßig und täglich mehrmals gespült. Am 12. postoperativen Tag fiel auf, dass nicht die gesamte Menge an Spüllösung aus dem Pouch rückläufig war, die Patientin klagte über zunehmende Beschwerden im rechten Unterbauch. Röntgenologisch ließ sich eine Leckage des Pouchs am Unterpol nachweisen (Abb. 1), dies wurde bei der danach durchgeführten Laparotomie bestätigt: auf einer Strecke von ca. 2 cm war eine Nahtinsuffizienz zu beobachten, im Pouch befand sich eine partielle Schleimtamponade. Nach Ausräumung dieser Tamponade wurde die Leckage übernäht und an der Stelle mit einer Netzplombe versehen. Im Verlauf war die Patientin über längere Phasen, vor allem während und nach der Dialyse hypoton.

3 Tage nach dieser Intervention wurde in der Drainage kotiges Sekret bemerkt, so dass bei einem Verdacht auf Insuffizienz der Ileo-Ascendostomie eine erneute Revision erfolgte. Der Verdacht bestätigte sich, zudem konnte eine kotige Peritonitis und eine Nekrose des Pouchs erkannt werden. Es erfolgte die Exstirpation des Pouchs, die Resektion der insuffizienten Anastomose und eine Ileo-Transversostomie. Eine weitere Laparotomie wurde 8 Tage nach dieser Intervention bei Peritonitis nötig, und das nekrotisch gewordene Omentum wurde entfernt. Trotz

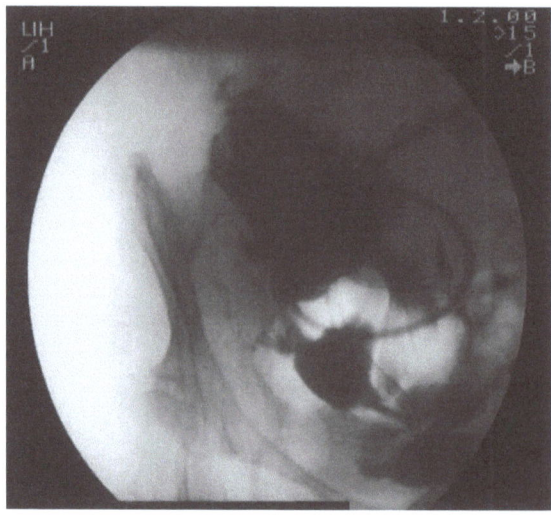

Abb. 1. Pouchogramm: Austritt des Kontrastmittels aus dem Pouch nach kaudal (Fall 1)

intensivmedizinischer Maßnahmen verstarb die Patientin eine Woche später in der protrahierten Sepsis.

Problemanalyse

Die Gründe dieses tragischen Verlaufs sind vielfältig:
- Das durch die langjährige Dialysebehandlung geschwächte Immunsystem
- Das große operative Trauma
- Die aufgrund von Allergien bestehende Unmöglichkeit des Einsatzes von beta-Lactam-Antibiotika
- Die protrahierte Hypotonie und die als Reaktion darauf verabreichten Katecholamine mit Minderperfusion des Splanchnikusgebiets als mögliche Ursache einer sehr späten Anastomoseninsuffizienz.

■ **Fall 2.** Ein 70-jähriger Patient, mit bekanntem Alkoholabusus, unterzog sich bei einem muskelinvasiven Urothelkarzinom der Harnblase einer Zystektomie und Mainz-I-Pouch-Anlage mit Implantation der Ureteren nach der „button hole"-Technik und Appendix-Stoma. Der zunächst unkomplizierte Verlauf machte nach Entfernung aller Drainagen und Erlernen des intermittierenden Katheterismus eine Entlassung möglich. Am 30. postoperativen Tag bekam der Patient rechtsseitige Flankenschmerzen sowie subfebrile Temperaturen. Im CT erkannte man eine suphepatische Flüssigkeitsansammlung (Abb. 2), die Punktion dieser Flüssigkeit ergab den Nachweis von Urin. Bei der Laparotomie konnte eine Leckage des Pouchs an der Hinterwand, an der Implantationsstelle des rechten Ureters dargestellt werden. Das Leck wurde übernäht und mit Omentum majus gedeckt. Der klinische Zustand verschlechterte sich jedoch und bereits nach 5 Tagen musste der Pouch erneut revidiert und die gleiche Stelle übernäht werden. Auch diese Intervention führte nicht zur vollständigen Dichtigkeit des Pouchs (Abb. 3), so dass wiederum 5 Tage später bei kritischem Gesundheitszustand des Patienten der Entschluss gefasst wurde, den Pouch zu exstirpieren und eine inkontinente Harnableitung im Sinne eines Ileumconduits anzulegen. Histologisch konnte eine ischämische Schädigung des Dünndarmanteils in unmittelbarer Nachbarschaft des implantierten Ureters diagnostiziert werden. Weitere Kom-

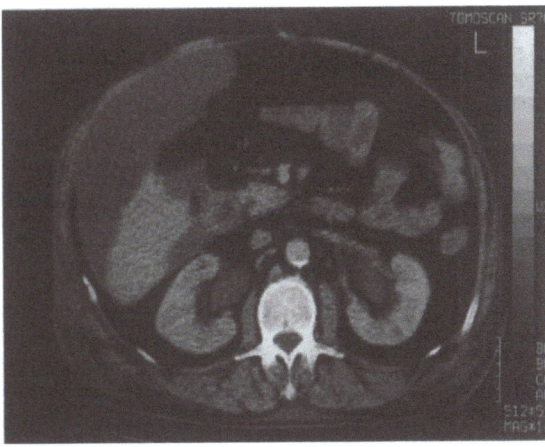

Abb. 2. Computertomografie des Oberbauchs: deutliche freie Flüssigkeit subhepatisch, welche perkutan punktiert wurde (Fall 2)

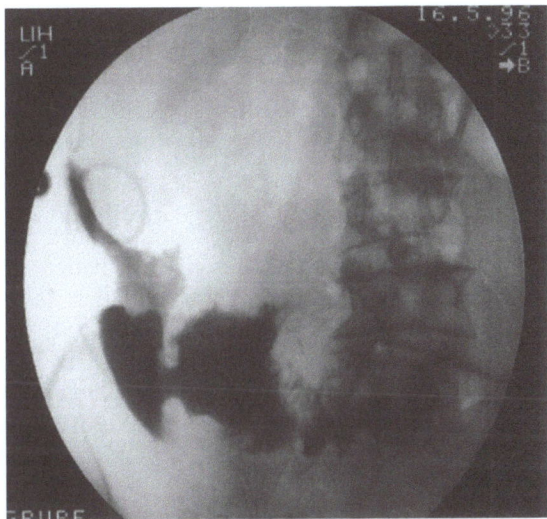

Abb. 3. Pouchogramm: Austritt des Kontrastmittels nach lateral (Fall 2)

plikationen traten nach diesem Eingriff nicht ein.

Problemanalyse

Das späte Auftreten der Leckage am 30. postoperativen Tag macht diesen Fall besonders interessant, da nach dieser Zeit kaum noch Komplikationen dieser Art zu erwarten sind. Vermutet werden kann ein Harnaustritt an der Ureterimplantationsstelle, möglicherweise durch eine partielle Nekrose des Ureters. Die lokale Peritonitis könnte dann mittelbar zur Ischämie an der genannten Stelle geführt haben. Auch durch zweimalige Revision und Übernähung kann ein ischämischer Darm nicht heilen und man hätte wahrscheinlich schon früher die Exstirpation des Pouchs erwägen sollen.

■ **Fall 3.** Bei einem 71-jährigen Patienten wurde auswärts 1997 eine radikale Prostatektomie bei lokal begrenztem „Prostatakarzinom durchgeführt. Da es postoperativ zu einer drittgradigen Stressinkontinenz bei dem Patienten kam, wurde 1998 ein artefizieller Sphinkter implantiert. Bereits nach einem Monat musste das Implantat wegen eines Infekts entfernt werden. Es wurde entschieden, einen Blasenhalsverschluss durchzuführen und den Urin suprapubisch abzuleiten. Der Blasenhalsverschluss schlug jedoch fehl und seit 1999 bestand über ein ausgeprägtes perineales Fistelgangsystem eine komplette Inkontinenz. Eine operative Sanierung unter Erhalt der Blase erschien völlig aussichtslos und wir empfahlen dem Patienten sich zystektomieren zu lassen. Als Harnableitung wurde ihm ein Mainz-I-Pouch mit einem efferenten Segment nach Monti vorgeschlagen.

Dieser Eingriff inklusive der Exzision des perinealen Fistelgewebes wurde durchgeführt. Am 5. postoperativen Tag entwickelte der Patient einen Platzbauch. Bei der Exploration des Abdomens zeigte sich ein Leck an der Tunnel-Implantationsstelle des Monti-Stomas. Das Leck wude exzidiert und die Pouchwände unter Belassen des Stomas adaptiert. Der weitere Verlauf war unkompliziert.

Problemanalyse

Die durch den Platzbauch bedingte frühzeitige Entdeckung dieser Leckage war sicherlich günstig. Gleichzeitig konnte die übernähte Stelle gegen die innere Bauchwand fixiert und damit „isoliert" bzw. abgesichert werden. In der weiteren Folgezeit traten bei diesem Patienten zwei Perforationen des efferenten Schenkels auf, die auf falsches Katheterisieren, möglicherweise bedingt durch narbige Verwachsungen im Bereich des etwas atypischen Verlaufs des Nippels zurückzuführen sind.

Schlussfolgerung

Es existieren wenig verlässliche Berichte über Pouchperforationen. In großen Serien über Komplikationen kontinenter Harnableitungen finden sich in 1,1% der Fälle Leckagen an der Implantationsstelle der Harnleiter bei Ileum-Neoblasen [1] und in 1,8% bzw. 3,7% Urinleckagen bei Nahtinsuffizienzen beim Mainz-I-Pouch [2, 3]. Im o. g. Zeitraum von 1994-2001 wurden in unserer Klinik 106 kontinente Harnableitungsoperationen durchgeführt, die Perforationsrate lag also bei 2,8%. Alle drei unserer Patienten mussten offen revidiert werden, zwei von ihnen verloren den Pouch, Ureterimplantations-Leckagen bei der Ileum-Neoblase werden meistens minimal-invasiv, in einem Fall sogar rein konservativ zu beherrschen [1]. Leckagen am Mainz-I-Pouch hingegen erforderten immer ein offenes Vorgehen [2, 3].

Anhand unseres Kollektivs muss vor einer abwartenden, konservativen Haltung bei nachgewiesener Pouchleckage (beispielsweise durch ein verlängertes Belassen der Pouchkatheter) gewarnt werden. Zwei unserer Patienten befanden sich letztlich in einem lebensbedrohlichen septischen Zustand, einer von ihnen verstarb in der Sepsis.

Als Grundregel bei der Revision muss gelten, den Pouch vollständig von allen Seiten zu inspizieren, um eventuell bei der Röntgendiagnostik übersehene, weitere Lecks zu erkennen und verschließen zu können. Am einfachsten geschieht dies mittels Auffüllung des Pouchs mit einer Methylenblau- oder Indigokarmin-versetzten Kochsalz- oder Ringerlösung. Fast immer finden sich die Leckagen an den Nähten. Ist die Umgebung des Lecks gut durchblutet, genügt oft eine einfache Übernähung, ggf. mit einer Exzision des Lecks. Dabei müssen fortlaufende Nähte beachtet werden. An den Implantationsstellen des Ureters bzw. des efferenten Segments ist jedoch oft notwendig, diesen neu zu implantieren, ggf. sogar zu rekonstruieren. Der Defekt sollte in jedem Fall mit einer Omentum-Plombe versehen werden. Wenn die übernähte Stelle nicht durch umgebendes Gewebe wie z. B. die Bauchwand gedeckt werden kann und Durchblutungsstörungen der Pouchwand offensichtlich sind, sollte der Pouch primär aufgegeben werden.

Auch nach der Reintervention muss der Pouch zur Vermeidung einer Mukustamponade täglich dreimal vorsichtig mit ca. 100 ml physiologischer Kochsalzlösung gespült werden. Des Weiteren sollte der Pouch etwa 3 Wochen lang doppelt abgeleitet und anschließend seine Dichtigkeit mittels Pouchografie überprüft werden.

Literatur

1. Hautmann RE, de Petriconi R, Gottfried HW, Kleinschmidt K, Mattes R, Paiss T (1999) The ileal neobladder: complications and functional results in 363 patients after 11 years of followup. J Urol 161:422–427
2. Lampel A, Fisch M, Stein R, Schultz-Lampel D, Hohenfellner M, Eggersmann C, Hohenfellner R, Thüroff JW (1996) Continent diversion with the Mainz pouch. World J Urol 14:85–91
3. Weijerman PC, Schurmans JR, Hop WC, Schroder FH, Bosch JL (1998) Morbidity and quality of life in patients with orthotopic and heterotopic continent urinary diversion. Urology 51:51–56

KOMMENTAR A. LAMPEL

In dem Beitrag werden 3 Fälle von Pouchleckagen mit teils dramatischem Krankheitsverlauf und Ausgang beschrieben.

Im 1. Fall muss als Ursache zu den geäußerten Vermutungen eine *Perforation* infolge einer der mehrmals täglich durchgeführten Katheterisierungen angenommen werden. Hierfür spricht vor allem die Lokalisation der Leckage am Unterpol. Eine besondere Gefahr für eine Perforation stellt in dem beschriebenen Fall sicher die mehrfach täglich notwendige Katheterisierung des völlig ‚unbefahrenen' und somit bis auf den Mukus leeren Pouches nach Nephrektomie beidseits dar. Tatsächlich wird ja auch eine partielle Schleimtamponade bei der Revision beschrieben. Die Langzeitprobleme nach Ileum Conduit sind zwar bekannt, Funktionseinschränkungen der Nieren nach kontinenten Harnableitungen treten aber wohl im Langzeitverlauf in gleichem Maße auf [1]. Hier muss dann die einfachere Handhabung einer inkontinenten Harnableitung bei der Entscheidungsfindung der höheren Lebensqualität mit einer kontinenten Harnableitung gegenübergestellt werden. Wenn wie in diesem Fall der Entschluss zur Anlage einer kontinenten Harnableitung gefasst wird, dann war der weitere Verlauf schicksalhaft und konnte nach dem Perforationsereignis trotz der geschilderten Anstrengungen nicht verhindert werden.

Im 2. Fall wird eine ebenfalls typische und bekannte Problematik geschildert. Kontinente Harnableitungen bei Alkoholikern bergen das erhöhte Risiko einer Pouchleckage vor allem aufgrund der Unzuverlässigkeit bezüglich des regelmäßigen Abkatheterns. Dies könnte auch den verspäteten Zeitpunkt der Komplikation erklären. Bekannter Alkoholkonsum muss daher zumindest als relative Kontraindikation für die Anlage einer kontinenten Harnableitung mit in Betracht gezogen werden.

Im 3. Fall handelt es sich hauptsächlich um Probleme des efferenten Segmentes, wie auch die 2 Reperforationen zeigen. Die Probleme des efferenten Segmentes sind auch mit Einführung der Monti-Young-Technik nicht vollständig gelöst und haben insgesamt mit zur geringeren Akzeptanz der Techniken der kontinenten heterotopen Harnableitungen beigetragen. Wie der Fall aber auch zeigt, sind durchaus nicht alle Probleme mit den orthotopen Techniken lösbar. Zwar wäre auch in diesem Fall eine inkontinente Harnableitung möglich gewesen, dennoch besteht bei vielen Patienten der verständliche Wunsch, kein Stoma tragen zu müssen. Ein Operateur sollte daher das gesamte Spektrum beherrschen und dem Patienten anbieten können.

Zusammenfassend stellt die Pouchleckage in der Tat eine gefährliche Komplikation dar, die frühestmöglich erkannt und unverzüglich einer operativen Revision zugeführt werden muss, darüber kann kein Zweifel herrschen. Nur durch rechtzeitiges Beseitigen der Extravasation des hochinfizierten Urin-Mukusgemisches kann ein letaler Ausgang verhindert werden. Wichtig ist wie in so vielen Fällen das Erkennen und daran Denken sowie die notwendige Konsequenz in der Handlungsweise, und sei es bis hin zur Aufgabe des Pouches.

Literatur

1. Akerlund S, Delin K, Kock NG, Lycke G, Philipson BM, Volkman R (1989) Renal function and upper urinary tract configuration following urinary diversion to a continent ileal reservoir (Kock pouch). J Urol 142:964–968

Sigma-Rektum-Pouch wegen Sphinkterläsion nach ektoper Ureterozelenresektion

R. Homberg und A. Kollias

Einleitung

Aufgrund individuell starker Unterschiede bezüglich der Komplexität sowie der Heterogenität urogenitaler Missbildungen und kongenitaler Fehlanlagen kann bei keinem der jungen Patienten stets dieselbe, standardisierte Behandlungsmethode zur Anwendung kommen. Dies gilt in besonderem Maße auch für die Behandlung der ektop im Bereich des Blasenauslasses mündenden Ureterozele. Trotz etablierter Operationstechniken muss differenziert über die Möglichkeit der vollständigen Ureterozelenresektion nachgedacht werden. Die Komplikation einer etwaigen Spinkterläsion ist nicht selten und deren Folgen, auch aufgrund eingeschränkter therapeutischer Optionen zur Rekonstruktion des Blasenhalses, fatal.

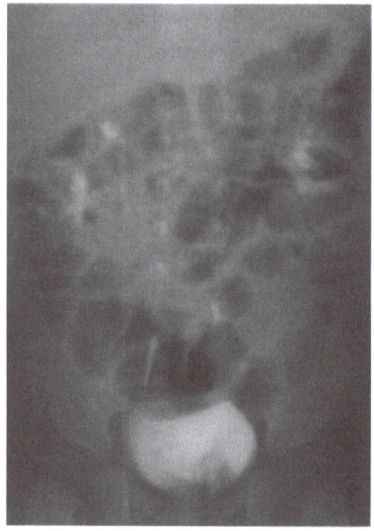

Abb. 1. Ausscheidungsurogramm im Neugeborenenalter präoperativ: Kontrastmittelaussparung der Blase im Bereich der ektopen Ureterozele

Kasuistik

Bei dem Mädchen war im Neugeborenenalter eine beidseitige Doppelnierenanlage diagnostiziert worden. Rechtsseitig fand sich ein Ureter duplex mit orthotoper Harnleitermündung in die Blase. Auf der Gegenseite lag eine ektop in die Urethra mündende Ureterozele vor. Der zugehörige obere Nierenanteil war hydronephrotisch alteriert und zum Zeitpunkt der Diagnosestellung bereits funktionslos. Das präoperative Ausscheidungsurogramm (AUG) (Abb. 1) zeigt eine normal konturierte Blase mit einer Kontrastmittelaussparung im Bereich der Ureterozele.

Im Alter von 4 Monaten erfolgte eine Heminephrektomie des funktionslosen linken oberen Anteils unter Belassen des zugehörigen Ureters sowie eine Ureterocystoneostomie (UCN) nach Psoas-Hitch des zum unteren Segment gehörenden Harnleiters.

Zudem wurde eine Resektion der Ureterozele durchgeführt, wobei es zu einer iatrogenen Läsion des Sphinkterapparates kam. Der Versuch der Blasenhalsrekonstruktion in gleicher Sitzung blieb jedoch ohne Erfolg.

Postoperativ kam es zu häufig rezidivierenden Harnwegsinfekten und einer totalen Stressinkontinenz. Als Folge des steten Harnverlustes manifestierte sich im Bereich des äußeren Genitale und des Perineums eine ausgeprägte, virusinduzierte Papulose sowie ein massiver Intertrigo. Das Kind wirkte eingeschüchtert und sozial stigmatisiert. Urodynamisch war bei fehlender Sphinkterfunktion u. a. die Bestimmung der Blasenkapazität infolge des sofortigen Auslaufens bei schon geringen Füllmengen unmöglich. Isotopennephrographisch fand sich eine zufriedenstellende Gesamtleistung bei ausgeglichener Seitenverteilung. Das Miktionscysturethrogramm (MCU) zeigte eine regelrechte Blasenkontur ohne Hinweis auf einen vesikoureteralen Reflux. Unkontrolliert ausrinnendes Kontrastmittel gab einen zusätzlichen Hinweis auf den insuffizienten Schließmuskel. Im seitlichen Zystogramm konnte zudem eine postoperativ entstandene Urethra-Scheidenfistel nachgewiesen werden.

Im Rahmen der operativen Reintervention im Alter von 6 Jahren wurde sich für eine kontinente Form der Harnableitung entschieden. Die Anlage eines Sigma-Rektum-Pouches (Mainz-II-Pouches) mit einer Harnleiterimplantation nach Goodwin-Hohenfellner sowie die Entfernung des verbliebenen Ureterrestes des ehemaligen linken oberen Nierenanteiles gelangen unproblematisch. Bei postoperativ unauffälligem Verlauf und primärer Wundheilung kam es bereits während des stationären Aufenthaltes zur partiellen Rückbildung der Hauteffloreszenz mit einer positiven Wesensveränderung des Kindes. Das abschließende AUG zeigt seitengleiche, zufriedenstellende Abflussverhältnisse. Zum Entlassungszeitpunkt bestand eine gute Kontinenzkontrolle.

Problemanalyse

1. Aufgrund der sphinkternahen Mündung der Ureterozele in die Urethra hätte ausschließlich die Resektion des intravesikalen Zelenanteils mit anschließendem zweischichtigen Blasenverschluss erfolgen dürfen.
2. Die unterschiedlichen Techniken der Blasenhalsrekonstruktion sind als Spinkterersatz meist insuffizient.
3. Eine rezidivierende Harnwegsinfekte begünstigende Wirkung muss in dem verbliebenen, ggf. refluxiven, Harnleiterrest vermutet werden.

Schlussfolgerung

Bei der Behandlung der ektopen Ureterozele bei Doppelniere gibt es derzeit keinen Konsens bezüglich einer standardisierten Therapie. Um das Risiko persistierender Harnwegsinfekte bzw. eines Refluxes gering zu halten, sollte die Heminephroureterektomie des hydronephrotischen Nierenanteiles und Ureterozelenresektion mit einer Ureterocystoneostomie des zum unteren Nierenpol gehörenden ipsilateralen Harnleiters kombiniert werden [1]. Eine komplette Resektion der Ureterozele sollte auf den intravesikalen Anteil beschränkt bleiben. Sphinkternah erfolgt lediglich die vorsichtige Resektion der Zelenvorderwand. Alternativ kann bei Verzicht auf eine Ureterozelenresektion eine Ureterektomie bis zur Gefäßkreuzung unter Belassen des distalen Stumpfes durchgeführt werden [2]. Sollte der zu erwartende anschließende ‚Ureterozelenkollaps' ausbleiben, so muss im Hinblick auf die individuelle Symptomatik, ggf. über einen Zweiteingriff entschieden werden. Die alleinige quere endoskopische Zelenschlitzung [3] bzw. deren Fulguration sollte zurückhaltend zur Anwendung kommen. In bis zu 50% bedarf es einer weiteren Intervention aufgrund eines neu aufgetretenen Refluxes oder persistierender fieberhafter Harnwegsinfekte [4].

Literatur

1. Retik AB, Peters CA (1992) Ectopic Ureter and Ureterocele. In: Walsh C et al (eds) Campbell's Urology. WB Saunders Company, 6th Edition, pp 1762–1771
2. Schulman C (2000) Doppelter Ureter, Ektopie, Ureterozele. In: Thüroff JW et al (Hrsg) Kinderurologie in Klinik und Praxis. Thieme, 2. Aufl., S 188–195
3. Petit T et al (1999) Does the endoscopic incision of ureteroceles reduce the indications for partial nephrectomy? BJU Int 83:675–678
4. Cooper CS et al (2000) Long-term follow up of endoscopic incision of ureteroceles: intravesical versus extravesical. J Urol 164:1097–1099

KOMMENTAR M. FISCH

Die Behandlung der Doppelniere mit funktionellem oberen Anteil und Ureterozele wird in der Literatur unterschiedlich diskutiert. Die Ureterozeleninzision oder -punktion hat ihre Indikation bei Notfallsituation z. B. Urosepsis oder massiver Dilatation bei sehr kleinen Kindern mit Restfunktion des oberen Anteils. Nach der eigenen Erfahrung von einem Kollektiv von 413 Kindern mit Doppelnieren brauchten 14 der 19 endoskopisch inzidierten Ureterozelen ein weiteres operatives Vorgehen. Die operative Zelenresektion ist – wie dieser Fallbericht zeigt – nicht ungefährlich, insbesondere bei weit in den Blasenhals vorfallenden Ureterozelen. Wie von den Autoren angemerkt, sollte in diesem Fall eine vollständige Resektion der Ureterozele im distalen Anteil unterbleiben. Hier kann die vordere Zelenwand reseziert, die hintere Zelenwand koaguliert und die Hinterwand mit nochmaligen Raffnähten im Sinne eines Muscular Supports unterstützt werden.

Eine iatrogene Verletzung des urethralen Sphinkterapparates mit nachfolgender Harninkontinenz stellt ein schwerwiegendes Problem dar. Sämtliche Verfahren der Blasenhalsrekonstruktion haben in der Vergangenheit enttäuscht, so dass von Mouriquand und Ransley neuerdings Schlingenverfahren (z. B. T.V.T) propagiert werden. Diese führen zu einer Erhöhung der infravesikalen Obstruktion und erfordern für eine vollständige Blasenentleerung zusätzlich die Anlage eines katheterisierbaren abdominalen Stomas im Sinne eines Mitrofanoff. Langzeitergebnisse bei Kindern liegen bisher nicht vor. Die Anlage eines artifiziellen Sphinkters sollte bei Kindern aufgrund der hohen Reoperationsrate und Komplikationsrate mit dem weiteren Wachstum eher kritisch gesehen werden. Häufig bietet eine definitive Form der Harnableitung die letzte Möglichkeit zum Erreichen einer Kontinenz. Der Preis für die vollständige Kontinenz sind die bekannten Komplikationen wie Ureterimplantationsstenose (ca. 6%), metabolische Veränderungen sowie das Risiko eines sekundären Malignoms.

Supravesikale Harnableitung wegen Sphinkterläsion nach kompletter Exstirpation eines ektopen Harnleiters

T. KÄLBLE und K. FISCHER

Einleitung

Das korrekte operative Konzept bei der Versorgung von Doppelnieren mit ektop mündendem Ureter ist essentiell, wie die folgende Kasuistik als Negativbeispiel belegt.

Kasuistik

Eine mittlerweile 36-jährige Patientin wurde im Alter von 4 Jahren wegen persistierenden Harnträufelns und kindlicher Harninkontinenz urologisch vorstellig. In der durchgeführten Diagnostik zeigten sich keine Auffälligkeiten, abgesehen von einer Doppelniere rechts mit nahezu funktionslosem oberen Anteil. Zystoskopisch war eine ektope Harnleitermündung im Bereich der Urethra distal des Sphinkter externus bei regelrechtem Blasen- und Urethra-Befund nachweisbar. Es erfolgte daraufhin die Heminephroureterektomie rechts mit kompletter Exstirpation des distalen Ureters bis hin zur Mündung in der Urethra. Postoperativ kam es zu einer deutlich verschlechterten Kontinenzsituation (2.–3. gradige Stressinkontinenz). Trotz konservativen Therapiemaßnahmen stellte sich keine Verbesserung ein, so dass im Alter von 8 Jahren eine Ureterosigmoideostomie angelegt wurde. Im weiteren Verlauf traten rezidivierend Harnwegsinfektionen bei beidseits nachweisbarem sigmoidorenalem Reflux auf. Mit 13 Jahren wurde im Rahmen einer Urosepsis die Nephroureterektomie rechts bei pyelonephritischer Schrumpfniere notwendig. Bei weiterbestehendem Reflux links und rezidivierender Pyelonephritis erfolgte die Harnleiterneuimplantation links im 25. und 28. Lebensjahr. Auch hier war die operative Korrektur nicht erfolgreich, so dass im Alter von 31 Jahren eine Konversionsoperation mit Anlage eines Ileozökalpouches und ein Ileumharnleiterersatz links erfolgte. 2 Jahre danach war eine Nippelrevision bei Insuffizienz erforderlich. Zusätzlich trat eine Struvit/Apatit-Urolithiasis auf, die durch eine mehrfache ESWL-Therapie behandelt wurde. Bei der letzten Kontrolle 10/99 war die Patientin steinfrei sowie kontinent bei einem problemlosen CIC.

Problemanalyse

Bei der Patientin ist es bei der kompletten Ureterexstirpation des ektopen Ureter duplex im Rahmen der Heminephroureterektomie zu einer irreversiblen Läsion des externen Sphinkters gekommen.

Schlussfolgerung

Bei der operativen Korrektur einer Doppelniere mit ektop mündendem Ureter duplex kann und muss meist auf die komplette Ureterexstirpation verzichtet werden, da es sonst zu einer irreversiblen Verletzung des Sphinkter urethrae externus kommen kann.

KOMMENTAR M. Westenfelder

Der vorgestellte Fall ist sicherlich kein Ruhmesblatt für die Deutsche Medizin, und das Ende der zu erwartenden Komplikationen ist sicherlich noch nicht eingetreten. Detaillierte Informationen fehlen. So lässt sich nicht beurteilen, warum im vierten Lebensjahr nach Heminephrektomie noch zusätzlich der terminale Harnleiter entfernt wurde. Dafür gibt es nur wenig Gründe. Einer davon ist der Reflux in diesen ektopen Harnleiter mit persistierenden Infektionen, wobei der terminale Harnleiter zunehmend von Eitermassen ausgefüllt werden kann, oder bei Knaben kann es zu rezidivierenden Epididymitiden kommen. Sehr selten gibt es nach Zusammenbruch der Wand des ektopen Harnleiters Fisteln zwischen Urethra und Scheide. Auch dann ist eine Rekonstruktion und Exstirpation erforderlich.

Falls es erforderlich wird, eine komplette Harnleiterexstirpation durchzuführen, ist dies technisch vergleichbar oder manchmal einfacher als bei einer ektopen Ureterozele und erfordert eine komplette Rekonstruktion des Blasenhalses, während der äußere Sphinkter dabei nicht durchtrennt werden muss, sondern der Harnleiter aus ihm herausgelöst werden kann.

Konservative Maßnahmen nach einer solchen die Kontinenzmechanismen verletzenden Operation waren sicherlich zum Misserfolg verdammt und haben letztlich lediglich die korrekte Therapie – nämlich die Rekonstruktion des Blasenhalses – verhindert. Diese Rekonstruktion wäre vermutlich die sinnvollere Maßnahme anstelle der Ureterosigmoideostomie gewesen – 1976 bei einem achtjährigen Mädchen eine sehr wohl realisierbare Operation. Dass die Ureterosigmoideostomie dann fehlschlug war tragisch und dass es durch Uroseptitiden zu pyelonephritischen Schrumpfnieren kommen konnte, ist eine schwerwiegende Komplikation, die sicherlich nicht nur auf den Reflux durch die insuffiziente Harnleiter-Darm-Anastomose, sondern vermutlich auch noch durch eine Obstruktion in diesem Bereich zu erklären ist.

Mit der Umwandlung in einen Ileozökalpouch wurde dann im Vergleich zur Ureterosigmoideostomie eine bessere Lösung, aber sicherlich keine komplikationsarme Lösung gewählt. Die Nippelinsuffizienz mit Inkontinenz und die Struvit/Apatit/Urolithiasis infolge weiterer Harnwegsinfektionen mit Ureasebildung spricht dafür. Korrekte Vorgehensweise wäre die alleinige Heminephrektomie gewesen, bei Indikation zur Entfernung des Harnleiters die Ureterektomie mit Rekonstruktion des Blasenhalses. Dass es bei Ureterosigmoideostomie zum Verlust einer Niere kam und nach Ileozökalpouch zur Nippelinsuffizienz und Steinbildung, zeigt, wie wichtig postoperative Nachkontrolle, evtl. eine antimikrobielle Langzeitprophylaxe und die korrekte Indikation für diese harnableitenden Maßnahmen sind, die in sich eine hohe – das gesamte Leben überdauernde – Komplikationsquote aufweisen.

Ureternekrose nach Ileozökalpouch

H. van Poppel und R. Oyen

Einleitung

In vielen spezialisierten Zentren gilt die Konstruktion einer Neoblase vor allem bei männlichen Patienten, wenn einige Voraussetzungen, wie z. B. der Erhalt des Sphinkters, erfüllt werden, als Mittel der Wahl. In unserer Abteilung steht bei weiblichen Patienten die Anlage eines Mainz-Pouch mit kontinentem Stoma im Vordergrund. Außerdem hat sich die Harnableitung mittels ureterokolischer Anastomose und Antirefluxmechanismus seit langem etabliert [2]. Allerdings zeigen die kontinenten Harnableitungen häufiger Komplikationen als die klassische, inkontinente Ableitung nach Bricker. Derartige Komplikationen beruhen z. B. auf dem Versagen des Kontinenzmechanismus. Weiterhin werden Harnleiterkomplikationen nach Anlage einer Ersatzblase oder einer kontinenten Kutaneostomie in der Literatur beschrieben [1]. In dem folgenden Fall wird eine nekrotische Veränderung des Harnleiters mit Stenosierung beschrieben.

Kasuistik

Eine 49 Jahre alte Patientin mit einem Harnblasenkarzinom im Stadium T2 GII unterzog sich nach präoperativer Bestrahlung einer radikalen Zystektomie. Als Folge einer Hysterektomie vor einigen Jahren bestand eine ungenügende Vaskularisation des distalen Anteils des linken Harnleiters, so dass eine partielle Resektion des Harnleiters erforderlich wurde. Eine Anastomosierung mit dem Reservoir konnte somit nicht mehr erfolgen. Alternativ wurde eine Transureteroureterostomie des linken Harnleiters auf den rechten durchgeführt. Postoperativ entwickelte die Patientin nach Dislokation der Ureterschienen und Fistelbildung im Bereich der Ureteroureterostomie ein großes Urinom, das die linksseitige Anlage einer Nephrostomie notwendig

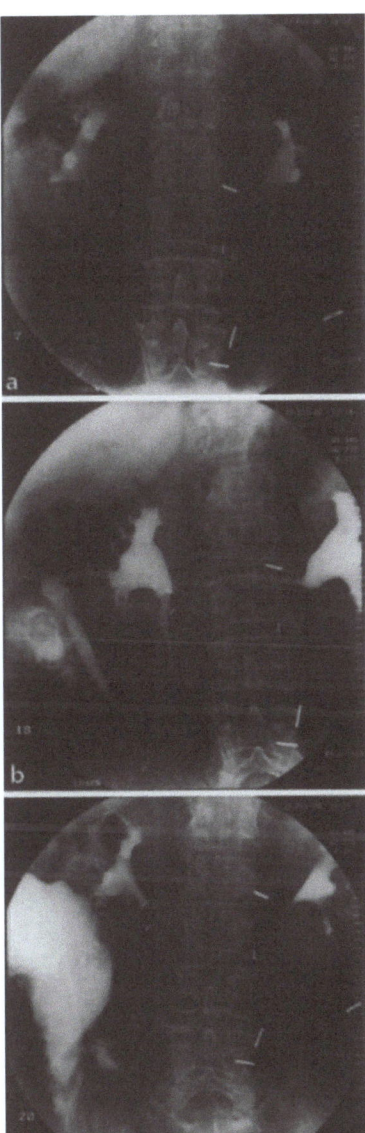

Abb. 1 a–c. Intravenöses Urogramm 10 Jahre postoperativ. **a** 5 Minuten nach Kontrastmittelgabe; **b** Darstellung der Transureteropyelostomie und beginnende Pouchfüllung; **c** Spätaufnahme der Pouchfüllung

machte. Mit kontinentem Reservoir (Katheterisierung über den Nabel) und Nephrostomie wurde die Patientin zunächst entlassen. 6 Monate später wurde die Entscheidung zur Nephrektomie links getroffen. Nach linksseitiger Lumbotomie wurden die linke Niere sowie der entsprechende Ureter freipräpariert. Hierbei zeigte sich der distale Ureterabschnitt nekrotisch und auf einer Länge von 5 cm verengt. Vor dem Abklemmen des Nierenhilus fiel auf, dass der proximale Harnleiteranteil auf einer Länge von 8 cm gut vaskularisiert war. Es schien ein Versuch wert zu sein, die Niere nicht zu entfernen, sondern den linken Harnleiter nach Eröffnung des Retroperitonealraumes vor den großen Gefäßen in Richtung des rechten Nierenbeckens zu mobilisieren und dort mit dem Pyelon – nach Verschluss der linksseitigen Lumbotomie und rechtsseitiger Lumbotomie – zu anastomosieren. Der Abstand konnte mit dem zur Verfügung stehenden Harnleiter überbrückt werden. Ein Katheter nach Gil-Vernet wurde zum Schutz der Anastomose eingelegt und für 10 Tage belassen [3]. In einem postoperativ durchgeführten Ausscheidungsurogramm zeigte sich bilateral ein normales Nierenbeckenkelchsystem, das sich auch 10 Jahre nach dem Eingriff unverändert zeigte.

Problemanalyse

Vor allem nach Operationen im kleinen Becken (z. B. Hysterektomie) oder nach Bestrahlung kann die Blutversorgung des distalen Harnleiterabschnitts derart eingeschränkt sein, dass eine Ischämie und Nekrose auftritt. Im Falle einer Zystektomie ist eine primäre hohe Transureteroureterostomie dann indiziert, wenn der linke Ureter zu kurz ist, um eine normale und sichere Anastomose mit dem Reservoir herzustellen. Bei postoperativer Stenosierung der ureterokolischen Anastomose ist ein erneuter Eingriff zwar schwierig, jedoch mittels verlängerter rechtsseitiger Lumbotomie, Eröffnung des Reservoirs und Reanastomosierung ohne Tangierung des Kontinenzstomas möglich. Ist der Harnleiter dagegen über mehrere Zentimeter pathologisch verändert, kann eine sekundäre Transureteroureterostomie durchgeführt werden.

Im vorliegenden Fall erfolgte wegen des zu kurzen Harnleiters eine primäre Transureteroureterostomie. Aus diesem Grunde war eine Revision mit Pouchanastomosierung nicht durchführbar. Außerdem wäre dieses Vorgehen durch die periureterale und retroperitoneale Fibrose infolge des Urinoms zu einem Wagnis geworden. In diesem Falle wäre die Nephrektomie die einfachste Lösung gewesen. Der Erhalt der bestmöglichen Nierenfunktion ist jedoch im Sinne der Tumornachsorge (Chemotherapie) ein wichtiger Aspekt.

Schlussfolgerung

Eine erfolgversprechende Möglichkeit zur Erhaltung der Nierenfunktion ist die Transureteropyelostomie. Diese Maßnahme bietet 2 Vorteile:
- Vermeidung einer Nephrektomie
- Umgehung einer Laparotomie mit möglicher Beeinträchtigung der kontinenten Harnableitung.

Auch zeigt diese Maßnahme gute Langzeitergebnisse.

Literatur

1. Golomb J, Klutke CG, Raz S (1989) Complications of bladder substitution and continent urinary diversion. Urology 34:329–338
2. Hohenfellner R, Alken P, Jacobi GH, Riedmiller H, Thüroff JW (1987) Mainz-Pouch mit ileozökaler Intussuszeption und umbilikalem Stoma. Akt Urol 18:1
3. Van Poppel H, Nicodemus P, Baert L (1991) Transureteropyelostomie als Behandlung einer Ureternekrose nach kontinenter umbilikaler Harnableitung mit Mainz-Pouch. Akt Urol 22:380–382

KOMMENTAR   J. W. Thüroff

In der vorliegenden Arbeit werden die Komplikationen der Mobilisierung des linken Ureters zur Durchführung einer supravesikalen Harnableitung dargestellt. Aus dem Fallbericht sind 3 getrennte Aspekte zu diskutieren:
1. Die Durchblutung des distalen Ureters, insbesondere auf der linken Seite und nach Voroperation und Vorbestrahlung.
2. Die Mobilisation des linken Harnleiters bei rechtsseitig gelegenen Harnableitungen wie links-nach-rechts Transuretero-Ureterostomie, Mainz-Pouche oder Ileum-Conduit.
3. Die Komplikationen der Transuretero-Ureterostomie.

■ **Ad 1:** Der proximale Harnleiter ist aufgrund seiner Blutversorgung aus der Arteria renalis etwa um den Faktor 2 besser durchblutet als der distale Harnleiter [1]. Im Gegensatz zur rechten Seite findet sich links in Höhe der Gefäßkreuzung konstant eine Gefäßversorgung des Ureters aus der Arteria iliaca communis, die bei einer Mobilisierung des linken Harnleiters für eine Harnableitung nach rechts zwangsläufig geopfert werden muss. Im Rahmen einer Hysterektomie werden die distalen Ureteren häufig operativ dargestellt, bei der Wertheim'schen Operation regelmäßig auch bis über die Gefäßkreuzung hinaus mobilisiert. Die akuten und chronischen Folgen einer Bestrahlung für die Durchblutung exponierter Organe sind hinlänglich bekannt und wiederholt beschrieben worden.

Bei der 49-jährigen Patientin des Fallberichtes wird nach Hysterektomie und präoperativer Radiotherapie schon zum Zeitpunkt der urologischen Erstoperation eine ungenügende Vaskularisation des distalen linken Ureters beschrieben, die eine „partielle Resektion" des Harnleiters erforderlich machte. Danach war die geplante Implantation des Ureters in den Mainz-Pouch wegen der Kürze des verbliebenen Ureters nicht mehr möglich, das intraoperative Problem wurde durch Transuretero-Ureterostomie gelöst.

■ **Ad 2:** Supravesikale Harnableitungen rechtsseitig der Mittellinie (z. B. Transuretero-Ureterostomie links-nach-rechts, Mainz-Pouch, Ileum-Conduit) erfordern eine ausgiebigere Mobilisation des linken Ureters im Vergleich zum rechten. Umgekehrt erfordern linksseitige Harnableitungen (z. B. Transversum-Pouch, Transversum-Conduit, Deszendens-Pouch, Sigma-Conduit) eine ausgiebigere Mobilisation des rechten Ureters. Bei asymmetrischen Schädigungen der Ureteren, die beide Harnleiter nicht in gleicher Länge betreffen, kann es sinnvoll sein, die Art der Harnableitung nach der Länge gut durchbluteter Ureterstümpfe zu wählen.

■ **Ad 3:** Die Transuretero-Ureterostomie ist eine komplikationsbehaftete Form der inneren Harnableitung, insbesondere bei einem schlecht durchbluteten Ureterstumpf. Auch ohne Schienendislokation sind Fistel, Urinom und Stenosebildung, teilweise beider Uretern, die typischen Komplikationen. Wenn ausreichend Länge des durchbluteten Ureters zur Verfügung steht, um die Mittellinie zu kreuzen, ist die Transuretero-Pyelostomie eine wesentlich sicherere Form der inneren Harnableitung.

■ **Zusammenfassend:** Im vorliegenden Fall eines nach Voroperation und Vorbestrahlung schlecht durchbluteten linken Ureters ist entweder eine unzureichende Resektion des schlecht durchbluteten Ureters oder eine übermäßige Mobilisation des proximalen Ureters in Kombination mit der Wahl einer Transuretero-Ureterostomie von links-nach-rechts die Ursache von Urinombildung und Striktur dieser besonders komplikationsanfälligen internen Harnableitung. Vermeidbar wäre diese Situation gewesen, wenn man sich intraoperativ zu einem Wechsel der Harnableitungsform hätte entschließen können, z. B. im Sinne eines Transversum-Pouches oder Transversum-Conduits, die eine ausgiebige Resektion schlecht durchbluteter Ureteranteile erlauben und dennoch die Implantation der Harnleiter oder des Nierenbeckens in den Darm ermöglichen. Nach eingetretener Komplikation war die Transuretero-Pyelostomie über zwei getrennte Lumbotomien sicherlich eine elegante und innovative Lösung des Problems. Gleichwohl ist es schwer vorstellbar, welche Optionen intraoperativ geblieben wären, wenn sich bei der zweiten, rechtsseitigen Lumbotomie die Länge des linken Ureters als zu kurz für eine spannungsfreie Anastomose erwiesen hätte. Hier erschiene mir der zwar nach Voroperation mühsamere transperitoneale Zugang, z.B. ausgehend von einem rechtsseitigen Flankenschnitt, insofern sicherer, als größere Variationsmöglichkeiten für schwierige Situationen gegeben wären inklusive des linksseitigen Ureterersatzes mit Darm. Doch der Erfolg der gewählten Vorgehensweise bestätigt zumindest in diesem Fall das Konzept.

Literatur

1. Mooney EF, Geraghty JG, O'Connell M, Kent P, Angerson W, Quereshi A, Sarazen A, Fitzpatrick JM (1994) Radiotracer measurement of ureteric blood flow. J Urol 152:1022–1024

Ureterstenose nach Sigma-Rektum-Pouch

W. F. Thon und J. Stein

Einleitung

Der Rektosigmoid-Pouch (Mainz-II-Pouch) stellt ein Niederdruckreservoir mit hoher Kapazität zur kontinenten Harnableitung dar. Die Entleerungshäufigkeit beträgt durchschnittlich 5-mal tagsüber und 1-mal pro Nacht. Neben einem präoperativen Halteversuch, bei dem das Rektosigmoid mit 200 ml körperwarmer Flüssigkeit gefüllt wird, die der Patient für mindestens 2 Stunden bei normalen körperlichen Verrichtungen halten soll, wird eine rektodynamische Untersuchung zur Prüfung der Sphinkterfunktion durchgeführt. Aufgrund dieser strengen Selektion der Patienten ist postoperativ vollständige Kontinenz zu erwarten. Dies wird in Serien mit größeren Fallzahlen bestätigt [5]. Eine postoperative metabolische hyperchlorämische Azidose ist durch regelmäßige Alkalisierung zu kompensieren. Das Niederdruckreservoir schützt den oberen Harntrakt, so dass eine ureterointestinale Obstruktion bei der Harnleiterimplantationstechnik nach Goodwin-Hohenfellner selten auftritt. Die Fixation des Pouches am Promontorium und der damit vorgegebene direkte Verlauf des Ureters verhindern ein Harnleiterkinking. Präoperativ bereits dilatierte Ureteren sollten in der sog. Open-end Technique oder mittels serösem extramuralem Tunnel in den Pouch implantiert werden [3, 4, 6].

Kasuistik

Bei einer 1955 geborenen Frau führten wir wegen eines pT2pN0GIII monofokalen Urothelkarzinom im Mai 1995 eine radikale Zystektomie mit 2/3 Resektion der Vagina und Anlage eines Mainz-II-Pouches durch. Die Harnleiterabsetzungsränder waren tumorfrei und ohne Anhalt für Dysplasie. Die Ureteren wurden beidseits in einem 3,5 cm langen submukösen Tunnel in der Technik nach Goodwin-Hohenfellner in die Pouch-Platte implantiert, der Pouch am Promontorium fixiert und zweischichtig mit Einzelknopfnähten verschlossen. An der Eintrittsstelle der Ureteren in den Pouch wurde die Mukosa und die seromuskuläre Schicht exzidiert, um eine Einengung der Ureteren zu verhindern. Der postoperative Verlauf war komplikationslos. Nach Entfernung der transanal ausgeleiteten Mono-J-Ureterschienen am 10. postoperativen Tag war Frau H. beschwerdefrei und bereits innerhalb weniger Wochen in der Lage, Stuhl und Urin überwiegend getrennt abzusetzen. Im weiteren Verlauf erfolgte die Miktion 4-mal täglich und 1-mal nachts, die einzelnen Miktionsmengen betrugen zwischen 300 und 500 ml. Das 14 Tage postoperativ angefertigte Urogramm (Abb. 1) zeigte ein gering ektatisches Nierenbeckenkelchsystem (NBKS) bds. mit verzögertem Abfluss des KM und wurde als Folge eines Ödems im Bereich der ureterointestinalen

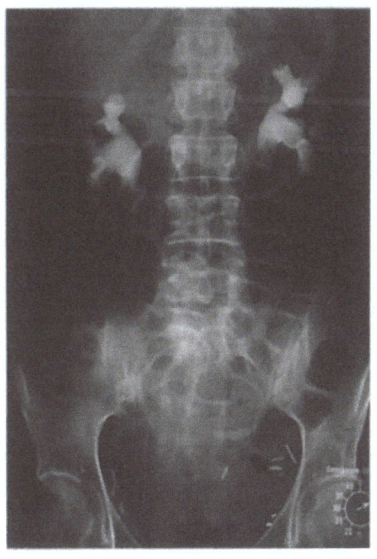

Abb. 1. IVP 6/95: 5 min post infusionem zeitgerechte und zeitgleiche KM Ausscheidung aus einem bds. noch dilatiertem NBKS 3 Tage nach Mono-J-Ureterschienenentfernung, 15 Tage nach Mainz-Pouch-II-Anlage

Anastomose interpretiert. Bei einer sonographischen Kontrolle des Befundes 4 Wochen später zeigte sich rechts ein normaler Befund der Niere ohne Anhalt für Harntransportstörung, links eine deutliche Befundverbesserung mit einem noch leicht dilatierten Hohlsystem. Im Januar 1996 war wegen eines Bridenileus eine Laparatomie mit Adhäsiolyse erforderlich. Postoperativ zeigte sich sonographisch links ein extrem ektatisches NBKS mit dilatiertem Ureter, der sich auf eine Länge von etwa 5 cm verfolgen ließ. Da die Patientin subjektiv beschwerdefrei war, wurde zur weiteren Diagnostik lediglich eine seitengetrennte Clearance beider Nieren mit Lasix-Belastung veranlasst. Es fand sich eine Seitenverteilung von links 48, rechts 52% bei einer OIH-Gesamtclearance knapp unterhalb der Altersnorm von 314 ml/min. Die Entleerung beider Nierenbecken war verzögert, jedoch zügig nach Diurese-Stimulation mit Furosemid. Da bei weiteren Kontrollen bis Juni 2000 sonographisch die linke Niere immer ohne subjektive Beschwerden der Patientin massiv dilatiert war, wurden regelmäßig Nierenfunktionsuntersuchungen durchgeführt:

6/96 Gesamt-Clearance nach Oberhausen 353 ml/min/1,73 qm (altersentsprechender Wert 376–564 ml/min/1,73 qm) links 45%, rechts 55%;

12/96 OIH-Clearance 474 ml/min 47% links, 53% rechts, 45 min post injektionem. nach Entleerung des Pouches Nierenhohlsystem aktivitätsfrei;

5/97 OIH-Clearance 376 ml/min/1,73 qm links 41%, rechts 59%, funktionsszintigraphisch kein Aufstau;

12/97 OIH-Gesamt-Clearance 490 ml/min, links 47%, rechts 53%, weiterhin verzögerter Abfluss links, bei forcierter Diurese gute Entleerung;

12/98 OIH-Clearance 510 ml/min, links 45%, rechts 55%, Abfluss aus der linken Niere diesmal spontan.

Wegen Subileus-Beschwerden wurde am 14. 6. 2000 eine stationäre Behandlung in unserer chirurgischen Klinik erforderlich. Unter entsprechenden konservativen Maßnahmen normalisierte sich die Darmperistaltik.

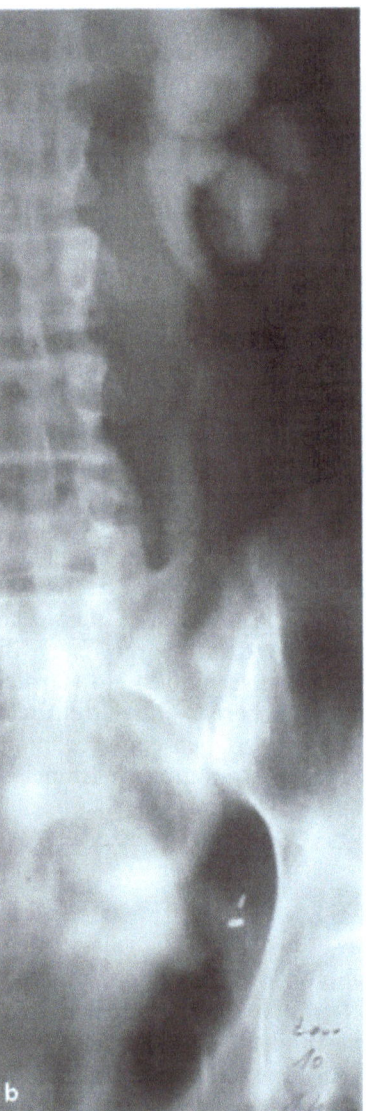

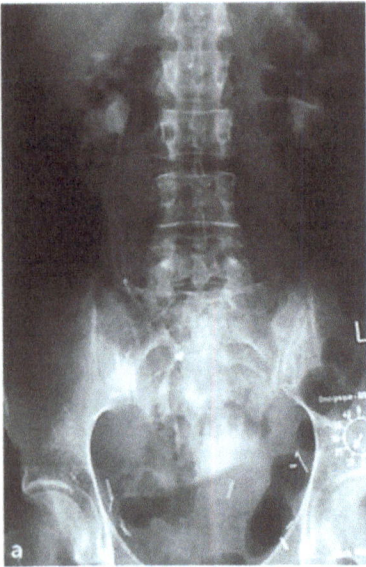

Abb. 2a. Ausscheidungsurogramm August 2000: 20 min p.i. erheblich erweitertes NBKS links ohne Harnleiterdarstellung, rechts zartes NBKS mit freiem Abfluss

Abb. 2b. Ausscheidungsurogramm August 2000: Halbseitenaufnahme links (Tomographie): 1 h p.i. weitgestelltes NBKS und Ureter bis zur Einmündungsstelle des Ureters in den Pouch

Bei einer erneuten Funktionsprüfung der Nieren am 22. 6. 2000 zeigte sich erstmals auch unter stimulierter Diurese eine Harntransportstörung der linken Niere, aber ohne Hinweis auf eine Obstruktion. Seitenverteilung bds. 50%. Das im August 2000 veranlasste Kontrollurogramm (Abb. 2) zeigte eine zeitgleiche Kontrastmittelausscheidung mit einem verzögerten Abfluss links und weitgestelltem NBKS und Ureter bis zur Einmündungsstelle in den Pouch.

Von Seiten des Harntraktes war die Patientin bisher immer beschwerdefrei. Regelmäßige Blutgasanalysen hatten unter kontinuierlicher Alkalisierung mit Uralyt-U® physiologische Parameter ergeben. Im Verlauf über 5 Jahre fand sich bisher kein Anhalt für ein Tumorrezidiv. Frau H. berichtet nach primärer Erhaltung von 2/3 der Vagina über eine normale Sexualität, regelmäßigen GV mit Orgasmusgefühl. Bei einer Sigmoidoskopie im Juni 2000 zeigte sich eine unauffällige Pouch-Schleimhaut mit einer leicht prolabierten Uretereinmündungsstelle.

Problemanalyse

Die Anlage eines Sigma-Rektum Pouches ist ein Operationsverfahren mit hervorragenden Ergebnissen betreffend Reservoir- und Kontinenzfunktion. Unsere Patientin ist vollständig kontinent und gibt keine Einschränkung ihrer Lebensqualität im Vergleich zum präoperativen Zustand an. Direkt postoperativ zeigte das Ausscheidungsurogramm einen zu erwartenden Befund mit einer leichten Dilatation der Nierenbeckenkelchsysteme beidseits. Vier Wochen später zeigte eine Sonographie der Nieren rechts einen normalen Befund, links noch eine geringfügige Dilatation des NBKS. Erstmals fiel eine ausgeprägte Dilatation des NBKS links nach einer Relaparatomie wegen Bridenileus auf. Isotopennephrographische Funktionsuntersuchungen zeigten über 5 Jahre unverändert eine kompensierte Abflussstörung. Ursachen einer postoperativen Abflussstörung können eine ureterointestinale Striktur an der Implantationsstelle oder eine sekundäre retroperitoneale Vernarbung und Fibrosierung sein. Um die erstgenannte Ursache zu verhindern, wurde durch Exzision der Mukosa und der Seromuskularis am Eintritt des Ureters in den Dickdarm eine weite Eintrittspforte in den Pouch gewährleistet. Um ein Harnleiterkinking zu verhindern, wurde der Pouch am Promontorium fixiert. Eine sekundäre Obstruktion infolge eines erhöhten Pouchinnendruckes ist durch die Detubularisation auszuschließen. Während sich bei Füllung des nicht detubularisierten Rektumsigmoids maximale Druckamplituden in Form von Kontraktionen bis 72 cm H_2O nachweisen lassen, sind 3 und 6 Monate postoperativ nach Anlage eines Rektosigmoid-Pouches auch bei Füllung bis 500 ml Druckamplituden bis maximal 34 cm H_2O bei Darmkontraktionen zu dokumentieren [10]. Frau Fisch und Mitarbeiter [5] berichteten im Krankengut der Urologischen Universitätsklinik Mainz über 3 ureterointestinale Strikturen bei 72 Patienten. Zwei Patienten wurden erfolgreich durch Ballondilatation der Striktur behandelt, in einem Fall wurde eine Neuimplantation durchgeführt. Die Indikation zu einer Dilatation der Implantationsstelle wird bei frühzeitig aufgetretener Obstruktion gesehen, während bei verzögert aufgetretener Abflussstörung z. B. durch eine periureterale Fibrosierung dieses Verfahren nicht erfolgversprechend scheint.

Im Langzeitverlauf werden bei der anterograden perkutanen Behandlung mit Ballondilatation des engen Segmentes an der Implantationsstelle, einer perkutanen intraureteralen Elektroinzision bzw. einer Dilatation mit semirigiden Fasziendilatatoren und anschließender 12-CH-Ureterstenteinlage für 6 Wochen eine Erfolgsrate von 53% angegeben [1]. Bei Dilatation der Implantationsstelle eines Ureters beim Rektosigmoid-Pouch besteht die Gefahr des Refluxes mit Keimaszension und rezidivierenden Pyelonephritiden. Die oben beschriebenen Verfahren kommen unserer Meinung nach schon deshalb nicht in Frage, da eine Ureterstenteinlage für 4–6 Wochen wegen der Infektionsgefahr durch die Darmflora bei dieser Form der Harnableitung nicht empfehlenswert ist. Aus diesem Grund würden wir einer offenen Neuimplantation den Vorzug geben. Nach Zystektomie und Relaparatomie wegen Bridenileus wäre diese transperitoneal durchzuführende Operation technisch sicher nicht einfach. Da über 5 Jahre keine Funktionsverschlechterung der linken Niere festzustellen ist und keine Beschwerden vorliegen, haben wir bisher keine Indikation zu einer Revisionsoperation gesehen.

Schlussfolgerung

Harnleiterobstruktionen nach Mainz-II-Pouch-Operation sind nicht allein der Implantationstechnik anzulasten, weitere Faktoren sind die Ischämie des skelettierten Ureters, eine sekundäre Fibrosierung im retroperitonealen Verlauf des Ureters und eine eventuelle Abknickung bei nicht am Promontorium fixiertem Pouch. Sekundär auftretende Abflussstörungen können auch Folge eines Tumorrezidivs im Ureter bzw. eines Karzinoms im Bereich der Urothel-Darmmukosa-Grenzschicht sein. Karzinome in diesem Bereich wurden bei regelmäßigen Kontrolluntersuchungen von über 10 Jahre Follow-up in 5–13% beschrieben [8].

Im Langzeitverlauf sind regelmäßig sonographische Untersuchungen der Nieren, gegebenenfalls ein Ausscheidungsurogramm und endoskopische Spiegelungen des Pouches insbesondere im Gebiet der ureterointestinalen Anastomose erforderlich.

Die Indikation zu einer Revisionsoperation mit Neuimplantation sollte von dem Ergebnis einer dynamischen Funktionsuntersuchung, dem Verlauf und dem klinischen Bild abhängig gemacht werden. Der alleinige Nachweis eines dilatierten Nierenbeckenkelchsystems und Ureters bis zur Einmündungsstelle in den Pouch reicht zur Indikationsstellung für eine Revision nicht aus. Ausschlaggebend sind dynamische Funktionsuntersuchungen und die klinische Symptomatik.

Literatur

1. Bierkens AF, Oosterhof GO, Meuleman EJ, Debruyne FM (1996) Anterograde percutaneous treatment of ureterointestinal strictures following urinary diversion. Eur Urol 30(3):363–368
2. Fisch M, Hohenfellner R (1991) Sigma-Rektum pouch: Eine Modifikation der Harnleiterdarmimplantation. Operative Techniken. Aktuelle Urologie 22:I–X
3. Fisch M, Wammack R, Steinbach F, Müller SC, Hohenfellner R (1993) Sigma-rectum pouch (Mainz pouch II). Urol Clin North Am 20(3):561–569
4. Fisch M, Wammack, Müller SC, Hohenfellner R. The Mainz pouch II (sigma rectum pouch) (1993) J Urol 149(2):258–263
5. Fisch M, Wammack R, Müller SC, Hohenfellner R (1994) The Mainz pouch II. Eur Urol 25(1):7–15
6. Fisch M, Abol Enein H, Hohenfellner R (1995) Ureterimplantation mittels serösem extramuralen Tunnel in Mainz-Pouch I und Sigma-Rektum-Pouch (Mainz-Pouch II). Operative Techniken. Aktuelle Urologie 26:I–X
7. Fisch M, Wammack R, Hohenfellner R (1996) The sigma rectum pouch (Mainz pouch II). World J Urol 14(2):68–72
8. Filmer RB, Spencer JR (1990) Malignancies in bladder augmentations and intestinal conduits. J Urol 143:671–678
9. Goodwin WE, Harris AP, Kaufmann JL (1953) Open transcolonic ureterointestinal anastomosis: a new approach. Surg Gynecol Obstet 97:295–301
10. Wammack R, Fisch M, Müller SC, Hohenfellner R (1992) The rectodynamic evaluation. Assessment of anal continence in urology. Scand J Urol Nephrol 142 (Suppl):158

KOMMENTAR R. Hohenfellner

Im Gegensatz zu einer Ureterreimplantation nach Colon Conduit oder Mainz-Pouch I von einem Flankenschnitt dextra- bzw. retroperitoneal fällt der Entschluss zur Relaparotomie beim Mainz-Pouch II deutlich schwer (!) Das Ausmaß und der Zeitaufwand einer Adhäsiolyse sind nicht vorhersehbar. Eine „Neuordnung" der Dünndarmschlingen über eine Kanthersonde zur Vermeidung eines Bridenileus ist danach eine conditio sine qua non.

Tumorstadium, Prognose und Alter des Patienten bestimmen die Differenzialindikation ebenso wie die Restfunktion der Niere. Bei Kindern und Jugendlichen mit benignem Grundleiden, insbesondere bei bilateraler Stauung ist die frühzeitige Reimplantation Methode der Wahl, bei symptomatischen Tumorpatienten die Nephrektomie eine Ermessensfrage. Den engmaschigen Kontrollen der Autoren ist voll zuzustimmen, wenngleich ein einziger pyelonephritischer Schub die Situation auch nach Jahren über Nacht verändern kann.

Kausalpathogen und -genetisch ist die postoperativ zunehmende, linksseitige Harnstauung im Zusammenhang mit der Relaparotomie offen. Die Autoren beschreiben eine Ureterdilatation 5 cm distal des ureterpelvinen Abgangs. In diesem Harnleitersegment sind retroperitoneale Adhäsionen mit der Mesenterialwurzel nicht auszuschließen. Details über die auswärtige Bridenileus-Operation fehlen, womit dies ein möglicher, spekulativer Zusammenhang ist.

Grundsätzlich ist die Gefäßversorgung des linken Harnleiters nach Absetzung von der Blase problematischer als die des rechten. Im mittleren, rechten Harnleitersegment sind es Äste aus der Arteria ovarica, die die Cava bzw. Testicularis überkreuzen, die neben den subadventiellen, längs verlaufenden Gefäßen eine zusätzliche Versorgung nach proximal und distal darstellen. Links hingegen verlaufen die Gefäße parallel und medial des Ureters bis in Höhe der Gefäßkreuzungsstelle, distal davon treten sie von lateral heran und müssen bei der späteren Überkreuzung durchtrennt werden. Dementsprechend ist der linke Harnleiter bei nachfolgender Überkreuzung nach rechts ischämiegefährdeter als der rechte, was sich in sämtlichen diesbezüglich publizierten Arbeiten widerspiegelt [2].

Im Gegensatz dazu fanden wir im eigenen Krankengut beim linksseitigen Sigma Conduit und Überkreuzung des rechten Harnleiters nach links bei 90 Patienten in keinem einzigen Fall eine Harnleiternekrose mit Leckage [3]. Zur Vermeidung der Implantation eines ischämischen Harnleiterstumpfes hat sich folgende Technik bewährt:

1. Nach Pouchkonstruktion und Harnleiterüberkreuzung werden die initial eingeführten Harnleiterschienen entfernt.
2. Eine spontane Urinejakulation schließt damit ein mögliches, übersehenes Harnleiterkinking aus.
3. Eine arterielle, kapilläre Blutung aus den Harnleiterstümpfen (Lupenbrille) macht eine ausreichende, vaskuläre Versorgung der Ureterstümpfe wahrscheinlich.
4. Eine rein venöse Blutung insbesondere bei bestrahlten Patienten des öfteren nachweisbar, zwingt zu einer weiteren Resektion der Harnleiterstümpfe bis in den gut versorgten Abschnitt.
5. Nach dem „pull through manoeuvre" der Harnleiter in den Pouch mit und ohne Tunnelbildung wird erneut die spontane Urinejakulation und die kapilläre arterielle Blutung überprüft.
6. Und erst danach werden die Splints erneut in den Harnleiter eingeführt.

Wenn vorhanden, kann der gesamte Vorgang durch Mikro-Doppler-Sonographie noch zusätzlich überprüft werden.

Literatur

1. Fisch M, Abol-Enein H, Hohenfellner R (1995) Ureterimplantation mittels serösem extramuralem Tunnel in Mainz-Pouch I und Sigma-Rektum-Pouch (Mainz-Pouch II), Operative Techniken Kapitel 6.25. Akt Urol 26
2. Shafik A (1972) A study of the arterial pattern of the normal ureter. J Urol 107:720
3. Stein R, Fisch M, Stöckle M, Demirkesen O, Hohenfellner R (1996) Colonic Conduit in Children: Protection of the Upper Urinary Tract 16 Years Later? J Urol 156:1146

Bilaterales Psoas-hitch-Verfahren zur Korrektur von Harnleiterstenosen nach Sigma-Rektum-Pouch

P.-H. LANGEN und J. STEFFENS

Einleitung

Die Ureterosigmoideostomie ist seit langer Zeit von nebenwirkungsärmeren, sicheren Verfahren der kontinenten Harnableitung wie Neoblase oder katheterisierbarem Pouch verdrängt worden [2–4]. Jedoch stellt sie die einzige Form der kontinenten Harnableitung ohne Hilfsmittel bei zerstörtem Sphinkter urethrae dar. Vor- und Nachteile müssen vor der Wahl des jeweiligen Operationsverfahrens individuell und sorgfältig abgewogen werden [1, 2].

Kasuistik

Ein 10-jähriger Junge aus Ghana erlitt 1988 einen Autounfall mit mehreren Becken- und Hüftfrakturen sowie Harnröhrenabriss mit Zerstörung des urethralen Sphinkters. Im Rahmen der primären Laparotomie vor Ort wurde ein suprapubischer Katheter eingelegt. Da eine weitere urologische Betreuung am Heimatort nicht erfolgen konnte, wurde der Junge ein Jahr später im Zuge der humanitären Hilfe des „Friedensdorf International e.V., Oberhausen" zur kostenlosen weiteren Versorgung nach Deutschland geflogen.

Bei der Vorstellung zeigte sich ein altersentsprechend entwickelter schlanker Junge mit Beinverkürzung links, Beckenschiefstand, reizloser Unterbauchlaparotomienarbe, suprapubischem Dauerkatheter und unauffälligem äußerem Genitale.

Das Zystogramm zeigte eine lediglich 10 ml große, glatt konfigurierte Blase ohne Darstellung der prostatischen Harnröhre. Die simultane Urethroskopie und suprapubische Zystoskopie zeigte eine ca. 1-2 cm vor dem zu erwartenden Sphinkterbereich bulbär obliterierte Urethra sowie eine ebenfalls posttraumatisch vollständig obliterierte prostatische Urethra. Die anatomische Blasenkapazität lag unter 20 ml. Der Lichttest war negativ, die radiologisch bestimmte obliterierte Harnröhrenlänge betrug über 4 cm.

Aufgrund fehlender Verfügbarkeit im Heimatland waren katheterisierpflichtige kontinente Harnableitungen und somit auch die kontinente Vesikostomie ausgeschlossen. Da jedoch Zitrusfrüchte in Ghana problemlos erhältlich sind, wurde am 24. 2. 2000 eine Ureterosigmoideostomie mit Reservoirbildung und antirefluxiver Ureterimplantation (Mainz-Pouch II) [2] in Button-hole-Technik mit Promontoriumfixation und simultaner Appendektomie sowie umfangreicher Adhäsiolyse durchgeführt. Der postoperative Verlauf war zunächst komplikationslos. Regelmäßige Toilettengänge konnten jedoch trotz eindringlicher Erläuterung nur durch ständige Aufforderung erreicht werden. Nach Entfernung der Ureterschienen zeigte sich eine persistierende Dilatation II° des rechten sowie I° des linken Hohlsystems. Da unter 6–8 Orangen pro Tag eine zunehmende Azidose mit einem pH bis 7,27 und einem BE bis zu –12 mmol/L auftrat, wurde eine zusätzliche Medikation mit Ca-Na-Hydrogenzitrat (Acetolyt) 4×1 ML erforderlich. Hierunter normalisierten sich pH-Wert und BE auf Werte um 7,4 und –2 mmol/L.

3 Monate postoperativ zeigten sich unveränderte sonographische Verhältnisse. Der daraufhin veranlasste Kontrasteinlauf zeigte keinen Anhalt für Reflux (Abb. 1), die Nierenfunktionsszintigraphie eine normale Gesamtclearance mit einer Partialfunktion von 35% rechts und Transportverzögerung. Das Ausscheidungsurogramm bestätigte den Verdacht auf Implantationsstenosen bds (re>li). Wegen weiterhin zu seltener Toilettengänge hatte sich das Pouchvolumen weiter vergrößert.

Bei der erforderlichen Revisions-Op fanden sich beide intramuralen Harnleiterverläufe langstreckig narbig induriert, so dass die Ureteren beidseits vor dem Sigmapouch abgesetzt werden

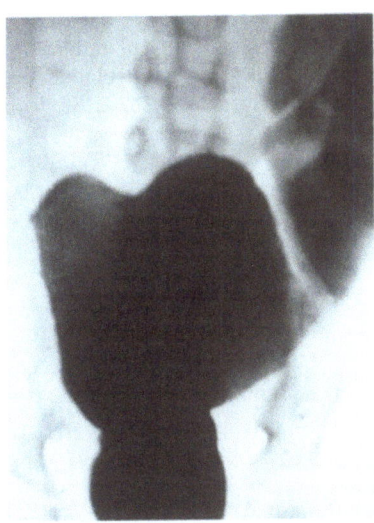

Abb. 1. Pouchogramm: großkapazitärer Sigma-Rektum-Pouch ohne Reflux

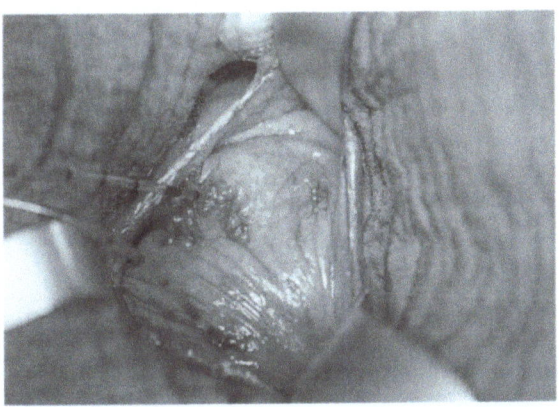

Abb. 2. Intraoperativer Situs: bilateral am M. Psoas fixierter Pouch, HL-Schienen in situ

mussten. Um einen spannungsfreien, geraden und fixierten Lauf zu gewährleisten, wurden die Ureteren beidseits problemlos im Psoas hitch-Verfahren antirefluxiv reimplantiert, da ein ausreichendes Pouchvolumen zur Verfügung stand (Abb. 2).

Die letzte postoperative Kontrolle vom Februar 2001 zeigte sonographisch noch beidseits erweiterte Hohlsysteme. Die daraufhin durchgeführte Clearance zeigte eine unverändert normale Gesamtclearance mit konstant gebliebenem Seitenverhältnis von 36% rechts zu 64% links. Der Furosemidbelastungstest ergab beidseits eine intrarenale Transportstörung ohne Anhalt für Obstruktion. Die Acetolytmedikation konnte auf 2×1 ML halbiert werden.

Problemanalyse

Implantationsstenosen treten bei der antirefluxiven Ureterosigmoideostomie wie bei jeder anderen Harnleiterneueinpflanzung auf. Zwar können rezidivierende Pyelonephritiden durch die antirefluxive Implantation verhindert werden, jedoch können postoperative Infektionen im geschaffenen keimbesiedelten kloakalen Gebiet neben unzureichender Pouchfixation, Harnleiterischämie, nicht geradem Harnleiterverlauf oder Tunnelhämatomen zur Narbenbildung und Obstruktion führen. Diese stellt mit 2–30% die wichtigste postoperative Komplikation dar [1]. Bei ausreichend großem Darmreservoir und zu kurzen Ureteren bietet sich eine bilaterale, antirefluxive Harnleiterneueinpflanzung im Psoas-hitch-Verfahren dann zur einzeitigen Korrektur beidseitiger Stenosen an, wenn die distalen Ureteren sich nicht mehr zur Reimplantation eignen. Hyperchlorämische Acidosen werden vorwiegend nach kontinenten Harnableitungen beobachtet, am häufigsten nach Ureterosigmoidostomie (bis >50%) [1, 3].

Schlussfolgerung

Der Mainz-Pouch II stellt oft die einzige Möglichkeit zur kontinenten Harnableitung für Länder der dritten Welt dar. Die Probleme dieser Harnableitung sollten jedoch nicht unterschätzt werden [3]. So reicht die vermehrte Zufuhr von Zitrusfrüchten zum Azidoseausgleich nicht immer aus. Die Blutgasanalyse zur Verlaufskontrolle und Dosisanpassung ist meist genausowenig möglich wie der Katheterismus. Jüngeren Kindern ist die Notwendigkeit zur regelmäßigen Pouchentleerung u. U. schwer vermittelbar. Das langfristig erhöhte Kolonkarzinomrisiko von bis zu 29% nach 10 Jahren [1] und der hypokalzämiebedingte vermehrte Knochenabbau müssen für die Kontinenz bewusst in Kauf genommen werden.

Literatur

1. Fichtner J (1999) Follow-up after urinary diversion. Urol Int 63 (1):40–45
2. Fisch M, Hohenfellner R (1994) Sigma-Rektum-Pouch: Eine Modifikation der Harnleiterdarmimplantation. In: Hohenfellner R (Hrsg) Ausgewählte

urologische OP-Techniken. Thieme, Stuttgart New York (5.33–5.36)
3. Gilja I et al (1996) The sigmoidorectal pouch (Mainz Pouch II). Eur Urol 29(2):210–215
4. Mansi MK (1999) Continent urinary undiversion to modified ureterosigmoidostomy in bladder extrophy patients. World J Surg 23(2):207–213

KOMMENTAR M. Fisch

Der Sigma-Rektum-Pouch (Mainz-Pouch II) stellt für Entwicklungsländer, in denen die Beschaffung jeglicher Hilfsmittel, wie Katheter oder Stomaplatten schwierig oder unmöglich ist, eine ideale Form der Harnableitung dar. Kritische Punkte bei fehlender, adäquater medizinischer Nachbetreuung dieser Patienten sind die Ureterimplantation sowie die Entwicklung einer metabolischen Azidose, wie die vorliegende Kasuistik zeigte. Bedingt durch das Urin-Stuhl-Gemisch ist beim Sigma-Rektum-Pouch eine antirefluxive Ureterimplantation eine Conditio sine qua non, was für andere Formen der kontinenten Ableitung mittels Niederdruckreservoir nur noch eine eingeschränkte Gültigkeit hat. Das Risiko aszendierender Pyelonephritiden liegt nach eigenen Erfahrungen etwa bei 6%, das einer Ureterimplantationsstenose bei 7% (Implantationstechnik submuköser Tunnel). Eine Analyse der Implantationsstenosen ergab folgende mögliche Ursachen:
1. Ein Kinking des Harnleiters bedingt durch Schleifenbildung und einen nicht geraden Harnleiterverlauf (Implantation in einen mobilen Anteil).
2. Eine Stenose im Tunnelbereich durch narbige Atrophie des Harnleiters (Gefäßschädigung bei der Präparation).
3. Die Entwicklung eines hyperproliferativen Polypen an der Anastomose der Ureterschleimhaut mit der Darmschleimhaut (Ausdruck der chronischen Entzündung, häufig bei Kindern).

Während 1. und 2. operative Fehler darstellen und durch eine minutiöse Harnleiterpräparation unter Beachtung der längsverlaufenden Gefäße sowie die Implantation in einen immobilen Teil des Pouches vermieden werden können, ist die 3. Ursache chirurgisch nicht zu verhindern.

Wandverdickte, dilatierte Ureteren haben ein ca. 3fach erhöhtes Risiko für eine Implantationsstenose unter Verwendung der Standardtechnik des submukösen Tunnels. Bei Verwendung der von Abol-Enein publizierten Technik liegt die Stenoserate im Bereich von 4–7%.

Der frühzeitige Säuren-Basen-Ausgleich verhindert die Entwicklung einer metabolischen Azidose, die schwerwiegende Folgen nach sich ziehen kann, wie Demineralisierung des Knochens und Hypokaliämie. Etwa 70% der Patienten mit einem Sigma-Rektum-Pouch bedürfen einer alkalisierenden Medikation. Insbesondere bei fehlenden medizinischen Nachsorgekontrollen muss eine Sensibilisierung der Patienten für diese Problematik im Vorfeld erfolgen und falls Zitrusfrüchte nicht ausreichend sind, wie im beschriebenen Fall, die frühzeitige orale Medikation beginnen.

9 Seiten- und Organzuordnung

Nierenfreilegung der falschen Seite

R. Hohenfellner

Einleitung

Anhand von zwei Fallbeispielen wird auf die Ursachen, die zur Seitenverwechslung bei operativen Eingriffen führen können, eingegangen. Das breite Spektrum von Verwechslungsmöglichkeiten und das unterschiedliche Verhalten der Betroffenen unterstreicht die Schwierigkeiten, die sich bei der Erarbeitung von Ausschlusskonzepten und allgemein gültigen Regeln zur Vermeidung ergeben.

Kasuistik

■ **Fall 1.** Bei einer 46-jährigen Patientin mit einem linksseitigen, großen Nierenbeckenstein, dessen Fortsatz in den unteren Kelch reicht, wird aufgrund der klinischen Symptomatik (Flankenschmerzen, rezidivierende Harnwegsinfekte) und der Annahme einer gleichzeitig vorliegenden Ureterabgangsstenose die Indikation zur offenen Steinsanierung und Pyeloplastik gestellt.

Am Vorabend der Operation ist die Patientin mit Krankengeschichte und mitgebrachten Röntgenbildern zur seitengetrennten Isotopenuntersuchung unterwegs und die Befunde bei der klinischen Röntgenkonferenz und OP-Planung für den kommenden Tag nicht vorhanden. Aufgrund der mündlichen Angaben des Stationsarztes werden Nierenfreilegung rechts, Steinsanierung und Pyeloplastik in den Operationsplan eingetragen. Durch eine Änderung des Operationsplans spät abends wird der Eingriff vorgezogen und die Patientin um 7 Uhr morgens des folgenden Tages in den OP gebracht. Zu diesem Zeitpunkt ist der Stationsarzt mit einem Notfall in der Poliklinik beschäftigt. Krankengeschichte und Röntgenbilder sind noch zur Befundung in der Isotopenabteilung bzw. durch den Hol- und Bringedienst auf dem Weg in die Klinik.

Die prämedizierte und intubierte Patientin wird auf dem OP-Tisch gelagert und entsprechend dem OP-Programm in linke Seitenlage gebracht. Nach Freilegung der rechten Niere werden die mittlerweile eingetroffenen Röntgenbilder an den Schaukasten gehängt und bestätigen die Seitenverwechslung. Die Wunde wird verschlossen, die Patientin umgelagert, der Stein entfernt und die Pyeloplastik ausgeführt.

Im Anschluss an die Operation wird der Gatte der Patientin über die Seitenverwechslung umfassend und rückhaltlos informiert, ebenso über die Möglichkeit eines Regressanspruches. Der Ehemann äußert von sich aus Bedenken über das Eingeständnis eines Fehlverhaltens seiner Frau gegenüber, die er als „überaus einfache Hausfrau, die im vollen Vertrauen auf die behandelnden Ärzte sich diesen nach langem Zögern anvertraute" beschrieb. Dementsprechend klärt er seine Frau nachmittags darüber auf, dass es eben diese Sorgfalt war, die die Ärzte veranlasste, auch auf der Gegenseite „nachzuschauen" und glücklicherweise dort eine völlig normale Niere zu finden. Auch im weiteren unkomplizierten, postoperativen Verlauf nimmt der Ehemann die Regressmöglichkeit über die entsprechend informierte Rechtsabteilung nicht in Anspruch.

■ **Fall 2.** Bei einem 14 Monate alten Kleinkind mit bilateraler Ureterabgangsstenose erscheint diese aufgrund der MAG-III-Clearance auf der rechten Seite mit knapp 50% nach Lasixbelastung noch kompensiert, die linke Seite mit 30% dagegen dekompensiert. Die Mutter des Knaben wird über den Eingriff (Nierenbeckenplastik) aufgeklärt und unterschreibt die Einverständniserklärung für die fälschlich dort aufgeführte rechte Seite.

Krankengeschichte und Einverständniserklärung liegen am Morgen des OP-Tages vor, nicht jedoch die Ultraschallbefunde und das Ergebnis der Isotopenuntersuchung. Aufgrund der Einverständniserklärung wird die rechte Seite freigelegt und eine in allen Teilen typische Nierenbeckenplastik rechts bei intrinsischer, subpelviner Abgangsstenose durchführt. Gegen Ende der Operation kommt der Stationsarzt der Kinderklinik mit den Schallbefunden und denen der MAG III-Clearance hinzu. Die Mutter des Kindes wird durch den Operateur verständigt und erteilt die Einwilligung zur Operation der Gegenseite in gleicher Sitzung. Der postoperative Verlauf ist unauffällig, eine Kontrolluntersuchung nach einem Jahr ergibt freie Abflussverhältnisse bei seitengleicher Nierenfunktion. Versicherung bzw. Rechtsabteilung werden nicht informiert.

Drei Jahre später, die Mutter ist inzwischen ausgewandert und verehelicht, stellt sie über ein Rechtshilfeverfahren Regressansprüche gegenüber dem Operateur. In diesen wird die Notwendigkeit des Eingriffs der rechten Seite angezweifelt und die initial falsch freigelegte Seite „dem Fehlverhalten" des Operateurs angelastet. Einverständniserklärung und Ausgang des beidseits erfolgreichen Eingriffs führen schließlich zum Regressverzicht durch den Anwalt.

Problemanalyse

Seitenverwechslungen sind meist „Kettenreaktionen", wobei sich zum auswärts falsch beschrifteten, mitgegebenen Röntgenbild über den davon in die Krankengeschichte übernommenen Befund weitere Fehlermöglichkeiten gesellen. Nicht selten sind Krankenunterlagen und bildgebende Dokumentationen zeitlich morgens nicht auffindbar, in Konsiliarkliniken oder „unterwegs". Das Risiko wächst mit der Zunahme ambulanter Operationen, wobei selbst Patienten mit unterschiedlichen Indikationen verwechselt wurden. Auch die Amputation fälschlich bereits umhüllter Gliedmaßen zeigt das Risiko des Operateurs, der verspätet im Operationssaal eintrifft. Keineswegs selten wird der Operateur an einem ihm persönlich bislang unbekannten Patienten tätig. Stimmen bildgebende Dokumentation, schriftliche Befunde darüber und Krankengeschichte in allen Punkten überein, so vermindert sich das Risiko der Seitenverwechslung gegen Null bei kalkulierbarem Zeitverlust bei der Prüfung auf Übereinstimmung.

Schlussfolgerungen

Die Bändchenmarkierung (Handgelenk) dürfte insbesondere in zentralen Operationsabteilungen mit hoher Operationsfrequenz und wechselndem Personal am ehesten geeignet sein, um das Verwechslungsrisiko entscheidend zu vermindern. Eine übereinstimmende Kodierung von Patientenröntgenbildern und Krankenunterlagen ist sowohl vor der Lagerung auf dem OP-Tisch, Narkosebeginn und schlussendlich vor dem Hautschnitt ohne großen Zeitaufwand möglich.

KOMMENTAR H. Schulze

Durch Verwechselungen hervorgerufene Operations-Irrtümer können unterschiedliche Ursprünge haben:

Entweder wird eine „richtige" Operation am „falschen" Patienten durchgeführt oder (insbesondere bei paarigen Organen) es wird am „richtigen" Patienten die Operation an der „falschen" Stelle durchgeführt.

Wenngleich – wie in den aufgeführten Fällen – häufig gleich mehrere Verkettungen unglücklicher Umstände zu einem solchen Operations-Irrtum beitragen können, so bleibt doch festzuhalten, dass die Verantwortung stets beim Operateur letztendlich verbleibt. Dieser muss sich vor jedem Eingriff davon überzeugen, dass der „richtige" Patient im OP mit allen erforderlichen Unterlagen (z.B. Röntgenbilder, Histologie, Aufklärungsbogen) ist und sich vor Setzen des Hautschnittes nochmals vergewissern, die Operation an der korrekten Stelle zu beginnen.

Ein jeder von uns muss sich dabei stets darüber im Klaren sein, dass ein solcher Irrtum an vielen Stellen seinen Ursprung haben kann: z.B. auf der Station, von der ein „falscher" Patient mit „richtigen" Unterlagen in den OP gebracht wird; z.B. bei der Einschleusung in den OP, wo der „richtige" Patient mit „richtigen" Unterlagen in den falschen OP-Raum weitergeleitet wird. Unvergessen bleibt für mich auch der junge Ehemann, der sich ambulant in Lokalanästhesie einer Zirkumzision unterziehen wollte, stattdessen aber irrtümlich vasektomiert wurde. Am Nachmittag des gleichen Tages erfolgte (in Allgemein-Anästhesie) eine (erfolgreiche) Vaso-Vasostomie einschließlich Zirkumzision.

Nicht alle Irrtümer verlaufen letztlich so glücklich, wie die hier genannten, sollen und müssen aber jedem operativ tätigen Arzt daher stets Anlass geben, größte Sorgfalt vor jedem Eingriff walten zu lassen, so wie vom Autor auch angemahnt.

9.2

Verwechslung eines Organs: Nierenbecken – statt Antirefluxplastik

M. Westenfelder und P.-H. Langen

Einleitung

Kunstfehlerprozesse nehmen zu und sind, vor allem wenn sie wegen mangelnder Dokumentation zur Verurteilung führen, ein Grund für die zunehmende Verunsicherung vieler Kollegen. Fehlleistungen, die dem Patienten körperlichen und/oder seelischen Schaden zufügen, rechtfertigen eine Entschädigung. Zu den schwerwiegendsten Fehlern gehört die zu spät bemerkte Verwechslung von zu operierenden Patienten durch organisatorisches und individuelles Versagen. Bei den meisten organisatorischen Abläufen im Rahmen einer Operationsvorbereitung sind im Rahmen der horizontalen und vertikalen Arbeitsteilung mehrere Mitarbeiter beteiligt. Der Operateur hat sich jedoch vor Operationsbeginn immer sowohl von der Identität des Patienten als auch der – bei paarigen Organen – korrekten Seite zu überzeugen.

Kasuistik

Am Anfang eines OP-Programmes war vorgesehen, bei einem Kind eine Ureterabgangsplastik, an zweiter Stelle bei einem weiteren Kind eine Antirefluxplastik bei Doppelniere durchzuführen. Bei beiden handelte es sich um 6-jährige, blonde Mädchen, bei beiden war die Seitenlokalisation rechts und beide waren stationär in der Kinderklinik untergebracht. Ohne Benachrichtigung des Operateurs für den folgenden Tag wurde kurz vor Schreiben des OP-Programms die Reihenfolge umgestellt.

Nach Narkoseeinleitung durch einen Anaesthesisten, der seine Doktorarbeit über den vesikoureteralen Reflux geschrieben hatte, wurde das erste Mädchen, welches am Reflux operiert werden sollte, in der Annahme, es handele sich um das Mädchen zur Ureterabgangsplastik vom Operateur auf die Seite gelagert – mit Unterstützung der Schwestern und Pfleger und ohne Kommentar des Anästhesisten. Bei Freilegen des Nierenbeckens fand sich verständlicherweise die Doppelniere und nicht die Ureterabgangsstenose. Die Verwechslung wurde klar. Kommentar des Anästhesisten: Er habe sich schon die ganze Zeit gewundert, warum die Niere freigelegt und keine Antirefluxplastik durchgeführt würde. Die Flankeninzision wurde verschlossen, die Antirefluxoperation durchgeführt und unmittelbar darauf die Eltern verständigt. Diese waren zwar nicht begeistert, ließen sich aber beruhigen und versicherten, dass sie gegen die Ärzte keine Anzeige erstatten wollten.

Ein verwandter Rechtsanwalt überzeugte sie dann aber, gegen die Universität des Landes Baden-Württemberg wegen groben Organisationsversagens zu klagen. Den Rechtsanwälten der Beklagten gelang es jedoch im Verfahren nachzuweisen, dass keinerlei Organisationsmängel bestanden hätten, dass es sich vielmehr um individuelles Versagen der behandelnden Ärzte gehandelt habe, gegen die – wie aber die Klägerseite zu Eingang des Verfahrens schriftlich fixiert hatte – keine Anklage erhoben werden sollte. Die Klage wurde kostenpflichtig abgewiesen.

Problemanalyse

Die Verwechslung eines Patienten oder Organs gehört zu den drastischen Fällen von Kunstfehlern. Allen Beteiligten wird ein solches Erlebnis lebenslang in Erinnerung bleiben. Im geschilderten Fall aus den siebziger Jahren trägt trotz einer Verkettung widriger Umstände, ohne die eine solch dramatische Verwechslung allerdings selten zustande kommt, der Operateur die Hauptschuld. Letztendlich hat immer der behandelnde Arzt die Verpflichtung, notfalls durch Rückfragen sich von der Identität des Patienten bzw. der Korrektheit des Eingriffes zu überzeugen. Dass dies durch Zunahme des ambulanten Operierens oder der Arbeitsbelastung (mit Erscheinen im OP-Saal erst nach Narkoseeinleitung und sterilem Abdecken des OP-Feldes) erschwert wird, ändert daran nicht das geringste. Sich nicht über die Identität des Patienten vergewissert zu haben, stellt ein Übernahmeverschulden des operierenden Arztes dar.

In diesem Sinne ist nachvollziehbar, dass es den Rechtsanwälten der beklagten Klinik letztlich gelang, ein Organisationsverschulden *des Hauses* auszuschließen.

Demgegenüber mag es uns juristische Laien zunächst überraschen, dass darüber hinaus auch kein Schmerzensgeld gezahlt wurde. Dem Mädchen wurde schließlich ein bleibender Schaden mit lebenslanger Narbe im Sinne einer Körperverletzung zugefügt. Das Haftungsrecht kennt jedoch folgende Voraussetzung für einen Schadenersatz:
1. Es muss ein schuldhaft rechtswidrig verursachter Schaden vorliegen
2. Es muss einen Geschädigten geben, der seinen Anspruch geltend macht und
3. Es muss eine Rechtsgrundlage, also in der Regel eine gesetzliche Bestimmung geben.

Letzteres war bis zum 1. August 2002 jedoch nicht gegeben. Bis zu diesem Datum haftete zwar neben dem Schadenverursacher (hier dem Operateur) auch der Krankenhausträger dem Geschädigten nach § 278 und § 831 BGB gesamtschuldnerisch für materielle und immaterielle Schäden (Schmerzensgeld), jedoch entfiel diese Haftung, wenn der Arbeitgeber im sog. Entlastungsbeweis nach § 831 Abs. 1 Satz 2 BGB nachwies, dass
1. kein Organisationsverschulden vorlag
2. der Verursacher fachlich qualifiziert ist und er diesen

3. in angemessenen Abständen überwacht hat.

Künftig jedoch muss ein Krankenhausträger nach § 253 BGB immer Schmerzensgeld zahlen, wenn rechtswidrig eine Körperverletzung von nicht unerheblicher Art und Dauer verursacht wurde.

Ob überhaupt und inwieweit für den Schädiger eine Schadenersatzpflicht besteht, und ob im Innenverhältnis gegenseitige Regressansprüche zwischen Krankenhausträger und Schadenverursacher gestellt werden können, hängt von vielen Faktoren ab. Stichwortartig seien hier nur das Beamtenprivileg, die Tätigkeit in Forschung und Lehre, die Organhaftung, der totale oder der gespaltene Krankenhausvertrag und die Grade der Fahrlässigkeit bis hin zum Vorsatz genannt. Die diesbezügliche Rechtsprechung ist ständigen Änderungen unterworfen (u. a. soll in Kürze der Begriff der gröbsten Fahrlässigkeit eingefügt werden).

Schlussfolgerungen

Der operativ tätige Arzt muss sich jenseits allen Zeitdruckes, aller – wünschenswerter – Routine und vertrauensvoller Zuarbeit erfahrener Mitarbeiter stets selbst von allen Details notwendiger Operationsvorbereitung überzeugen. Die Verwechslung eines Patienten sei hier nur exemplarisch für uns allen wohl bekannte Lücken und Tücken eines Klinikalltags genannt. Die Vollständigkeit der Anamnese, Aufklärung, bildgebenden und Labordiagnostik kann schon am Vortage, allerspätestens im Operationssaal persönlich überprüft werden. Dies sind wir jedem einzelnen der sich uns anvertrauenden Patienten schuldig.

> **KOMMENTAR** W. Maassen
>
> Der Fall lässt drei gravierende Fehler erkennen:
>
> 1. Ohne Benachrichtigung des Operateurs wurde das vorgesehene OP-Programm umgestellt. Es gehört zu Planung und Koordination eines Operationsprogramms über sachdienliche oder erforderliche Umstellungen so zu informieren, dass bei dem Operateur kein Irrtum entstehen kann. Der Verstoß gegen derartige Organisationspflichten ist geeignet, sowohl vertrags- als auch deliktsrechtliche Ansprüche auszulösen, sofern der Verstoß gegen diese Pflichten einen Fehler bedingt haben.
>
> 2. Sich nicht über die Identität des Patienten vergewissert zu haben, stellt ein Übernahmeverschulden des operierenden Arztes dar. Ein voll beherrschbares Risiko wurde nicht ausgeschlossen. Dies hat eine Umkehr der Beweislast zur Folge. Der Arzt muss beweisen, dass die Schädigung auch dann eingetreten wäre, wäre das voll beherrschbare Risiko beachtet worden.
>
> 3. Das Schweigen des Anästhesisten ist unverständlich. Dies kann ebenfalls sowohl vertragliche Ansprüche als auch solche aus unerlaubter Handlung auslösen.

10 Vergessene Hilfsmittel/Fremdkörper

10.1

Die zurückgebliebene Kompresse

R. Hohenfellner

Einleitung

In einer retrospektiven Analyse sollen anhand von 5 Fällen mit zurückgebliebener Kompresse im Zeitraum von fast 30 Jahren die unterschiedliche Klinik, der weitere Verlauf, die möglichen Ursachen und die sich daraus ergebenden Konsequenzen besprochen werden.

Kasuistik

In allen 5 Fällen handelte es sich um handelsübliche, kleine, gelegte, fadenmarkierte – also röntgenologisch später nachweisbare – Kompressen. Beim ersten der beiden nephrektomierten Patienten (Fall 1) war der postoperative Verlauf unauffällig, die Kompresse heilte ein und wurde zufällig im Rahmen der Tumornachsorge entdeckt. Der Patient konnte sich zur dringend empfohlenen Revisionsoperation nicht entschließen und blieb weiterhin beschwerdefrei.

Im zweiten Fall wurde eine hochgradig funktionseingeschränkte, hydronephrotisch und pyelonephritisch veränderte Niere entfernt und die sich daran anschließende lokale Wundheilungsstörung war klinisch richtungsweisend. Die daraufhin angefertigte Röntgenübersichtsaufnahme war schlüssig.

Bei dem dritten Patienten mit Zustand nach perinealer Prostataadenomektomie eines 80 Gramm schweren Prostataadenoms führte der postoperativ weiter bestehende Harnverhalt zur Kontrollzystoskopie, wobei die ausgezogene Kompresse transurethral entfernt werden konnte.

Bei der vierten Patientin mit Zustand nach Meatotomie einer hypospad mündenden Harnröhre bei Sinus urogenitalis führte 2 Wochen postoperativ ein septisches Zustandsbild zur Wiederaufnahme. Der eitrige Vaginalfluor war klinisch richtungsweisend und der weitere Verlauf nach Kompressenentfernung unauffällig.

Ein unklares, fieberhaftes Zustandsbild nach radikaler Zystoprostatektomie mit Anlage eines Mainz-Pouch I gab bei dem fünften, inappetenten Patienten Anlass zu einer radiologischen Abklärung mittels Übersichtsaufnahme und CT. Die Diagnostik wurde durch die „versteckte", wirbelsäulennahe Lage am Ursprung des N. obturatorius bzw. Plexus lumbodorsalis im Rahmen der Lymphonodulektomie erschwert. Die verzögerte Relaparotomie nach 3 Wochen führte zu einer sofortigen Erholung des Patienten bei weiterhin tumorfreiem Verlauf über 8 Jahre.

Problemanalyse

Der Zählvorgang von Wundkompressen (Anzahl der am Instrumententisch gestapelten versus der vom Wundverschluss verbrauchten und in der Bilanz verbliebenen Kompressen) obliegt der assistierenden Schwester sowie dem „Springer". Wechselt das Personal bei verlängerter Operationsdauer, so ist eine Zwischenbilanz obligat.

Größere Sicherheit bietet die ausschließliche Verwendung von Bauchtüchern unterschiedlicher Größe, die mit an Bändchen hängenden Metallnummern markiert sind. Nach Gebrauch gut sichtbar an einem fahrbaren Gestell aufgehängt erleichtert dies die Schlussbilanz. Für den Operateur verbleibt dann das Restrisiko der „abgeworfenen" Stieltupfer, die weiterhin gezählt werden müssen. Ungeachtet dessen verbleibt die Verantwortung beim Operateur, der beim Bilanzdefizit am Ende des Eingriffs anhand einer oftmals technisch nicht optimalen Übersichtsaufnahme bei untergeschobener Platte über das weitere Vorgehen entscheiden muss.

In all den 5 vorgeschilderten Fällen führte das „Verzählen" zum Zurückbleiben der Kompresse. Fälle, in denen beim Bilanzdefizit die ergebnislose Suche abgebrochen wurde, das

Röntgenbild negativ war und die Kompresse selbst nie gefunden wurde, führen zu dem Schluss, dass die Eingangsbilanz (Anzahl der gestapelten Kompressen) am Instrumententisch vor Beginn des Eingrifs bereits zu Irrtümern führen kann.

Hinsichtlich des Verhaltens des Operateurs, der zum erneuten Eingriff gezwungen, den Patienten nunmehr über Risiken und Komplikationen bei der Kompressensuche aufklärt, ist das persönliche, uneingeschränkte Schuldeingeständnis dem Abwälzen auf Nichtbeteiligte vorzuziehen. Zuvor jedoch ist eine umfassende Mitteilung an die Rechtsabteilung bzw. Haftpflichtversicherung unerlässlich, da ansonsten der Versicherungsschutz durch das vorgezogene Schuldeingeständnis später infrage gestellt werden kann. Eine 1×2 mm lange, abgebrochene Nadelspitze, bei einer komplikationslosen, kindlichen Nierenbeckenplastik im Retroperitoneum zurückgeblieben und im Kontrollröntgen entdeckt, führte auf Antrag der Eltern zu einer Versicherungsrücklage von DM 100 000,-. Dies, für den Fall von Regressansprüchen bei evtl. auftretenden Spätkomplikationen, limitiert auf einen Zeitraum von 10 Jahren. Eine Erhöhung der Versicherungsprämie war die unmittelbare Folge.

Im fünften geschilderten Fall zeigte sich der Patient trotz Relaparotomie vom Schuldeingeständnis beeindruckt, verzichtete auf sämtliche angebotenen, finanziellen Ansprüche und bedachte das Drittmittelkonto der Klinik mit regelmäßigen Spenden.

Schlussfolgerung

Wenngleich das Risiko einer zurückgebliebenen Kompresse mit 5 Fällen über einen Zeitraum von nahezu 30 Jahren gering erscheint, ergeben sich dennoch daraus Hinweise, um dieses zu vermindern. Der gänzliche Verzicht auf gelegte Kompressen zugunsten metallnummerierter, leicht bilanzierbarer Tücher unterschiedlicher Größe bedeutet eine organisatorische Umstellung, die jedoch vielerorts bereits vollzogen ist. Der abgeworfene Präpariertupfer bleibt davon ausgenommen bei weiterhin bestehendem Risiko des Verzählens und langwieriger, oft ergebnisloser Suche.

Sowohl retroperitoneal als auch intraperitoneal zurückgebliebene Kompressen oder kleine Bauchtücher können über Jahre asymptomatisch bleiben, bis die Einwanderung in den Intestinaltrakt zum Darmverschluss meist innerhalb entzündlicher Konglomerattumoren führt. Darüber wurde der Patient (Fall 1) umfassend aufgeklärt. Eine schriftliche, umfassende Information an die Rechtsabteilung und Haftpflichtversicherung, gefolgt von einem persönlichen Gespräch, sollte dem Schuldeingeständnis gegenüber dem Patienten vorausgehen. Dessen ungeachtet ist mit einer zum Teil empfindlichen Erhöhung der Prämie zu rechnen.

KOMMENTAR H. Rübben

In dem Beitrag wird über 5 Fälle einer intraoperativ vergessenen Kompresse berichtet, die sich in einem Zeitraum von fast 30 Jahren ereigneten. Derartige Fälle haben inzwischen dazu geführt, dass bei intraabdominellen Eingriffen keine Kompressen mehr gereicht werden, sondern stattdessen Bauchtücher.

Sowohl die Bauchtücher als auch Kompressen oder Tupfer werden zu Beginn des Eingriffs gezählt und zum Ende des Eingriffs wiederholt, um sicher zu sein, dass keine Materialien im Operationsgebiet verblieben sind. In der Tat obliegt es der instrumentierenden Schwester, diese Rechnung durchzuführen. Dennoch hat letztendlich der Operateur die Verantwortung, wenn derartige Materialien im Patienten verbleiben. Deshalb ist es von größter Wichtigkeit, dass sich der Operateur zum Ende des Eingriffs von der Vollständigkeit der eingesetzten Materialien überzeugt. Dies sollte vor Verschluss des Abdomens erfolgen, um bei einem Bilanzdefizit die Möglichkeit zu haben, das Operationsgebiet noch einmal zu inspizieren. In der Tat könnte bei einer Röntgenübersichtsaufnahme trotz Röntgenmarkierung der eingesetzten Materialien diese nicht sichtbar sein, wie auch in einem der geschilderten 5 Fälle.

Die Prüfung auf Vollständigkeit der eingesetzten Materialien muss unbedingt dokumentiert werden. Findet sich das fehlende Material bei einem Bilanzdefizit trotz eingehender Inspektion des Operationsgebietes nicht, ist aber im Operationsgebiet verblieben und verursacht später Komplikationen, so kann bei möglichen Regressansprüchen auf diese Dokumentation zurückgegriffen werden.

Ehrlichkeit dem Patienten gegenüber, auch bei Auftreten von Komplikationen, ist sicherlich immer der beste Weg. Von Schuldeingeständnissen sollte an dieser Stelle sowieso nicht gesprochen werden.

Ist die Dokumentationspflicht wie oben geschildert durchgeführt worden, ist auch zu fragen, ob eine Mitteilung an die Rechtsabteilung vorab notwendig ist. Werden Regressansprüche gestellt, kann man auf die korrekte Dokumentation zurückgreifen.

10.2

Zurückgelassenes perirenales Tuch nach Nierenteilresektion

H. van Poppel und R. Oyen

Einleitung

Renale Pseudotumoren, die durch perirenal belassene chirurgische Bauchtücher verursacht wurden, werden von Fiorelli et al. [2] sowie Bellin et al. [1] beschrieben. Seit der Einführung von Bauchtüchern mit radiologisch nachweisbaren Markern sind Komplikationen durch zurückgelassene chirurgische Bauchtücher seltener geworden.

Im vorgestellten Fall wird über einen ein Jahr nach einer Nierenteilresektion diagnostizierten Pseudotumor, verursacht durch ein radiologisch nicht nachweisbares chirurgisches Bauchtuch, berichtet.

Kasuistik

Ein 64-jähriger Mann stellte sich ein Jahr nach linkseitiger Nierenteilresektion bei einem Nierenzellkarzinom vom Klarzelltyp im Stadium pT1 G1 zur Nachsorgeuntersuchung vor. Die körperliche Untersuchung ergab eine reizlose unauffällige Narbe im Flankenbereich links. Die Blutparameter lagen im Normalbereich, der Urinstatus war ohne pathologischen Befund. Urosonographisch konnte eine echoreiche Struktur im vorderen Bereich des unteren Nierenpols links nachgewiesen werden (Abb. 1). Im Ausscheidungsurogramm imponierte diese Struktur als abgerundeter Schatten an der Oberfläche des unteren Nierenpols. In der zu weiteren Abklärung durchgeführten Computertomographie (nativ und nach KM-Gabe) zeigte sich eine scharf abgegrenzte runde Struktur mit einem heterogenen Zentrum, das von einem dicken dichten Saum ohne Verkalkungen umgeben wurde (Abb. 2a,b). Der perirenale und pararenale Raum wurde von Bindegewebssepten durchsetzt. Als Folge der vorausgegangenen Operation zeigte sich eine Verdickung der Gerota-Faszie. Im Angiogramm stellte sich diese Struktur als nicht vaskularisiert dar.

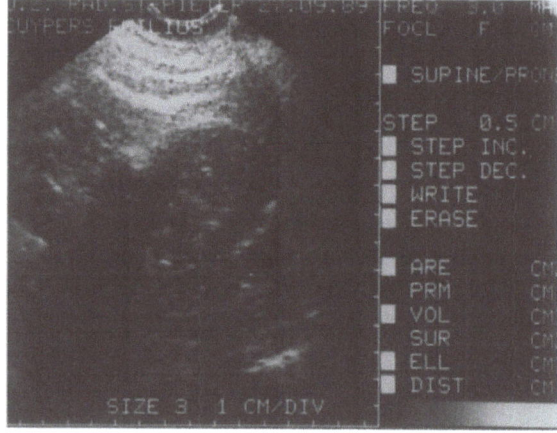

Abb. 1. Ultraschallbild des unteren linken Nierenpols mit einer echoreichen Struktur und scharfem Schallschatten

Differenzialdiagnostisch kamen eine hämorrhagische Neoplasie, eine hämorrhagische Zyste oder ein Hämatom in Frage. Wegen der hauptsächlich exorenalen Lage der Struktur wurde eine nierenerhaltende Operation geplant.

Aufgrund der perirenalen fibrotischen Veränderungen gestaltete sich die Mobilisierung der Niere intraoperativ sehr schwierig. Anschließend wurde der Pseudotumor im Gesunden entfernt.

Nach dem Aufschneiden des Pseudotumors zeigte sich ein in Bindegewebe eingebettetes chirurgisches Bauchtuch, das von einer dicken Kapsel umschlossen wurde (Abb. 3). Die pathologische Aufarbeitung erbrachte keinen Anhalt für Malignität.

Problemanalyse

Oft wird die Gegenwart von Fremdkörpern in der postoperativen Phase durch klinische Zeichen, wie sie im Rahmen einer Fremdkörper-

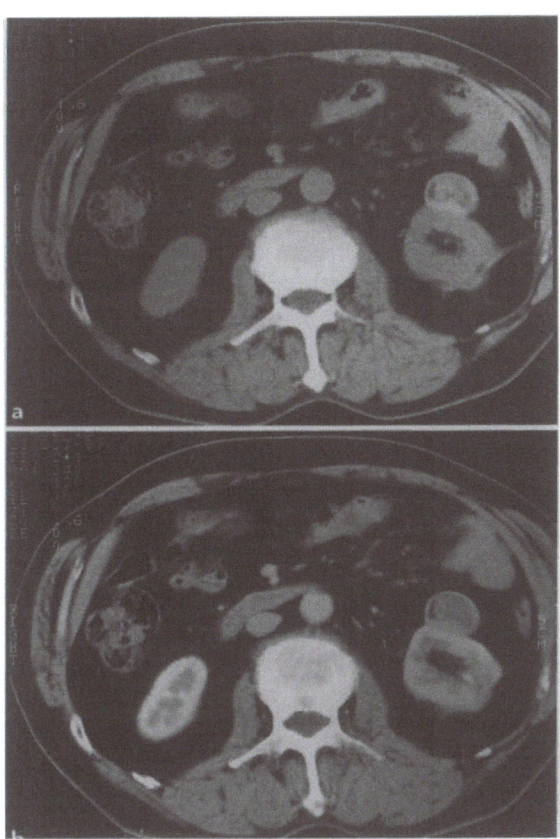

Abb. 2. CT-Bilder. **a** Nativ: Scharf abgrenzbare Struktur mit einem dicken hyperdensen Saum und inhomogenem Zentrum. **b** Nach KM-Gabe

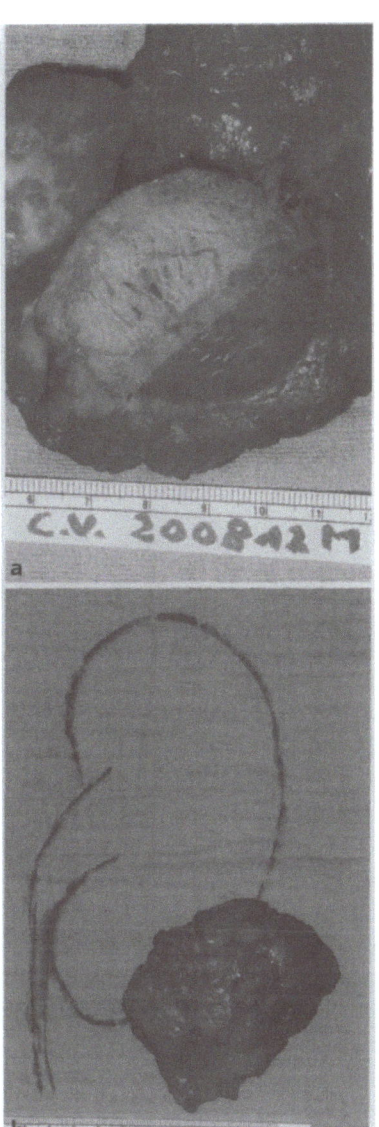

Abb. 3. Resektionspräparat

reaktion auftreten, offensichtlich. In diesem speziellen Fall führten allerdings nur geringgradige entzündliche Veränderungen zu der beschriebenen Einkapselung. Wegen der fehlenden Kalzifizierung der Fibrosekapsel sowie der nicht vorhandenen Markierung des chirurgischen Bauchtuches konnte diese Struktur radiologisch nicht nachgewiesen werden [3]. Im CT sowie urosonographisch konnte nur eine atypische Struktur beobachtet werden. Eine gesteuerte perkutane Biopsie hätte wegen der negativen Zytologie den behandelnden Arzt in ein diagnostisches Dilemma geführt. Außerdem ist ein perirenal zurückbelassener Fremdkörper selten die Ursache eines renalen Pseudotumors. Darüber hinaus hätte eine bakterielle Besiedlung einen Abszess zur Folge haben können mit großen Komplikationen wie Fistelbildung in Haut oder Darm [5].

Schlussfolgerung

Das einzige Charakteristikum, das in diesem Fall die Anwesenheit des Bauchtuchs offenbarte, war die eindeutig nachweisbare Einkapselung [4, 6]. In zweifelhaften Fällen sollte eine lokale Resektion des Pseudotumors einer totalen Nephrektomie vorgezogen werden.

Literatur

1. Bellin M-F, Hornoy B, Richard F, Davy-Miallou C, Fadel Y, Zaim S, Challier E, Grenier P (1998) Perirenal textiloma: MR and serial CT appearance. Eur Rad 8:57-59
2. Fiorelli C, Menghetti I, Trippitelli A, Grechi G, Di Cello V, Villari D (1984) Renal pseudotumors caused by retained pararenal surgical sponges. Rays 10: 49-52
3. Grieten M, Van Poppel H, Baert L, Baert A, Oyen R (1992) Renal pseudotumor due to a retained perirenal sponge CT features. J Comp Assist Tom 16:305-307
4. Guiard JM, Bonnet JC, Boutin JP, Plane D, Guilleux MH, Delorme G (1988) „Textilome": aspect tomodensitométrique. A propos d'un cas. Ann Radiol (Paris) 31:49-52
5. Romanheesen B, Bahner ML, Delorme S (1998) Septischer Herd im Retroperitoneum-iatrogener Fremdkörper aus Baumwolle (Gossypibom). Radiol 38:135-137
6. Sheward SE, Williams AG Jr, Mettler FA Jr, Lacey SR (1986) Case report. CT appearance of a surgically retained towel (gossypiboma). J Comp Assist Tom 10:343-345

KOMMENTAR F. Eisenberger

Die organerhaltende Nierentumorchirurgie hat in der Urologie einen klar definierten Stellenwert. Während sie als imperative Indikation bei anatomischer Einzelniere, funktioneller Einzelniere und eingeschränkter Nierenfunktion die einzige Möglichkeit darstellt, den Patienten vor der Dialysepflicht zu bewahren, wird sie als elektive Indikation bei gesunder kontralateraler Niere kontrovers diskutiert. Bei bestimmten Befundkonstellationen, z.B. beim kleinen Nierentumor (kleiner als 3 cm), beim peripher sitzenden Tumor oder beim Tumor unklarer Dignität ist der organerhaltende Eingriff mit Exzision des Tumors Alternative zur Nephrektomie.

Somit können perirenale Raumforderungen - wie im vorliegenden Fall - nach Tumorennukleation differentialdiagnostische Schwierigkeiten bereiten. Im Detail beschreiben die Autoren die diagnostischen Überlegungen und führten bei dem Patienten konsequent eine Revision mit dem Ziel der erneuten Organerhaltung durch.

Es steht außer Frage, dass nur die peinlich genaue intra- und postoperative Kontrolle von Bauchtüchern, Tupfern und **Instrumenten** und die Verwendung von radiologischen Markern unabdingbare Voraussetzungen sind, z.B. Bauchtücher als Ursache von renalen Pseudotumoren zu vermeiden bzw. diese postoperativ radiologisch eindeutig zu identifizieren.

Die vergessene Harnleiterschiene

B. Schönberger und S. A. Loening

Einleitung

Seit der Einführung der internen selbsthaltenden Harnleiterschienen in Form des Doppel-J-Katheters in das therapeutische Armamentarium [2] ist deren Einsatzgebiet ständig erweitert worden. Zur Nierenprotektion bei Harntransportstörungen, Trauma und Infektionen sowie bei der Urolithiasis und bei plastisch rekonstruktiven Eingriffen sind Ureterschienen nicht mehr wegzudenken. Obwohl die Materialeigenschaften und das Design ständig verbessert werden konnten, gibt es eine nicht zu unterschätzende Morbidität im Zusammenhang mit der Verwendung von Doppel-J-Kathetern. Schmerzen in Niere und Blase, Spasmen, Hämaturien und entzündlichen Fremdkörperreaktionen sind allgemein akzeptierte Komplikationen. Aber angesichts von dislozierten, kalzifizierten und fragmentierten Pigtailkathetern betitelten Monga et al. [5] ihre Publikationen über 31 Patienten mit derartigen Problemen: „Vergessene innere Harnleiterstents – ein urologisches Dilemma". Obwohl sich jeder Sorgen darüber macht, dass ein einmal von ihm eingelegter Stent auch wirklich wieder entfernt wird, lässt sich die Gefahr eines vergessenen Splints nicht sicher vermeiden. Selbst planvolles therapeutisches Handeln kann dann das „urologische Dilemma" nicht immer vermeiden.

Kasuistik

Bei einer 21-jährigen Patientin, sind seit ca. 1995 Nierensteine beiderseits bekannt. Es bestanden rezidivierende rechtsseitige Flankenschmerzen. Die Patientin wurde am 1.2.1996 zur Steinsanierung stationär aufgenommen. Folgende Befunde wurden erhoben:

AUG vom 22.12.1995:
Ca. 2 cm große Nierenbeckensteine bds. Leicht verplumptes Nierenbeckenkelchsystem (NBKS) beiderseits und leichte Dilatation der NBKS beiderseits, ansonsten unauffälliger Abfluss zur Blase.

Ultraschall 02.02.1996:
Rechts 2,5 cm großes Nierenbecken-Kelchkonkrement, links 1,8 cm großes Nierenbecken-Kelchkonkrement, Dilatation beider Hohlsysteme.

Funktionsszintigramm 5.2.1996:
Normale Sekretion des Radioisotops über beide Nieren ohne relevante Seitendifferenz und ohne deutliche Harntransportstörung.

Verlauf

Am 7.2.1996 erfolgte die perkutane Nierensteinentfernung rechts. Hierbei wurde der größte Teil des Steinmaterials entfernt. Der postoperative Verlauf war weitgehend komplikationslos. Bei noch vorhandenem Restkonkrement wurde am 15.2.1996 ein Doppel-J-Katheter rechts eingelegt und am 16.2.1996 eine ESWL rechts durchgeführt. Bei der postoperativen Röntgen-Kontrolle zeigte sich noch immer keine vollständige Desintegration. Aus diesem Grunde wurde am 19.2.1996 eine erneute ESWL durchgeführt. Auf der postoperativ durchgeführten Nierenübersichtsaufnahme zeigten sich nun nur noch kleinste, abgangsfähige Desintegrate. Aufgrund einer Dislokation des Doppel-J-Katheters wurde am 20.2.1996 erneut ein Doppel-J-Katheter eingelegt. Die Ultraschall- und Röntgenkontrollen vor Entlassung zeigten eine korrekte Katheterlage. Das NBKS war dilatiert. Die Harnsteinanalyse ergab 70% Apatit und 30% Whewellit.

Die Patientin wurde am 21.2.1996 in gutem Allgemeinzustand und beschwerdefrei entlassen. Regelmäßige Labor-, Urin- und Ultraschall-Kontrollen wurden angeraten. Die stationäre Aufnahme war für den 14.3.1996 zur Katheter-Entfernung und zur Steinsanierung links vorgesehen. Dieser Termin war in der Epikrise vermerkt und der Patientin mitgeteilt worden.

Die junge Frau hielt jedoch den mit ihr vereinbarten Termin nicht ein. Sie erschien weder in der Klinik noch in der Sprechstunde der einweisenden Urologin zur Kontrolle. Erst 1½ Jahre später wurde sie mit rechtsseitigen Flankenschmerzen, Hämaturie und Algurie wieder bei uns aufgenommen.

Sonographisch stellte sich in der rechten Niere ein Ausgussstein und eine Dilatation der oberen Kelchgruppe dar. Linksseitig bestand ein kompletter Nierenbecken-Ausgussstein. Im AUG zeigte sich eine rechtsseitige Abflussbehinderung. Auf der linken bestand ein guter KM-Abfluss zur Harnblase. In der Funktionsszintigraphie (11.7.1997) fand sich eine rechtsseitige Funktionseinschränkung auf 15% Anteil an der Globalfunktion. Nach eingehender Diskussion stellten wir die Indikation zur perkutanen Steinentfernung (PNE) links. Diese erfolgte am 23.7.1997 ohne größere Komplikationen. Der postoperative Verlauf gestaltete sich unauffällig. Aufgrund von Restkonkrementen in der unteren Kelchgruppe erfolgte am 31.7.1997 die 2. PNE mit Entfernung der Restkonkremente. In der Steinanalyse ließen sich 60% Struvit und 40% Apatit nachweisen. Über den gesamten stationären Verlauf wurde die Patientin antibiotisch behandelt. Wir entließen die Patientin bei subjektivem Wohlbefinden in die ambulante Weiterbetreuung und baten um Wiedereinweisung zum 21.8.1997 zur Steinsanierung rechts und zur Entfernung des Doppel-J-Katheters.

Die vorgesehene Schienenentfernung wurde durch die Patientin abermals verzögert. Erst ein weiteres halbes Jahr später kam sie zur Schienenentfernung.

Die Aufnahme der Patientin erfolgte am 28.1.1998 zur Steinsanierung rechts und Entfernung der inneren Schiene rechts. Die Übersichtsaufnahme zeigte zwei große Fremdkörpersteine, je einen im Pyelon und in der Blase (Abb. 1). Nach Einlage der perkutanen Nephrostomie rechts am 2.2.1998 entwickelte die Patientin fieberhafte Temperaturen, die sich unter der Antibiotika-Therapie normalisierten. Am 6.2.1998 erfolgte die perkutane Entfernung des Nierenbeckenkelchausgusssteines rechts und die Sectio alta mit Steinextraktion und Entfernung der am Stein hängenden Schiene aus dem rechten Ureter (Abb. 2). Der postoperative Verlauf gestaltete sich komplikationslos. Auf die Restkonkremente in der oberen Kelchgruppe rechts,

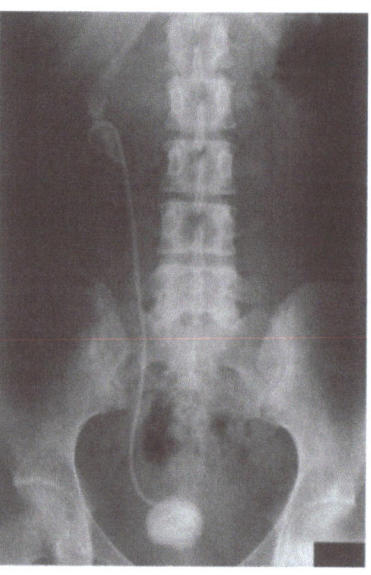

Abb. 1. Nierenübersichtsaufnahme mit rechtsseitiger Harnleiterschiene und zwei anhängenden Fremdkörpersteinen im Pyelon und in der Blase

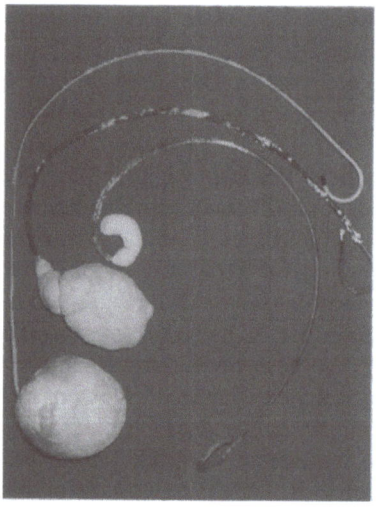

Abb. 2. Beispiele von inkrustierten Schienen, die in unserer Klinik entfernt wurden. Darunter auch die Schiene der 21-jährigen Patientin R. A.

die bei der perkutanen Steinentfernung am 6.2.1998 zurückgeblieben waren, wurden zwei ESWL-Therapien am 16.2. und 20.2.1998 appliziert. Zusätzlich wurde eine lokale Chemolitholyse mit Renacidin und NaCl 0,9% zweimal täglich jeweils 500 ml vorgenommen. In der Nierenübersichtsaufnahme vom 21.2.1998 stellten sich nur noch kleinste Restkonkremente in der rechten Niere dar. Am 24.2.1998 wurde die Nephrostomie entfernt. Im Ultraschall vom 25.2.1998 ist die rechte Niere leicht dilatiert. Das Ausscheidungsurogramm bestätigte zwar

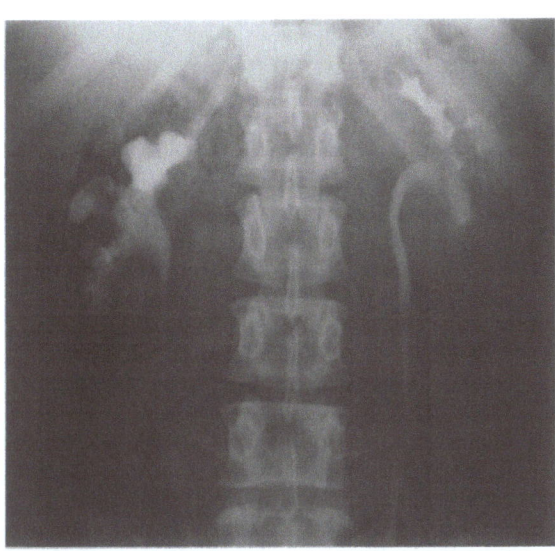

Abb. 3. Ausscheidungsurogramm nach Entfernung der kalzifizierten inneren Schiene bei der 21-jährigen Patientin mit nachweisbarer Schrumpfung der betroffenen rechten Niere

eine kontrastmittelausscheidende rechte Niere, die aber deutlich geschrumpft war und einen erheblichen Schaden davon getragen hatte (Abb. 3). Wir entließen die Patientin bei subjektivem Wohlbefinden und baten um kurzfristige Kontrolluntersuchungen.

Problemanalyse

Die Verantwortung des Arztes für die Entfernung von temporären Implantaten ist auch in der Vergangenheit schon Gegenstand von Diskussionen und Zivilklagen gewesen. Für die Sicherheit des Patienten und der betreuenden Ärzte wurden Schienenpässe eingeführt und diese liegen bekanntlich der Schiene bei. Die Verwendung dieser Patientenkarten – eine für die Krankenakte und eine für den Schienenträger selbst – sollte auf jeden Fall beachtet werden. Wir haben eine Einrichtung kennengelernt, in der diese Kärtchen mit der Verpackung im Müll landeten. Das konnte geändert werden. Die Pässe erinnern den Operateur und den Patienten, geben aber nicht die Schutzgarantie vor dem Vergessen eines Doppel-J-Katheters. Gerade in einer Stadt wie Berlin mit mehreren urologischen Kliniken und zahlreichen urologischen Praxen besteht die Gefahr, dass die Patienten die Einrichtung oder den Arzt wechseln. Dabei kommt es zum Informationsverlust. Der Schienenpass wird vom Patienten verlegt, die Krankenakte mit dem Vermerk wird nicht mehr hervorgeholt und damit ist auch die Schiene vergessen. Interdisziplinär behandelte, onkologische Patienten laufen Gefahr, über die lebensbedrohende Tumorerkrankung hinaus eine „unbedeutende Schiene" zu ignorieren. Erst wenn es zum Anstieg des Kreatinin-Wertes oder zu Flankenschmerzen kommt, erinnert man sich. Obwohl in der Literatur über eine Schienenverweildauer von 13 Jahren berichtet wurde, ohne dass die Schiene durch Kalkablagerungen verlegt gewesen war [8], müssen derartige Beispiele als absolute Ausnahme angesehen werden.

Die schnelle Inkrustation eines Stents steht in einem engen Zusammenhang mit einer bakteriellen Kolonisierung der Schienenoberfläche. Der sogenannte Biofilm über dem Katheter fördert die bakterielle Besiedlung. Ein defektes oder schlechtes Schienenmaterial und eine allgemeine Steinbildungsneigung tun das Ihrige dazu [4].

Unsere Patientin hatte ebenfalls den behandelnden Urologen gewechselt. Zusätzlich müssen auch Verständigungsprobleme eine Rolle gespielt haben. Ihre Muttersprache war serbo-kroatisch. Da diese Schwierigkeiten allgemein bekannt sind, haben Ather et al. [1] ein Computerprogramm vorgestellt, welches den empfohlenen Tag der Katheterentfernung automatisch anzeigt und alle Patienten kenntlich macht, die nicht zum vereinbarten Termin erschienen sind. Auch früher wurden schon besondere Stent-Karteien vorgeschlagen [2]. Auf diese Weise könnte ein säumiger Patient gemahnt werden. Bei der heute üblichen Mobilität in einer modernen Gesellschaft kann es aber auch dann noch schwierig sein, den säumigen Patienten wiederzufinden. Somit steigt der personelle und zeitliche Aufwand enorm. Es ist wohl eine kaum realisierbare Forderung, nach dem Patienten mit der Schiene zu fahnden. Ein Patient, der durch eine vergessene Schiene seine Niere verloren hat, wird aber immer erst die Schuld beim operierenden Arzt suchen! Deshalb ist besondere Sorgfalt angeraten.

Schlussfolgerung

Die Anwendung von Stents im Rahmen der Therapie von infizierten Harnstauungsnieren und von Infektsteinen ist mit einem erhöhten Risiko einer Schienenverstopfung und einer Kalzifikation der Schiene verbunden. Deshalb ist auf die rechtzeitige Schienenentfernung zu achten.

Die Übergabe eines Schienenpasses an die Patienten und die Vergabe eines Wiederaufnahmetermins zur Schienenentfernung unter stationären Bedingungen bzw. in der eigenen Ambulanz sowie die umgehende Benachrichtigung des einweisenden Urologen durch den Abschlussbericht sind erfüllbare Forderungen für eine Klinik.

In ländlichen Regionen mit nur einer Klinik bzw. einer Ambulanz können Kontrollmechanismen mit Registerkarteien oder Computerprogrammen helfen, Schienenträger an die Entfernung ihres Implantats zu erinnern.

In einer Großstadt mit vielen Kliniken, vielen Ärzten, einem hohen Anteil an sozial Benachteiligten und Ausländern scheinen auch diese Mechanismen nicht zu greifen.

Literatur

1. Ather MH, Talati J, Biyabani R (2000) Physician responsibility for removal of implants: the case for a computerized program for trucking overdue double-J-stents. Techniques Urol 6:189–192
2. Finey R (1985) Editorial comment. J Urol 134:351
3. Ivil KD, Suresh G (2001) Incorporation of a forgotten stent into the ureteral wall. J Urol 165:1991–1992
4. Mohan-Pillai K, Keeley FX, Moussa SA, Smith G, Tolley DA (1999) Endourological management of severaly encrusted ureteral stents. J Endourol 13:377–379
5. Monga M, Klein E, Castañeda-Zuniga WR, Thomas R (1995) The forgotten indwelling ureteral stent: a urological dilemma. J Urol 153:1817–1819
6. Somers WJ (1996) Management of forgotten or retained indwelling ureteral stents. Urology 47:431–435
7. Watson G (1997) Problems with double-J-stents and nephrostomy tubes. J Endourol 11:413–417
8. Wood SJ, Tansley PDT, Appleton DS, Doyle PT (1997) Uncalcified uretral stent in situ for 13 years. J Urol 157:943–944

KOMMENTAR E.P. Allhoff und M. Böhm

Bei im Patienten „vergessenen" Harnleiterschienen besteht sowohl ein medizinisches (Entfernung der Schiene ohne Verletzung der ableitenden Harnwege und ohne Zurücklassen von Fragmenten), als auch ein forensisches Problem („Hätte das Vergessen bzw. der dadurch entstandene Schaden durch Beachten der ärztlichen Sorgfaltspflicht vermieden werden können?").

In den meisten Fällen lässt sich eine Harnleiterschiene auch nach mehr als einem Jahr Liegedauer und mit deutlicher Verkalkung problemarm endourologisch und in toto entfernen, so dass selten eine offene Operation erforderlich wird. In diesen Fällen hat die Niere aber oft einen dauerhaften Schaden davongetragen, wobei häufig nicht entschieden werden kann, ob dies durch die „vergessene" Schiene oder die ihrer Einlage zugrunde liegende Erkrankung bedingt war. Operativ-technische Schwierigkeiten entstehen bei der Entfernung fragmentierter Schienen, deren Anteil mit bis zu 45% ([1], Abbildung) angegeben wird. Zur Behandlung stark inkrustrierter Schienen kann eine ESWL vorgeschaltet werden [1, 2] oder der Einsatz der pneumatischen Steinzertrümmerung (Lithoclast) sinnvoll sein [3]. Eine weitere beschriebene Option ist die retrograde Entfernung der Schiene über einen perkutanen Nierenzugang [4]. Letztlich hängt das beste Vorgehen aus unserer Sicht von der Erfahrung des Urologen und der apparativen Ausstattung der behandelnden Einrichtung ab.

Wir überblicken einen Kasus, wo sich im Zusammenhang mit einer vergessenenen Harnleiterschiene eine hydronephrotische Sackniere entwickelte, die sich nach mehreren Jahren durch intraktable und zum Teil fieberhafte Harnwegsinfekte bemerkbar machte. Die Schiene war über die Jahre derart brüchig geworden, dass sie beim Versuch der endourologischen Entfernung zerbrach und offen chirurgisch unter Opferung des inzwischen funktionslosen Organs entfernt werden musste (Abbildung). In diesem Fall war der regelmäßige Schienenwechsel von der Patientin verdrängt worden, es kam zu keinem juristischen Nachspiel.

Die Autoren unterstreichen zu Recht die Bedeutung der Ausgabe von Patientenkarten und der korrekten Dokumentation, um spätere juristische Auseinandersetzungen besser führen zu können. Wir fügen hinzu, dass aus dem gleichen Grund Patienten diesbezüglich in die Verantwortung eingebunden und dies auch durch

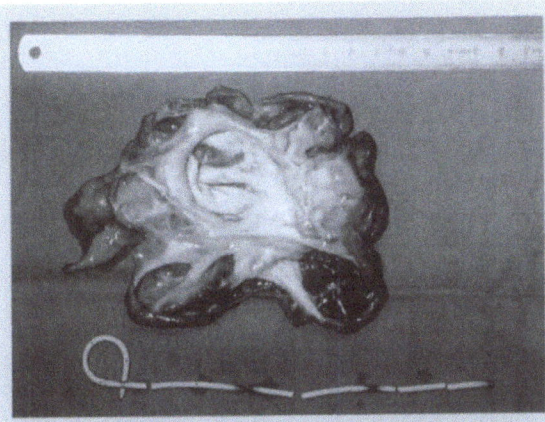

Nephrektomiepräparat mit fragmentierter Harnleiterschiene. Der distale Anteil der Schiene war bereits endourologisch entfernt worden

Unterschrift dokumentiert werden sollte. Beim Aufklärungsgespräch sollten die bei Nachlässigkeit oder Vergessen möglichen Komplikationen einschließlich des Organverlustes deutlich gemacht werden. Die dokumentierte Patientenaufklärung nach Straube [5] hat sich dazu in unserer Klinik bewährt. Eine Anmerkung im Entlassungsbrief zum Zeitpunkt der Schienenentfernung bzw. dem Wechselintervall ergänzt die ärztliche Sorgfalt [6].

Uns ist aber keine Untersuchung bekannt, wonach die Ausgabe von Patientenkarten, die besonders gründliche Patientenaufklärung oder Hinweise in Arztbriefen die Häufigkeit „vergessener" Schienen senkt. Auf die Problematik eines automatisierten Patientenwarnprogrammes weisen die Autoren hin.

Literatur

1. Monga M, Klein E, Castañeda-Zuniga WR, Thomas R (1995) The forgotten indwelling ureteral stent: a urological dilemma. J Urol 153:1817–1819
2. DeLuca S, Milan GL, Zitella A, Castelli E, Greco A, Tizzani A (2000) Large calcifications on double J ureteral endoprosthesis „forgotten" in situ. Report of a clinical case. Minerva Urol Nefrol 52:211–214
3. Canby-Hagino ED, Caballero RD, Harmon WJ (1999) Intraluminal pneumatic lithotripsy for the removal of encrusted urinary catheters. J Urol 162:2058–2060
4. Somers WJ (1996) Management of forgotten or retained indwelling ureteral stents. Urology 47: 431–435
5. Schrott KM, Krauß B, Schlund GH (1997) Dokumentierte Patientenaufklärung: Harnleiterschienung. perimed Compliance, Erlangen, Best-Nr. 622-478
6. Siebels M, Oberneder R, Stürminger P (2001) Urologische Eingriffe. In: Siebels M (Hrsg) Patientenaufklärung in der Urologie – Risiken und Komplikationen. Springer, Berlin S 60f

Komplikationen nach versehentlich belassener Harnleiterschiene

M. Maciejewski und H. Schulze

Einleitung

In der täglichen Routine muss leider immer wieder festgestellt werden, dass einliegende DJ-Katheter zu lange in situ verbleiben und entsprechende Komplikationen nach sich ziehen. Der vorliegende Fall demonstriert diesen Sachverhalt anhand einer heminephrektomierten operativen Einzelniere.

Kasuistik

Zur stationären Aufnahme kam eine 44-jährige Patientin wegen einer Harnstauungsniere rechts und rezidivierender pyelonephritischer Schübe. Es wurde der Verdacht auf eine zusätzlich bestehende Harnleiterstenose geäußert. Im Kindesalter war eine pyelonephritische Schrumpfniere links entfernt worden. Sonographisch bot sich das Bild einer Doppelniere rechts mit deutlich regressiven Veränderungen, insbesondere des oberen Doppelnierenanteiles. Das Parenchym war hier im Oberpolbereich deutlich reduziert. Zudem zeigte sich eine Dilatation des Hohlsystems, welches zur oberen Anlage gehörte. Hinweise auf ein tumoröses Geschehen boten sich sonographisch nicht. Die Harnblase erschien glatt berandet und konnte restharnfrei entleert werden. Unauffällige leere Nierenloge links.

Im Ausscheidungsurogramm waren die Nierenkonturen rechts unscharf gezeichnet. Nach Kontrastmittelgabe war die Kontrastmittelausscheidung zeitverzögert und flau. Es zeigte sich ein tiefer Ureter fissus rechts. Ein Miktionszysturethrogramm konnte einen vesikoureteralen Reflux ausschließen. Im retrograden Ureteropyelogramm rechts zeigte sich ein tiefer Ureter fissus mit darüberliegender Ektasie, insbesondere des Harnleiters, welcher zur oberen Nierenanlage führte. Die Kelche der oberen Nierenanlage erschienen verplumpt. Die untere Nierenanlage wies eine mäßige Kelchektasie auf. Eine Nierenfunktionsszintigrafie belegte eine verminderte tubuläre Extraktionsrate. Im retrograden Ureteropyelogramm rechts – selektiv der unteren Anlage – konnte ein Jojo-Effekt nachgewiesen werden mit Kontrastmittelübertritt in die regressiv veränderte obere Anlage rechts.

Somit ließen sich die rezidivierenden Pyelonephritiden der operativen Einzelniere rechts auf einen Jojo-Effekt zurückführen. Es fiel der Entschluss zu einer Heminephrektomie rechts der oberen Anlage.

In Vorbereitung des operativen Eingriffes wurde eine Spiral-Computertomografie mit selektiver Kontrastmittelinstillation in die rechte Nierenarterie durchgeführt. Dies diente zur Darstellung des Gefäßsitus.

Am darauffolgenden Tage wurde die Patientin heminephrektomiert. Zur Markierung des zur unteren Anlage gehörenden Harnleiters wurde eine innere Harnleiterschiene rechts präoperativ eingelegt. Der operative Eingriff verlief planmäßig. Es kam jedoch postoperativ zu einem prolongierten Anstieg der Nierenretentionsparameter, so dass eine passagere Dialyse-Behandlung erfolgen musste. Nach Wundheilung wurde die Patientin deshalb in ambulante nephrologische Behandlung entlassen.

Im histologischen Befund des Heminephrektomiepräparates ergab sich als Zufallsbefund ein 1 cm messendes Nierenzellkarzinom.

Wegen rezidivierender Harnwegsinfekte mit dysurischen Beschwerden erfolge dann erst Monate später die konsiliarische Wiedervorstellung in der urologischen Klinik. Bei sonographischem Nachweis von Steinreflexen in der Restniere wurde eine Übersichtsaufnahme angefertigt, welche den noch präoperativ eingelegten DJ zeigte, jetzt mit Verkalkungen sowohl im nierenbeckenseitigen wie auch im blasenseitigen Ende. Die Verkalkungen waren jedoch nicht weit fortgeschritten, so dass der DJ gut und problemlos, trotz kleinerer Verkrustungen, entfernt werden konnte.

Nach kurzzeitiger nochmaliger Einlage einer inneren Harnleiterschiene wurde diese dann nach wenigen Wochen später endgültig entfernt. Die Ablaufverhältnisse waren nun in den entsprechenden Kontrollen suffizient. Die Patientin ist zur Zeit nicht mehr dialysepflichtig und befindet sich im Stadium der kompensierten Retention.

Problemanalyse

1. Nach der durchgeführten präoperativen Diagnostik mit Ausscheidungsurogramm, retrograder Ureteropyelografie, MCU und zuletzt insbesondere der 3-D-Spiral-Computertomografie mit reichlich KM-Gabe wurde unzureichend auf eine ausreichende Ausschwemmung des applizierten Kontrastmittels geachtet. Die Patientin erhielt weder vorher noch nahher eine ausreichende Hydrierung. Der OP-Termin am Folgetag nach der angiografischen 3-D-Computertomografie war sicherlich zu kurz gewählt.
2. Durch Entlassung in die nephrologisch-ambulante Behandlung war die Patientin dem urologischen Zugriff zunächst entzogen. Erst nach ständig rezidivierenden Infekten und zuletzt frustraner antibiotischer Behandlung erfolgte die erneute urologisch-ambulante Vorstellung, die dann richtungsweisend zur Entfernung des nunmehr inkrustierten DJ's führte.

Schlussfolgerung

Trotz immer kürzer werdender präoperativer stationärer Verweildauer ist vor und nach angiografischen Untersuchungen auf eine ausreichende Hydrierung zu achten. Dies gilt insbesondere bei Einzelnieren und/oder eingeschränkter Nierenfunktion.

Die Dokumentation einer noch einliegenden inneren Harnleiterschiene muss lückenlos und unmissverständlich erfolgen. Nötigenfalls sollte insbesondere bei Entlassung oder Verlegung mit inneliegendem Stent von urologischer Seite gezielt nach dem Verbleib der DJ-Schiene gefragt werden.

Literatur

1. Erley CM, Duda SH (1997) Kontrastmittelnephropathie – Pathogenese und Prävention. Akt Radiol 38:189–192
2. Gomes AS et al (1995) Acute renal dysfunction after major arteriography. AJR 145:1249–1253
3. Haller C, Kübler W (1999) Röntgenkontrastmittel-induzierte Nephropathie: Pathogenese, Klinik, Prophylaxe. Dtsch med Wochenschr 124:332–336
4. Papanicolaou N (1998) Urinary tract imaging and intervention: basic principles. In: Walsh PC et al (ed) Campbells Urology 7th Ed. WB Saunders Comp, Bd 1, p 170 ff

KOMMENTAR H. OESTERWITZ

Die Erstbeschreibung eines zystoskopisch platzierten Pigtail-Katheters zur internen Harnableitung erfolgte 1978 [3]. Im gleichen Jahr stellte Finney bereits einen flexiblen DJ-Katheter aus Silikon vor [2]. Dieses innovative Produkt ist heute das sicher am meisten verwendete Hilfsmittel zur Behandlung der akuten und chronischen Obstruktion der ableitenden Harnwege.

Bei langer intrakorporaler Verweildauer („der vergessene Stent") kann trotz entsprechender Beschichtung die Inkrustation bis zur Verkalkung und Steinbildung eine ernsthafte Komplikation der DJ-Applikation sein. In extremen Fällen – die auch in unserem Krankengut schon auftraten – ist dann die ESWL zur Desintegration der Verkalkungen vor einer DJ-Entfernung notwendig [4]. Mangelnde Compliance von Patient und/oder nachbehandelndem Arzt tragen wesentlich zu diesem iatrogenen Problem bei.

Patienten mit präexistenter Nierenfunktionseinschränkung haben ein 5–10fach erhöhtes Risiko zur Entwicklung eines kontrastmittelinduzierten Nierenversagens [1]. Die Inzidenz kann u. a. reduziert werden durch Absetzen anderer nephrotoxischer Medikamente, Applikation der minimal benötigten Kontrastmittelmenge (möglichst nicht-ionisch) und eine gute Hydrierung des Patienten mindestens 12 Stunden vor und 2 Stunden nach der Kontrastmittelgabe [5].

Es ist ein Verdienst der Autoren, auf diese beiden potenziellen Komplikationen der alltäglichen Urologie hinzuweisen und einfache Maßnahmen zur Vermeidung aufzuzeigen.

Literatur

1. Cohan RH, Ellis JH (1997) Iodinated contrast material in uroradiology. Urol Clin N Am 24: 471–491
2. Finney RP (1978) Experience with new JJ ureteral catheter stent. J Urol 120:678–681
3. Hepperlen TW, Mardis HK, Kammandel H (1978) Self retained internal ureteral stents: a new approach. J Urol 119:731–734
4. Pollard SG, Mac Farlane R (1988) Symptoms arising from JJ ureteral stents. J Urol 139:37–38
5. Porter GA (1994) Radiocontrast-induced nephropathy. Nephrol Dial Transplant 9:146–156

Komplikationen der inneren Harnleiterschienung in der Schwangerschaft

J. Knopf und H. Schulze

Einleitung

Harnstauungsnieren in der Schwangerschaft sind ein häufiges Phänomen, wobei die rechte Niere in ca. 90% aller Fälle betroffen ist. Ursachen sind zum einen die mechanische Obstruktion durch den Feten. Dabei ist durch die Dextrorotation des Uterus bei gleichzeitigem Schutz des linken Harnleiters durch das Sigma die Rechtsbetonung zu erklären. Zum anderen ist eine weitere Ursache der Harnstauung in der schwangerschaftsbedingten hormonellen Umstellung zu sehen. Progesteron hemmt die Kontraktilität glatter Muskelfasern und somit auch die Motilität des Harnleiters, was letztlich zu einer funktionellen Harntransportstörung führt. Die Therapie der Harnstauungsniere in der Schwangerschaft beruht auf konservativen und minimal-invasiven Konzepten, wobei die Indikation zur Anlage einer inneren Harnleiterschiene streng zu stellen ist.

Kasuistik

Bei der 20-jährigen Patientin wurde in einer auswärtigen Klinik in der 27. Schwangerschaftswoche (SSW) eine innere Harnleiterschiene bei symptomatischer Harnstauungsniere rechts unter sonographischer Kontrolle platziert. Fieber, Schüttelfrost oder andere entzüngungsbedingte Symptome zum Zeitpunkt der Schienenanlage wurden von der Patientin verneint. Eine Woche nach spontaner Entbindung stellte sich die Patientin zur Stententfernung in derselben Klinik vor. Hier fand sich die rechte Niere erst- bis zweitgradig ektasiert. Radiologisch zeigte sich die massiv inkrustrierte Schiene in den lumbalen Harnleiter disloziert. Bei dem Versuch, die Schiene zu entfernen, kam es zu einem Abriss in Höhe des sakralen Harnleiters, so dass ein ca. 12 cm langer Stentanteil verblieb (Abb. 1). Um die Niere abzuleiten, wurde ein endständig offener Ureterkatheter (UK) im Nierenbecken platziert und mittels Dauerkatheter fixiert. Danach erfolgte die Verlegung der Patientin in unsere Klinik.

Bei der stationären Übernahme fand sich die rechte Niere weiterhin zweitgradig ektasiert. Die Kontrastmittelfüllung über den UK zeigte zwar eine korrekte Lage, allerdings ließ sich kein Abfluss über die Schiene in die Harnblase dokumentieren. Um zunächst den Abfluss der rechten Niere zu sichern, wurde noch am Übernahmetag unter antibiotischer Abdeckung eine perkutane Nephrostomie (PCN) 12 Charr. gelegt und der UK entfernt. Der Verlauf der nächsten drei Tage wurde durch rezidivierende Fieberschübe bis 39,5 °C kompliziert ohne dass die entsprechenden entzündungsrelevanten Laborparameter erhöht waren. Nach Entfieberung der Patientin wurde eine zweimalige extrakorporale Stoßwellenlithotripsie (Siemens Lithostar Multiline; 1. Sitzung: 4000 Impulse, Stufe 5,5; 2. Sitzung: 3500 Impulse, Stufe 4,0) der Harnleiterschiene zur Desintegration der Stentinkrustationen durchgeführt. Da sich radiologisch keinerlei Fragmentierung der Inkrustationen nachweisen ließ, besprachen wir mit der Patientin, die Stententfernung über eine Ureterolithotomie durchzuführen. Nach einem vierwöchigen Intervall stellte sich die Patientin erneut bei uns vor. In Intubationsnarkose und unter antibiotischer Abdeckung erfolgte über einen Subkostalschnitt rechts die Harnleiterfreilegung. Der Harnleiter fand sich entzündlich mit dem umgebenden Gewebe völlig verbacken, so dass nur eine scharfe Lösung möglich war. In Höhe des proximalen Stentendes und des distalen Abrissendes wurden Haltefäden vorgelegt. Zunächst erfolgte eine Ureterotomie über dem distalen Ende, wobei sich der distale Stentanteil problemlos hervorluxieren ließ. Danach wurde eine zweite Ureterotomie über dem proximalen Stentende durchgeführt. Da sich der Stent wegen der Inkrustationen nicht über das proximale Ende entfernen ließ, wurde der Stent nach Hervorluxieren in

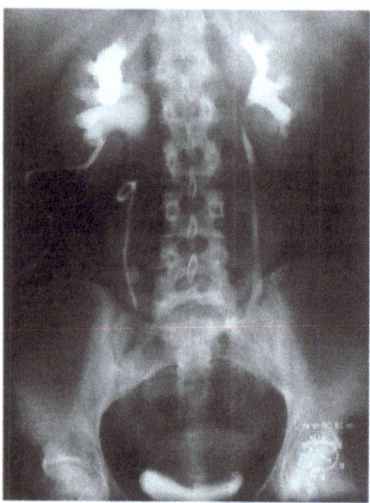

Abb. 1. Dislozierte, inkrustrierte Harnleiterschiene rechts

distaler Richtung nochmals in der Mitte durchtrennt. Danach konnte der Stent komplett über beide Ureterotomien entfernt werden. Nach ausgiebiger Spülung des Harnleiters, der Extraktion weiterer Inkrustationen und der Einlage eines antegraden Stentes (Angiomed® 7/25) wurden die Ureterotomien verschlossen. Um eine Harnleiterstenosierung aufgrund der lokalen entzündlichen Verhältnisse zu verhindern, wurde abschließend ein ca. 10 cm langer, gestielter Fettlappen präpariert, der im Bereich der Ureterotomien um den Harnleiter gelegt wurde. Die Einlage einer Drainage beendete den Eingriff. Der weitere postoperative Verlauf gestaltete sich komplikationslos. Die radiologische Kontrolle (Abb. 2) ergab eine komplette Steinsanierung bei orthotop liegendem Stent und perkutaner Nephrostomie. Am 9. postoperativen Tag wurde der Stent entfernt. In der daraufhin durchgeführten Kontrastmittelfüllung (Abb. 3) über die liegende PCN fand sich ein glatter Abfluss in die Harnblase ohne Nachweis verbliebener Stent- oder Inkrustationsreste. Vier Wochen nach der Ureterolithotomie stellte sich die Patientin letztmalig bei uns vor. Bei weiterhin unauffälligen Abflussverhältnissen und Nierenbeckendrücken unter 10 cm H_2O wurde die PCN entfernt. Bei Entlassung war die Patientin bei ungestauter Niere beschwerdefrei.

Problemanalyse

Harnstauungsnieren in der Schwangerschaft sind ein häufig zu beobachtendes Phänomen, das durch mechanische und funktionelle

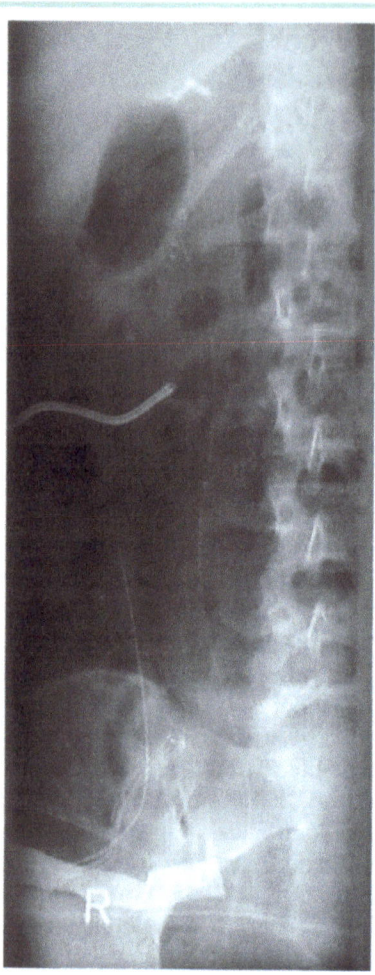

Abb. 2. Postoperative Kontrolle bei orthotop liegender, intraoperativ antegrad gelegter Harnleiterschiene

schwangerschaftsbedingte Faktoren zu erklären ist. Die Indikation zur inneren Harnleiterschienung wird allgemein bei einer symptomatischen Harnstauung, die bei ca. 10% aller Schwangeren mit einer Harnstauung auftritt [1], akzeptiert. Je früher allerdings ein Stent gelegt wird, um so größer sind die Komplikationsgefahren wie Dislokation und Inkrustation. In der vorliegenden Situation mit disloziertem, inkrustiertem Stent ist die Gefahr eines Stentabrisses enorm hoch, da eine Streckung des proximalen Pigtails nicht mehr möglich ist. Ein multimodales Konzept zur Behebung dieses Problems besteht zunächst in der Kombination minimal-invasiver Techniken und ggf. offener Verfahren:

1. Primär sollte die gestaute Niere über eine PCN entlastet werden. Da der Stent, wie in diesem Fall, bereits mehrere Monate lag, bergen retrograde Manipulationen aufgrund der reaktiv-entzündlichen Veränderungen einerseits die Gefahr der Harnleiterverletzung. An-

Veränderungen sind die Desintegrationsergebnisse im Bereich des Harnleiters dagegen, wie in unserem Fall, eher enttäuschend. Eine Alternative bietet hier die ureteroskopische Desintegration mit Hilfe von Fasszangen oder der Sonotrode. Ist eine ausreichende Desintegration der Inkrustrationen möglich, kann der Stent problemlos entfernt werden.
3. Ist die Möglichkeit der Extraktion über die Harnblase oder das Nierenbecken, wie in diesem Fall nicht möglich, bleibt als endgültige Lösung nur die offene Sanierung.

Schlussfolgerung

Die Indikation zur Harnleiterschienung einer schwangerschaftsbedingten Harnstauungsniere ist kritisch zu stellen. Als einzige sichere Indikation ist die Kombination der symptomatischen Harnstauung mit eindeutigem entzündlichen Parametern (Fieber, Schüttelfrost, Leukozytose, CRP-Erhöhung, U-Status, Urinkultur) anzusehen. Handelt es sich dagegen nur um eine schmerzhafte Harnstauung ohne Entzündungszeichen, sollte ein konservatives Vorgehen gewählt werden. Zunächst ist die Patientin über die Ursache ihrer Beschwerden und die pathogenetischen Zusammenhänge aufzuklären. Sie sollte insbesondere darüber aufgeklärt werden, dass in der Regel für die betroffene Niere keine nachteiligen Schäden zu erwarten sind und sich die Stauung nach der Entbindung komplett zurück bildet. Weiterhin ist die Schwangere über die möglichen stentbedingten Komplikationen bis hin zur Wehenauslösung zu informieren. Das konservative Vorgehen besteht in der konsequenten Linkslagerung der Patientin und einer suffizienten Spasmo-Analgesie z.B. mit Butylscopolaminiumbromid, Metamizol oder Paracetamol unter Beachtung der entsprechenden Kontraindikationen. Ist hierunter keine ausreichende Beschwerdefreiheit zu erzielen, ist zusätzlich die Gabe eines selektiven β_1-Rezeptorenblockers wie z.B. von Metoprolol zu erwägen [2].

Erst wenn diese Maßnahmen nicht ausreichen, sich Symptome einer Entzündung manifestieren oder die Möglichkeit einer steinbedingten Harnleiterobstruktion besteht, sollte die Insertion einer Harnleiterschiene in Betracht gezogen werden. Eine Lagekontrolle allein durch Sonographie ist als problematisch anzusehen. Eine radiologische Lagekontrolle und -doku-

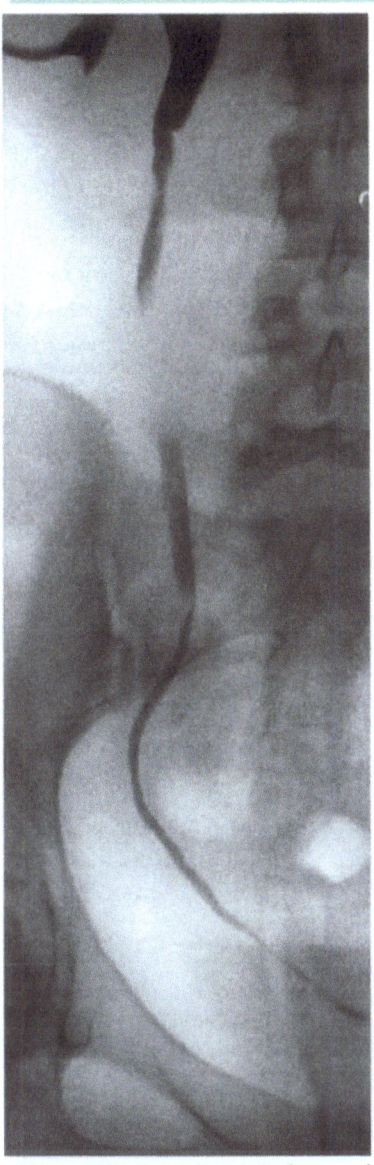

Abb. 3. Abflusskontrolle vor Entfernung der PCN

dererseits muss das Risiko einer iatrogen bedingten Pyelonephritis bei infiziertem Stauungsurin, die im schlimmsten Fall zur Urosepsis führen könnte, beachtet werden.
2. Nach Entstauung der Niere und unter antibiotischer Abdeckung der Patientin sollte dann versucht werden, die Inkrustationen des Stens zu entfernen. Die ESWL verspricht hier in der Regel nur im Nierenbecken gute Desintegrationsergebnisse, da nur hier die Desintegrate genügend Raum besitzen, um sich vom Stent lösen zu können. Als Alternative käme hier auch die perkutan durchgeführte Desintegration in Frage. In der Ummantelung durch den Harnleiter und den entzündlichen

mentation ist nur im ersten Trimenon kontraindiziert. Im 2. und 3. Trimenon kann dagegen unter Beachtung strenger Vorsichtsmaßnahmen (Einengung des Strahlenfensters, Abdeckung des Feten) eine Röntgendokumentation erfolgen [3]. Ist eine Harnableitung bereits lange vor der Entbindung, also vor der 28.–30. SSW erforderlich, ist eine engmaschige sonographische Lagekontrolle durchzuführen. Nach sechswöchiger Liegezeit sollte zusätzlich eine radiologische Kontrolle zur Beurteilung einer möglichen Stentinkrustation durchgeführt werden. Im Zweifelsfall ist ein Stentwechsel zu erwägen. Es bleibt abzuwarten, ob neu entwickelte Langzeitstents (z. B. mit Heparinbeschichtung) die bisherigen kurzen Wechselintervalle überflüssig machen. Als sichere, komplikationsarme alternative Harnableitung in der frühen bis mittleren Schwangerschaftsphase ist die PCN anzusehen. Einerseits umgeht sie die Probleme der blind durchgeführten retrograden Manipulation, wodurch der Harnleiter geschont wird, andererseits sind Wechsel jederzeit ohne großen Aufwand möglich.

Literatur

1. Petri E, Zwahr C (1996) Urologische Probleme in der Schwangerschaft. In: Petri E (Hrsg) Gynäkologische Urologie. Thieme, Stuttgart New York, S 161–181
2. Tschada R, Hettenbach A, Melchert F, Alken P (1991) Schwangerschaftsbedingte Veränderungen adrenerger Rezeptoren. Z Geburtsh Perinatol 19: 182–186
3. Stegner HE (1981) Strahlenexposition. In: Stegner HE (Hrsg) Gynäkologie und Geburtshilfe. Enke, Stuttgart, S 223–224

KOMMENTAR U. REBMANN

Wie im Beitrag erwähnt, handelt es sich bei Harnstauungsnieren in der Schwangerschaft um ein häufiges Problem. Die Indikation zu invasiven therapeutischen Maßnahmen ist sehr streng zu stellen. Auch wir sehen häufig Schwangere mit asymptomatischer Harnstauung, bei denen zumeist auf die Einlage eines Endoureterkatheters (EUK) verzichtet werden kann.

Bei symptomatischen Harnstauungsnieren sind jeweils individuelle Entscheidungen notwendig. Schwierig ist die Entscheidung im Falle einer bereits veranlassten Antibiotikatherapie. Eine Harnwegsinfektion, die zu einer Gefährung des Kindes führen kann, ist dann nicht grundsätzlich auszuschließen. Außerdem kann eine Symptomatik durch Antibiotikagabe verschleiert werden. In diesen Einzelfällen tendieren wir eher zur Einlage eines Endoureterkatheters.

Im geschilderten Fall hätte u. U. auf die Einlage eine EUK verzichtet werden können, insbesondere da die Einlage ohne Röntgendurchleuchtung technisch anspruchsvoller ist und besondere Anforderungen an die Verlaufskontrolle (engmaschige sonographische Kontrollen) stellt. Hier scheint ungünstigerweise die Harnstauung infolge Schwangerschaft mit einer Neigung zur malignen Steinbildung vorzuliegen, was zu diesem komplizierten Verlauf führte.

In der Situation, die die Autoren vorfanden, hätten auch wir uns zunächst zur Anlage einer perkutanen Nephrostomie entschieden.

Die Behandlung von Inkrustationen von Endoureterkathetern oder Nephrostomiekathetern durch ESWL ist nach unseren Erfahrungen wenig effektiv. In diesen Fällen bevorzugen wir eine Kombination aus perkutanem und endoskopischem Vorgehen. In ähnlichen Fällen konnten wir auf diese Weise eine schnelle und vollständige Entfernung sowohl der Inkrustationen als auch der EUK-Fragmente ohne Schnittoperation erzielen.

In der Literatur ist die Endoureterkathetereinlage bei symptomatischer Harnstauungsniere während der Schwangerschaft anerkannt. Über ähnlich komplizierte Verläufe wie im geschilderten Fall gibt es bislang keine Veröffentlichungen. Der Artikel gilt daher als gute Entscheidungshilfe in solch kritischen Situationen. Trotzdem sind solche Entscheidungen immer Einzelfallentscheidungen.

Literatur

1. John H, Vondruska K, Sulser T, Lauper U, Huch A, Hauri D (1999) Die retrograde Ureterschienung bei Schwangerschaftshydronephrose. Urol A 38:486–489
2. Delakas D, Karyotis I, Loumbakis P, Daskalopoulos G, Kazanis J, Cranidis A (2000) Ureteral drainage by double-J-catheters during pregnancy. Clin Exp Obstet Gynecol 27:200–202
3. Grenier N, Pariente JL, Trillaud H, Soussotte C, Douws C (2000) Urogenital radiology: Dilatation of the collecting system during pregnancy: physiologic vs obstructive dilatation. Eur Radiol 10:271–279

11 Nicht operationsbedingte Blutungen/Embolie

Heparin-induzierte Thrombozytopenie mit Todesfolge

T. Kälble und K. Fischer

Einleitung

Heparin ist eine häufig eingesetzte Substanz in der Prävention und Therapie von Thrombosen und Thromboembolien. Ein geringgradig ausgeprägter, spontan reversibler Abfall der Thrombozyten unter Heparintherapie ist bei 10–20% der Patienten zu beobachten und bedarf keiner spezifischen Therapie (HIT Typ 1). Bei schweren Formen der Heparin-induzierten Thrombozytopenie (HIT Typ 2) sind die Patienten neben dem Blutungsrisiko vor allem durch prognostisch ungünstige arterielle und venöse Thromboembolien gefährdet [1]. Die folgende Kasuistik illustriert eindrücklich die Problematik einer HIT Typ 2 mit der Notwendigkeit einer rechtzeitigen und differenzierten Umstellung der antikoagulatorischen Therapie.

Kasuistik

Eine 72-jährige Patientin wurde zur Abklärung einer seit über einem Jahr bestehenden Schwellung im Bereich des linken Beines sowie eines schmerzhaften palpablen Unterbauchtumors mit Hämaturie und Dysurie stationär aufgenommen. Zusätzlich bestand bei der Patientin ein Sharp-Syndrom, das mit einer Dauermedikation mit Prednison und Azathioprin behandelt wurde. Das Sharp-Syndrom ist eine Mischkollagenose mit Immunkomplexvaskulitis der mittelgroßen Arterien. Die Ätiologie ist nicht geklärt. Das mittlere Durchschnittsalter liegt bei 37 Jahren und zu 80% sind Frauen betroffen. Hauptmanifestationsorte sind die Haut, Schleimhäute und inneren Organe (Lunge, Herz, Gastrointestinaltrakt, Nieren und ZNS) [3]. In der durchgeführten Diagnostik fand sich ein das gesamte Becken einnehmender Tumor mit Infiltration der Harnblase, der vorderen Bauchwand und der Vagina (Abb. 1). Die linke Niere war maxi-

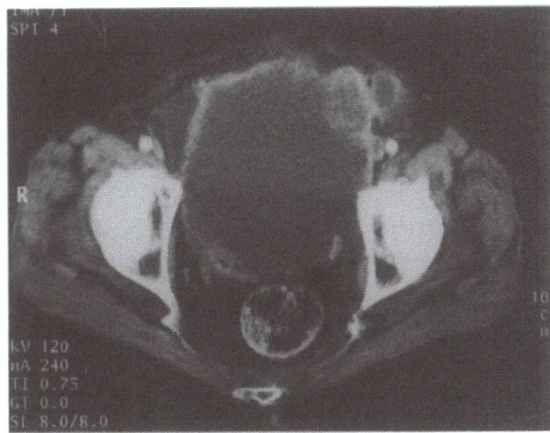

Abb. 1. Präoperative Computertomographie des Beckens. Es zeigt sich ein das gesamte Becken einnehmender Tumor mit Infiltration und Verdrängung der Blase nach rechts lateral sowie Infiltration der vorderen Bauchwand ohne eindeutige Identifikation des Ursprunges

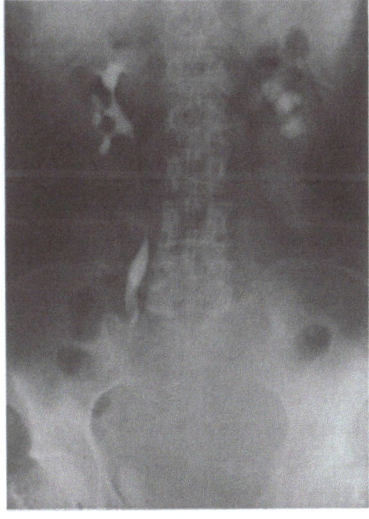

Abb. 2. Präoperatives Ausscheidungsurogramm mit Harnstau der linken Niere bei großer Verschattung im Bereich des kleinen Beckens und Verdrängung der Blase nach rechts lateral

mal gestaut (Abb. 2). Ein Anhalt für Metastasen ergab sich nicht. Aufgrund der stark beeinträchtigenden Klinik wurde eine vordere Exenteration mit Sigmasegmentresektion bei intraoperativ nachgewiesener Sigmainfiltration durchgeführt und ein Sigma-Konduit angelegt. Histologisch ergab sich ein Transitionalzellkarzinom der Blase mit Infiltration der Becken- und Bauchwand, Lymphknoten-Metastasen und nachweisbarem Tumorgewebe im Bereich der Beckenabsetzungsränder links (pT4b, pN2, G3). Bei bestehender tumoröser Infiltration der linksseitigen Beckengefäße und ausgeprägten venösen Kollateralkreisläufen wurde postoperativ eine i.v.-Heparinisierung eingeleitet. Am 8. postop. Tag trat ein Abfall der Thrombozyten von initial >300000/µl auf 65000/µl auf. Bei positivem Testergebnis im Heparin-induced platelet activation test (HIPA) mit unfraktioniertem Heparin und zusätzlich positivem Nachweis von (Heparin-induzierten) PF4-Antikörper wurde die Verdachtsdiagnose einer HIT Typ 2 gestellt und Heparin durch Orgaran (Orgaran®, Org 10172, Oss, Niederlande) ersetzt. Der HIPA-Test war zu der Zeit negativ mit Orgaran (Orgaran®). Darunter kam es zur Normalisierung der Thrombozytenzahl. Am 25. postop. Tag trat bei der Patientin ein akuter arterieller Verschluss der rechten A. brachialis auf, so dass die Patientin notfallmäßig embolektomiert werden musste. Hierbei fand sich ein weißer Thrombus. 2 Tage später musste die Patientin bei einem akuten Abdomen erneut laparotomiert werden. Bei einer bestehenden Darmischämie erfolgte eine Dünndarmteilresektion. Zu diesem Zeitpunkt war im HIPA-Test eine fragliche Kreuzreaktion mit Orgaran (Orgaran®, Org 10172, Oss, Niederlande) nachzuweisen, so dass daraufhin eine therapeutische Antikoagulation mit Lepirudin (Refludan®, Hoechst Marion Roussel Deutschland GmbH, Frankfurt/Main) begonnen wurde. Bei der geplanten Second-Look-OP nach 2 Tagen erschien nur noch 30 cm Ileum vital. Unter Therapia minima angesichts der infausten Prognose kam es 8 Tage nach der Second-Look-OP unter fortgesetzter Lepirudin-Therapie (Refludan®) mit nicht mehr messbaren PTT-Verlängerungen zu einer fulminanten Lungenembolie, an der die Patientin verstarb.

Problemanalyse

Eine eindeutige Therapieempfehlung der HIT Typ 2 gibt es zur Zeit noch nicht. Die zahlenmäßig größte klinische Erfahrung wurde mit dem Einsatz von Orgaran (Orgaran®, Org 10172, Oss, Niederlande), einem niedermolekularen Heparinoid, das nur in 10–20% der Fälle mit Heparin eine Kreuzreaktivität zeigt, gewonnen [2]. Nach der Diagnose der HIT Typ 2 und Beginn der Orgarantherapie normalisierten sich die Thrombozytenzahlen bei der Patientin und fielen nicht wieder ab.

Dennoch traten bei der Patientin nacheinander Thrombosen im Bereich des Arms, im Darm und wahrscheinlich präfinal auch in der A. pulmonalis-Strombahn auf. Es bleibt zu erwähnen, dass der Mesenterialinfarkt unter einer therapeutischen Antikoagulation mit Orgaran (Orgaran®) auftrat. Im HIPA-Test war lediglich eine fraglich positive Kreuzreaktion mit Orgaran (Orgaran®) nachweisbar. Unsere Patientin scheint zu den 10–20% der Fälle zu gehören, die eine Kreuzreaktivität mit Heparin zeigen, da auch unter der Orgarantherapie (Orgaran®) weitere Thrombosen auftraten. Ob eine frühzeitige Therapie mit Lepirudin (Refludan®) dies hätte verhindern können, bleibt unklar, denn schließlich ereignete sich die Lungenembolie trotz Lepirudintherapie (Refludan®).

Schlussfolgerung

Bei Abfall der Thrombozyten muss differenzialdiagnostisch an eine HIT gedacht werden. Eine diagnostische Abklärung mittels spezieller Laboruntersuchungen wie HIPA-Test und PF-4/Heparin-Antikörpernachweis sollte erfolgen. Bei absolut notwendiger weiterer Antikoagulation können Heparinoide (Orgaran®) oder Lepirudin (Refludan®) eingesetzt werden. Unter enger Zusammenarbeit mit den Gerinnungsmedizinern sollte bei Verdacht auf eine HIT Typ 2 ohne eingetretene Thromboembolie das Absetzen von Heparin und die Therapie mit Orgaran (Orgaran®) erfolgen. Bei aufgetretener Thromboembolie ist das sofortige Umsetzen von Heparin auf Lepirudin (Refludan®) essentiell.

Literatur

1. King DJ, Kelton JG (1984) Heparin-induced thrombocytopenia. Ann Int Med 100:536–540
2. Magnani HN (1993) Heparin-induced thrombocytopenia (HIT): an overview of 230 patients treated with Orgaran (Org 10172). Thrombosis and Haemostasis 70:554–561
3. Bennett RM, O'Connell DJ (1989) Mixed connective tissue disease; a clinicophathologic study of 20 cases. Semin Arthr Rheum 10:25ff

KOMMENTAR E. Wenzel

T. Kälble und K. Fischer haben mit der Kasuistik „heparininduzierte Thrombozytopenie mit Todesfolge" anschaulich dargelegt, wie gefährlich diese seltene, unerwünschte Arzneimittelwirkung (UAW) von Heparin besonders für moribunde Patienten sein kann.

Im Gegensatz zum klinisch asymptomatischen, also „harmlosen" Typ I der heparininduzierten Thrombozytopenie verläuft der Typ II (HIT II) mit thromboembolischen, also sehr gefährlichen klinischen Komplikationen. Dieser Typ II wird auch als „heparin-assoziierte Thrombozytopenie" (HAT), oder „heparininduzierte Thrombozytopenie und Thrombose" (HITT) bzw. als „white clot syndrome" bezeichnet. Das gefährliche klinische Erscheinungsbild vermitteln heparininduzierte Antikörper [1] – gerichtet gegen Plättchenbestandteile (Plättchenfaktor 4). Bei HIT II entwickeln sich in der Regel ab dem vierten bis fünften Behandlungstag zunehmende Thrombozytopenie und das klinische Bild progredienter, venöser und auch arterieller Thromboembolien [5]. Bei vorsensibilisierten Patienten kann die Symptomatik sich früher entwickeln [7].

Da thromboembolische Komplikationen unter der Therapie mit Antithrombotika in der Regel als Unterdosierung interpretiert werden, wurde diese gleichsam paradoxe UAW des Antithrombotikums Heparin erst sehr spät erkannt [6]. Allerdings hatte Copley bereits 1942 über Thrombozytopenien nach Injektion von Heparin bei Hunden berichtet [3].

1995 hat die AkdÄ in Zusammenarbeit mit der Landesärztekammer des Saarlandes [2] für das chirurgische Fachgebiet eine übersichtliche und verständliche Empfehlung über die Bedeutung der rechtzeitigen klinischen Verdachtsdiagnose, über den Stellenwert laboranalytischer Untersuchungen und zur Behandlung des HIT II publiziert. Die rechtzeitige Verdachtsdiagnose und das Absetzen von Heparin ist der erste notwendige Schritt, um die schlechte Prognose dieser gefährlichen UAW zu verbessern und ihre Letalität zu vermindern. Ebenso wichtig ist es, gleichzeitig wirksam weiter zu antikoagulieren („Ersatzantikoagulation" mit Orgaran und Hirudin) bzw. gegebenenfalls auch thrombolytische oder gefäßchirurgische Rekanalisationsmaßnahmen zusätzlich zu intendieren.

Die Auswertung der Verdachtsmitteilungen über HIT II der Arzneimittelkommission der Deutschen Ärzteschaft (AkdÄ) von 1995 bis jetzt (2001) haben sehr deutlich gezeigt, dass die Letalität dieser UAW in erfreulicherweise deutlich zurückgegangen ist, nämlich von 30 auf etwa 5% (siehe auch Mitteilungen der AkdÄ im Deutschen Ärzteblatt, 1989–1999) [4].

Offensichtlich haben die Weiterbildungsmaßnahmen der Landesärztekammern und die oben zitierten Mitteilungen und Empfehlungen der AkdÄ im Deutschen Ärzteblatt dazu beigetragen, die ursprünglich sehr schlechte Prognose von HIT II in erfreulicherweise entscheidend zu verbessern.

Entsprechend dem prasixnahen Beitrag aus dem urologischen Fachgebiet von T. Kälble und K. Fischer verstarb allerdings die 72-jährige Patientin mit infaustem Grundleiden (Sharp-Syndrom, Karzinom der Blase mit Infiltration der Becken- und Bauchwand sowie Lymphknotenmetastasen) trotz der rechtzeitig gestellten Verdachtsdiagnose und einer angemessenen „Ersatzantikoagulation" an fulminanter Lungenembolie. Natürlich ist nicht auszuschließen, dass die Patientin auch ohne HIT II keine wesentlich bessere Lebenserwartung hatte. Die Kasuistik zeigt, wie gefährlich HIT II bei moribunden und schwerst kranken Patienten bleibt, auch wenn frühzeitig die Verdachtsdiagnose gestellt und die thromboembolische Komplikation behandelt wird. Die Autoren zeigen, wie notwendig es ist, nicht nur regelmäßig die Thrombozytenzahl zu bestimmen, vielmehr am Krankenbett die sich anbahnende Tendenz eines Thrombozytenabfalls besonders beim bewusstlosen und schwer kranken Patienten unmittelbar mit dem klinischen Bild der Thromboembolie zu verknüpfen und sofort, ohne Abwarten der Laborbefunde, Heparin abzusetzen und die Ersatzantikoagulation einzuleiten.

Ebenso wichtig ist, wie Kälble und Fischer mit der „Problemanalyse" in ihrem Beitrag zeigen, die Effizienz der eingeleiteten Maßnahmen kritisch am Krankenbett zu kontrollieren und Kreuzreaktionen der heparininduzierten Antikörper z.B. mit Orgaran zwar laboranalytisch zu suchen, aber bei klinischem Verdacht auf Versagen der Ersatzantikoagulation sofort zu handeln und auf Refludan überzugehen.

Literatur

1. Amiral J, Bridey F, Dreyfus M et al (1992) Platelet factor 4 complexed to heparin is the target for antibodies generated in heparin-included thrombocytopenia. Thromb Heamost 68:95–96
2. Blandfort R (1995) Thrombose-Risiko bei relativer Heparin-asoziierter Thrombozytopenie. Chirurg 34:262–264
3. Copley AL, Robb TP (1942) The effect of heparin in vivo on the platelet count in mice and dogs. Am J Clin Pathol 12:563–570
4. Deutsches Ärzteblatt, Mitteilungen: 96, Heft 6, 12. 2. 1999, A-370; und 96, Heft 15, 12. 4. 1996, A-987; 91, Heft 28/29, 18. 7. 1994, A-1991; und 91, Heft 24, 17. 6. 1994, A-1736 und A-1737; 89, Heft 47, 20. 11. 1992, A-14030; und 89, Heft 41, 9. 10. 1992, A-3346; 86, Heft 18, 4. 5. 1989, A-1338
5. Greinacher A, Pötzsch B, Amiral J et al (1994) Heparin-associated thrombocytopenia: Isolation of the antibody and characterization of a multimolecular PF4-heparin complex as the major antigen. Thromb Haemost 71:247–251
6. Natelson EA, Lynch EC, Alfrey CP et al (1969) Heparin-induced thrombocytopenia. An unexpected response to treatment of consumption coagulopathy. Ann Intern Med 71:1121–1125
7. Wenzel E (1999) Handbuch der unerwünschten Arzneimittelwirkungen. In: Müller-Öhrlinghausen B, Lasek R, Düpenbecker H, Munter KK unter Mitarbeit von Tiaden JD. Urban und Fischer, München Jena, S 120–160

Thromboembolische Komplikationen unter Thromboembolieprophylaxe

P. Sterr und K. G. Naber

Einleitung

Thromboembolische Komplikationen gehören zwar laut Rechtsprechung zu den allgemein bekannten postoperativen Komplikationen, sie bedeuten aber für den einzelnen Patienten einschneidende Änderungen des erwarteten Krankenhausaufenthaltes und verteuern den stationären Aufenthalt deutlich [1, 2].

Wir berichten über sechs urologische Patienten, die trotz durchgeführter Thromboembolieprophylaxe thromboembolische Komplikationen erlitten; zwei mit letalem Ausgang.

Kasuisik

■ **Fall 1.** L. M., 62 Jahre.
Primärdiagnose eines Urothel-Karzinoms der Harnblase (pT2, G3) am 30. 11. 1999.

Anamnestisch relevante Vorerkrankungen waren ein insulinpflichtiger Diabetes mellitus und eine periphere arterielle Verschlusskrankheit sowie eine KHK mit Zustand nach Vierfach-ACVB 1996. Eine familiäre venöse Belastung bestand nicht, die oberflächlichen Unterschenkelvenen waren bds. zum ACVB entfernt worden. Die Patientin wog bei Aufnahme 99 kg bei einer Körpergröße von 175 cm.

Stationärer Verlauf:
5. 1. 1999–11. 1. 1999
0,4 ml Fraxiparin multi s.c. (entsprechend 3800 I.E. Axa)

12. 1. 1999
Operation (radikale Zystektomie/Anlage einer Ileum-Neoblase), direkt postoperativ 400 IE Heparin/h als Perfusor, PTT 41 s.

13. 1. 1999–18. 1. 1999
400 IE Heparin/h als Perfusor, PTT-Werte:
13. 1. 1999 38 s
14. 1. 1999 37 s
15. 1. 1999 38 s
16. 1. 1999 36 s
17. 1. 1999 38 s
18. 1. 1999 36 s (Normwert: 25–37 s)
19. 1. 1999–20. 1. 1999 Fraxiparin 0,4 ml s.c.
21. 1. 1999 Tiefe Beinvenenthrombose li.

■ **Fall 2.** F. N. 64 Jahre.
Nach stanzbioptischer Sicherung eines Prostatakarzinoms radikale Prostatovesikulektomie mit regionärer Lymphadenektomie (pT3b, G2, Nl, Rl).

Bei Aufnahme wog der Patient 86 kg bei einer Körpergröße von 168 cm, anamnestisch war keine vorausgegangene venöse Thrombose zu eruieren, eine familiäre venöse Belastung bestand nicht. Klinisch war keine Varikosis nachweisbar.

Stationärer Verlauf:
24. 5. 1998–25. 5. 1998
0,4 ml Fraxiparin s.c.

26. 5. 1998
Operation (radikale Prostatovesikulektomie), direkt postoperativ 100 IE Heparin/h als Perfusor. PTT 32 s

27. 5. 1998
200 IE Heparin/h als Perfusor. PTT 36 s

28. 5. 1998–29. 5. 1998
0,4 ml Fraxiparin s.c.

30. 5. 1998–31. 5. 1998
0,6 ml Fraxiparin s.c.

1. 6. 1998
Unterschenkelvenenthrombose bds.

Die wegen geringgradiger Dyspnoe durchgeführte Lungenszintigraphie zeigte eine segmentale Embolie im apikalen Unterlappensegment li. sowie eine subsegmentale Embolie laterobasal re.

■ **Fall 3.** E. K., 63 Jahre.
Nach radikaler Zystektomie und Anlage einer Ileum-Neoblase (pT3a, G2, pNO) kam es am 23. postoperativen Tag unter der Thromboseprophylaxe mit Fraxiparin 0,4 ml und vollständiger Mobilisation der übergewichtigen Patientin (85 kg bei einer Körpergröße von 168 cm) zu Wadenschmerzen li., die phlebographisch als Korrelat einer tiefen Beinvenenthrombose li anzusehen waren. Klinisch bestand eine Besenreiservarikosis, vorhergegangene venöse Thrombosen waren nicht zu eruieren, eine familiäre venöse Belastung bestand nicht. Fraxiparin 0,4 ml s.c. war am Vorabend der Operation gegeben worden, direkt postoperativ erfolgte über sieben Tage i.v.-Heparingabe (400 IE/h).

20. 3. 1999 PTT 29 s
21. 3. 1999 PTT 29 s
22. 3. 1999 PTT 44 s
23. 3. 1999 PTT 39 s
24. 3. 1999 PTT 38 s
25. 3. 1999 PTT 36 s
26. 3. 1999 PTT 32 s

Ab dem 8. postoperativen Tag war Fraxiparin 0,4 ml s.c. täglich appliziert worden.

■ **Fall 4.** R. S., 64 Jahre.
Im Rahmen einer Salvage-Prostatektomie bei einem T4-Karzinom (pT4, G3, pNO, R1, Gleason 7) kam es zu einer Rektumläsion, die mit der Anlage eines passageren Anus praeter suffizient behandelt worden war. Anamnestisch war eine Stammvarikosis der Vena saphena magna li. mit einer Crossektomie li. 1997 zu eruieren, klinisch war keine Varikosis nachweisbar, eine familiäre venöse Belastung bestand nicht.
Bei stationärer Wiederaufnahme zur Anus-Rückverlagerung wog der Patient 84 kg bei einer Körpergröße von 167 cm.

Stationärer Verlauf:
26. 6. 2000–29. 6. 2000
0,4 ml Fraxiparin s.c.

30. 6. 2000
Operation (Anusrückverlagerung), abends Gabe von Fraxiparin 0,4 ml s.c.

1. 7. 2000–4. 7. 2000
0,4 ml Fraxiparin s.c.

4. 7. 2000
Fulminante tödlich verlaufende Lungenembolie.

■ **Fall 5.** J. R., 78 Jahre.
Der kachektische Patient (55 kg bei einer Körpergröße von 162 cm) wurde zur Diagnostik und Therapie bei einer PSA-Erhöhung aus einem auswärtigen Krankenhaus zuverlegt (dort war vom 2. 8.–14. 8. 2000 Monoembolex 0,5 s.c. appliziert worden).

Stationärer Verlauf:
14. 8. 2000–22. 8. 2000
0,3 ml Fraxiparin s.c.

23. 8. 2000
Operation (TUR-Prostata), sechs Stunden später fulminante tödlich verlaufende Lungenembolie.

■ **Fall 6.** W. O., 67 Jahre.
Primärdiagnose eines Urothel-Karzinoms der Harnblase 11/1994 (pTl G2). Bis zum Rezidiv im Jahre 1999 erfolgten 15 BCG-Instillationen, der Patient wurde wegen einer absoluten Arrhythmie bei Vorhofflimmern marcumarisiert. Eine familiäre venöse Belastung bestand nicht, vorausgegangene Thrombosen waren nicht zu eruieren, klinisch bestand keine Varikosis.
Ab 6/99 war eine kombinierte Radio-Chemo-Therapie mit Carboplatin und einer Gesamtdosis von 55,8 Gy (Boost) im Blasenbereich erfolgt.
Die aktuelle stationäre Aufnahme erfolgte zur Blasenaugmentation bei histologisch nachgewiesener Rezidivfreiheit. Der Patient wog 93 kg bei einer Körpergröße von 168 cm.

Stationärer Verlauf:
27. 11. 2000
0,4 ml Fraxiparin s.c.

28. 11. 2000
Operation (Blasenaugmentation mit Ureterneuimplantation bds.), direkt postoperativ 400 IE Heparin/h als Perfusor. PTT 38 s.

29. 11. 2000
400 IE Heparin/h. PTT 39 s

30. 11. 2000–5. 12. 2000
0,8 ml Fraxiparin s.c.

6. 12. 2000
Unterschenkelthrombose re.

Problemanalyse

Die unmittelbar postoperative Behandlung urologischer Patienten variiert von Klinik zu Klinik. Es gibt eigene urologische Überwachungsstationen, aber auch Kliniken, in denen Patienten direkt auf die Normalstation verlegt werden. In unserem Hause werden die Patienten auf der operativen Intensivstation betreut. Das medikamentöse Regime wird vom behandelnden Anästhesisten festgelegt.

Statistisch aussagefähige Studien zur Thromboembolieprophylaxe bei urologischen Patienten – vergleichbar mit Daten bei orthopädischen Patienten [3, 4, 6–8] – existieren nicht. Befürworter der intravenösen Heparingabe argumentieren mit der besseren Steuerbarkeit der Thromboseprophylaxe aufgrund der Antagonisierbarkeit bei postoperativ auftretenden Nachblutungen. Die Analyse von knapp 40 Studien zum Einsatz von niedermolekularem Heparin in anderen Fachgebieten zeigt jedoch keine Unterschiede in Sicherheit und Effektivität [5] zwischen beiden Therapieregimen.

Schlussfolgerung

Die Aufarbeitung unserer Fälle zeigt die Schwierigkeit der Steuerung der intravenösen Heparingabe, so dass wir auch aufgrund des besseren Patientenkomforts nun die Gabe von niedermolekularen Heparinen bevorzugen. Bezüglich der Dosisfindung sollten unbedingt Studien an urologischem Patientengut erfolgen.

Literatur

1. Heaton D, Pearce M (1995) Low molecular weight versus unfractionated heparin. A clinical and economic appraisal. Pharmacoeconomics 8:91–99
2. Hull RD, Raskob GE, Rosenbloom D, Pineo GF, Lerner RG, Gafni A, Trowbridge AA, Elliott CG, Green D, Feinglass J (1997) Treatment of proximal vein thrombosis with subcutaneous low-molecular-weight heparin versus intravenous heparin. An economic perspective. Arch Intern Med 10:157:289–294
3. Marchetti M, Liberato NL, Ruperto N, Barosi G (1999) Long-term cost-effectiveness of low molecular weight heparin versus unfractionated heparin for the prophylaxis of venous thromboembolism in elective hip replacement. Haematologica 84:726–729
4. Miric A, Lombardi P, Sculco TP (2000) Deep vein thrombosis prophylaxis: a comprehensive approach for total hip and total knee arthroplasty populations. Am J Orthrop 29:269–274
5. Palmer AJ, Schramm W, Kirchhof B, Bergemann R (1997) Low molecular weight heparin and unfractionated heparin for prevention of thromboembolism in general surgery: a meta-analysis of randomized clinical trials. Haemostasis 27:65–74
6. Planes A, Vochelle N, Gonzalez De Suso M, Claracq J (2001) Prophylactic antithrombotic therapy after orthopedic surgery using hemiparin, a second-generation low molecular weight heparin. Rev Esp Anestesiol Reanim 48:258–263
7. Samama CM, Gigou F, Ill P (1995) Low-molecular-weight heparin vs unfractionated heparin in femorodistal reconstructive surgery: a multicenter open randomized study. Enoxart Study Group. Ann Vasc Surg 9(Suppl):S45–S53
8. Yoo MC, Kang CS, Kim Y, Kim SK (1997) A prospective randomized study on the use of nadroparin calcium in the prophylaxis of thromboembolism in Korean patients undergoing elective total hip replacement. Int Orthop 21:399–402

KOMMENTAR E. Wenzel

Die Autoren Sterr und Naber berichten über sechs urologische Patienten, bei denen trotz Thromboembolieprophylaxe mit Fraxiparin venöse thromboembolische Komplikationen eintraten, davon zwei mit letalem Ausgang.

In zahlreichen prospektiven klinischen Studien wurde seit mehr als dreißig Jahren die Effizienz einer pharmakologischen perioperativen Prophylaxe mit unfraktioniertem Heparin (UFH) und niedrigmolekularen Heparinen (NMH) gesichert, aber einer noch weiter zu verbessernden Therapiesicherheit durchaus immer wieder besonderes Augenmerk gewidmet [1]. Im Mittelpunkt dieser Bemühungen stand und steht, die Blutungsrate zu vermindern und rezidivierende thromboembolische Ereignisse und Absetzen des Heparins zu vermeiden.

Seit mehr als zwanzig Jahren gilt somit der Einsatz von UFH (mit „angepassten Dosen", s. unten) oder die Gabe von NMH mit fixierten Dosisschemata als Prophylaxe der Wahl für chirurgische Eingriffe mit entsprechendem thromboembolischem Risiko. Dies haben auch viele Fachgesellschaften in Leitlinien und Empfehlungen publiziert und diese regelmäßig aktualisiert, weil thromboembolische postoperative Komplikationen das Leben des erfolgreich z. B. urologisch Behandelten gefährden, zu erheblichen Beeinträchtigungen der Lebensqualität des Betroffenen führen können (postthrombotisches Syndrom) und schließlich in erheblichem Maße die stationäre Krankenversorgung verteuern (verlängerte Krankheitsdauer).

Die Wirksamkeit oder Effizienz der in dieser Weise „lege artis" durchgeführten pharmakologischen Prophylaxe mit UFH oder NMH befriedigt jedoch, wie die Autoren Sterr und Naber mit sechs Kasuistiken anschaulich belegt haben, durchaus noch nicht. Die Reduktion des postoperativen thromboembolischen Risikos liegt zwischen 60 und 90%, nämlich bei kleineren gezielten operativen Eingriffen oberhalb des Leistenbandes bei etwa 90% und bei hüftgelenksnahen chirurgischen Eingriffen allerdings nur bei 60%. In weitergehenden klinischen Studien mit UFH und NMH wurde dann versucht, mit Dosiserhöhung die Effizienz in angemessener Weise bei Hochrisikoeingriffen zu verbessern (bei UFH an die aktivierte partielle Thromboplatinzeit – aPTT – „angepasste Dosen" bzw. bei NMH körpergewichtsadaptierte Dosierung). Dies führte sehr wohl zu einer verminderten Rate lebensbedrohlicher Blutungen (bei untergewichtigen Patienten), keineswegs aber reduziert es das erhöhte thromboembolische Risiko bei Hochrisikopatienten im erwünschten und angemessenen Maße. Tatsächlich hat man der patientenspezifischen „thromboembolischen Risikosituation" (z. B. vorausgegangene venöse Thromboembolien, vererbte und erworbene Thrombophilie) wohl bisher zu wenig Beachtung geschenkt [3].

Im Beitrag von Sterr und Naber wird diese Schwäche der meisten prospektiven klinischen Studien zur Effizienz der thromboembolischen Prophylaxe mit UFM und NMH augenscheinlich dargelegt. Bei den sechs dargestellten Patienten mit Karzinomen im Bereich der ableitenden Harnwege wurde die Heparinprophylaxe „lege artis" durchgeführt und angemessen laboranalytisch überwacht. Dennoch verstarben zwei Patienten an thromboembolischen Komplikationen und war die Effizienz der pharmakologischen Prophylaxe bei vier Patienten unbefriedigend. Den Schlussfolgerungen der Autoren ist daher prinzipiell zuzustimmen, und eine Dosiserhöhung bei großen urologischen Operationen im Beckenbereich insbesondere bei Hochrisikopatienten mit malignen Grunderkrankungen ist ernsthaft zu erwägen. Dies könnte und sollte im Rahmen einer Beobachtungsstudie geprüft werden!

Allerdings ist es jedoch unerlässlich, mit einer gezielten präoperativen Anamnese zu hinterfragen,
a) ob die Patientin oder der Patient bereits venöse thromboembolische Komplikationen vorher erlitten hat,
b) ob eine deutliche familiäre Thromboseneigung vorliegt
c) und es muss danach geprüft werden, ob andere Krankheiten des Patienten (z. B. Lupus-Antikörper oder vererbte Risikomarker) zu einem besonderen thromboembolischen Risiko führen [3].

Schließlich erscheint es wichtig, insbesondere wenn höhere UFH- oder NMH-Dosen statt des „low dose"-Schemas angewendet werden, eine ebenso eingehende Vorgeschichte über eventuelle Blutungsübel des Patienten zu erheben und diese individuelle pharmakologische Prophylaxe nicht nur laboranalytisch, sondern auch bezüglich der Blutungsneigung klinisch zu überwachen [2].

Wie die Autoren Sterr und Naber gezeigt haben, sollte man außerdem, auch bei höherer Heparindosierung, die antithrombotische Effizienz sorgfältig überwachen, um rechtzeitig zusätzliche therapeutische Maßnahmen beim Versagen der Prophylaxe einzuleiten bzw. um später – nach Absetzen des Heparins – Rezidive zu verhindern.

Literatur

1. Gallus AS, Salzman EW, Hirsh J (1994) Prevention of venous thromboembolism. In: Colman RW et al (Hrsg) „Hemostasis and Thrombosis: Basic Principles and Clinical Practice". Third Edition, S 1331–1378
2. Levine MN, Hirsh J, Salzman EW (1994) Side effects of antithrombotic therapy. In: Colman RW et al (Hrsg) „Hemostasis and Thrombosis: Basic Principles and Clinical Practice. Third Edition, S 936–955
3. Martinelli I (2001) Risk factors in venous thromboembolism. Throm Haemost 86:395–403

12 Postoperative Funktionsstörungen

12.1

Blasenentleerungsstörung nach Vaginosakropexie und Kolposuspension

F. May und H. Schwaibold

Einleitung

Die Vaginosakropexie und die Kolposuspension nach Burch sind etablierte komplikationsarme Operationsverfahren, die oft kombiniert durchgeführt werden [3, 15]. Nach Inkontinenzoperationen wird jedoch in vielen Fällen eine passagere Blasenentleerungsstörung beobachtet, deren Ursachen auch nach sorgfältiger diagnostischer Abklärung unklar sind. Nachfolgend wird über eine prolongierte Blasenentleerungsstörung bei einer Patientin berichtet, bei der eine Vaginosakropexie und Kolposuspension nach Burch im Intervall nach abdomineller Hysterektomie erfolgte. Exemplarisch werden Pathogenese einschließlich Differenzialdiagnostik und Therapieansatz diskutiert.

Kasuistik

Bei der 77-jährigen Patientin war vor 20 Jahren eine abdominelle Hysterektomie wegen Uterus myomatosus durchgeführt worden. Sie stellte sich nun extern mit einem deutlichen Deszensus des Vaginalpols sowie einer Zystozele mit Stressharninkontinenz Grad II und erheblichem Leidensdruck vor. Die urodynamische Untersuchung ergab folgende Befunde: Restharnfreie Miktion mit einem maximalen Detrusoreigendruck von 30 cm H_2O; kein Hinweis auf eine Blaseninstabilität. Im Februar 2000 erfolgte daraufhin extern die Vaginosakropexie und Kolposuspension nach Burch über einen Unterbauchlängsschnitt. Bei sonst völlig unkompliziertem Verlauf konnte die Patientin postoperativ nicht spontan miktionieren und wurde zur weiteren Abklärung vier Wochen postoperativ in unserer Klinik vorgestellt. Die vaginale Untersuchung und Urethrozystoskopie ergaben eine allenfalls geringgradige anteriore Rektozele bei sonst unauffälligem Untersuchungsbefund. Urethrozystoskopisch zeigte sich keine Obstruktion bei glatter Passage des Instrumentes in die Harnblase. Unter konservativer Therapie war die Miktion weiterhin erschwert und nur unter forcierter Bauchpresse in hockender Stellung mit Restharnmengen von ca. 150 ml möglich. Der suprapubische Katheter wurde belassen und es wurde eine antiphlogistische und cholinerge medikamentöse Therapie mit Diclofenac und Myocholine über mehrere Wochen durchgeführt.

Die urodynamische Untersuchung sechs Monate postoperativ ergab folgenden Befund: Normale Speicherkapazität von ca. 420 ml und normale Compliance; erniedrigter maximaler urethraler Verschlussdruck (10 cm H_2O). Bei einem Miktionsvolumen von 380 ml lag die maximale Flowrate bei 12 ml/s und der Restharn bei 40 ml. Die Miktion in Hockstellung erfolgte vorwiegend über Bauchpresse mit einem maximalen Detrusoreigendruck von 15 cm H_2O. Das Flow-EMG ergab eine während des Pressens unveränderte Aktivität im Sinne einer mangelnden Relaxationsfähigkeit des externen Sphinkters. Das Kolpo-Zysto-Rektogramm zeigte einen geringen vertikalen Blasendeszensus bei fixiertem Scheidenabschluss, geringgradige Rektozele.

Exakten Aufschluss über die intrapelvine Anatomie und Funktionseinschränkungen gibt die dynamische Kernspintomographie des Beckenbodens. Bei dieser Untersuchung fand sich ebenfalls keine relevante anatomische Obstruktion. Im weiteren Verlauf über ein Jahr besserten sich unter cholinerger Medikation und zusätzlicher Gabe eines alpha-Blockers die Miktionsbeschwerden deutlich. Die Patientin kann aktuell nahezu restharnfrei miktionieren und ist frei von Harnwegsinfekten.

Problemanalyse

Im vorgestellten Fall ergab die postoperative bildgebende Diagnostik keinen Hinweis auf eine anatomische Obstruktion als Ursache der Blasenentleerungsstörung. Aus urodynamischen Untersuchungen nach radikalen Beckenoperationen ist bekannt, dass Patienten häufig einen hypokontraktilen Detrusor aufweisen und unfähig sind, den externen Sphinkter willkürlich zu relaxieren. Als Ursache werden ein parasympathischer Schaden oder eine terminal sympathische Läsion diskutiert [7]. Intrapelvine Operationen können in bis zu 60% zu einer neurogenen Blasenentleerungsstörung durch Läsion des Plexus pelvicus führen [16]. Die prolongierte Symptomatik im vorgestellten Fall ist als dekompensierter Zustand im Sinne einer neurogenen hypokontraktilen Blase mit mangelnder Relaxationsfähigkeit des externen urethralen Sphinkters zu interpretieren.

Aktuelle Theorien zur Pathophysiologie der Blasenentleerungsstörung nach Inkontinenzoperationen schließen die Auswirkung eines periurethralen und perivesikalen Ödems ein [10, 13], die reflektorische Hemmung der Detrusorkontraktilität [10, 14], die mangelnde Relaxationsfähigkeit des externen urethralen Sphinkters [2, 11], und eine Obstruktion aufgrund der Blasenhalssuspension [17]. Die reflektorische Detrusorhemmung wird darauf zurückgeführt, dass die Patientinnen das Perineum wegen postoperativer Schmerzen nicht relaxieren können. Neue, mittels Positronen-Emissions-Tomographie gewonnene Erkenntnisse über zentrale Miktionsmechanismen weisen auf emotionale Faktoren hin, die vorübergehend zentral den Miktionsreflex hemmen [1]. Verstärkend wirken die Suppression der parasympathischen Detrusorstimulation durch die perioperative Opiatgabe [8, 9] und die Sympathikusstimulation durch das operative Trauma und die perioperative Schmerzsituation [2, 9]. Eine weitere Rolle spielt möglicherweise die Überdistension der Blase mit zusätzlicher neurogener Schädigung [4].

Ausgehend von einem hypokontraktilen Detrusor und einer Sphinkter-Relaxationsstörung empfahlen wir die Gabe eines Cholinergikums und eines alpha-Blockers. In der Literatur ist die Gabe eines alpha-Blockers mit einer verminderten Inzidenz der postoperativen Blasenentleerungsstörung nach allgemeinchirurgischen Eingriffen [5], orthopädischen [12], urologischen und gynäkologischen Operationen [6] assoziiert. Einschränkend muss erwähnt werden, dass keine dieser Untersuchungen ein plazebo-kontrolliertes randomisiertes Studiendesign aufweist.

Schlussfolgerung

Zusammenfassend sollte bei postoperativen Blasenentleerungsstörungen nach Inkontinenzoperationen eine anatomische Obstruktion mittels Urethrozystoskopie, Kolpo-Zysto-Rektogramm und evtl. ergänzend dynamischer Kernspintomographie ausgeschlossen werden. Die urodynamische Untersuchung, einschließlich Flow-EMG, gibt Aufschluss üer funktionelle und neurogene Schäden. Nach Ausschluss einer anatomischen Obstruktion sind Detrusortonisierung und urethrale Relaxation wichtige Therapieziele.

Literatur

1. Blok BFM, Sturms LM, Holstege G (1998) Brain activation during micturition in women. Brain 121:2033–2042
2. Gonullu NN, Dulger M, Utkan NZ, Canturk NZ, Alponat A (1999) Prevention of postherniorrhaphy urinary retention with prazosin. Am Surg 65:55–58
3. Hardiman PJ, Drutz HP (1996) Sacrospinous vault suspension and abdominal colposacropexy: success rates and complications. Am J Obstet Gynecol 175 (3 Pt 1):612–616
4. Kang J, Wein AJ, Levin RM (1992) Bladder functional recovery following acute overdistension. Neurourol Urodynam 11:253–260
5. Leventhal A, Pfau A (1978) Pharmacologic management of postoperative overdistension of the bladder. Surg Gynecol Obstet 146:347–348
6. Livne PM, Kaplan B, Ovadia Y, Servadio C (1983) Prevention of post-hysterectomy urinary retention by alpha-adrenergic blocker. Acta Obstet Gynecol Scand 62:337–340
7. Mundy AR (1984) Pelvic plexus injury. In: Mundy AR, Stephenson TP, Wein AJ (eds) Urodynamics: Principles, Practice, Application. London, Churchill Livingstone Co, pp 273–277
8. Petersen TK, Husted SE, Rybro L, Schuriezek BA, Wernberg M (1982) Urinary retention during IM and extra-dural morphine analgesia. Br J Anesth 54:1175–1178
9. Petros JG, Mallen JK, Howe K, Rimm EB, Robillard RJ (1993) Patient-controlled analgesia and postoperative urinary retention after open appendectomy. Surg Gynecol Obstet 177:172–175

10. Seski JC, Diokno AC (1977) Bladder dysfunction after radical abdominal hysterectomy. Am J Obstet Gynecol 128:643–651
11. Tammela T (1986) Prevention of prolonged voiding problems after unexpected postoperative urinary retention: comparison of phenoxybenzamine and carbachol. J Urol 136:1254–1257
12. Tammela T, Kontturi M, Puranen J (1987) Prevention of postoperative urinary retention after total hip arthroplasty in male patients. Ann Chir Gynecol 76:170–172
13. Wake CR (1980) The immediate effect of abdominal hysterectomy on intravesical pressure and detrusor activity. Br J Obstet Gynecol 87:901–902
14. Wall LL, Norton PA, DeLancey JOL (1993) Bladder emptying problems. In: Wall LL, Norton PA, DeLancey JOL (eds) Practical urogynecology. Williams & Wilkins, Baltimore, p 274–292
15. Weber AM, Walters MD (2000) Burch procedure compared with sling for stress urinary incontinence: a decision analysis Obstet Gynecol 96(6):867–873
16. Wein AJ, Rovner ES (1999) Adult voiding dysfunction secondary to neurologic disease or injury. AUA Update Series; Lesson 6, Vol 18:42–47
17. Zimmern PE, Hadley HR, Leach GE, Raz S (1987) Female urethral obstruction after Marshall-Marchetti-Krantz operation. J Urol 138:517–520

KOMMENTAR P. H. LANGEN

Der von May und Schwaibold ausführlich geschilderte Fall einer Patientin mit Stressinkontinenz nach Hysterektomie sowie 1 Jahr anhaltender Blasenentleerungsstörung nach Kolposuspension und Vaginosakropexie zeigt eindrucksvoll die weitreichenden Konsequenzen verschiedener Eingriffe im kleinen Becken. Die hohe Inzidenz postoperativer neurogener Blasenfunktionsstörungen durch Läsion des Plexus pelvicus wie auch die differenzialdiagnostisch zu erwägenden periurethralen Ödeme, eine reflektorisch-schmerzbedingte Detrusorhemmung und die operationstechnisch bedingte Obstruktion sind Gegenstand lebhafter Diskussionen und sind jedem operativ tätigen Urologen und Gynäkologen leider allzu bekannt.

Um so mehr erstaunt es, dass bis heute grundlegende anatomische, pathogenetische und operationstechnische Details umstritten sind. Dorschner und Mitarbeiter konnten in Autopsiepräparaten mit anatomisch angepassten Schnittebenen nachweisen, dass der Sphinkter internus ein geschlossener Ringmuskel und die Basisplattentheorie vermutlich eine Fehlinterpretation ist. Darüber hinaus scheint der in allen Anatomieatlanten beschriebene Musculus transversus perinei profundus – zumindest als separater Muskel des Diaphragma urogenitale – nicht zu existieren. Schließlich zeigt sich der „Externus" eindeutig als ein aus einem quergestreiften und einem glattmuskulären Sphinkter zusammengesetzter Muskel [3].

Ein „Blick über den Zaun" zeigt uns, dass nervenschonendere Operationstechniken problemlos möglich wären, wenn die seit Jahrzehnten zur Verfügung stehende simple Technik der Supravitalfärbung nervaler Strukturen durch Methylenblau Einzug in den Operationssaal finden würde [4]. Letztlich scheinen die stetig neu lancierten Operationstechniken wie jüngst das (weitgehend mit dem wegen Spätkomplikationen durch alloplastisches Material verlassenen „Zödlerband" der 60er Jahre identischen) TVT mehr Ausdruck unbefriedigender postoperativer Verläufe denn echter Fortschritt in der Behandlung der Stressinkontinenz zu sein [9].

Der Einfluss einer Hysterektomie auf die Prävalenz einer Inkontinenz ist umstritten. In den letzten Jahren mehren sich jedoch die Hinweise auf ein deutlich erhöhtes Inkontinenzrisiko nicht nur nach Radikaleingriffen, sondern auch nach einfacher Hysterektomie [1, 2, 6, 10].

Bei der hier berichteten Patientin lag die abdominelle Hysterektomie bereits 20 Jahre zurück. Eine Metaanalyse von 45 Studien zum relativen Inkontinenzrisiko nach Hysterektomie konnte zeigen, dass offensichtlich erst im Langzeit-follow-up eine um 60% erhöhte Inkontinenzrate nach HE auftrat, während im Kurzzeit-follow-up über wenige Jahre (Gruppe der unter 60-Jährigen) keine signifikanten Unterschiede gefunden wurden [2]. Morgan, Connell und McGuire konnten zeigen, dass nach

Hysterektomie doppelt so viele ihrer stressinkontinenten Patientinnen an einem „intrinsischen" Sphinkterdefekt litten wie in der nicht hysterektomierten Gruppe [6]. Alling Moller und Mitarbeiter fanden in einer Feldstudie bei über 1000 Frauen zwischen 40 und 60 Jahren ein relatives Risiko von 2,4 für eine Stressinkontinenz durch Hysterektomie [1].

Kommen die Studien zu Blasenfunktionsstörungen und Inkontinenz als Folge „einfacher" Hysterektomien noch zu unterschiedlichen Ergebnissen, so zeigen urodynamische Untersuchungen nach radikaler Hysterektomie eindeutig Hinweise für eine Verletzung des Plexus pelvicus. Hyperreflexive und Low-Compliance-Blasen oder Restharnbildung finden sich etwa doppelt so oft wie im nicht hysterektomierten Patientengut [5]. Etwa ein Fünftel der vorher kontinenten Patientinnen sind postoperativ inkontinent, bis zu 60% leiden 8 Monate postoperativ noch unter Pollakissurie und Drangsymptomatik [10]. Für eine inkomplette bzw. passagere neurogene Schädigung sprechen Longitudinalstudien mit einer signifikanten Rate „spontaner" Heilungen 3–12 Monate postoperativ [7].

Überträgt man diese Erkenntnisse auf die hier beschriebenen postoperativen Probleme nach Burch und Vaginosakropexie, so scheint wichtig festzuhalten, dass neurogene Blasenfunktionsstörungen neben mechanischer Obstruktion die häufigste Komplikation nach Inkontinenzoperationen darstellen, dass aber häufig noch 6–12 Monate nach Eingriffen im kleinen Becken signifikante Änderungen eintreten. Auch im vorliegenden Fall genügte die medikamentöse Überbrückung dieser postoperativen Phase. Sowohl die präoperative Differenzialindikation als auch die gezielte postoperative Intervention bei Komplikationen gelingt nur unter Einschluss einer sorgfältigen urodynamischen Untersuchung inklusive Urethradruckprofil, Druck/Flussmessung und leak point pressure.

Literatur

1. Alling Moller L, Lose G, Jorgensen T (2000) Risk factors for lower urinary tract symptoms in women 40 to 60 years of age. Obstet Gynecol 96:446-451
2. Brown JS et al (2000) Hysterectomy and urinary incontinence: a systematic review. Lancet 356: 535-539
3. Dorschner W, Stolzenburg JU, Neuhaus J (2001) Anatomische Grundlagen der Harnkontinenz. Urologe [A] 40:223-233
4. Hohenfellner R (2001) Blick über den Zaun: Methylenblau zur intraoperativen Darstellung nervaler Strukturen. Aktuel Urol 32:111-112
5. Lin HH, Sheu BC, Lo MC, Huang SC (1998) Abnormal urodynamic findings after radical hysterectomy or pelvic irradiation for cervical cancer. Int J Gynaecol Obstet 63:169-174
6. Morgan JL, O'Connell HE, McGuire EJ (2000) Is intrinsic sphincter deficiency a complication of simple hysterectomy? J Urol 164:767-769
7. Naik R et al (2001) Prevalence and management of (non-fistulous) urinary incontinence in women following radical hysterectomy for early stage cervical cancer. Eur J Gynaecol Oncol 22:26-30
8. Palmtag H (2001) Welche Diagnostik ist vor einer Stressinkontinenz-OP obligat? Urologe [B] 41:96-99
9. Sökeland J (2001) TVT und „Zoedler-Band" Alter Wein in neuen Schläuchen? Urologe [B] 41:160
10. Villena-Heinsen C et al (1997) Urodynamische Parameter und Kontinenz nach Wertheim-Meigs-Okabayashi-Hysterektomie. Zentralbl Gynäkol 119:476-482

12.2

Blasenentleerungsstörung nach Myelomeningozelen-Verschluss

C. SPARWASSER

Einleitung:

In den letzten Jahrzehnten ist es zunehmend gelungen, durch frühzeitige neurochirurgische Intervention die Lebenserwartung der Neugeborenen mit Myelomeningozele entscheidend zu verbessern. Der direkte postnatale MMC-Verschluss und die häufig wegen eines assoziierten Hydrozephalus externus erforderliche Implantation eines liquorableitenden Shuntsystems tragen dazu bei. Es zeigte sich, dass hiernach die weitere Lebenserwartung der Kinder erheblich vom Ausmaß der assoziierten neurogenen Blasenentleerungsstörung und der sich daraus entwickelnden Nierenfunktionseinschränkung bestimmt wird [7]. In der urologischen Therapie der Kinder mit Myelomeningozele steht daher zunächst die Protektion der Nierenfunktion im Vordergrund. Im späteren Alter gewinnt für die Lebensqualität zunehmend die Erzielung einer sozial akzeptablen Urinkontinenz an Bedeutung [2, 10]. Für beide Ziele stellt die Sicherung bzw. die Rehabilitation der Speicher- und Entleerungsfunktion der Harnblase den entscheidenden Ansatzpunkt dar.

Zur optimalen Einstufung und Therapie einer neurogenen Blasenentleerungsstörung erfolgt eine videourodynamische Untersuchung. Aufgrund der schwer vorhersehbaren Maturation des zentralen Nervensystems als auch aufgrund der Ausbildung des sog. Tethered-Cord-Syndroms sind regelmäßige Kontrollen erforderlich, da sonst erhebliche Änderungen des Musters der neurogenen Blasenentleerungsstörung übersehen werden können [1, 5].

Ein entsprechender Fallbericht wird hier vorgestellt.

Kasuistik

Neun Monate nach direktem postnatalem Verschluss einer thorako-lumbalen Myelomeningozele wurde uns ein kleiner Junge erstmals vorgestellt. Bei altersentsprechend noch bestehendem Einnässen war die urologische Vorgeschichte ansonsten leer, insbesondere lagen keine Harnwegsinfekte vor.

Die sonographische Untersuchung der Harnwege war unauffällig, insbesondere kein Hinweis für eine Harnaufstauung, Reflux, Verdickung der Blasenwand oder Restharnbildung.

Die videourodynamische Untersuchung über einen transurethralen Meßkatheter ergab einen kontinuierlichen Druckanstieg auf 90 cmH_2O (low compliance-Blase) bei einer maximalen Blasenkapazität von 70 ml. Ab diesem Füllvolumen kam es zum Urinverlust, somit Leak-Point-Pressure bei 90 cmH_2O.

In der Zystographie zeigte sich eine gering trabekulierte Blase, die restharnfrei entleert wurde. Im Beckenboden-EMG wie auch videographisch bestand kein Anhalt für eine Dyssynergie der Beckenbodenmuskulatur.

Aufgrund der fehlenden Harnwegsinfekte und der restharnfreien Entleerung wurde zunächst keine Therapie eingeleitet und eine erneute Kontrolle in 6 Monaten empfohlen.

Die nächste Vorstellung zur videourodynamischen Untersuchung erfolgte allerdings erst im Alter von 21 Monaten, wobei sich jetzt die Harnblase bis zu einer Kapazität von 100 ml auffüllen ließ. Der max. Blasendruck lag bei 130 cmH_2O, ohne dass es zu einer Miktion kam.

Die Darstellung der Blasenwand war unverändert zur Voruntersuchung. Bei praller Blasenfüllung ließ sich allerdings ein vesiko-ureteraler Reflux Grad II nach Parkulainen re. darstellen. Im Beckenboden-EMG ließ sich ein dyssynerges Sphinkterverhalten erkennen, so dass nun die Diagnose Detrusor-Sphinkter-Dyssynergie gestellt wurde. Die Sonographie ergab weiterhin einen unauffälligen oberen Harntrakt.

Therapeutisch wurde dem Jungen gewichtsadaptiert 0,3 mg/kg Körpergewicht/Tag Oxybutinin verschrieben. Weiterhin wurden die Eltern in den sauberen Einmalkatheterismus eingewiesen, der 5×/Tag durchgeführt werden sollte. Zusätzlich wurde eine antibiotische Prophylaxe mit Cotrimoxazol-Saft begonnen und eine Vorstellung wiederum nach 6 Monaten vereinbart.

Die erneute Vorstellung des Kindes erfolgte leider erneut verspätet im Alter von 3 Jahren. Die empfohlene anticholinerge Therapie war in den letzten Monaten nicht mehr durchgeführt worden, ebenso auch keine antibiotische Prophylaxe. Der Einmalkatheterismus wurde weiterhin 5×/Tag durchgeführt, da eine Spontanmiktion nicht möglich und das Kind zwischen den Katheterisierungen trocken sei.

Die videourodynamische Untersuchung konnte nun eine eindeutige Änderung der Befundkonstellation nachweisen. Ohne anticholinerge Therapie ließ sich die Blase bis zu einer Kapazität von 200 ml auffüllen, wobei es zu keinem nennenswerten Druckanstieg kam. Der Reflux Grad II re. war immer noch nachweisbar, ebenso die geringe Trabekulierung der Blasenwand.

Urodynamisch ergab sich somit eine Befundänderung von einer low compliance-Blase mit Detrusor-Sphinkter-Dyssynergie zu einer atonen Blasenfunktionsstörung.

Aufgrund dieses Befundwechsels erfolgte eine Kernspintomographie der Wirbelsäule, wobei ein Tethered-Cord-Syndrom nachgewiesen werden konnte, welches dann neurochirurgisch operativ angegangen wurde.

Postoperativ kam es zu keiner weiteren Änderung der Blasenfunktionsstörung. Eine 3 Monate nach der neurochirurgischen Operation durchgeführte videourodynamische Messung ergab wiederum den Befund einer atonen Blase, wobei der Reflux nicht mehr nachgewiesen werden konnte. Weitere regelmäßige Kontrollen wurden vereinbart.

handlungsbedürftige neurogene Blasenfunktionsstörung auf.

In Übereinstimmung mit der Literatur konnte auch in unserem Patientenkollektiv bei 48% der Kinder eine Detrusor-Sphinkter-Dyssynergie gesehen werden. 20% hatten einen isoliert hyperaktiven Detrusor und 13% eine atone Blase. Generell korreliert das Ausmaß und Muster der Blasenfunktionsstörung nicht zwingend mit der Defekthöhe im zentralen Nervensystem. Die videourodynamische Untersuchung bietet in diesem Zusammenhang eine eindeutige Klärung [3, 4, 9].

In der vorgestellten Kasuistik hatte sich aufgrund der hohen intravesikalen Drucksteigerung ein rechtsseitiger sekundärer Reflux ausgebildet, welcher letztlich nach Drucksenkung und unter antibiotischer Therapie sistierte. Generell stellt eine Refluxbildung bei Kindern mit Myelomeningozele eine hohe Gefährdung für den oberen Harntrakt dar. Etwa 20% der Kinder entwickeln im Verlauf des ersten Lebensjahres einen sekundären Reflux, wobei ein Leak-Point-Pressure über 40 cmH_2O als Risikofaktor angesehen wird [2, 6].

Neben einer antibiotischen Prophylaxe ist die Senkung des intravesikalen Druckes ein entscheidendes therapeutisches Prinzip, z. B. durch anticholinerge Therapie und Einmalkatheterismus [8].

Die Wiederholung der urodynamischen Untersuchung in regelmäßigen Abständen, insbesondere bei Änderung des Miktionsverhaltens oder Auftreten von Harnwegsinfekten ist essentiell, da bei bis zu 40% der Kinder durch Aszensionsstörung in Folge narbiger Adhäsion des Myelons, einer sog. Tethered-Cord, mit einer Änderung der urodynamischen Befundkonstellation zu rechnen ist. Je früher in diesen Fällen eine neurochirurgische Revision erfolgt, desto größer ist die Chance der Funktionsverbesserung. Den Urologen kommt hierbei eine entscheidende Rolle zu, da sich das Tethered-Cord-Syndrom oft zuerst in einer Änderung der Blasen-Mastdarmfunktionsstörung äußert [1, 4, 5].

Problemanalyse

Bei Kindern mit Myelomeningozele ist eine konsequente urologische Mitbetreuung von entscheidender Bedeutung für die Lebensqualität und Lebenserwartung. Bereits kurz nach der Geburt weisen etwa 90% der Kinder eine be-

Schlussfolgerung

Bei jedem Säugling mit Myelomeningozele sollte bereits in den ersten Lebensmonaten eine urologische Diagnostik mit Sonographie des Harntraktes, Urodynamik und Miktionszystourethrographie erfolgen, um eine frühzeitige, der Blasenfunktionsstörung exakt angepasste Therapie zu ermöglichen und damit Schädigungen des oberen Harntraktes zu vermeiden. Regelmäßige urologische Kontrollen mit videourodynamischer Untersuchung sind notwendig, um frühzeitig Änderungen der urodynamischen Befundkonstellation und Folgeschäden mit sekundärem Reflux oder einer renalen Harnaufstauung zu erfassen. Für die weitere Lebenserwartung und Lebensqualität der Kinder mit Myelomeningozele kommt der urologischen Betreuung – integriert in einem modernen Teammanagement u. a. mit Pädiatern, Neurochirurgen, Orthopäden – eine entscheidende Bedeutung zu.

Literatur

1. Bode H, Sauer M, Straßburg GM, Gilsbach HJ (1985) Das Tethered-Cord-Syndrom. Klin Pädiatr 197:409–414
2. Flood HD, Ritchey ML, Bloom DA, Huang C, McGuire EJ (1994) Outcome of reflux in children with myelodysplasia managed by bladder pressure monitoring. J Urol 152:1574–1577
3. Goepel M, Krege S, Portgys P, Rübben H (1999) Urologische Diagnostik bei Kindern mit Myelomeningozele. Urologe A 38:10–13
4. Kaplan WE (1985) Management of myelomeningocele. Urol Clin North Am 12:93–101
5. Madersbacher H, Ebner A (1992) Neurogene Blasenentleerungsstörungen bei gedeckter Dysraphie. Urologe A 31:347–353
6. Mc Guire EJ, Woodside JR, Bordu TA, Weiss RM (1981) Prognostic value of urodynamic testing in myelodysplastic patients. J Urol 126:205–209
7. Peeker R, Damber JE, Hjälmas K, Sjödin JG, von Zweigbergk M (1997) The urological fate of young adults with myelomeningocele: A three decade follow-up study. Eur Urol 32:213–217
8. Thon WF, Denil A, Steif CG, Jonas U (1994) Urologische Langzeitbetreuung von Patienten mit Meningomyelocele: II. Therapie. Akt Urol 25:63–76
9. Treiber U, Beckert R, Müller M, Thon WF (1987) Urologische Überwachung von Kindern mit Meningomyelocele. Klin Pädiatr 199:440–444
10. Vereecken RL (1992) Bladder pressure and kidney function in children with myelomeningocele: review article. Paraplegia 30:153–159

KOMMENTAR M. Goepel

Die Autoren beschreiben den Fall eines Jungen mit thorako-lumbaler Myelomeningozele, die direkt postnatal verschlossen wurde. Im Alter von 9 Monaten erfolgte die erste Vorstellung in der Klinik. Es hätten zu diesem Zeitpunkt keine HWI vorgelegen, das Kind habe eingenässt. Zur Frage einer Medikation oder des Entleerungsmechanismus erfolgen keine weiteren Angaben.

Die zu diesem Zeitpunkt durchgeführte Video-Urodynamik zeigt das Bild einer Läsion des oberen motorischen Neurons der Harnblase mit hyperreflexivem Detrusor, geringer Compliance und Detrusor-Sphinkter-Dyssynergie (LPP 90 cm H$_2$O). Im Zystogramm Nachweis einer Trabekulierung, die Frage eines Refluxes wird nicht geklärt (also wohl kein VRR). Die Entleerung sei restharnfrei erfolgt. Eine Therapie erfolgt zu diesem Zeitpunkt nicht.

Nach allgemeiner neurourologischer Ansicht muss bereits zu diesem Zeitpunkt eine Therapie einsetzen, da die Konstellation hoch gefährlich für Sekundärschäden am oberen Harntrakt ist. Dabei stehen die medikamentöse Senkung des Auslasswiderstandes durch Alpha-Rezeptorenblocker mit spontaner Entleerung der Blase und die anticholinerge Therapie mit anschließender Entleerung der Blase per CIC als gleichwertige Konzepte nebeneinander zur Verfügung [1].

Die nächste Untersuchung erfolgte dann im Alter von 21 Monaten und ergab deutlich verschlechterte Befunde: LPP >130 cm H$_2$O, sek. vesikorenaler Reflux Grad 2 re. Nun auch im Beckenboden-EMG Nachweis einer Detrusor-Sphinkter-Dyssynergie.

Therapeutisch wird mit einer anticholinergen Therapie mit Oxybutynin und einem sauberen Katheterismus 5× täglich durch die Eltern begonnen. Zusätzlich erfolgte eine Reinfektionsprophylaxe.

Die nächste Kontrolle fand verzögert im Alter von 36 Monaten statt. Die empfohlene Medikation war nicht fortgesetzt worden, der CIC erfolgte weiterhin. Videourodynamisch zeigte sich jetzt eine hypotone Blase mit der Kapazität von 200 ml. Es wurde eine NMR-Untersuchung der Wirbelsäule auf der Suche nach einem „tethered cord"-Syndrom durchgeführt. Nach postpartaler Verschluss-OP der Zele ist dies in jedem Falle zu erwarten. Die daraufhin veranlasste neurochirurgische Revisions-Operation hätte ich nicht indiziert, da die nunmehr erreichte Form der Blaseninnervation (hypo-atone Blase) die wesentlich praktikablere und ungefährlichere Form der Innervationsstörung ist. Möglicherweise handelt es sich aber auch um eine urodynamische „Fehldiagnose", da im Alter von 3 Jahren Innervationsänderungen selten sind. Die Revision der Zele erbrachte dann aber keine weitere Änderung des Innervationsmusters.

Den Schlussfolgerungen der Autoren möchte ich mich anschließen, wenn auch im Essener Patientengut, was ich lange mitbetreut habe, nur äußerst selten und dann erst in der Adoleszenz die Indikation zur spinalen Revision gesehen wurde. Der Ausgang einer solchen Revision ist immer völlig unklar und beeinflusst auch die Restinnervation der unteren Extremitäten. Nach mündlicher Mitteilung des Kollegen PD Dr. Zöller, Uni Göttingen, hatten in seiner Patientengruppe nur etwa 50% der operierten Kinder mit tethered cord-Syndrom postoperativ das urodynamisch erwünschte Ergebnis. Eine Revisions-OP der Myelomeningozele ist m. E. somit das letzte therapeutische Mittel, wenn auf anderem Wege ein Niederdruckreservoir nicht zu erreichen ist. Hierbei stehen heute neben der anticholinergen Therapie die Auto- und Ileumaugmentation der Harnblase sowie die Botulinumtoxin-Injektion zur Verfügung [2].

Der eigentliche Fehler im geschilderten Fall lag in der verzögerten Therapie der neurogenen Hochdruckblase mit Detrusor-Sphinkter-Dyssynergie, die dann zur Ausbildung eines sekundären Refluxes geführt hat. Hier hätte früher begonnen werden müssen. Entscheidend für die Einschätzung ist der leak-point-pressure, die Compliance und die Kapazität der Harnblase.

Literatur

1. Goepel M, Noll F, Düchting M, Rübben H (1995) Diagnostik und Therapie der neurogenen Blase im Kindesalter. Der Kinderarzt 26:1–6
2. Stöhrer M, Kramer G, Goepel M, Löchner-Ernst D, Rübben H (1995) Bladder auto-augmentation – an alternative for enterocystoplasty: preliminary results. Neurourol Urodyn 14:11–23

12.3 Denervierte Blase nach Hysterektomie

W. Merkle

Einleitung

Zwar führen Urologen Hysterektomien nur äußerst selten durch, vor allem im Rahmen der Tumorchirurgie des kleinen Beckens, also der Zystektomie der Frau, aber nach den aus gynäkologischer Indikation durchgeführten Hysterektomien werden immer wieder Blasenfunktionsstörungen berichtet, die einer urologischen Nachbetreuung und -therapie bedürfen. Die Rate solcher Blasenfunktionsstörungen schwankt in der Literatur zwischen 0 und 100% [1–8]. Schwere Fälle sollen in etwa 20% der Fälle vorliegen, wobei diese in der Regel nach Hysterektomien infolge Tumoren auftreten [5]. Die meisten dieser Störungen dauern kurz und werden damit nicht zum Dauerproblem [7, 13]. Denervierungen dürften in diesen Fällen als Causa ausscheiden.

Allerdings zeigt sich, dass bei etwa 10% der Patientinnen die Spontanmiktion nicht mehr oder nur mit signifikanter Restharnbildung in Gang kommt [6].

Nachfolgend wird ein solcher Fall beschrieben, an dem die Vielschichtigkeit solcher Blasenfunktionsstörungen nach Hysterektomie dargestellt werden soll.

Kasuistik

Eine 1961 geborene Frau wurde im Alter von 35 Jahren abdominell ohne Adnexektomie hysterektomiert. Seit damals klagt sie über Rückenschmerzen und fehlendes Blasengefühl. Die Miktion erfolgt seither nach der Uhr. Dabei entleert sie nur dann, wenn die Blase sehr voll ist und sie vorher lange auf der Toilette sitzt. Restharn ist seit damals bekannt. Medikamentöse Behandlungsversuche mit α-Blockern und Cholinergika änderten an dieser Situation nichts.

Nach einem Bandscheibenprolaps an der HWS (C 3, 4, 5) etwa 1 Jahr später, der durch Laminektomie korrigiert wurde, kam es zu einem akuten Harnverhalt. Seither katheterisiert sich die Patientin selbst, jedoch nur einmal am Tag, ansonsten entleert sie durch Bauchpresse.

Die Rückenschmerzen bestehen weiterhin, vorwiegend lumbal, wie auch schon vor der Hysterektomie. Seither ist die Patientin in permanenter Schmerztherapie.

Die Patientin berichtet weiterhin über eine Sensibilitätsstörung caudal des Bauchnabels bis zur Mitte des linken Oberschenkel.

Der Stuhlgang funktioniert insgesamt problemlos, gelegentlich werden allerdings Abführmittel genommen.

Bei der Untersuchung zeigt sich ferner eine Hyposensibilität im Reithosenbereich, jedoch streng linksseitig.

Die Sonographie beider Nieren und der Blase ist unauffällig, vor allem besteht keine Blasenwandhypertrophie. Im Uroflow erkennt man einen Bauchpressenflow, Restharn liegt um 140 ml.

Problemanalyse

Die Schwierigkeit bei dieser Patientin besteht darin, dass sie einerseits über eine Blasenfunktionsstörung – sowohl sensorisch als auch motorisch – nach der Hysterektomie berichtet, andererseits aber auch über einen Harnverhalt nach Bandscheibenprolaps an der HWS.

Damit stehen 2 Differenzialdiagnosen offen – untere motorische Lähmung infolge einer Nervenläsion durch Hysterektomie vs. obere motorische Lähmung infolge eines Bahnenschadens durch Bandscheibenprolaps.

Überlegt werden muss aber ferner, ob der Bandscheibenprolaps nicht schon vor der Hysterektomie bestanden haben kann, weiterhin inwieweit die Schmerzproblematik der Patientin dysfunktionelle Miktionsstörungen hervorrufen kann.

Diese Fragestellung – Miktionsstörung infolge der Hysterektomie? – lässt sich nur durch eine videourodynamische Untersuchung klären (vergl. Übersicht bei 29). Weiterhin muss eine neurologische Untersuchung erfolgen. Diese erbrachte keinen Hinweis auf eine Schädigung des Rückenmarks bzw. seiner Bahnen. Auch die eingangs beschriebenen Sensibilitätsstörungen ließen sich keiner radikulär erklärbaren Läsion zuordnen, da ihre Ausprägung neuro-anatomisch nicht nachvollziehbar ist.

In der Videourodynamik ließ sich keine autonome Dysreflexie erkennen, wie nach Läsionen in C-Segmenten häufig. Harndrang wurde bis 500 ml nicht bemerkt, eine Trabekulierung, ein Reflux oder eine birnenförmige Blasenkonfiguration waren nicht vorhanden. Ungehemmte Detrusorkontraktionen fehlen völlig, das Beckenboden-EMG zeigt einen koordinierten Verlauf. Eine DSD besteht nicht, wie auch bei C-Segmentproblematik zu erwarten wäre, wenn sie eine Blasenfunktionsstörung hervorrufen.

Dagegen ist der Carbacholtest positiv [9], so dass der Befund für eine untere motorische Lähmung der Blase (LMNL) spricht [6].

Damit muss die Blasenfunktionsstörung auf eine Nervenläsion im kleinen Becken zurückgeführt werden.

Die Therapie mit α-Blockern und Cholinergika ist dennoch ineffektiv geblieben. Dies könnte dafür sprechen, dass die Denervierung umfassend ist, also beidseitig. Das Ergebnis der PNE-Testung (s.u.) könnte auch eine andere Erklärung zulassen.

Wie ist dann aber die andere Symptomatik der Patientin zu erklären? Gerade unter gutachterlicher Sicht ist dies ggf. von erheblicher Bedeutung.

Es gilt für die Klärung dieser Fragestellung die Anamnese der Patientin nochmals aufzurollen und zu ergänzen. Dabei zeigt sich, dass sowohl die Rückenschmerzen als auch Schmerzen im Beckenboden die Leitsymptome sind, wobei die Miktionsproblematik immer bei Ereignissen parallel auftritt, die mit einer Schmerzzunahme einhergehen. Beispiel dafür ist der Harnverhalt anlässlich des Bandscheibenprolaps, der aber keine Bahnenschädigung hervorgerufen hat. Dieses Schmerzphänomen im kleinen Becken wird spätestens seit den Untersuchungen von Zermann et al. [10] als Chronic pelvic pain syndrom zusammengefasst und lässt sich als psychosomatische Erkrankung mit referred pain etc. verstehen. Die Konsequenz ist eine Fehlsteuerung des Beckenbodens, die nicht nur als schmerzhaft empfunden wird, sondern auch die normale Funktion der Sphinkteröffnung beeinträchtigt, so dass die Miktion dyskoordinant wird [21]. Das lässt sich dann ggf. urodynamisch nachvollziehen. Es kann aber auch sein, dass lediglich die Sphinkteröffnung nicht gelingt (vgl. 3), so dass die Spontanmiktion ausbleibt wie bei dieser Patientin.

Ursache solchen Verhaltens findet sich nicht selten als Konversionsgeschehen [27, 28], wobei der Verlust der Gebärmutter in jungen Jahren als Trauma erlebt wird, auf das eine solche Symptombildung im somatischen Bereich folgen kann. Dies ließ sich bei der psychiatrischen Untersuchung dieser Patienten bestätigen.

Wenn es gelingt, diese Fehlkoordination im Beckenboden zu beseitigen, kommt eine Spontanmiktion in Gang [24]. Auch dies ließ sich bei der Patientin im Rahmen eines sog. PNE-Tests zeigen. Sie konnte restharnfrei entleeren, so dass urodynamisch auch eine reflektorische Hemmung des Miktionsablaufs überlegt werden muss [24]. Der positive Carbacholtest widerlegt dies nicht, obwohl die LMNL urodynamisch nachweisbar ist.

Schlussfolgerung

Die LMNL nach Hysterektomie ist für die Miktionsstörung der Patientin nicht verantwortlich, wenn auch urodynamisch eindeutig nachweisbar. Die Ursache liegt in einer psychosomatischen Erkrankung, einer sog. Konversion. Die Schmerzen waren während der PNE-Testung ebenfalls verschwunden.

Wie ist das verständlich? Der subvesikale Auslasswiderstand der Frau ist – im Vergleich zum Mann – relativ gering, so dass der Detrusor kaum hohe Miktionsdrucke aufbringen muss für eine restharnfreie Entleerung. Dieser Widerstand sinkt nach Hysterektomie oft noch weiter bis hin zur Harninkontinenz [22, 23]. Insofern wäre zu erwarten, dass die LMNL infolge der Hysterektomie nicht unbedingt von einer schweren Miktionsstörung mit Restharnbildung gefolgt wäre. Die psychische Belastung einer Frau im gebärfähigen Alter durch eine Hysterektomie ist dagegen bekannt [16–20], wird aber auch von Gynäkologen oft nicht ausreichend berücksichtigt. Konversionsfolgen sind häufig, werden dann jedoch verkannt und in der Schmerztherapie betreut, ohne einer suffizienten Psychotherapie unterzogen zu werden [21]. Letztlich entsteht das Vollbild eines Chronic pelvic pain-Syndroms mit typischen dyskoordinanten Miktionsbeschwerden bis hin zum Harnverhalt [10, 21]. Sobald aber dieser Teufelskreis der Schmerzentstehung unterbrochen wird (hier durch Neuromodulation im PNE-Test), kommt die normale Miktionsphysiologie [22] zum Tragen mit der Folge der restharnfreien Blasenentleerung.

Es lohnt sich also, diese psychosomatische Problematik bei Patientinnen mit Blasenfunktionsstörungen nach Hysterektomie näher zu untersuchen und sich nicht auf die scheinbar eindeutige Urodynamik zu verlassen.

Therapeutisch stehen folgende Möglichkeiten zur Verfügung:
- Intermittierender Selbstkatheterismus als Dauertherapie oder bis zur definitiven Weitertherapie (vgl. [7])
- α-Blocker (z. B. 2×2,5 mg Alfuzosin), ggf. in Kombination mit einem Cholinergikum (2×5 mg Distigminbromid) [4]
- Eventuell Instillation von PGE_2 [25]
- Eine suffiziente HRT ist selbstverständlich [28], um dysurische Beschwerden bei Hormondefizit zu vermeiden
- Psychotherapie (der Arbeitskreis Psychosomatische Urologie der DGU führt eine Liste entsprechend ausgebildeter Urologen), wenn eine entsprechende Konversionsproblematik wahrscheinlich gemacht werden kann
- Beckenbodenrelaxation durch Injektion von Botulinumtoxin (Nachteil: Muss regelmäßig wiederholt werden, kann eine vorübergehende Inkontinenz zur Folge haben) [26, 30]
- In verzweifelten Fällen sakrale Neuromodulation, sofern im PNE-Test eine positive Wirkung nachgewiesen werden kann [24].

Eine Änderung der gynäkologischen Op-Technik bei der (radikalen) Hysterektomie könnte evtl. eine Minderung der Blasenfunktionsstörung ermöglichen [11, 12]. Allerdings bliebe das psychologische Problem einer Hysterektomie davon unbeeinflusst [21].

Literatur

1. Coleman RL, Keeney ED, Freedman RS, Burke TW, Eifel PJ, Rutledge FN (1994) Radical hysterectomy for recurrent carcinoma of the uterine cervix after radiotherapy. Gynecol Oncol 55 (1):29–35
2. Sekido N, Hinotsu S, Kawai K, Akaza H, Koiso K (1995) A case of urinary ascites probably by spontaneous bladder ruptures. 86 (6):1177–1180
3. Sekido N, Kawai K, Akaza H (1997) Lower urinary tract dysfunction as persistent complication of radical hysterectomy. Int J Uro 4 (3):259–264
4. Hamann U (2001) Urogynäkologische Komplikationen nach erweiterter abdomineller Hysterektomie. Internet: www.krebsinfo.de/ki/empfehlung/zervix/S47.HTM
5. Abrao FS, Breitbarg RC, Oliveira AT, Vasconcelos FA (1997) Complications of surgical treatment of cervical carcinoma. Braz J Med Biol Res 30:29–33
6. Carvalho JP, Souen JS, Carramao S, Yeu WL, Pinotti JA (1994) Wertheim-Meigs radical hysterectomy. Rev Paul Med 112:539–542
7. Delgado G, Potkul RK, Dolan JR (1995) Retroperitoneal radical hysterectomy. Gynecol Oncol 56: 191–194
8. Carlson KJ (1997) Outcomes of hysterectomy. Clin Obset Gynecol 49:939–946
9. Lapides J, Friend CR, Ajemina EP, Rens WS (1962) Denervation supersensitivity as a test for neurogenic bladder. Surg Gynaec Obstet 114:241
10. Zermann DH, Ishigooka M, Doggweiler R, Schmidt RA (1999) Neurourological insights into the etiology of genitourinary pain in men. J Urol 161:903–908
11. Yabuki Y, Asamoto A, Hoshiba T, Nishimoto H, Nishikawa Y, Nakajima T (2000) Gynecol Oncol 77(1):155–163
12. Kuwabara Y, Suzuki M, Hashimoto M, Furugen Y, Yoshida K, Mitsuhashi N (2000) New method to prevent bladder dysfunction after radical hysterectomy for uterine cervical cancer. J Obstet Gynaecol Res 26:1–8
13. Weerasekera DS, Gunawardena KK (1994) A retrospective evaluation of early carcinoma of the cervix treated surgically in a Provincial General Hospital. Ceylon Med J 39:75–77
14. Morgan JL, O'Connell HE, McGuire EJ (2000) Is intrinsic sphincter deficiency a complication of simple hysterectomy? J Urol 164:767–769
15. Villena-Heinsen C, Metzgeroth GS, Tossounidis I, Berner K, Schjmidt W (1997) Urodynamic parameters and continence after radical Wertheim-Meigs-Okabayashi hysterectomy. Zentralbl Gynäkol 119:476–482

16. Hidlebaugh DA (2000) Cost and quality-of-life issues associate with different surgical therapies for the treatment of abnormal uterine bleeding. Obstet Gynecol Clin North Am 27(2):451–465
17. Smith SJ (2000) Uterine fibroid embolization. Am Fam Physician 61 (12):3601–3607
18. Popov I, Stoikov S, Khristova P (2000) Disorders in sexual function after hysterectomy. Akush Ginekol Sofiia 200, 39(1):33–36
19. Trohler U (1999) Women under the knife – another history of surgery. Gynäkol. Geburtshilfliche Rundsch 39(4):199–206
20. Kirchengast S, Gruber D, Sator M, Huber J (2000) Hysterectomy is associated with postmenopausal body composition characteristics. JU Biosoc Sci 32 (1):37–46
21. Merkle W (2001) Seminar Psychosomatik in der Urologie (FWBK der DGU). a) Funktionelle Miktionsstörungen – Fallstricke in der Diagnostik; b) Chronic pelvic pain – Diagnostik und Therapiemöglichkeiten. Frankfurt/M
22. Merkle W (1996) Physiologie und Pathophysiologie der Miktion. In: Jost W (Hrsg) Neurologie des Beckenbodens. Chapman & Hall, Weinheim, S 39–58
23. Voigt R, Halaska M, Wilke I, Palitza O, Krause N, Michels W (1998) Postoperative Blasenentleerungsstörungen nach gynäkologischer Radikaloperation (abdominal vs.laparoskopisch-assistiert vaginal) Forum Urodynamicum A 33
24. Grünewald V, Höfner K, Rehmert N, Jonas U (1998) Sakrale elektrische Neuromodulation: Langzeitergebnisse von 55 Patienten mit Harninkontinenz und Blasenentleerungsstörung. Forum Urodynamicum, A 17
25. Grignaffini A, Bazzani F, Bertoli P, Petrelli M, Vadora E (1998) Intravesical prostaglandine E2 for the prophylaxix of urinary retention after colpohysterectomy. J Int Med Res 26:87–92
26. Schürch B, Hauri D, Rodic B, Curt A, Meyer M, Rossier AB (1996) Botulinum-A toxin as a treatment of detrusor-sphincter dyssynergia: a prospective study in 24 spinal cord injury patients. J Urol 155:1023–1029
27. Sökeland J, Cse H, Rodewig K (2000) Somatoforme (funktionelle) Störungen des Urogenitalsystems: Behandlung von Prostatodynie und Reizblase. DÄB 97 (23):A1600
28. Merkle W (2000) Somatoforme (funktionelle) Störungen des Urogenitalsystems – Behandlung von Prostatodynie und Reizblase: Hormonelle Untersuchung bei Frauen. DÄB97 (40):A 2635
29. Merkle W (1996) Zystomanometrie (Urodynamik). In: Jost W (Hrsg) Neurologie des Beckenbodens, Chapman & Hall, Weinheim, pp 169–178
30. Dykstra DD, Sidi AA (1990) Treatment of detrusor-sphincter dyssynergia with botulinum A toxin: a double-blind study. Arch Phys Med Rehabil 71:24–26

KOMMENTAR D. Schultz-Lampel

Der Autor diskutiert das schwierige und oft therapeutisch unbefriedigende Krankengut junger Frauen mit Blasenentleeerungsstörungen und hohen Restharnmengen sowie chronischem pelvinen Schmerzsyndrom (Pelvic Pain-Syndrom). Die Ursache solcher Störungen ist vielfältig. Neben psychogenen Ursachen werden insbesondere eine Beckenbodenspastik oder eine Detrusorhypokontraktilität als Auslöser der Beschwerden vermutet. Insbesondere bei jungen Frauen wird eine gesteigerte Aktivität des Beckenbodens-EMG's mit Unfähigkeit zur Relaxation des urethralen Sphinkters bei bis zu 89% der Fälle gefunden [3].

Tritt eine Blasenentleerungsstörung nach einer Operation im kleinen Becken auf, so wird häufig eine periphere Denervierung der Blase als Ursache der postoperativen Entleerungsstörung angenommen. Durch neue Operationstechniken, die die Blasenäste des Plexus pelvicus schonen, können postoperative Entleerungsstörungen vermieden werden [1].

Wie im beschriebenen Fall dargestellt, können sich postoperativ aber auch bereits zuvor bestehende larvierte Entleerungsstörungen manifestieren. Zusätzliche Operationen im Bereich der die Blase versorgenden Nerven, wie sie im Fall der Patientin durch Laminektomie nach Bandscheibenvorfall durchgeführt wurden, können wiederum die Blasenfunktion beeinträchtigen. Die genaue Ätiologie und Pathophysiologie der Blasenfunktionsstörung ist dann oft nur schwer zu definieren, was den therapeutischen Ansatz schwierig macht.

Diese Problematik diskutiert der Autor am vorliegenden Fall kritisch und bringt das Problem auf den Punkt: eine exakte Ursache der Störung lässt sich mit keiner der uns heute zur Verfügung stehenden diagnostischen Möglichkeiten finden. Die diskrepanten Symptome der Patientin, die nicht mit den zu erwartenden Blasenfunktionsstörungen aufgrund der bestehenden neurologischen Grunderkrankungen übereinstimmen (z. B. Fehlen von Detrusorhyperaktivität bei hohem Bandscheibenvorfall HWK 3–5), lässt zurecht an eine psychogene Ursache infolge Konversionsneurose oder hysterischer Reaktion denken. Dafür spricht auch das chronische Schmerzsyndrom und die psychiatrische Untersuchung der Patientin.

Durch diese Erkenntnisse wird allerdings das therapeutische Vorgehen nicht erleichtert, sondern ist vielmehr eine Erklärung für oft frustran verlaufende Therapieversuche. Allerdings sollte eine psychiatrische Auffälligkeit immer Anlass dazu geben, in der Therapie möglichst konservativ zu verfahren, da solche Patienten oft einen Rückfall oder einen Symptomwechsel nach initial erfolgreicher Therapie erfahren.

Der erste Schritt zur Behandlung der chronischen Harnretention ist und bleibt das Erlernen und Praktizieren des intermittierenden Selbstkatheterismus (ISK). Wenn dieses konservative Verfahren von den Patienten grundweg abgelehnt wird und intensiv auf andere invasivere Verfahren gedrungen wird, wird eine psychogene Komponente bis hin zu einem Münchhausen-Syndrom wahrscheinlicher.

Weitere therapeutische Möglichkeiten sind die medikamentöse Therapie mit Cholinergika, die allerdings nur in wenigen Fällen mit Detrusorhypokontraktilität erfolgreich ist. Die Instillation von Betanechol in die Blase mit zusätzlicher Iontophorese (sog. EMDA-Technik = Electromotive drug administration) kann helfen, solche Patienten zu identifizieren, die von einer medikamentösen Therapie profitieren [7].

Auch eine Instillation von Prostaglandinen (PGE2) kann die Detrusorfunktion gerade nach Hysterektomie verbessern.

Eine weitere Möglichkeit zur Behandlung sowohl neurogener als auch funktioneller Blasenentleerungsstörungen mit Detrusorhypokontraktilität, die intravesikale Elektrostimulation (IVES), wird vom Autor nicht erwähnt. Diese Therapieoption sollte noch vor einer perkutanen sakralen Neuromodulation (PNE) zum Einsatz kommen. Die IVES bewirkt eine direkte Aktivierung von Mechanorezeptoren in der Blase, die zu einer reflektorischen Induktion einer Detrusorkontraktion führt [2]. Das Therapieregime besteht in einem 15-tägigen Stimulationszyklus mit einer täglichen Stimulationszeit von 60 Minuten. Stimuliert wird kontinuierlich mit einer Frequenz von 20 Hz, Pulsbreite von 210 us und maximal tolerabler Stromstärke. Bei Patienten mit Detrusorschwäche nach gynäkologischen Operationen konnten sowohl bei Frühbehandelten (innerhalb der ersten 12 Monate) als auch bei Spätbehandelten (nach 12 Monaten und später) ein Harndranggefühl induziert oder wieder verbessert werden und die Kontraktilität des Detrusors so gesteigert werden, dass in der frühbehandelten Gruppe 8/10 Frauen ihre Blase wieder normal und 2 unter Zuhilfenahme der Bauchpresse entleeren konnten. In der spätbehandelten Gruppe war bei 6/9 Frauen der Miktion wieder spontan, bei einer mit Bauchpresse möglich [6]. Problem der IVES ist, dass es keine Prognostikatoren gibt, ob ein Patient anspricht oder nicht. Die ersten 10–15 Stimulationen müssen zeigen, ob der Patient profitiert und ob die Behandlung fortzusetzen ist.

Mit der sog. SANS-Elektrostimulation (Stoller Anterior Nerve Stimulation), bei der über den Nervus tibialis 3 cm oberhalb des Innenknöchels eine Neuromodulation der S3-Segmente durchgeführt wird, können sowohl chronische pelvine Schmerzsyndrome als auch eine Harnretention in bis zu 70% der Patienten günstig behandelt werden [12].

Die vom Autor beschriebene sakrale Neuromodulation kann sowohl bei idiopathischen wie neurogenen Blasenentleerungsstörungen infolge Detrusorhypokontraktilität als auch bei Detrusor-Sphinkter-Dyskoordination eingesetzt werden. Gleichzeitig können damit pelvine Schmerzsyndrome günstig beeinflusst werden. Auch Patienten mit Miktionsstörungen nach Hysterektomie konnten günstig beeinflusst werden [4, 9]. Nach unseren tierexperimentellen Untersuchungen wurde als Wirkmechanismus bei chronischer Harnretention ein Rebound-Effekt gefunden, bei dem es nach Beendigung einer die Blasenkontraktion inhibierenden Stimulation zu einer prompten Blasenkontraktion kommt, die bei chronischer Harnretention eine Miktion induziert [10].

Andere Hypothesen des Wirkmechanismus sind eine bessere Wahrnehmung des Beckenbodens und eine bessere Relaxationsfähigkeit bei vermehrter Beckenbodenaktivität, die als mögliche Ursachen der Harnretention in Frage kommen [8].

Allerdings ist die sakrale Teststimulation (PNE) nur in ca. 30–70% der Patienten erfolgreich [3, 5, 9]. Hauptproblem der oft diskrepanten Erfolgsraten insbesondere im Langzeitverlauf ist und bleibt die Patientenselektion. Lässt sich der Erfolg der PNE nicht mittels Urodynamik objektivieren, ist die Rate der Versager nach permanenter Implantation höher als bei Patienten, bei denen der Erfolg objektiv nachgewiesen werden konnte. Auch Patienten mit chronischen Schmerzen, die initial gut auf die sakrale Neuromodulation angesprochen haben, haben sich im Langzeitverlauf als Therapieversager erwiesen [9].

Gerade bei Patienten mit zugrundeliegenden psychogenen Störungen sollte die Indikation zur sakralen Neuromodulation sehr streng gestellt werden, da in diesem Klientel die mittlere Dauer des therapeutischen Effektes nur bei 12 Monaten lag [14]. Die Selektion geeigneter Patienten mittels psychometrischem Fragebogen kann hier evtl. eine Verbesserung der Erfolgsraten bringen [11].

Die wichtigste Botschaft des vorliegenden Falles fasst der Autor am Ende seines Kapitels zusammen: Bei Patienten mit einer vielschichtigen Blasenfunktionsstörung, sowohl idiopathisch als auch postoperativ ausgelöst, sollte eine psychogene oder psychosomatische Komponente immer mitbedacht werden. Vor jeglicher invasiven Therapie sollte im Verdachtsfall auf eine psychogene Ursache immer eine psychiatrische Exploration und evtl. Psychotherapie erfolgen, um operative Kaskaden und irreversible Operationen zu vermeiden.

Literatur

1. Doerflinger A, Monga A (2001) Voiding dysfunction. Current opinion in Obstetrics and Gynecology 13:507–512
2. Ebner A, Jiang C, Lindström S (1992) Intravesical electrical stimulation – an experimental analysis of the mechanism of action. J Urol 148:45–58
3. Goodwin RJ, Swinn MJ, Fowler CJ (1998) The neurophysiology of urinary retention in young women and its treatment by neuromodulation. Worl J Urol 16:305–307
4. Von Heyden B, Bothe HW, Hertle L (1998) Urinar retention after hysterectomy. Sacral neuromodulation to restore micturition. J Urol 162:2094–2095
5. Jonas U, Fowler CJ, Chancellor MB, Elhilali MM, Fall M, Gajewski JB, Grünewald V, Hassouna MM, v. d. Hombergh U, Janknegt R, van Kerrebroeck PEV, Lylcklama Nijeholt AAB, Siegel SW, Schmidt RA (2001) Efficacy of sacral nerve stimulation for urinary retention: results 18 months after implantation. J Urol 165:15–19
6. Madersbacher H, Kiss G, Kölle D, Mair D (1995) Intravesical electrostimulation for the rehabilitation of bladder dysfunction after gynacological surgery. Abstract International Continence Society 25th Annual Meeting, Sydney, p 131–132
7. Riedl CR, Stephan RL, Daha LK, Knoll M, Plas E, Pflüger H (2000) Electromotive administration of intravesical betanechol and the clinical impact on acontractile detrusor management: introduction of a new test. J Urol 164:2108–2111
8. Schmidt RA, Vapnek J, Tanagho EA (1996) Restoration of voiding in chronic retention states. Neurourol Urodyn 15:365
9. Schultz-Lampel D (1997) Neurophysiologische Grundlagen und klinische Anwendung der sakralen Neuromodulation zur Therapie von Blasenfunktionsstörungen (Habilitationsschrift), Klinik für Urologie & Kinderurologie, Klinikum Wuppertal GmbH, University of Witten/Herdecke
10. Schultz-Lampel D, Thüroff JW (1998) Experimental results of mechanism of action of electrical neuromodulation in chronic urinary retention. World J Urol 16:301–304
11. Spinelli M, Bertapelle P, Cappellano F, Catanzaro F, Carone R, Zanollo A, Molho D, Giardiello G, de Seta F (1999) Use of a psychometric scale in chronic urinary retention undergoing permanent implant of sacral root neuromodulation. Abstract at the Annual Meeting of the International Continence Society
12. Stoller M (1999) Clinical Trials of the SANS afferent nerve stimulator to treat urinary incontinence. Sonderdruck
13. Swinn MJ, Kitchen ND, Goodwin RJ, Fowler CJ (2000) Sacral neuromodulation for women with Fowler's syndrome. Eur Urol 48:439–443
14. Weil EH, Ruiz-Cerda JL, Eerdmans PH, Janknegt RA, van Kerrebroeck PE (1998) Clinical results of sacral neuromodulation for chronic voiding dysfunction using unilateral sacral foramen electrodes. World J Urol 16:313–321

12.4

Läsionen peripherer Nerven durch Einsatz selbsthaltender Abdominalsperrer

P. ALBERS und S. C. MÜLLER

Einleitung

Die Läsion peripherer Nerven im Bereich der Abdominal- und Beckenchirurgie ist ein bekanntes Problem, das bereits früh in der gynäkologischen und Nierentransplantations-Literatur beschrieben wurde [4, 5]. Bei der zunehmenden Verwendung von abdominellen Selbsthaltern in der großen urologischen Tumor- und Beckenchirurgie ist es wichtig, auf diese vermeidbare Komplikation hinzuweisen.

Kasuistik

Nach Ablatio testis eines nicht-seminomatösen Hodentumors ergaben die Staging-Untersuchungen bei einem 29-jährigen Patienten den computertomographischen Verdacht auf einen retroperitonealen Lymphknotenbefall (klinisches Stadium IIB nach Lugano). Der Tumor hatte keine Tumormarker exprimiert, so dass aufgrund der Bildgebung bei einem relativ lokalisierten retroperitonealen Tumor von etwa 3 cm Größe links paraaortal die Indikation zur kontralateral nervenerhaltenden, modifizierten retroperitonealen Lymphadenektomie gestellt wurde. Für den Eingriff wurde ein abdomineller Selbsthalter der Firma Codman (Firma Johnson & Johnson), Marke „Bookwalter", mit flexiblen und nicht flexiblen Blättern verwendet. Die Besonderheit dieses Sperrers liegt darin, dass er am Tisch fixiert und damit vermieden wird, dass der Ring des Selbsthalters dem Patienten aufliegt. Die Operation wurde komplikationslos nach 3 Stunden abgeschlossen. Das linksparaaortale Lymphknotengewebe war komplett entfernt worden, die gonadalen Gefäße waren bis zum Leistenring und Auffinden der Samenstrangligatur reseziert worden. Es wurde kein Blut transfundiert und es traten keine intraoperativen Komplikationen auf. Am ersten postoperativen Tag konnte der Patient den linken Unterschenkel nicht aktiv strecken und berichtete über ein Taubheitsgefühl im anteromedialen Bereich des linken Oberschenkels. Eine klinisch-neurologische Untersuchung zeigte den Befund einer Nervus-femoralis-Läsion links. Eine weitere Zuordnung des Schädigungsniveaus des Nervens konnte nicht stattfinden, da der Patient eine elektromyographische Untersuchung abgelehnt hatte. Der Patient wurde am 8. postoperativen Tag aus der stationären Behandlung entlassen und es zeigte sich bereits zu diesem Zeitpunkt ein klinischer Rückgang der sensorischen und motorischen Ausfälle. Allerdings war der Patient in seinem Beruf als Dachdecker arbeitsunfähig, so dass diese Komplikation für ihn eine schwerwiegende Konsequenz hatte. In den folgenden Monaten unterzog er sich einer intensiven Krankengymnastik und 2 Monate nach dem Eingriff konnte er problemlos laufen, allerdings bestanden nach seinen Angaben noch Ausfälle der Feinmotorik im linken Bein. Ein halbes Jahr nach dem Eingriff war sowohl die sensorische als auch motorische Symptomatik komplett regredient.

Problemanalyse

Die wahrscheinlichste Ursache für die beschriebene Beschwerdesymptomatik war eine Kompression des Nervus femoralis im Verlauf des Musculus iliopsoas durch ein nicht flexibles Blatt des selbsterhaltenden Wundsperrers. Unter allen Möglichkeiten der femoralen Nervenläsion ist die traumatische Kompression durch Selbstsperrer die häufigste. Sie ist aus der gynäkologischen und Nierentransplantations-Chirurgie schon seit relativ langer Zeit bekannt. Kliniken mit hohem operativen Aufkommen großer beckenchirurgischer und tumorchirurgischer Eingriffe unter Verwendung von Selbsthaltern berichten über eine Inzidenz der Nervus femoralis-Läsion von 1–8% [3, 6]. Eine weitere Schädigungsmöglichkeit ist die ischämische Schädigung im Rahmen von Aorteneingriffen [1]. In vielen Fällen ist der linksseitige Nerv durch eine Ischämie eher zu schädigen, da der rechtsseitige Nerv durch arterielle Kollateralen zu den Lumbalarterien besser gefäßversorgt ist. Die Gefäßversorgung des linken intrapelvinen Femoralnerven erfolgt über die kleinen Iliolumbal- und tiefen zirkumflexen Iliakalarterien, die Abzweigungen der Arteria mesenterica inferior oder Arteria iliaca externa darstellen.

Im beschriebenen Fall ist die Kompression des Nerven durch ein Blatt des „Bookwalter-Retractors" der wahrscheinlichste Schädigungsmechanismus. Bei dem schlanken Patienten konnte die Abdominalmuskulatur nicht mit einem entsprechend kleinen Blatt nach lateral abgedrängt werden, so dass zu vermuten steht, dass das für den Patienten zu große Blatt eine Kompression auf den im distalen Bereich der Abdominalmuskulatur relativ eng benachbarten Musculus ileopsoas ausübte. In den meisten Fällen ist zunächst eine Läsion der sensorischen Versorgung zu beklagen. In diesen Fällen ist der Ramus lateralis des Nervus genitofemoralis, der aus dem Nervus femoralis entspringt, zuerst geschädigt. Bei zeitlich längerer Kompression des Musculus ileopsoas und auch nach dorsal ausgeprägterer Kompression werden auch die motorischen Fasern, die aus dem Nervus femoralis entspringen und sowohl die Hüftmuskulatur als auch den Musculus quadriceps versorgen, geschädigt. Bei dieser Schädigung ist auch ein Schmerzereignis beschrieben, das in oben genanntem Fall jedoch nicht zu beobachten war [2]. Die Diagnose ist rein klinisch zu stellen und kann elektromyographisch noch genauer bezüglich der Schädigungshöhe zugeordnet werden. Zum Ausschluss eines intramuskulären Hämatoms, das eine operative Revision erforderlich machen könnte, ist zur postoperativen Diagnostik ein CT zu empfehlen. In den meisten Fällen hat die Nervenkompression eine gute Prognose und die Beschwerden verschwinden innerhalb eines Jahres. Allerdings bedeuten die Kompressionsläsionen in nicht wenigen Fällen einen erheblichen Arbeitsausfall und intensive krankengymnastische Bemühungen. Exakte Hinweise zur Prognose können nur repetitive EMG-Untersuchungen im Abstand von etwa 2 Monaten zeigen.

Schlussfolgerung

Beim Einsatz von abdominellen Selbsthaltern in der großen Abdominal- und Beckenchirurgie ist peinlich darauf zu achten, dass die Größe der eingesetzten Blätter der zu retrahierenden Abdominalwand angemessen ist. Insbesondere im distalen Wundbereich resultieren ansonsten Kompressionsschädigungen des Nervus femoralis durch Druck der Blätter auf den Musculus iliopsoas gegen die Beckenwand. Ein mehr nach kranial und vom Patienten weggerichteter Zug des Selbsthalters verhindert sicher diese Nervenläsion.

Literatur

1. Boontje AH, Haaxma R (1987) Femoral neuropathy as a complication of aortic surgery. J cardiovasc Surg 28:286–289
2. Burnett AL, Brendler CB (1994) Femoral neuropathy following major pelvic surgery: Etiology and prevention. J Urol 151:163–165
3. Hall MC, Koch MO, Smith JA Jr (1995) Femoral neuropathy complication urologic abdominopelvic procedures. Urology 45:146–149
4. Vaziri ND, Barnes J, Khosrow M, Ehrlich R, Rosen SM (1976) Compression neuropathy subsequent to renal transplantation. Urology 7:145–147
5. Vosburg LF, Finn WF (1961) Femoral nerve impairment subsequent to hysterectomy. Am J Obstet Gynecol 82:931–937
6. Walsh C, Walsh A (1992) Postoperative femoral neuropathy. Surg Gynecol Obstet 174:255–263

KOMMENTAR J. NOTH

Die von den Autoren beschriebene Druckläsion des N. femoralis durch einen selbsthaltenden Abdominalsperrer, der bei einer Entfernung von paraaortalem Lymphknotengewebe eingesetzt worden war, ist ein typischer Schädigungsmechanismus des N. femoralis. Derartige Femoralisläsionen sind insbesondere bei Hysterektomien beschrieben worden, bei denen Abdominalsperrer mit großen Blättern verwendet wurden [1]. Die leichte Vulnerabilität des N. femoralis im intraabdominellen Verlauf hängt mit der ungeschützten Lage unmittelbar unterhalb des Peritoneums zusammen. Wenn durch das Blatt eines Abdominalsperrers der M. psoas major nach unten gedrückt wird, wird dabei Druck auf den an der Oberfläche dieses Muskels verlaufenden N. femoralis proximal der Leiste ausgeübt [2]. Aber auch bei einer Spreizung des M. psoas major seitlich gegen die Beckenwand kann der N. femoralis zusammen mit der A. iliaca externa miterfasst werden [3]. Nach Stöhr [4] sind besonders disponierende Faktoren für retroperitoneale Druckläsion des N. femoralis dünne Bauchdecken, eine Pfannenstielinzision, die eine laterale Lage der Blätter des Abdominalsperrers ermöglicht, und ein enges Becken. Neben der oben erwähnten Hysterektomie können ähnliche Femoralisdruckläsionen aber auch nach Nierentransplantationen, nach Appendektomien, nach aortofemoralen Bypass-Operationen, nach Harnleiteroperationen und nach Entfernung von Weichteiltumoren an der Leiste auftreten.

Der in der Kasuistik geschilderte klinische Verlauf ist ganz typisch für eine Druckläsion des N. femoralis in seinem retroperitonealen Verlauf. Neben der im Vordergrund stehenden Kniestreckerparese kann auch eine Hüftbeugerschwäche beobachtet werden. Eine Hypästhesie und eventuell Schmerzen entwickeln sich an der Innenseite des betroffenen Ober- und Unterschenkels. Die Prognose ist wie im besprochenen Fall in der Regel gut, da mit einer spontanen Rückbildung innerhalb von 6–8 Monaten gerechnet werden kann. Auch nach einer kompletten Nervendurchtrennung ist aufgrund der relativ kurzen Entfernung bis zur Oberschenkelmuskulatur nach Nervennaht mit einer guten Regeneration zu rechnen [5].

In den Schlussfolgerungen verweisen die Autoren auf die Notwendigkeit, die Größe der eingesetzten Blätter der retrahierenden Abdominalwand anzupassen. Als weitere Hilfe kann die Palpation des Femoralispulses genannt werden, der durch Kompression der medial vom N. femoralis gelegenen A. iliaca externa gelegentlich nach Einsetzen des Abdominalsperrers abgeschwächt oder aufgehoben ist. Allerdings schließt ein normaler Femoralispuls eine Nervenkompression nicht unbedingt aus, da der N. femoralis gelegentlich auch isoliert komprimiert werden kann [2].

Literatur

1. Bay E, Elert R (1969) Femoralislähmungen nach gynäkologischen Operationen. Geburts- und Frauenheilk 29:1082–1086
2. Georgy FM (1975) Femoral neuropathy following abdominal hysterectomy. Amer J Obstet Gynec, p 819–822
3. Sinclair RH, Pratt JH (1972) Femoral neuropathy after pelvic operation. Amer J Obstet Gynec 112: 404–407
4. Stöhr M (1980) Iatrogene Nervenläsionen. Thieme, Suttgart New York
5. Sunderland S (1978) Nerves and nerve injuries, 2. Aufl. Livingstone, Edinburgh

KOMMENTAR H. Keller

Lagerungsbedingte oder wie in dem vorliegenden Fall durch Einsatz einer selbsthaltenden Abdominalsperrers verursachte periphere Nervenläsionen nach operativen Eingriffen sind mit bis zu 21% nicht selten, aber dennoch meist nicht Bestandteil einer Patientenaufklärung [1, 5].

Die Verwendung von Selbsthaltesystemen bei Operationen führt zu einer besseren Übersichtlichkeit im Operationsfeld und trägt dem Wunsch nach Personaleinsparung Rechnung [3]. Die steigenden Budgetzwänge machen Hilfsmittel wie diese heute unverzichtbar.

Traktions- und kompressionsbedingte Nervenläsionen können durch Hakenzug oder lagerungsbedingt auftreten und sind wie auch in dieser Kasuistik prognostisch als günstig einzuschätzen [1, 4–6].

Häufigkeit und Ausmaß dieser Komplikation korreliert hierbei eng mit der Operationsdauer [2] und damit der Expositionsdauer von Druck und Zug verursachender Hilfsmittel sowie der Expertise des Lagerungspersonals [5].

In dem geschilderten Fall wurde ein selbsthaltender Abdominalsperrer verwendet, der es ermöglicht, die Bauchdecken nach lateral auf das Darmkonvolut so abzuhalten, dass das Retroperitoneum exponiert wird. Dabei kommt es zwangsläufig zu einer gewissen Kompression auf Weichteile und Nerven.

Wie von den Autoren bereits dargestellt, lag ein Missverhältnis der verwendeten Blätter zu den sehr schlanken Bauchdecken vor, wodurch es zu einer Schädigung durch Druck der Blattspitzen auf den M. iliopsoas und den N. femoralis gekommen ist. Die Autoren empfehlen den Selbsthalter so zu platzieren, dass durch die Blätter kein Druck nach dorsolateral entsteht.

Vielmehr soll ein nach kranial und lateral gerichteter Zug eine Nervenläsion verhindern. Dies könnte unter anderem auch durch die Verwendung von Roux-Haken ähnlichen Valven erreicht werden, die lediglich die Bauchdecke umfassen und somit eine Kompression der im Retroperitoneum liegenden Strukturen vermeiden. Die zur Abhaltung des Darmkonvolutes notwendigen längeren Blätter könnten dann nahezu ohne Spannung eingesetzt werden.

Eine Vekürzung der Operationsdauer oder falls dies nicht möglich ist, eine Neupositionierung des Haltesystems oder der Valven, würde, falls Nervenkompressionen nicht immer auszuschließen sind, zu einer Minderung der Dauer der Kompressionswirkung führen und somit eine Schädigung vermeiden.

Wenngleich es bei peripheren Nervenläsionen durch Druck oder Zug nahezu immer zu einer Resitutio at integrum kommt, zeigt der vorgestellte Fall aber auch deutlich, wie wichtig es ist, über das Auftreten wenn auch nur passagerer lagerungs- oder kompressionsbedingter peripherer Nervenläsionen aufzuklären.

Literatur

1. Angermeier KW, Jordan GH (1994) Complications of the exaggerated lithotomy position: A review of 177 cases. J Urol 151:866–868
2. Keller H (1999) Transient lower extremity neurapraxis associated with radical prostatectomy: a complication of the exaggerated lithotomy position: letter to the editor. J Urol 162:171
3. Keller H (2001) The radical perineal prostatectomy using a self-retaining system. J Urol 165:181
4. Leff RG, Shapiro SR (1979) Lower extremity complications of the lithotomy position: prevention and management. J Urol 122:138
5. Price DT, Vieweg J, Roland F, Coetzee L, Spalding T, Iselin C, Paulson DF (1998) Transient lower extremity neurapraxia associated with radical prostatectomy: a complication of the exaggerated lithotomy position. J Urol 160:1376–1378
6. Webster GD, Ramon J, Kreder KJ (1990) Salvage posterior urethroplasty after failed initial repair of pelvic fracture membranous urethral defects. J Urol 144:1370

Nervus femoralis-Läsion nach Ureterozystoneostomie in der Psoas-Hitch-Technik

T. M. Fröhlich und W. F. Thon

Einleitung

Die Harnleiterneueinpflanzung in der Psoas Hitch-Technik gilt seit langem als komplikationsarmes Standardverfahren zur Überbrückung distaler Ureterdefekte. Die Beschreibung des Eingriffs hat in den vergangenen Jahrzehnten keine wesentliche Abwandlung erfahren [3–11].

Postoperativ aufgetretene Sensibilitätsstörungen im Oberschenkelbereich werden auf eine Irritation des an der Psoasvorderseite sichtbaren N. genitofemoralis zurückgeführt.

Im vorgestellten Fall wird über eine sehr seltene N.-femoralis-Läsion berichtet, welche weltweit bislang erst an 5 Patienten mit Psoas-Hitch-Operation in zwei Publikationen beschrieben worden ist [1, 2].

Kasuistik

Eine 34-jährige Frau mit einem Rezidiv eines vesikoureteralen Refluxes II. Grades rechts bei Einzelniere wurde wegen gehäuft auftretender fieberhafter Harnwegsinfekte seit drei Jahren zur Ureterozystoneostomie vorgestellt. Im 4. Lebensjahr war eine einzeitige Harnleiter-Neueinpflanzung beidseits vorgenommen worden. Durch persistierenden Reflux links kam es in der Folgezeit zu einer pyelonephritischen Schrumpfniere, so dass im Alter von 14 Jahren eine Nephroureterektomie links durchgeführt wurde.

Die erneute anitrefluxive Ureterozystoneostomie rechts führten wir in der Psoas-Hitch-Technik durch. Die Fixation der Harnblase am M. psoas erfolgte mit zwei Vicrylnähten der Stärke 1×0.

Direkt postoperativ gab die Patientin Schmerzen in der rechten Hüfte und an der rechten Oberschenkelinnenseite an. Durch die Kraftminderung im M. femoralis quadrizeps-Bereich bestand eine Kniegelenkinstabilität.

Sonografisch fand sich kein Anhalt für ein Hämatom im Psoasbereich. Dopplersonografisch konnte eine tiefe Venenthrombose ausgeschlossen werden. In dem am 4. postoperativen Tag veranlassten neurologischen Konsil wurde eine Hyperästhesie, Parästhesie und Hyperalgesie im Ausbreitungsgebiet L3 rechts beschrieben. Der Adduktorenreflex rechts war schwächer als links, der Patellarsehnen- und Achillessehnenreflex rechts fehlte, links war er unauffällig. Die Kraft war rechts allgemein eingeschränkt bei Schmerzen im OP-Gebiet, dabei deutliche Kraftminderung für Hüftbeugung und Streckung sowie für Kniebeugung und Streckung; nur geringe Kraftminderung in beiden Füßen für Hebung und Senkung. Es wurde der Verdacht auf eine Plexus-lumbalis-Schädigung rechts gestellt, differenzialdiagnostisch eine N.-femoralis-Läsion in Betracht gezogen. Im EMG fand sich eine axonale Schädigung des N. femoralis rechts mit inkompletter Denervation unter vornehmlicher Beteiligung des M. rectus femoris. Mobilisation und krankengymnastische Übungen wurden empfohlen.

Im weiteren Verlauf kam es nach vier Monaten zu einer kompletten Wiederherstellung ohne Residuen. Die uroradiologische Kontrolle mit Ausscheidungsurogramm und Miktionszysturethrogramm zeigte glatte Abflussverhältnisse ohne Reflux.

Problemanalyse

Die Bladder-Psoas-Hitch-Technik wurde erstmals 1896 von Witzel [7] beschrieben. Die weitere Verbreitung im urologischen Bereich erfolgte durch Turner-Warwick [3] in den 60er Jahren. In den einschlägigen Darstellungen des Operationsverfahrens, das in der Folgezeit keine wesentliche Abwandlung erfuhr, wird stets auf die Komplikationsarmut des Eingriffs hingewiesen [3–6, 8, 10]. Beschrieben wird das Vermeiden einer Läsion des sichtbaren N. genitofemoralis. Eine Schädigung des N. femoralis oder des Plexus lumbalis wurde bisher nicht im Zusammenhang mit dem Psoas-Hitch-Verfahren erwähnt. Erst 1996 erschienen zwei Publikationen, welche über N.-femoralis-Läsionen berichteten [1, 2].

Im Gegensatz dazu existieren in der Literatur viele Angaben über iatrogene Nervenschädigungen bei anderen Eingriffen im kleinen Becken [12–17]. Gynäkologische, chirurgische und urologische Publikationen berichten über N.-femoralis-Läsionen im Rahmen von Hysterektomien, Aortenoperationen, Appendektomien, Herniotomien, Nierentransplantationen, Operationen in extremer Steinschnittlage, radikaler perinealer Prostatektomien sowie retroperitonealer und pelviner Lymphadenektomien. Die üblichen Schädigungsmechanismen umfassen direkten oder indirekten Druck durch den eingesetzten Haken, besonders bei selbsthaltenden Wundsperren, Hämatome, Durchtrennung des Nerven, Fassen des Nerven in der Naht sowie Überdehnung. Grundsätzlich heilen die meisten Läsionen nach wenigen Wochen oder Monaten komplett aus. Dauerhafte Schäden sind nur nach schwerwiegenden Läsionen wie inkomplette oder komplette axonale Durchtrennung durch Naht oder Schnitt zu erwarten und erfordern gegebenenfalls ein frühzeitiges operatives Eingreifen.

Die Schädigungsmöglichkeiten des N. femoralis bei der Psoas-Hitch-Operation ergibt sich aus seinem anatomischen Verlauf.

Die Mm. psoas major und minor werden vom Plexus lumbalis aus den Vorderwurzeln von L2–L4 durchzogen und bilden im Muskel noch den N. femoralis sowie den N. obturatorius und den N. cutaneus femoris lateralis. Distal verläuft der N. femoralis lateral des M. psoas und teilt sich unterhalb des Leistenbandes in seine motorischen und sensiblen Anteile. Motorisch versorgt er die Mm. psoas, iliacus, quadriceps, pectineus und sartorius. Die sensible Versorgung umfasst den N. saphenus und den N. cutaneus femoris anterior [18]. Im M. psoas wird er von den Lumbalgefäßen ernährt.

Aufgrund des oben beschriebenen Faserverlaufes ist eine N. femoralis-Läsion bei der Fixierung der Blase am Psoasmuskel möglich.

Je nach Operationslehre wird bei dem Psoas Hitch-Verfahren die Harnblase mit zwei bis sechs Nähten an der Sehne des M. psoas minor fixiert. Da die Sehne nur in rund 50% der Fälle ausgebildet ist, wird alternativ oder zusätzlich das Setzen der Fixierungsnähte in den Fasern des M. psoas major oberhalb der Gefäßkreuzung beschrieben. Die Verletzungsgefahr ist bei tiefgreifenden Nähten am M. psoas zur Blasenfixation größer, jedoch sind auch nicht tiefer als drei Millimeter geführte Stiche nach Sullivan ausreichend für eine sichere Pexie [8].

In den beiden einzigen Publikationen [1, 2] zu einer N.-femoralis-Läsion wurde die neuronale Schädigung jeweils der Fixationsnaht angelastet, wobei in vier von fünf Fällen resorbierbares Nahtmaterial verwendet wurde und sich eine spontane Restitutio ad integrum nach längstens vier Monaten einstellte. Im einzigen beschriebenen Fall mit Verwendung von nicht resorbierbarem Fadenmaterial musste dieses in einem Zweiteingriff entfernt werden, bevor auch hier eine Restitutio einsetzte [2].

Schlussfolgerung

Aufgrund der topografischen Anatomie und den Operationsanleitungen der Psoas-Hitch-Technik ist mit dem häufigeren Auftreten einer N.-femoralis-Läsion zu rechnen als bisher berichtet wurde.

Wir haben bislang eine eigene Läsion beobachtet sowie von drei weiteren Fällen im Rahmen von gutachterlichen Stellungnahmen erfahren. Zur Vermeidung einer Läsion des N. femoralis im Rahmen der Psoas-Hitch-Operation empfehlen wir folgendes Vorgehen:

Die Verwendung resorbierbaren Nahtmaterials und die flache Stichführung der Blasenfixationsnaht im Muskelgewebe, wenn keine Sehne des M. psoas minor ausgebildet ist; selbstverständlich sind alle weiteren bekannten Schädigungsmechanismen, insbesondere Hakendruck auf den M. psoas zu vermeiden. Bei neuronalen Schäden sollte aus forensischen Dokumentationsgründen frühzeitig ein neurologisches Konsil durchgeführt werden und der Patient vollständig über die möglichen Ursachen aufgeklärt werden. Umgehend sollten krankengymnastische Übungen und physikalische Therapie eingeleitet werden, um Muskelatrophien und Thrombosen entgegen zu wirken. Bei schwerer axonaler Schädigung des N. femoralis im EMG, insbesondere bei Verwendung von nicht resorbierbarem Nahtmaterial ist eine unmittelbare Revision mit Entfernung des Nahtmaterials empfehlenswert.

Da wir bislang in drei Fällen mit einer gutachterlichen Stellungnahme zu diesem Problem konfrontiert waren, empfehlen wir diese bislang sehr selten beschriebene Komplikation in das präoperative Aufklärungsgespräch mit einzubeziehen.

Literatur

1. Rosenow F, Haupt WF, Marong P (1996) Schäden des Plexus lumbosacralis bei der Psoas-hitch-Operation. Nervenarzt 67:160–162
2. Kowalczyk JJ, Keating MA, Ehrlich RM (1996) Femoral nerve neuropathy after the psoas hitch procedure. Urology 47/4:563–565
3. Warwick RT, Worth PH (1969) The psoas bladder hitch procedure for the replacement of the lower third of the ureter. Br J Urol 41:701–709
4. Freedman AM, Ehrlich RM, David R (1990) Complications of ureteral surgery. In: Smith RB, Ehrlich RM (eds) Complications of urologic surgery. WB Saunders, Philadelphia, pp 257–276
5. Yu GW, Miller HC (1996) Critical operative maneuvers in urologic surgery. Mosby-Year-Book, St. Louis
6. Marshall FF (1996) Textbook of operative urology. WB Saunders, Philadelphia
7. Witzel O (1896) Extraperitoneale Ureterocystoneostomie mit Schrägkanalbildung. Centralblatt für Gynäkologie 20:289–293
8. Sullivan LD, Masterson JSD, Wright JE (1982) Vesicopsoas hitch: a versatile procedure. Can J Surg 25:26–29
9. Novick AC, Streem SB, Pontes JE (1989) Stewart's operative urology (ed 2) Williams and Wilkins, Baltimore
10. Paulson DF (1984) Genitourinary surgery. Churchill Livingstone, New York
11. Wammack R, Fisch M, Hohenfellner R (1997) Harnleiterneueinpflanzung in Psoas-Hitch-Technik. In: Hohenfellner R (ed) Ausgewählte urologische OP-Techniken, ed 2. Thieme, Stuttgart
12. Hall MC, Koch MO, Smith JA Jr (1995) Femoral neuropathy complicating urologic abdominopelvic procedures. Urology 45:146–149
13. Walsh C, Walsh A (1992) Postoperative femoral neuropathy. Surg Gynecol Obstet 174:255–263
14. Van Hoff J, Shaywitz BA, Seashore JH, Collins WF (1985) Femoral nerve injury following inguinal hernia repair. Pediatr Neurol 1:193
15. Flanagan WF, Webster GD, Brown MW, Massey EW (1985) Lumbosacral plexus stretch injury following the use of the modified lithotomy position. J Urol 134:567–568
16. Katirij MB, Lanska DJ (1990) Femoral mononeuropathy after radical prostatectomy. Urology 36:539–540
17. Monga M, Castaneda-Zuniga WR, Thomas R (1995) Femoral neuropathy following percutaneous nephrolithotomy of a pelvic kidney. Urology 45:1059–1961
18. Poeck K, Hacke W (1998) Neurologie (ed 10). Springer, Berlin

KOMMENTAR E. P. Allhoff und M. Böhm

Läsionen des N. femoralis sind bei Operationen am M. psoas und am Leistenband selten, komplette Durchtrennungen eine Rarität. Zudem sind inkomplette Läsionen gelegentlich klinisch inapparent. Dies hat dazu beigetragen, dass diese Komplikation erst in neueren Lehrbüchern berücksichtigt wird.

Wir überblicken aus eigener gutachterlicher Tätigkeit einen Fall, wo im Rahmen einer Rezidivlaparotomie eine Leistenhernie von innen verschlossen wurde. Dabei kam es zu einer schweren Läsion des N. femoralis, die trotz unmittelbarer operativer Revision persistierte. Auch bei Operationen in der Nähe des N. femoralis, wo distaler als bei der Psoas-Hitch-Operation gearbeitet wird, wurde in der Vergangenheit vorwiegend auf Verletzungen der Gefäße (A. und V. femoralis) als Komplikation hingewiesen. Auf die Verletzung des N. femoralis bei Operationen am Leistenband weist eine Operationslehre von 1989 nur kurz hin [1]. Ein aktuelles Standardlehrbuch [4] widmet der seltenen Schädigung des Nervus femoralis bei Leistenbruchoperationen einen Absatz und belegt die Ausführungen mit einem wissenschaftlichen Zitat [6]. Demnach ist „die komplette Durchtrennung (des Nervus femoralis, Anm. d. Kommentatoren) eine extreme Rarität. Häufiger gibt es Fälle, in denen durch Einbeziehung des N. femoralis in die Nähte ein teilweiser Funktionsausfall im Bereich der Quadrizepsmuskulatur des Oberschenkels auftritt" [4]. Interessant ist, dass in der dokumentierten Patientenaufklärung nach Straube in der aktuellen Version von 1997 [5] ausdrücklich erwähnt wird, dass das Risiko von Verletzungen an „Nerven und an Blutgefäßen (z. B. Oberschenkelvene)" erhöht ist, womit eine mögliche Läsion des N. femoralis eingeschlossen wird. In der Version von 1993 wurde diesbezüglich lediglich auf „Taubheitsgefühl oder …Schmerzen in der Leistengegend und/oder am Damm" hingewiesen.

Es ist das Verdienst der Autoren, auf diese Komplikation bei der Psoas-Hitch-Operation hinzuweisen und Hinweise zur Vermeidung zu geben. Wir ergänzen die Schlussfolgerungen der Autoren in einer Hinsicht: Die Gefahr der Läsion ist insbesondere bei Rezidiveingriffen mit entsprechend unübersichtlicher Anatomie gegeben. Dieses Risiko wird wirksam vermindert, wenn man die Hitchnähte streng in Richtung der Muskelfasern und des N. femoralis und nicht quer dazu legt, um eine Schädigung, bzw. ein Mitfassen des Nerven zu vermeiden [2]. In der Regel kann man auch bei flacher Stichführung ausreichend Gewebe – welches bei Rezidiveingriffen meist narbig vermehrt ist – zur Stabilisierung der Blasenwand fassen. Diese parallele Lage der Nähte ist in Operationslehren leider nicht immer explizit abgebildet oder beschrieben [3, 7].

Literatur

1. Abrahamson J (1989) Hernias. In: Schwartz SI, Ellis H (Hrsg) Maingot's abdominal operations, Band I, 9. Auflage. Appleton & Lange, Norwalk, S 249
2. Brooks JD (1998) Anatomy of the lower urinary tract and male genitalia. In: Walsh PC, Retik AB, Darracott Vaughan E, Wein AJ. Campbell's Urology, 7. Auflage. WB Saunders, Philadelphia, S 103
3. Hinman F (1994) Atlas urologischer Operationen. Übersetzer und Herausgeber der deutschen Auflage: Rübben H, Altwein J-E. Enke, Stuttgart, S 718
4. Schumpelick V (2000) Hernien, 4. Auflage. Thieme, Stuttgart, S 376
5. Straube D (1997) Dokumentierte Patientenaufklärung Leistenbruch- und Schenkelbruchoperation (Hrsg) Ch B 10c, perimed Compliance Verlag, Erlangen, Bestell-Nr. 605-352
6. Stulz P, Pfeiffer KM (1982) Peripheral nerves injuries resulting from common surgical procedures in the lower portion of the abdomen. Band 117. Arch Surg, S 324
7. Wammack R, Fisch M, Hohenfellner R (1997) Harnleiterneueinpflanzung in Psoas-Hitch-Technik. In: Hohenfellner R (Hrsg) Ausgewählte urologische OP-Techniken, 2. Auflage. Thieme, Stuttgart, S 2.20 f

12.6

Durchtrennung des Nervus obturatorius bei pelviner Lymphadenektomie

W. Schöps

Einleitung

Läsionen des Nervus obturatorius bei der pelvinen Lymphadenektomie im Rahmen einer radikalen Prostatektomie sind selten, vollständige Durchtrennungen stellen eine Rarität dar. Bleibende postoperative Folgen treten meist nicht auf, so dass über intraoperative Verletzungen kaum berichtet wird.

Kasuistik

Bei einem 56-jährigen Patienten mit einem lokal begrenzten Prostatakarzinom (pT2 pN0 cM0 G2) wurde eine radikale Prostatektomie mit pelviner Lymphadenektomie durchgeführt. In der rechten Obturatoriusgrube stellten sich die anatomischen Verhältnisse unübersichtlich dar. Über- und unterhalb der Vena iliaca externa fand sich ein größeres, derbes, schwieliges Lymphknotenpaket. Makroskopisch und palpatorisch imponierte es als eine Lymphknotenmetastase des Prostatakarzinoms. Da der Nervus obturatorius in diesem Lymphknotenpaket stumpf nicht dargestellt werden konnte, wurde zunächst distal an der Vena iliaca externa das Fettgewebe mit einem Overholt unterfahren, ligiert und durchtrennt. Wie sich bei der weiteren Präparation herausstellte, lag in diesem Gewebestrang völlig atypisch dicht unter der Vena iliaca der Nervus obturatorius, der bei diesem Präparationsschritt durchtrennt wurde. Der distale Stumpf konnte dann später aus dieser Ligatur wieder freipräpariert werden. Es erfolgte die weitere scharfe Präparation des Lymphknotenpaketes entlang der Vena iliaca, bis sich der proximale Stumpf des Nervus obturatorius fand und dargestellt werden konnte. Schließlich ließ sich ein insgesamt 9 g schweres, 5×3 cm großes Lymphknotenpaket aus der Obturatoriusgrube rechts entfernen. Anschließend wurden die Nervenstümpfe unter Sicht mit Hilfe einer Lupenbrille dargestellt und mit 5 6×0 Vicrylfäden mikrochirurgisch anastomosiert. Es erfolgte dann eine zusätzliche Fibrinklebung der Nervennaht.

Histologisch wurde das Präparat als ausgedehnt lipomatös formierter Lymphknoten mit reaktiver Lymphadenopathie beschrieben. Karzinominfiltrate konnten nicht eindeutig ausgeschlossen werden.

Postoperativ konnte der Patient die unteren Extremitäten uneingeschränkt bewegen. Auch das Übereinanderschlagen der Beine war, wenn auch mit etwas Mühe möglich. Bei einer Nachuntersuchung 1/2 Jahr nach dem Eingriff war nur noch eine diskrete Schwäche der betroffenen Muskelgruppe nachweisbar. Der Patient gab subjektive Beschwerdefreiheit an. Er berichtete über uneingeschränkte Beweglichkeit der Beine und informierte über problemloses Fahrradfahren auch auf bergigen Straßen.

Problemanalyse

Bei fehlender Darstellung des Nervus obturatorius und atypisch ventralem Verlauf wurde der Nerv durchtrennt. Die vom Nervus obturatorius innervierten Muskeln haben eine Hilfsfunktion bei der Rotation des Beines und helfen, die Beine übereinander zu schlagen. Diese Muskelgruppen werden zusätzlich von anderen Nerven des Plexus lumbalis mitinnerviert, so dass nur eine Leistungsschwäche, jedoch kein Funktionsausfall nach der Nervendurchtrennung festzustellen war. Der Neurologe empfahl daher, mit Krankengymnastik die Kompensation zu trainieren, damit langfristig keine bleibenden Schäden zu erwarten seien.

Schlussfolgerung

Der Patient war darüber informiert worden, dass bei der radikalen Prostatektomie Nachbarorgane verletzt werden können. Ausdrücklich wurde jedoch im präoperativen Aufklärungsgespräch nicht auf eine Läsion des Nervus obturatorius hingewiesen. Dies ist auch verständlich, da diese Komplikation extrem selten ist. Dennoch war im vorgestellten Fall die Anatomie durch Gewebeveränderungen so unübersichtlich, dass es zu der Durchtrennung kam. Statistisch liegt das Verletzungsrisiko so niedrig, dass unseres Wissens darüber keine gesonderte Aufklärungspflicht besteht, wohl jedoch über Nervenverletzungen im Allgemeinen.

KOMMENTAR G. Egghart

Der Autor beschreibt eine iatrogene Durchtrennung des Nervus obturatorius während der Beckenlymphadenektomie im Rahmen der radikalen Prostatektomie. Wegen ausgedehnten lymphatischen Gewebes unklarer Dignität konnte der Nervus obturatorius nicht explizit dargestellt werden, weswegen das lymphatische Gewebe am Eintritt in die Lacuna mit dem Overholt unterfahren, durchtrennt und ligiert wurde.

Nach Erkennen der Läsion wurden die Nervenenden mikrochirurgisch durch epineurale Naht reanastomosiert und zusätzlich geklebt.

Ein halbes Jahr nach dem Eingriff war nur noch eine diskrete Schwäche der betroffenen Muskelgruppe nachweisbar, die Beweglichkeit des Patienten augenscheinlich völlig ungehindert.

Die Läsion des Nervus obturatorius ist bei radikalen Beckeneingriffen urologischer, chirurgischer und gynäkologischer Art wohl nicht so selten, wie bisher angenommen. Die leichteste Variante ist das Quetschen des Nerven z.B. durch Clips, die schwerste Variante die Durchtrennung. Im eigenen Krankengut von über 1500 radikalen Prostatektomien mussten wir insgesamt 5× die mikrochirurgische Reanastomosierung durchführen. Sämtliche Verletzungen heilten folgenlos aus.

Bei der erweiterten radikalen Beckenchirurgie, z.B. beim zentralen gynäkologischen Tumorrezidiv, wird heutzutage die innere Beckenmuskulatur einschließlich Nervus obturatorius von vornherein mitgenommen, ohne dass a la longue bleibende Bewegungsschäden des Beines gravierender Art resultieren.

Zum Verständnis der meist erfolgenden Restitutio ad integrum ist ein anatomischer Kommentar erforderlich:

Der Nervus obturatorius entspringt aus dem Lumbalsegment II bis IV und innerviert die medialen Adduktoren: Musculus gracilis, pectineus, adductor longus, obturator externus und adductor magnus. Diese hohen Adduktoren funktionieren auch in variablem Ausmaß als Flexoren, Extensoren und Rotatoren des Beins. Zwei der Muskeln, der M. pectineus und der M. adductor magnus haben eine duale Innervation. Der N. femoralis innerviert 90% des M. pectineus und aus dem N. tibialis werden Teile des Adductor magnus innerviert. Der Adductor magnus ist der kräftigste der Adduktorengruppe, er bewirkt auch eine Außenrotation und Beugung im oberen Anteil und eine Medialrotation und Streckung in den unteren Anteilen.

Eine potenziell wichtige anatomische Variation, die die variable Morbidität einer Nervenläsion erklären kann, ist das Vorhandensein eines akzessorischen N. obturatorius in ungefähr 13% der Patienten.

Es gibt nur eine handvoll Fallberichte in der Literatur [1-3] und hier vorwiegend in der gynäkologischen Literatur. Mehrheitlich wird über Quetschläsionen berichtet, die chirurgische Durchtrennung des Nerven, die Neurotmesis, ist eine extrem seltene Komplikation.

Trotz des meist gutartigen Outcomes dieser Obturatorneuropathie sollte immer versucht werden, eine epineurale Reanastomose durchzuführen, da Nerven mit dünnen Faszikeln mit einer epineuralen, spannungsfreien Anastomose eine ausgezeichnete funktionelle Rehabilitation zeigen. Diese Nervenanastomose sollte jedoch nur von einem mikrochirurgisch Erfahrenen durchgeführt werden, Lupenbrillenassistenz ist obligat.

Bei langstreckigen Substanzverlusten des Nerven muss ein Nerve graft repair ggf. in einer zweiten Sitzung erfolgen.

Postoperativ empfehlenswert sind EMG-Kontrollen der betroffenen Muskulatur. Von essentieller Bedeutung ist die physikalische Therapie zur Optimierung der Restadduktorenaktivität. Im Langzeit-follow-up muss die Entwicklung eines symptomatischen Neuroms durch entsprechende neurologische Untersuchungen ausgeschlossen werden.

Es ist das Verdienst des Autors, auf diese Komplikation bei der pelvinen Lymphadenektomie hingewiesen zu haben. Zur Vermeidung der Nervus obturatorius-Läsion muss man die operativen Richtlinien klar erfüllen:

Die primäre Inzision der Lymphscheide über den Gefäßen und das primäre Vorgehen auf der Faszie des Musculus obturatorius internus, bis der Nervus obturatorius sichtbar wird.

Literatur

1. Benes J (1999) Peroperative reconstruction of the obturator nerve of the minor pelvis. Ceska Gynekol 64:105–107. Czech
2. Vasilev SA (1994) Obturator nerve injury: a review of managment options. Gynecol Oncol 53: 152–155
3. Fishmann JR, Moran ME, Carey RW (1993) Obturator neuropathy after laparoscopic pelvic lymphadenectomy. Urology 42:198–200

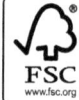

If you have any concerns about our products,
you can contact us on
ProductSafety@springernature.com

In case Publisher is established outside the EU,
the EU authorized representative is:
**Springer Nature Customer Service Center GmbH
Europaplatz 3, 69115 Heidelberg, Germany**

Printed by Libri Plureos GmbH
in Hamburg, Germany